新型コロナウイルス

ナースたちの現場レポート

日本看護協会出版会編集部 編

〈表紙写真〉

新型コロナウイルス感染症専用病室へ向かう、自治医科大学附属さいたま医療センター看護師・青木咲愛子。「――急いで血ガスをとらないと。腹臥位をするのだろうか……。落ち着いて動こう」。先輩の菅原志保子が個人防護具（PPE）の着用を手伝っている。「――後ろよし！ 患者さんの呼吸状態、しっかり見てきてね」。

（撮影：浦田圭子 / 2020年12月7日）

はじめに

　2019年11月、中国・武漢市で原因不明のウイルス性肺炎が確認され、その後、急速に中国国内に拡がっていきました。2020年の年明けから、日本でも中国での感染拡大が日増しに深刻さを増しているとのニュースが流れるようになりましたが、多くの人にとっては、まだどこか「よそごと」であり、そのわずか数か月後に自分たちのこれまでの生活を一変させる未曾有の大災害になろうとは想像もしていなかったことでしょう。しかし、「新型コロナウイルス」は瞬く間に世界中に拡散してパンデミックを引き起こし、人類を恐怖に陥れました。2021年2月1日現在の世界全体の感染者数は1億303万人、死者は200万人を突破しています。

　2011年3月11日、東日本大震災が起こりました。あんなに大きな被害をこうむったのに、あれからわずか10年しか経っていないのに、私たちの記憶は、すでにだいぶ薄れてきています。当時、弊社ではこの大災害における看護職の活動を「記録」として残さなければと考え、『ナース発 東日本大震災レポート』を出版しました。今回も新型コロナウイルス感染症と闘う現場の状況を「記録」として残すべく制作を開始しましたが、感染収束の兆しはみえず、日を追うごとに執筆いただきたいと思う内容が増え、結果的に執筆依頼期間は8〜12月まで長期に及ぶことになったのです。

　本書は2020年1月の中国・武漢市への自衛隊の災害派遣から、第3波が来る12月までの約1年間にわたる、医療・ケア現場の様子と日々の暮らしを綴ったレポートです。医療専門職としての責任感、未知のウイルスへの恐怖心、差別・偏見に対する怒りや悲しみ、大切な人への思いなど、看護職であり生活者でもある1人の「人」としての姿を垣間見ることができます。

　執筆者162人、756ページという大部な本になりましたが、少しずつでも読み進めていただければ幸いです。大変お忙しいなか、時間を割いてご執筆いただきました皆様に感謝申し上げます。

2021年2月5日
日本看護協会出版会編集部

現場レポート

組織とコミュニティ

教育の現場では

＊執筆者の所属・職位等は執筆時点のものです。

現場レポート ‥‥‥‥‥‥‥

そんなことがあったな、と いつか思うときが来るのか

公益財団法人ライフ・エクステンション研究所付属 永寿総合病院 看護部長

北川 順子

　2020年2月、新型コロナウイルス（以下、コロナ）に感染していると誰も気がつかないまま、入院していた患者さんがいた。コロナ感染は、はじめは気がつかないうちにそっと広がり、そのうち誰かが発症して、「もしかして……」となる。でもそれは、いろいろな経験をした今だからこそわかることだ。

　病院は体調不良者がいる環境であり、すでに治療が始まっている人がいる場所である。「そのうち症状が落ち着くのでは？」と誰もが思っていたが、次第に体調不良者の人数が増えた。「なぜ、この患者さんが熱を出しているのか？」と調べている間に、職員も高熱を出した。患者さんには渡航歴がないから、PCR検査の対象にならなかった。──そんなことが過去にあったな、といつか思うときが来るのか。

　400床の総合病院には、当時300人の患者さんが入院していた。

2020年3月18日からの2週間のこと

1. 新型コロナウイルス感染症院内発生直後の混乱

　3月22日、発熱があり、自宅がある地域の保健所でPCR検査を受けたという職員から、陽性だったとの報告があった。院内に感染対策本部

が立ち上がり、患者さんと職員の検査が始まった。検査結果が返ってくるたびに、コホーティングできる体制に徐々にベッド移動を始めた。

しかし、感染はすでに他の病棟へも静かに拡がっていたことを、検査結果が返ってくるたびに思い知らされることになる。検査結果が返ってくるのは3日後。全職員の検査が終了するまでに9日間も要した。

その間に、感染は一部ではないことがわかっていった。職員にも検査結果を連絡し、陽性者が出た病棟の職員は全員14日間の自宅待機となった。他の病棟や、閉鎖することになったHCU、救急外来の職員をその病棟に配置した。当時は2週間の出向と説明して、これらの職員の配置転換を行った。

2. 業者の撤退

清掃・洗濯、売店、自動販売機、警備、社員食堂の業者が、次々と撤退や業務縮小していった。そのため、ベッド、マット、床頭台だけでなく、窓、壁、カーテン、廊下などを、院内の全職種で清掃した。

3. 外来・救急受け入れの停止で電話が急増

外来・救急受け入れを停止すると、電話が増え、つながりにくくなった。リハビリ室の一角に各病棟の電話を1台ずつ集め、コールセンターを立ち上げて、検査科、薬剤科、放射線科、医事課、リハビリテーション科の管理職が対応にあたった。

感染対策本部やミーティングなどの情報は看護部前の壁に掲示した。1～3時間ごとに情報が更新されたため、指示の浸透は困難を極めた。

4月1日から2週間のこと

1. 見えないものへの恐怖と指示する側の混乱

当時は、感染すると何が起きるのか、見えないウイルスへの恐怖があった。方針や対策などは時間とともに変化していき、少し時間が経つ

現場レポート

日々の暮らし

組織とコミュニティ

教育の現場では

私の「コロナ日記」

解説

コラム

だけで古い情報になる。物資の少ないなか、一度防護服を着ると半日は掲示板を見ることができなかったため、「さっきと言っていることが違う」「言う人によってやり方が違う」と現場は混乱した。

2. メンタルサポートチームの発足

　職員から心ない言葉をかけられ、「行きたくて感染病棟に行ったわけでもないのに」と泣きながら訴える、配置転換になった職員がいた。たまたまドア越しにそれを聞いてしまい、自分に発せられた言葉ではないが傷ついたという職員もいた。この報告を受けて、ホールに集まった所属長へ、「外では永寿職員と名乗れないほどたたかれている。せめて院内ぐらいは思いやりの言葉をかけてはくれないか」と伝えた。現実を知ってもらうことで抑止につながると思った。こんなときだからこそ、人となりがわかっていく。

　見えているのは氷山の一角であると感じた。泣きながら防護服を着たり、着せたりしている職員がいたため、このままでは心がもたないと判断した。出向しなければいけない事態が急に起こったため、「困りごとは直属の上司だけでなく、どの管理職に話してもよい」と看護職員に伝えた。協力を申し出てくれた小児科医、精神科医、臨床心理士と共に、メンタルサポートチーム「オリーブ」を立ち上げた。

3. 衣食住

　防護服の中に白衣を着用すると暑く、洗濯も間に合わないため、Ｔシャツでもよくなった。スタッフの着ている様々なＴシャツが、医療従事者以外のスタッフの素顔を見せてくれていた。

　病院での食事は、配送してもらったお弁当を社員食堂で温めて食べた。支援物資が届き、感謝しながらいただく生活。各部署の室内での食事は禁止のため、食堂で一方向を向いて食事をする。会話は禁止される。

　同居家族がいるなど、様々な事情を抱え、家に帰れなくなっている職員がいた。ホテルの借り上げができないか、寮は何部屋空いているかな

どを確認した。当時はまだ、ホテル側から「保証はどうしてくれるのか」などと言われ、感染していない職員の宿泊を理解してもらえない状況だった。しかし、2週間で状況が変化し、ホテル側から援助を申し出ていただけるようになった。

4. どこで、どの職種が、何をしているのか

院内で協力している部署と、どう協力していいかわからない部署があった。協力している部署は疲労が目に見え、いつもと変わらない業務をする人との間でゆがみが生じた。

4月1日入職の私はまだ戦力外だったので、患者さんは医師と看護職員に任せ、誰が何の業務をしているのかを、毎日、全館、9階から地下、外の駐車場まで見て歩き、業務内容を聞いて回った。業務がスムーズに流れない原因は情報不足で、横のつながりがなかなかとれなくなったことがわかった。誰に聞いても答えがあいまいで、どうすればいいのかわからない。誰も責任をもって指示を出せない。滞るという悪循環。情報共有していくと、自分たちで役割分担をして、優先順位をつけて循環するようになっていた。

5. 「がんばれ、永寿病院　地元有志一同」

「がんばれ、永寿病院」という地元有志からの横断幕が病院駐車場前に張られた。ニュースやSNSでも「病院なのになぜ感染させた？」という非難の声を見聞きしていたため、地域の方にとっては不安を与える存在なのだろうと思っていた。「まだ、ここにいてもいいんだ。必ず恩返しをしなければいけない」と感じた。応援は私たちに力をくれる。いただいたお手紙や職員どうしの感謝の言葉を廊下の壁に掲示した。

食堂のそばに差し入れコーナーもできた。防護服を脱いで、ようやくひと息つける場所だ。看護部長室と看護管理室のドアはオープンにしているため、泣いたり笑ったりする声を聴いては、廊下に出て職員に声をかけた。

現場レポート

日々の暮らし

組織とコミュニティ

教育の現場では

私の「コロナ日記」

解説

コラム

6. 4択の決断

　休みたいという職員も多いが、言い出せずに苦しんでいる。全員がいつ陽性病棟に異動させられるのかという不安をもっていると感じたため、全看護職員に対して4択（①陽性病棟でもいい、②陰性病棟のみ希望、③休みたい、④退職したい）を提示し、師長との面談の際に意思表示してもらった。言い出しにくい③と④。こんなときだからこそ、③や④を選んでもいいことを伝えた。

　反対意見もあった。「辞めろと言っているのか？」と言われたこともあった。本人が感じた恐怖、家族の職場から陰性証明書を出すように言われたり、保育園から子どもを預からないと遠回しに言われたり、家族に反対されたり。家でも自宅でも説明に疲れ切っている様子も見えたため、「こんなときだからこそ家族を壊してはいけない」と話し、気持ちを切り替えて退職できるよう明るく送り出した。

　感染患者の受け持ちはできないが清拭などをするチームと、感染患者に触れない清掃・運搬チームに分かれ、それぞれにできることをしてもらった。自分にできること、できる範囲を調整したことで、「自分が陽性病棟に配置転換されるかもしれない」という恐怖は減った。

　摩擦はあった。しかし役割を分けることで、黙々と割り当てられた仕事をこなす職員がいる一方で、どんな状況でもクレームを言いたくなる人は言うものだということも見えてきた。

7. スタッフは帰す、管理職は帰れない

　防護具で汗だくになり、受け持ったことのない疾患の患者さんを看るため、配置転換された職員の緊張が高いと判断し、管理職たちはスタッフを定時で帰宅させる工夫をしていた。患者さんと職員のPCR結果が返ってくる20時過ぎ、陽性の結果だった患者さんのベッド移動とステルベン処置、職員への連絡と勤務調整。物品の補充、役割分担……。管理職たちは、家族よりも多くの時間を共に過ごしていた。

　血液内科ではコロナ感染者が特に多く、たくさんの患者さんを看送っ

た。病室に残った荷物から患者さんが大事にされていたものや、家族への思いなどが伝わってきたが、当初、荷物は一切持ち出すことができないと指導を受けていたため、家族にお詫びをして廃棄した。ご遺体と一緒に納体袋に入れられたのは小さなお菓子くらいだった。家族に確認をとっていただくこともできないため、取り違えることがないよう、担当師長たちが管理した。

　火葬場も順番待ちで、たくさんのご遺体が霊安室、解剖室、保冷庫を埋めた。師長たちはこの光景をスタッフに見せるわけにはいかないと、毎日担当を決めて死後の処置をしていった。

8. スタッフの変化

　コホーティングが進んでいくと、病棟病室の環境消毒が始まり、スタッフと患者さんがそのまま病棟ごと移動する。ほぼ2週間ごとにメンバーや勤務表が変わっている状態であった。どこのスタッフがどこに応援に行っているのか、どのグループに属しているのか、3月当時の師長にシフト管理を依頼し、各スタッフを気にかけている人が必ず1人はいるようにした。そして、休んでいるスタッフがいたら、その理由を知っている人になるよう指示をした。

　出勤停止となっていた職員が戻り始めると、いない間に支えてくれていた職員との温度差が出てきた。感染して体調を戻すために時間がかかった人、感染しても元気に戻った人、怖くなり戻ってこれなくなった人もいた。バーンアウトや、出勤していない間の情報がほとんど入らないための不安などが見られた。休まなくてはならなくなった職員にこそ情報は必要であると感じ、職員の自宅にメンタルサポートチーム発足のお知らせと相談番号などを書いた文書を郵送した。

9. 情報管理

　ホームページから職員を割り出しての電話、ネットの書き込みがあった。仕事帰りに待ち伏せされ、記者から話を聞かせてほしいと手紙を渡

現場レポート

日々の暮らし

組織とコミュニティ

教育の現場では

私の「コロナ日記」

解　説

コラム

されたり、自宅までついてきたりされた職員もいた。そこで、ホームページの看護部門のページをクローズした。

　隠し撮りをして、職員の対応やネームプレートなどをネットに公開している一般の方や、職員と思われる情報公開者もいた。記事にもよるが、切り取りたいところだけクローズアップしているものも多く、常に正しい情報ばかりが公開されるわけではないことを学んだ。

10. ものがない

　防護服、マスク、消毒液などがいよいよ入らなくなった。出勤すればそのぶんマスクや消毒液は必要になるため、出勤制限がかかった。

11. 誰かのために

　率先して部屋移動してくれた医師、3月・4月の年度末、年度初めの自分たちの本来の業務を後回しにしてまで、移動や清掃、支援物資の配送をしてくれた事務職、洗濯機を回し続けてくれた施設管理課、足りなくなるであろうガウンを工夫しながら黙々と生産管理してくれた医事課、リハビリ科の職員たち。

　心ないひと言を他の職員に対して言ってしまう看護職員がいた。その看護職員が、患者さんと接する危険な業務を担っているとわかっているから、言われたほうも何も言わずに黙ってくれていたことを後で知る。申し訳ない気持ちでいっぱいだ。一度は同じ感染の収束という目的に向かって動いていたものが、時間の経過とともに目的を見失い、関係性が崩壊する。災害時にはどうしても避けられない、どうすることもできないときがいよいよ来たと感じ始めていた。

12. 新人でいられる時間

　4月の新入職者は自宅待機をしてもらっていた。4月末、本人たちに連絡すると、「家族は心配しているが、そんなことより皆さんは大丈夫ですか」と声をかけてくれる。特に新人は、新人でいられる時間は短く、

あっという間に後輩がやってくる。自分たちも不安なまま先輩にならなければいけなくなる。

　当院に1日も出勤しないままなら、次の病院ですぐに出勤することは可能かもしれない。そう考え、新人と別の施設で面談し、協力してくれる病院を紹介した。心配する家族のもとへ帰った人もいるが、多くの新人は紹介した病院で元気に育ててもらっている。声をかけてくださった病院の看護部長さんはじめ、新人教育に携わっている方々には感謝しかない。

5月以降のこと

1. 長期戦の疲弊感

　時々看護職員から陽性者が出る。拡がることはなく、抑え込めてはいた。しかし、外来再開の話が出ても、許可が下りず、経営をさらに圧迫した。長期戦を覚悟した。

　感染対策の指導をされても伝わらず、継続した実施ができない医療職もおり、指導する側の疲弊感が強くなっていくのも見て取れた。

　師長たちの配置が通常とは異なっており、いつもの上司がそばにいないので聞きたいことが聞けなかったり、情報が十分伝わっていなかったりしたため、廊下に質問コーナーを設置した。「この材料が足りないが、どこに頼んだらいいのか」「洗濯した白衣が返ってきていない」など、私たちが気づいていなかったことが書かれていた。加えて、「感染していないか」「2回目の検査はしないのか」「定期的にPCR検査はしないのか」などの質問があがるようになった。

　入院受け入れを止め、患者の退院・転院などもあって、患者数が100を切り、80を切り、となってくると、職員を休ませることも増えてきた。出勤時の給料は100%だが、公休以外の休みは60%支給となった。掲示板の様相が変わって、他者に対する不満を記入し始めるようになった。「上司に言ったって伝わるはずない。ちゃんと説明できていない」

現場レポート

日々の暮らし

組織とコミュニティ

教育の現場では

私の「コロナ日記」

解　説

コラム

「防護具使用の優先順位は誰か」などと書かれていた。

　情報は完全に不足していた。伝わっていると思っていたことは形を変えて伝わり、伝言ですら十分に伝わらない。方向性を示せと言われても、感染者が出る、振り出しに戻る、を繰り返し、こんなはずではないことが次々と押し寄せた。

　掲示板に噴き出した不満への反応は様々だった。「見るに堪えない」「同じ思いだと思われることが嫌だ」「同意する」など。書いた人探しが起きた。問題を解決したいがゆえに書く人の思いは、広く見せるものでなくても、解決することが目的であるため、「ご意見箱」の設置の準備をし始めた。

　この時期、メンタルサポートチーム「オリーブ」が行ったストレスアンケートでは、「この仕事についたことを後悔している」が6％、「上司や同僚あるいは組織に対して怒り・不信感を抱いている」が47％だった。全職種に配布したため看護職だけの回答ではないが、未来を感じた。怒りや不信感は真摯に受け止め、正しい情報提供のあり方は今後の課題として残った。

2. 医療従事者も仕事がなくなるのだと知る

　6月に入るとさらに患者数は減り、40人となった。必要な看護職員数も変化し、仕事がなくなるなどとは思ったことがなかった看護職が生活に対する不安を感じ始め、退職者も多くなった。

　院内の感染者がゼロとなり、病棟編成は産科病棟を除き、感染者経過観察と緊急入院のPCR判定が出るまでの患者さんがいる病棟と、HCU、PCU、一般病棟が稼働を始めた。

3. 看護師の派遣

　5月31日、東京都看護協会の山元恵子会長より、クラスターが発生している武蔵野中央病院への職員の派遣依頼があった。気持ちと状況がわかる私たちができることは何かと考えた。安全に派遣できる方法を検討

し、調整することを条件に、病院幹部は快諾した。「手を貸したい」と師長たちが言ったのを受けて、4人の管理職を派遣することにした。

　私の経験から、現場の声を聴き、マネジメントをしながらも、黙々と役割をこなすメンバーの選出が必要だと考えた。とはいえ、当院も今まさに再稼働へ向けてたくさんの準備が必要なときだった。

　しかし、思い出される3月・4月の状況。明日どうなるのか、今決断したことは間違っていないのか、と思いながら過ごしたあのときが、ほかの病院でも起き始めている。6月4日から1週間、職員を派遣した。毎日報告をもらい、当院幹部とも情報共有した。メンバーの無事を祈りつつ、経過期間の2週間が無事に終わり、4人は元気に当院に出勤してきた。

4. 温かいメッセージ

　当院のためのクラウドファンディングが立ち上がった。当院OB・OGを含めたくさんの方々の応援メッセージは全国から集まり、何度も繰り返し読んでは心温められた。職員の家族も、気持ちが救われた。

5. 一歩ずつ

　8月、患者さんが徐々に戻ってきた。産科病棟も始動。久しぶりに産声を聞く。19時、院長に無事に生まれたことを伝えた。私も永寿総合病院で3人の子どもを産んだ。生まれた後の安堵感とともに、責任感が湧いてきたことを懐かしく思う。未来のために、まっすぐに患者さんと向き合ってくれている職員に感謝した。

　減ってしまった職員を戻さなければ、病床の拡大ができなくなるときが来るため、採用は課題だ。しかし、あのときと同じで、働きたい人には家族もいる、心配してくれる人がいる。雇用は困難な状況であることは間違いない。しかし一歩ずつ進むしかない。

現場レポート

日々の暮らし

組織とコミュニティ

教育の現場では

私の「コロナ日記」

解　説

コラム

離職中の看護師……
何もしないわけにはいかない
──クラスター発生病院での応援ナース経験

公益社団法人東京都看護協会 危機管理室 看護師、助産師

上原 さゆり

「留学準備」から「医療機関の支援」が
最優先事項に

　「都内のコロナ対応病床を確保します」「目標病床数として重篤・重症対応を700床、中等症を3,300床確保します」──2020年3月、東京都の医療提供体制整備についての報道。都内の病床数を増やすことが耳に入ってきた。

　当時私は留学を考えており、事前勉強・準備のために地元の病院を退職して東京に移住していた。病院業務から離れて「勉強に専念」と思っていたのだが、生活にメリハリをつけようとパートの仕事をしていた。やはり医療以外のことができる気がしなくて、選んだのは歯科医院の助手の仕事だった。その歯科医院でもコロナ対策に皆で取り組んでいた。情報を集め、物品を揃え、環境整備をし、患者の調整、説明をし……。

　そんななか、冒頭に述べたような情報が入ってきた。次いで、「病院で

ここでは新型コロナウイルス感染症を「コロナ」と表記する。

のクラスター発生」という言葉を聞くようになってきた。海外のニュースでも、心身共につらい思いをして亡くなった人々や大切な人を亡くした人々の状況、疲弊する医療従事者の姿が連日報道される。ニュースを見ていて「こりゃ、大変だ! 絶対に医療者が不足する。これ以上、患者も医療従事者も死者を増やしたくはない……」「離職中、東京在住、看護師免許所持……何もしないわけにはいかない」と思った。現場で疲弊しながら、それでも患者のために必死に働いている医療従事者の顔が浮かんで仕方なかった。

そこで私の優先順位は変わった。それまでは「留学準備」が最優先であったが、「東京の医療機関支援」が最優先事項になった。私にできることがあるなら手伝いたいと思った。

行動を起こし始めたのは3月下旬。4月下旬に東京都看護協会の応援ナースとして病院支援に行くことが決まった。従事していた歯科医院の先生方やスタッフの方にそれを伝えると、快く受け入れてくださった。「ぜひ、看護師さんにしかできないことをしてきて。でも本当に気をつけてね。そしてまた戻ってきてね」と休職扱いにして送り出してくださった。ご理解いただけたことにとても感謝している。

A病院での応援ナース経験
── 半分以下の職員数で連勤が常態。連続夜勤も……

まずはA病院。初めて電話をして採用か否かをうかがうと、「ナースシューズだけ持ってきてくれればいいので、すぐにでも来てください。今日でも明日でも構いません」との返答。事態の深刻さを感じた。

登院初日。クラスター発生に伴い、感染拡大予防のため入院患者管理以外の病院の一般機能は停止していた。私の所感は「休日の病院」という感じで、外来も検査も救急も止まっている。1階は閑散としていた。

病院の状況説明と個人防護具(以下、PPE)の着脱研修の後、療養病棟へ案内された。1階の雰囲気とはまったく違う。ちょうど患者の昼食の

現場レポート

日々の暮らし

組織とコミュニティ

教育の現場では

私の「コロナ日記」

解説

コラム

時間であった。病棟全体をレッドゾーンとしているため、ナースステーション以外では職員全員がPPEを着用して動いていた。ガウン、手袋、帽子、ゴーグル、N95マスク、それらを装着して汗だくで働いていた。マスクと帽子のせいで声を聞き取りにくい状況は自然と職員の声を大きくした。

私を案内してくれた東京都看護協会の職員と病棟主任から病棟の職員に「応援ナースさん来てくれたよ。何してもらう？」と問うと、「じゃあ、食介（食事介助）かな」と。病棟の患者はほぼ全員食事介助が必要な状況であった。

特に病棟オリエンテーションはないまま、私はまずPPEに名前を書いて、着た。そして病室に入った。今思い出すと、このいちばん最初の病室に入る瞬間になんとなく緊張を覚えたことが蘇り、「PPEをきちんと着脱できれば、コロナ陽性患者にかかわることに抵抗はない」と思っていた自分にも、実は一抹の恐怖感があったのだということに気づかされた。

初めてPPEを着てわかったことは、とにかく暑く、ゴーグルが瞬時にくもって視界を2％くらいにすることであった。見えない。患者が本当に嚥下したか否かを確認するのにもその2％の隙間をかいくぐって見るしかなく、看護師経験10数年とかそういうことに頼る以前の問題であった。くもっては外し、ペーパーで拭き、装着。でも1分くらいしか視界はもたない。そうしていると、次第にゴーグルを外してケアを行う職員が何人かいることに気がついた。「不便だから」と言って、ゴーグルを外している。これではPPEの意味がない。PPEは相手と本人の双方を守るもののはず。のちにフェイスシールドの導入促進の申し出をするきっかけとなった。

ひと通り食介が終わり、職員の休憩時間となった。PPEは当時1人1日1組しか使えず、午前に使用した物は不潔にならないように脱衣し、ハンガーにかけて保管、また午後の勤務で使用。休憩室では、疲れ切っているであろう職員の皆さんが笑顔で挨拶してくれた。少しびっくりしたが、やはり安心した。笑顔は心の支えになる。まずはこちらのこと

を聞かれた。今まで何してたの？ なぜコロナ渦中のこの病院に？ と。背景を話すと、どうやらほかにも数日前から働いている応援ナースがおり、国境なき医師団、JICA（国際協力機構）から来た人、家族がこの病院の職員で感染してしまい、たまたま離職中だったので手伝いに来たという人など多様な背景をもった看護師が支援していることがわかった。

　院内の状況を聞くと、かなり深刻だと思った。陽性患者は多数、寝たきりのため全介助の患者ばかり。つまり、ケア度が高く、かかわる時間も長いということだと思った。しかし、それは少し違っていた。この病院は職員も多数が感染者や濃厚接触者となり、半分以下の職員数で勤務していたため、患者に提供できるケアが限定されていたのである。検温、投薬（内服、点滴、注射）、食事、オムツ交換、体位交換といった必須のことで精一杯で、清潔ケア（清拭、洗髪、爪切りなど）、環境整備などはほとんど行えていないのであった。応援ナースに対する要望は、この清潔ケアと環境整備を行ってほしいということ、慣れてくれば勤務も代わって請け負ってほしい、ということであった。

　医師は感染して休んだり撤退したため当時は少数しか勤務できておらず、当直を連日行っていた。看護師に勤務状況を聞いた。「あー、そういえば今日で14日勤か。まあ、いいんだけどね。だって働ける人がいないから」と笑っていた。笑いごとではないのではないか。もう感覚が麻痺してきているのか？ そう思っていると、2交代の夜勤も非常事態で、本来夜勤明けの日の翌日は休日のはずが、その休日がなく連勤。さらには夜勤明けの日、朝申し送りをした看護師が、同じ日の夜勤に来る。私は二度見した。今朝帰りましたよね？ また夜勤？ と。それは助手も同じ状況だった。助手に至っては、通常時の3分の1の人数で勤務を連続していた。だから、私の夜勤初日はこの病院に勤務した4日目からであった。

　日勤では主に清潔ケアを行う。毎日誰に何を行うかを応援ナースで相談して計画、順番に清拭、洗髪、足浴、手浴、爪切り、耳掃除。そして、手の回っていなかったシーツ交換を順番に実施していった。意思疎通のできる患者とは毎日会話をした。「お風呂はいつ入れるの？」「売店はい

現場レポート

日々の暮らし

組織とコミュニティ

教育の現場では

私の「コロナ日記」

解説

コラム

つから始まるの？」「散髪屋さんは次いつ来るの？」「コロナって怖いんだね……」と。返答に困る内容も多々あった。いつどうなるかわからないからだ。気休めを言ってもいいものか。毎日なんとなく濁して質問をかわしていた。

　ある日、ニュースで芸能人のコロナによる死去が報じられ、患者が「○○さんが死んじゃった。コロナって本当に怖いんだね」と言っていた。もちろん患者に現在の病院の状況を説明してあるが、認知症もあり、覚えている患者は多くない。そんななか、今ここがそのコロナ感染の渦中にあるということを伝えるのにとまどい、PPEを着て接しながら、なんて言葉を返そうかと躊躇した。

　返す言葉に躊躇するには理由があった。発熱する患者は日々発生するのだが、なかには熱が40℃を超え、日に日に体力がなくなり、解熱剤で熱が下がってもまたすぐに上昇、呼吸は浅く速く、つらそうで仕方なかった。そして次の勤務に出勤すると、今朝早くに亡くなった、と聞かされる。そんな患者が1人ではなかった。亡くなった患者は葬儀社が引き取りに来るのに時間を要し、数日は空き病棟で安置されていた。ご家族の面会もさせてあげられず、十分な死後の処置をしてあげることも許されなかった。もっときれいにしてあげたかった。そんないたたまれない状況を、職員はもう割り切って対応するしかなかった。考えたくないが、高齢で体力のない患者たち、次はこの人がそうなってしまうのではないか、という恐怖があった。毎日ニコニコと話をしてくれるこの人が、と。

　その頃にはすでに、自分が感染して死ぬのではないかという恐怖はまったくなく、むしろ患者をなんとかできないか、そして自分たちが患者に感染を伝播しては絶対にいけない、と思っていた。

　勤務して2週間、患者に使用するタオルが少なくなってきた。なんでも持ってきてくれる敏腕助手さんに「タオルの在庫は？」と聞くと、「業者が洗濯物を取りにこないから、新しいリネンも入ってこないんだよ。上層部が何度もかけ合ってるみたいなんだけど、ダメみたい」との返事。洗濯物置き場に行くと、汚染した洗濯物が文字通り山のようにあふ

れかえっている。聞くと、清掃業者、洗濯業者などが撤退し、近づいて
くれないと。

　職員は、この病院所属だと言うと保育園で子どもを預かってもらえ
ず、家族や近隣住民に配慮して病院に１か月以上も寝泊まりしている職
員もいた。誹謗中傷の電話が病院にかかってくる、家族に病院を辞めて
くれと言われる、家族の職場の上司から病院を辞めろと言われるなど、
今となってはよく聞くこととなった誹謗中傷の内容であるが、実際に現
場では職員不足に拍車をかける一因となっていた。

　辞めろと言われて、そう簡単に辞められるわけがないのである。医療
従事者とは往々にして「患者を助けたい」という気持ちで働いている者
が多い。つまり、目の前に患者がいるのに、放って病院を辞めるという
気になれないのだと思う。しかし、家族はかけがえのない大切なもので
あり、皆本当に葛藤していたと思う。

　ここで自分の家族に言及する。支援に行くことを家族に伝えると、
「あー、やっぱりね。行くと言うと思ったよ。とにかく気をつけてよ！
死に目にも会えないんだから！ 嫌だからね、そんなのは」と言われた。
私は以前から日本赤十字社の国際救援に何度か出ており、そのたびに家
族から同じことを言われていた。それでも、「行きたいんだからしょう
がない。必要があるから行くんだ。大丈夫、絶対帰ってくるから」と、
正直、家族の心配にまともに返答していなかった。

　今回の支援に関しても同じ対応であった。しかし、亡くなる患者、会
えない家族、面会できないから毎日病院の駐車場からメガホンで入院中
の母親にメッセージを叫ぶ家族、それらを見ていると、自分の家族への
申し訳なさを感じるようにもなっていた。

　応援ナースが日勤、夜勤の勤務を代われるようになると、ようやく職
員が休みをとれるようになってきた。それまでは休みがとれず、上司に
泣きながら抗議している者もいた。多種多様な不安や不満を１人で受け

現場レポート

日々の暮らし

組織とコミュニティ

教育の現場では

私の「コロナ日記」

解説

コラム

止めていたこの上司は、いったいどれだけの負担だったのだろう。皆が限界を超えていた。そこへ人手の支援ができたことで、わずかでも病院の要望に応えることができたのではないかと思っている。

　院内の感染者数が落ち着き始め、休んでいた職員が復帰してきたことを受け、私たち応援ナースは約1か月の業務を終了した。

　勤務終了後、2週間の自粛期間を設けて元の歯科医院に復帰の準備をしていた。するとB病院でクラスターが発生し、東京都看護協会から電話が入った。「B病院の応援に行けませんか？」歯科医院に連絡すると、再度快く受け入れてくださった。その時点で、もはや休職扱いでは申し訳ないので退職することとなった。

B病院での応援ナース経験
──精神科患者の行動制限に難渋

　B病院は、精神科でのクラスター発生という難局に直面していた。患者コントロールの難しさ、清掃業者の撤退、派遣職員の撤退、職員の感染対策行動の統一に難航していた。精神科患者は長期入院のため高齢者が多かったが、動ける方も多く、行動制限が難しかった。普段と違う行動制限をとらせることを理解してもらうのが難しいのである。

　今回私が病院から依頼された業務内容は、A病院での経験を考慮し、「職員の感染対策行動を徹底し、感染を止めてほしい」であった。すでに入っていた他の応援ナースと協力し、病棟での日常業務に加えて、感染対策のルールづくり、周知、マニュアルづくり、職員へのPPE着脱研修、院内動向の記録作成などといった院内感染対策担当が行う業務を実施した。院内に該当職員はいたが、皆、混乱と不安、感染対策行動が加わったことによる業務量の増加に伴い、前述のような対策業務ができないでいたからである。

　精神科での勤務は初めてであり、ましてや感染管理認定看護師でもない私に、何ができるか考えた。しかし、困っているのは確かで、きっと

私にできることが何かあるはずと思い、病棟に入った。ここでも、ナースステーション以外はPPE着用のレッドゾーン。時期はさらに夏に近づいた6月中旬。暑さは増していた。オムツ交換をし、職員ができなかった床掃除、トイレ掃除、ベッド周りの消毒を行い、話しかけてくる精神科患者にどう接すればいいか、慎重になりながら接していた。

　日々の業務にすでに疲弊していた職員に「環境整備をここまでがんばってやらないと」と話したとき、涙を流し、「もう限界を迎えているのに、これ以上やるのは無理」と、そのときの不満を吐露された。本当に限界であることを理解した。なぜなら院内でも当該病棟は嫌厭され、なかなか協力が得られないと感じていたからだ。

　毎日発生する熱発患者を毎朝、病棟の皆で確認し、優先順位と担当者を確認して環境整備に入る。地味だが、この地道な清掃・消毒がのちに感染を封じ込めることに大きな効果を発揮することは明らかで、病院職員も「やりたくてもできなかった」と言っていたところに応援ナースを投入した。病棟の声を聴き、活動を停止していたリハビリ課の職員が院内全体の消毒をかって出てくれ、腰にワイプとごみ袋を提げて1日3回も院内の消毒をしてくれた。ようやく介入してくれる清掃業者が決定し、プロが同じPPEを着用して掃除してくれたとき、これほど業者のありがたみを感じたことはなかった。次第に患者が消毒に興味を示し、促すと、自分でベッド周りを拭いてくれるようにもなった。職員も今までは「時間がない」と言って手を出せずにいたことを、自発的に協力して清掃・消毒を行ってくれるようになり、病棟がきれいになっていった。

　先に述べた感染対策のルールづくりについては、やはり苦労した。認定でもない私たちが拠り所とするのは、アドバイザーで入っていた感染対策の専門家と、厚生労働省やWHOなどから出される方針、指針、基準などで、根拠をあさった。根拠がないと職員に伝えられないからである。そして、これがいちばん苦労したが、日々疑問や不満が上がるたびに基準を見直してお知らせすると、コロコロ変わる基準に職場が混乱し、不満が増強したことである。そして、「彼女たちは何者？」「専門家じゃ

現場レポート

日々の暮らし

組織とコミュニティ

教育の現場では

私の「コロナ日記」

解説

コラム

ないらしい」などと疑問をもたれた。これは、足並みを揃えて対策をするうえでは危険な状況であった。どんな人が、どんなことをしているのか、という情報共有ができていなかったことが要因の1つだ。なんとか情報共有ができるように試行錯誤をして働きかけ、功を奏したこともあれば、そうでないこともあった。

　しかし、病棟では職員も私を受け入れてくれ、一緒にコロナと闘う一員として認識してくれたこと、毎日声をかけてくれたことが私の心の大きな支えとなった。ここでも、疲弊して涙を流して、不安と不満、疲労だらけの職員のはずが、笑顔を見せてくれる。

　この病院での活動は2か月。レッドゾーンを解除し、大掃除をしてグリーンゾーンへ。その後は日勤業務を請け負って、職員が少し休暇をとることができた。

＊

　今回の体験から、医療者が倒れることの悲惨さを改めて実感した。患者へのケアの質も頻度も低下し、職員の疲労は増加する。悪循環である。誰にもメリットがない。それを痛感した数か月であった。クラスターを発生した病院だけが悪いのではない。もちろん、職員のみががんばって疲弊すればいいわけではない。あらゆる人々、皆で協力して、コロナに立ち向かうべきだ、と感じた。

　コロナで大切な人を亡くした人が世界中にいるので、単純に肯定的な言葉を使うのはふさわしくないと思うが、今回の経験は今後の私の医療者人生にとってはとても有意義なものとなった。

検査陽性だった母の願いを
かなえるため最前線の現場へ
── 人生の転機になった応援ナースの経験

公益社団法人東京都看護協会 危機管理室 看護師
中島 ひとみ

新型コロナウイルスとの出会い

　2020年2月、私は総合病院の循環器呼吸器内科病棟に勤務していた。世間では新型コロナウイルスが国内に入り始めたと騒いでいるところであったが、私を含め病棟スタッフの誰もがどこか他人事として考えていた。

　ある日、夫婦の肺炎患者の緊急入院が来た。少し嫌な予感がしたが、夫婦共に軽症であり、病棟内を散歩していた。

　日曜日の昼下がり、ナースコールが鳴った。場所は自立患者のみが使用するトイレだ。トイレに着くと、ドアをノックし、声をかけた。「ナースコール押されましたか？ 大丈夫ですか？」中から返事はない。しかし使用中の札はかかっており、中に人の気配もする。「大丈夫ですか？ 開けますよ？」もう一度声をかけドアを開けると、中には肺炎夫婦の旦那様が座っていた。

　一目見て、"ヤバい"と思った。呼吸は荒く頻回で、脂汗をかき、意識は朦朧としており、こちらの声かけに反応はない。私はトイレ内より

現場レポート

日々の暮らし

組織とコミュニティ

教育の現場では

私の「コロナ日記」

解　説

コラム

ナースコールを押し、応援を呼んだ。患者は座位を保つこともできず、支えが必要であったため抱えるように支え、ドアを開けて叫んだ。他患者の対応をしていた先輩が気づき、駆けつけてくれ、患者をストレッチャーに移送し、医師へ報告する。私は受け持ちではなかったため、受け持ち看護師へ状況を申し送り、自身の受け持ち患者や他の患者のほうへ回った。

　循環器病棟なので急変は日常茶飯事であり、今回のケースも誰もがあまり大きくはとらえておらず、ただの肺炎の急性増悪だと考えていた。患者はいろいろな検査を実施し、酸素吸入をするも酸素化不良であり、刻一刻と病状は悪くなっていった。医師は気管挿管を決断し、処置室内へ移送する。そのとき、病棟の電話が鳴った。電話のそばにいた私が応答すると、今まで聞いたことのないような神妙な声で呼吸器内科の医師は言った。「もしかしたら、武漢の肺炎かもしれない」。私は耳を疑い、何度も聞き直した。だが医師は同じことを言った。

　全身の血の気が引いたのがわかった。まさか、うちの病院で、あり得ない。そんなことが頭を駆け巡り、受話器を持つ手が震えた。医師は私に、気管挿管をする前に全員防護服とN95マスクを着用するように指示を出した。

　ここからは本当に戦争のように時間は過ぎた。日曜日で人員が少なかったのも災いした。責任者もいない、経験年数の少ない看護師が多い日だった。後日、患者はPCR検査を実施し、陽性と判明した。都内でもまだ数例しか陽性者が出ていない段階での対応は本当に大変だった。こうして何が大変だったかを文章に表そうにも、よく覚えていないのだ。激動のような数日間を送っていた。

　私は、患者と狭いトイレの中で20分近く、至近距離で接していたのだ。くしゃみや咳を患者がしていたかと散々聞かれたが、そんなこと覚えているはずもなく、「私はきっと感染したのだろう」と半ばあきらめていた。この日の帰り道、私は祖母と親友に電話をした。感染しているかもしれない。あんなスピードで重症化するのであれば、気づいたとき

には電話もできないと思ったからだ。話していて涙が止まらなかった。

患者が転院し、病棟がひと段落してからしばらくたった頃、病棟スタッフもPCR検査を実施することになった。幸い私は陰性であった。

ここから、私のこのウイルスとの闘いが始まった。

母の願いをかなえたい

2020年4月、私は自宅で次の就職先を探していた。もともと3月末で退職予定であり、次の就職先はいくつか考えていたが、少し休憩する時間がほしいと思い、自宅でのんびり過ごしていた。

そんなある日、看護師として都内の療養病院に勤務している母より電話がかかってきた。まだ勤務時間内であるにもかかわらず電話が来ることを怪しんだが、応答すると、母は少し緊張した声で言った。「病棟の患者がおかしい。もしかしたら集団感染になるかもしれない」。この電話から、母の病院が大規模クラスター発生病院として連日ニュースになる日はそう遠くなかった。

母は休日を返上し、連日勤務していた。小さい子どもがいる家庭や高齢者と同居している人などを休ませ、自分が働いていたのだ。しかし感染はとどまることを知らず、陽性患者の数はどんどん増えていった。そんななか、ついに母の陽性が判明した。

母は自身では無症状だと言っていたが、自宅の2階へ上がるだけで息切れをし、明らかに呼吸がおかしかった。私はあの重症患者を看ていたこともあり、母に保健所に連絡するように勧めた。母はそのまま入院することになった。

入院する日、母から言われた。「自分の娘に頼むことじゃないかもしれないけど、患者さんとスタッフを助けてほしい。このままじゃみんな死んでしまう。もう毎日のようにお看取りをしている。助けてあげてほしい」と。

母の病棟は療養病棟であり、長期間入院している患者が多い。そのた

現場レポート

日々の暮らし

組織とコミュニティ

教育の現場では

私の「コロナ日記」

解説

コラム

めスタッフも自分の家族のように接しているのだ。その話はよく聞いていた。だからこそ、家族のような患者を毎日お看送りするスタッフの気持ちを考えると、涙が止まらなかった。

こんなにがんばっている人たちがいるなかで、私は何をのうのうと自宅で過ごしているのだ。それでも看護師か、と自分を責めた。私にも何かできることがあるならば、看護師としてすべきだと。この日、私は母の病院で勤務することを決めた。

初めての応援ナース

母から病院へ連絡し、私は即日、非常勤として勤務することとなった。転職経験もなく、循環器しかわからない自分が役に立てるのか不安で、朝、白衣を持って泣いた。

いざ病棟内に入ると、思っていた何倍も何十倍も状況は悪かった。患者数は1病棟40人ほどいたが、3分の2は陽性患者であり、それを看護師2人で看ていた。看護師もまた、約半数が陽性となって休んでいたのだ。既存の看護師はとにかく業務に追われ、私にオリエンテーションをする時間はないため、私は見様見真似でとにかく業務をこなした。初日は、家に帰りシャワーを浴び、そのまま泥のように眠った。

私が勤務し始めてから何日か経った頃、東京都看護協会から応援ナースが何人か派遣されてきた。応援ナースの存在は大きく、感染が発覚してからずっとできていなかった清潔ケアを実施することができた。既存の看護師も、応援が来たことで休暇をとることができ、感染対策も少ない物資のなかで試行錯誤しながら皆で考え、実施した。様々な経歴をもつ応援ナースは、私に大きな刺激を与えた。知識や技術だけではなく、看護師として、人間として。大変ではあったが、毎日充実していた。

その一方で、感染の拡大は止まりつつあったが、患者の重症化は止めることはできず、たくさんお看送りをした。いちばんつらかったことは、エンゼルケアができなかったことであった。この頃は全国的にそのよう

な対応をするようになっていたが、私は納得できなかった。人生の最期になぜ、こんな仕打ちを受けなくてはならないのか、と悔しかった。亡くなったらそのまま何もせず白い袋に入れられ、病棟内のベッドに安置され、葬儀屋さんも引き取れないため何日もそのままで、順番が来たら火葬場に向かい、家族に対面するのはお骨になってから。私はとにかくそれが悔しくて、悲しくて、人間としての尊厳はどこに行ったんだと、看護師としての心を踏みにじられた気分だった。

　火葬場に向かう際も、病院内で棺へ移すのだが、袋ごと棺に入れ、蓋を閉めた後にテープでぐるぐる巻きに固定し、消毒スプレーをびしょびしょになるまで噴霧する。もちろん業者の方も怖いのだ。その気持ちはよくわかる。でも、人生の最期に、全身防護服で顔もよく見えない人間に囲まれ、テープでぐるぐる巻きにされるなんて、本人は生前思いもしなかっただろうなと思うと、いたたまれない気持ちになった。看送る際もマスクを外すことも許されず、即時病院のドアを閉めなくてはならないこの状況を呪った。なぜ、こんなことになってしまったのかと毎日思った。病棟に戻り、こっそり1人で泣いた。

　この病院に来て2か月が経った頃、感染もだいぶ落ち着いており、お休みしていた看護師も戻りつつあった。そろそろ応援ナースも引き上げの時期に入った。私の母も回復し、復職した。初めて母と共に勤務したが、それはいい経験となった。

　私はどうせ次も決まっていないし、しばらくは新しい看護師も入らないだろうし、「残って勤務します」と主任に話した。主任は大変喜んでくれたが、病棟のあるスタッフが反対した。彼女は私が初日に来たときにいろいろ教えてくれた先輩であった。この先輩は感染せず、ずっと最前線で闘い続けていた。応援が来るまでの間、14連勤していた人だ。先輩は私にこう言った。「残ってくれるのは本当にありがたい。本当は喉から手が出るほどあなたがほしいけど、ここはあなたにはもったいない。きっとあなたはすばらしい看護師になるから、もっとちゃんとしたところで働いてほしい」。私はそれでも、今の人数で本当にやっていけるか

現場レポート

日々の暮らし

組織とコミュニティ

教育の現場では

私の「コロナ日記」

解説

コラム

と何度も聞いたが、先輩の返事はいつも同じだった。

　この頃、世間では次々とクラスター発生のニュースが報道されていた。

人生の転機

　結局、母の病院は5月末で退職した。2週間の自粛期間を設けている間、次の就職先を探した。もともと救命救急の道に進みたいと考えていたこともあり、三次救急ができる病院を探していた。もうすぐ2週間経つと思っていたある日、東京都看護協会から連絡が来た。

　ある病院が大規模クラスターとなったというものであった。応援ナース仲間の1人が"行く"と即答しており、私は正直迷った。このまま循環器や救命をやりたいと考えていたからだ。しかし考える間もなく、私は「応援として向かいたい」と電話していた。

　6月中旬、勤務の前に看護部長とお話しすることとなったため病院へ向かった。最寄りの駅に着いたが、まったく道がわからず駅員さんに病院までの行き方を聞いた。すると駅員さんは「今は入れないよ」と親切に教えてくれたので、「働きにきた看護師なんです」と答えると、「本当に！　ありがとうね」とお礼を言われた。このとき、きっと地域に愛されている病院なんだな、と思った。

　看護部長は新任の方であったが、お会いしてすぐにそのお人柄に惹かれた。応援仲間の1人が先に勤務していたこともあり、私の経験はもうご存じのようであり、私の勤務先は感染発生真っ只中の精神科病棟となった。

　初勤務の日、病棟の方々は私を温かく迎え入れてくれた。大変な状況であるにもかかわらず、笑顔のある素敵な病棟だった。しかし勤務していくうちに、精神科特有の苦労も見えてきた。スタッフの感染対策に関しても、一生懸命取り組んでいるのは見えるが、基本的な知識の部分が抜けているのがわかった。

　そんなとき、看護部長より個人的に"スタッフに感染対策の指導をし

てほしい”という依頼が来た。私はまず、PPEの着脱の基礎、環境整備のやり方の指導が必要であると感じたと話した。看護部長は即座に感染対策防止委員会を設置した。私はそこの一員として既存の職員と応援ナースと協力し、PPEや環境整備の新たなマニュアルを作成した。

　マニュアルが完成した後は、職員に指導をする毎日だった。病棟のスタッフの意見を聞き、対策を講じ、実施し、評価する。私にとってはすべてが初めての経験であったが、周囲の協力もあり、新規感染者は徐々に減少した。

　病棟が落ち着いた頃、リハビリテーション科から声がかかった。彼らは感染が発覚してから院内全域のリハを中止しており、毎日院内の清掃を行っていた。その清掃方法が正しいものなのか不安であると相談された。急ぎ委員会で相談し、清掃方法のマニュアルを作成し、配布した。これがきっかけとなり、他部署とのかかわりが多くなった。看護部以外の部署とかかわることで、院内全体の感染対策を考え、実行することとなったが、私はそれが楽しかった。目に見えて落ち着いていく感染状況や、スタッフの方々の安心した顔を見ることがうれしかった。

　この気持ちに気づいたとき、私は救命の道を捨て、この道を歩いて行こうと決意した。世界的にも感染は収束しておらず、今後も新たな感染症が発生する可能性もあるなかで、私がこの数か月で経験したことは、きっと誰かの役に立てるはずだと。

＊

　この数か月間は本当に闘いであり、激動の時間であった。しかし、それは未知の体験であったからであり、むやみやたらに恐れることは周囲の恐怖心を煽るだけであると私は学んだ。友人や家族にも医療人として正しい知識を与え、正しく恐れてほしいと話している。

　まだ感染は収束してはいないが、新しい生活様式や個人の感染対策への関心も高まってきている昨今。そのなかで自分にできることは何か、看護師としてできることは何かを考えない日はない。

COVID-19専門病棟の
看護管理を体験して

東京慈恵会医科大学附属病院 看護師長代理
宮田 七重

　私は、東京都内にある大学病院のCOVID-19専門病棟であるA病棟の師長代理（師長業務）である。当院では2020年2月より、横浜港に寄港したクルーズ船の新型コロナウイルス感染症患者の受け入れを開始した。私は受け入れ当時、A病棟の主任看護師として勤務していた。日本国内で新型コロナウイルス感染症の流行が拡大しだした2020年4月は、私自身、主任看護師から師長代理となり、看護管理者としての役割が変化した時期であった。

　当院での新型コロナウイルス感染症患者受け入れ開始から、5月25日、政府の緊急事態宣言解除までの貴重な経験をここに報告する。

クルーズ船の患者受け入れが決まる

　A病棟は、眼科、腎臓内科、感染症科の混合病棟で、定床44床（うち陰圧個室7床）、スタッフ数23人、そのうち看護師経験1～3年目が18人という若いメンバーで構成されていた。

　2月11日、朝の申し送りで、師長から当病棟でクルーズ船の新型コロナウイルス患者の受け入れが決まったことが伝えられると、3人の看護師が緊張のあまり倒れた。

患者1人目は70代女性で、夫と2人で鹿児島、香港、ベトナム、台湾、沖縄を巡ったのち、横浜港へ到着。38〜39℃台の発熱が続き、咳、咽頭痛、下痢症状あり。船内で受けたPCR検査結果で陽性と判明。体調不良者から優先的に下船となり、2月11日、当院のA病棟へ救急搬送されてきた。翌日には、アメリカ国籍の姉妹2人を受け入れた。

　受け入れ当初は、入院ルートやICU入室ルートをどうするか、患者が使用した食器類、リネン類、洗濯物、検査、買い物はどうするのか、汚染エリアから物品を持ち出すときはどうしたらよいのかなど、毎日が初めて経験することばかりで、主任として感染対策部や感染症科医師にその都度相談しながら、一つひとつ問題を解決していくような状況であった。

　つらかったことは、「患者に使用したリネン類は破棄してほしい」「物品の納品に行けない」「いったんA病棟にあげた薬品は現場で廃棄してほしい」といった様々な部署からの反応であった。

　一般床の患者を手術室に送り出したら、「コロナ病棟の看護師が手術室に患者を連れてきた」と言われたり、「自分の患者は他病棟へ移動させてほしい」と言う医師や、「A病棟には行きたくない、感染したくない」などと言う他病棟のスタッフもいた。当病棟のスタッフ自身も毎日、感染するのではないかとおびえながら、緊張した状態で仕事をしているなか、同じ病院スタッフのこれらの言葉にショックを受け、とても心が傷ついた。

COVID-19専門病棟になった！

　クルーズ船の患者を受け入れて以降、陰圧個室7床は新型コロナウイルス感染症患者とその疑いのある患者を隔離するために使用し、多床室36床は通常通り一般床として使用した。看護師も、病棟内で陰圧個室患者の担当看護師と一般床患者の担当看護師に分けて対応した。

　3月中旬になり、かかりつけの患者や、「夜の街」関連、海外帰国者、開業医や保健所からの依頼患者など、クルーズ船の患者とは異なり、明

現場レポート

日々の暮らし

組織とコミュニティ

教育の現場では

私の「コロナ日記」

解　説

コラム

らかに強い倦怠感、咳、高熱、下痢、頭痛、筋肉痛があったり、酸素投与を必要とする中等症〜重症患者が増え始め、「重症度、医療・看護必要度」も一気に上がった。

3月24日、アメリカからの帰国者の呼吸状態が急激に悪化し、当院初のICU入室、挿管となった。個室7床はすべて満床になり、軽症者は他病棟に転床させるなどの対応が必要で、その後もICU入室となる重症患者が続いた。このことから、東京都内では感染者が急増していること、フェーズが一気に変化していることを実感した。

今まで呼吸器疾患患者、重症者をほとんど看護した経験がない若いスタッフたちは、先の見えない不安と、自分も感染するのではないか、家族に感染させてしまうのではないかなど、様々な思いが交錯していた。

3月27日朝、A病棟がCOVID-19専門病棟になることが病院側から発表され、翌日午前中に、一般床患者を他病棟へ転床させるなどの対応をとった。午後にはゾーニングが行われ、関係各所と協力して受け入れる準備を実施した。スタッフから「ショックです」「モチベーションが下がります」「なんでこの病棟なんですか」「他の病棟ではみないのですか」などの言葉が聞かれた。家族から「仕事を辞めて実家に帰ってきてほしい」と言われている者もいた。先の見えない感染症に対して、スタッフも私自身も動揺し、とても不安になっていた。その一方で、病院としての社会的責任を果たしていかねばならないことは理解しており、使命感とのはざまで揺れ動いていた。

短時間のうちに物事が進められていくことに対して、「このままだとスタッフの気持ちがついていかない」と感じ、師長に現状を話し、スタッフに対して、病院側からCOVID-19専門病棟になった経緯を説明してほしいと申し出た。師長はすぐに調整を行い、3月28日、感染対策部より、疫学的なことや、世界・日本・都区内での流行状況、今後予測されること、当院に求められている社会的役割、COVID-19専門病棟になった経緯の説明の機会が設けられた。この説明により、今まで漠然としていた看護師としての使命感が、少し形あるものへと変化した気がした。

そして、3月29日、正式にCOVID-19専門病棟としてスタートした。病院として専用のエリアを設け、感染者やその疑いのある患者を隔離し、感染防止に最大限の注意を払う対応がなされた。

他病棟で院内感染発生！

4月1日、私は主任看護師から、師長代理へと役割が変化した。同日、B病棟で院内感染が発生し、病院中に衝撃が走った。

C氏、64歳男性。血液透析中、多発性脳梗塞、嚥下障害、肺がん、要介護度4、奥様と二人暮らし。C氏は3月25日、透析クリニックからの紹介で、入院する2日前に耳鼻咽喉科外来で嚥下造影をした後、肺炎症状があり救急入院となった。入院当初は誤嚥性肺炎と思われていたが、呼吸状態が改善せず、入院5日後に再度CTを撮影したところ、今までと違うすりガラス陰影が認められたため、新型コロナウイルス肺炎を疑い、PCR検査を実施。陽性と判明した。

院内感染が起きたB病棟は、耳鼻咽喉科、呼吸器内科の混合病棟で、がんの治療中の患者や気道処置の患者が多く、感染リスクの高い部署であった。C氏の新型コロナウイルス感染が判明し、接触者に対してPCR検査を実施したところ、医療従事者13人、患者9人、合計22人が感染していることがわかった。

さらに、D病棟に入院中のE氏、83歳男性が突然呼吸困難を呈し、4月2日のPCR検査で陽性と判明。E氏は、入院中外出・外泊を繰り返していたため、市中感染と考えられた。E氏の接触者で看護師1人が陽性であった。

4月4日、病院長より病院の「緊急事態宣言」が発信され、外来初診患者および救急患者の受け入れを中止し、予定手術は延期せざるを得ない状況に陥った。院内感染について、速やかに病院ホームページ上で公表し、テレビやネットニュースとして流れた。

外来・入院患者は激減し、予約の取り消しなどの問い合わせが殺到し

現場レポート

日々の暮らし

組織とコミュニティ

教育の現場では

私の「コロナ日記」

解説

コラム

た。一時は1日数万件を超える電話があり、特定機能病院としての機能がほとんど果たせなくなる事態となった。

PCR検査陽性が判明した患者が、続々とA病棟へ転入してきた。院内感染により転入してきた患者は、新型コロナウイルスに感染したことによって、隔離され、治療や検査などはすべて中断せざるを得ない状況になった。

患者からは「看護師に感染させられた」「院内感染も隔離も、病院のせいだ」「肺がんの放射線治療は25回中あと5回だった。私は感染させられて、そっちは完全防備でうつらないようにしている」「がんの治療で入院してきたのに治療を中断された。いつ治療を再開できるのか」「治療しないなら見放してほしい」等、とても激しい言葉をぶつけられた。患者もテレビをつければ新型コロナウイルス感染症の話題ばかりで、確立された治療法もなく、先の見通しも立たず、この怒りをどこにぶつけていいのか、治療中断により原疾患が悪化していくのではないか、と複雑な思いを抱えての療養生活であった。

多くの支援の手

院内感染により、病棟の重症度がさらに上がり、スタッフの気持ちに余裕がなくなってきた。看護部長に相談し、夜勤を3人から4人体制へ変更した。4月上旬より、他部署からの応援体制が取り入れられた。看護専門学校の教員が連日2人制のローテーションを組んで、清潔ケア、清掃、シーツ交換等を1か月間支援してくれた。若いスタッフがいちばん不安に感じていた呼吸器疾患、重症患者の看護については、看護部外で勤務する急性・重症患者看護専門看護師1人が派遣され、スタッフをサポートしてくれた。ベッドサイドで曝露を最小にした呼吸フィジカルアセスメント、急変時対応、ICU入室のタイミング、人工呼吸器の勉強会の企画や、看護について指導があり、この指導によってスタッフは安心して看護ができるようになった。スタッフからは、「毎日新しいことが

学べてうれしいです」という反応もあり、学ぶ意欲を引き出すかかわり
をしてくれた。

　人員不足に関しては、4月中旬、手術部や他病棟から即戦力となる看
護師の応援があった。同時に、3病棟の再編が行われ、人材の投入を看
護部長が采配。スタッフのメンタルヘルスサポート、他部署との連携お
よび調整などは、副看護部長が支援してくれた。その他、様々な面で看
護部の全面支援もあって、スタッフの疲労が蓄積する前に、全員に3〜
4日の休みの調整を行うことができた。

　これまでは1回ずつ使い捨てにしていたN95マスクであったが、在
庫が少なくなると紫外線照射器で殺菌して1週間程度使わざるを得な
くなった。そのなかで感染対策部は、日々ひっ迫していく個人防護具
（PPE）の在庫管理に最大限の配慮をしてくれた。感染症科の医師たち
もスタッフの健康を気遣いながら、支えてくれた。

　そして、たくさんのお菓子や飲み物、果物、ボディケア用品などが、病
院内、同窓会、企業から届いたことや、東京タワーの「ARIGATO」ライ
トアップに励まされ、心から勇気づけられた。

緊急事態宣言解除まで

　4月中旬の人材投入後、看護部長より「配置換えの希望があれば出し
てもよい」とのことで、スタッフ全員と面接の機会をもった。配置換え
や退職を申し出る看護師は1人もおらず、「この病棟でがんばっていき
たい」「使命感がある」「家族も応援してくれている」「病院が私たちを
守ってくれている」と言う前向きな発言ばかりに涙が出た。

　4月下旬から緊急事態宣言解除となる5月25日にかけて、ICUでの治
療と看護が功を奏し、重症だった患者たちが回復して病棟に帰室となっ
た。患者と共に回復を喜び、自宅退院を目指し、隔離環境のなか、嚥下、
呼吸、運動リハビリを積極的に行った。リハビリに取り組んでいる姿を
携帯電話で写真・動画撮影したり、テレビ電話やメール作成などを手伝

い、家族とのコミュニケーションをとれるように工夫した。患者も家族も心から喜んでくださり、リハビリの意欲を引き出すことができた。

　隔離された環境のなか、私たちができる看護を一生懸命考えた。厳しい言葉をぶつけていた院内感染患者からも、「いつも大変ななか、ありがとう」という感謝の言葉が聞かれるようになった。

COVID-19専門病棟の看護管理を体験して

　今回、私を含め、どの看護師にとっても今後の看護師人生にとって糧となる貴重な経験だった。

　呼吸器疾患患者および重症者の看護、夜勤体制の3人から4人への変更、不足する人員への対応、メンタルヘルスサポート、感染源を持ち出さないための方策、一般床とは異なる看護業務の組み立て方、病院内を横断的に活動する他科の医師や医療従事者との連携、汚染エリア内の清掃、ひっ迫していくPPEの確保など、様々な問題に直面し、解決策を模索した。

　現場は待ったなしの状況である。スタッフの健康を守りつつ、患者を回復に導く看護を行うためには、どうしたらいいのか、毎日悩みながら現場をみつめ、考えた。

　スタッフは、私を通して病院や看護部の方針を知る。先が読めない状況下で、現在わかっている情報は毎日欠かさず伝えた。そうすることで、自分たちのことだけでなく、病院や看護部のおかれている状況を理解することができる。若い集団でも、正確な情報、動機づけ、社会や病院から期待されていることは何かを伝えることで、自分たちのやるべきことが定まり、役割意識や使命感が高まる。その結果、隔離環境でのリハビリや人工呼吸器を装着している患者の看護ができるまでに成長した。

　退院した患者や家族から感謝の言葉や手紙を何度かいただいた。看護師にとって患者の回復は喜びであり、自分たちの看護が回復や感謝の形として現れ、それがまた、やりがいや仕事への誇りとなり、看護師とし

ての使命感がさらに強まっていくように感じた。

　新型コロナウイルスを「持ち込まない、持ち出さない、拡げない」を合言葉にした。自分だけでなく、他者にも感染させないという意識をもち、ウイルスが見えているかのように行動できる集団になった。

　看護管理者として、現場が看護に専念できる環境を整えるために、自分の立ち位置を理解し、自分の権限を越えるときには、先輩師長や看護部長に報告、相談するなど、人の力を借りることも大切だと思った。

　先の読めない感染症に対して、部署、部門を越えて病院全体が協力し、最優先課題として取り組んだ。そのなかで、感染対策に重要なPPEは日々ひっ迫し、病院経営をも圧迫した。行政から早急な支援などがあると、現場で働く者たちの安心・安全につながると思った。

　最後に、私たちを励まし続けてくださったすべての方々に、この場を借りて感謝と敬意を表したい。

現場レポート

日々の暮らし

組織とコミュニティ

教育の現場では

私の「コロナ日記」

解説

コラム

クラスターはなぜ発生し、どう対応したか

聖マリアンナ医科大学横浜市西部病院 感染制御室師長、感染管理認定看護師

細谷 美鈴

聖マリアンナ医科大学横浜市西部病院は、病床数518床、診療科25科、感染防止対策加算1、感染防止対策地域連携加算、7対1入院基本料を取得している地域中核病院である。2020年2月から、横浜港に停泊したクルーズ船「ダイヤモンド・プリンセス号」の乗客乗員受け入れ要請に応じ、また「帰国者・接触者外来」を設置して、COVID-19患者や疑似症患者を専用病棟で診療していた。

そのようななか、4月21日にCOVID-19の専用病棟ではない、一般病床でクラスターが発生したことを覚知した。院内感染は、4月21日〜5月18日の約1か月間続き、発生部署は6部署にも及んだ。院内感染の患者は38人（転院や退院後の陽性者も含む）、職員42人の合計80人という大規模な院内感染に至ってしまった。

院内感染発生前の感染対策

2020年1月に対策本部会議が設置され、院内の体制や各種マニュアルの見直し、COVID-19患者の専用病棟の整備などを実施した。また、院内の水際対策として、入口の掲示物設置や来院者の問診票チェックを行い、有症状者は陰圧の診察室で疑似症患者として対応した。マスクに

表1 院内感染発生前に当院で行っていた主な感染対策

組織化	災害対策本部設置（2月）
水際対策	入口に掲示物設置、有症状者・渡航歴等の申告（1月）
	患者・来院者の問診票チェック（2月）
ゾーニング	有症状者の陰圧診察室での診察、専用病棟設置
健康監視	全職員の出勤前健康チェック
職員教育	手指衛生、個人防護具の着脱等の職員への教育
マニュアル	各種マニュアル作成、全職員向け説明会
監査	ICT巡視（手指衛生監査、環境巡視）1回/週

関しては、全職員、入院患者、来院者に毎年季節性のインフルエンザが流行する10月頃から着用を推進し、職員は出勤前の健康チェックを行っていた（**表1**）。

　国内の感染拡大に比例して、当院の「帰国者・接触者外来」の受診者や陽性患者の入院も急増したため、急遽、病床の拡充や人員の補充などを行い、専用病棟を中心に感染予防策を強化していた。そのなかで、当院を退院した［患者0］が他院でPCR陽性となったという連絡を受けた。

院内感染発覚と拡大の経緯

　起点となったと思われる［患者0］は、腎盂腎炎の診断で4月X日に救命救急センターHCU病棟に入院した。発熱は入院初日のみで気道症状等もなく、ステント挿入後に速やかに解熱したこともあり、COVID-19をまったく疑うことなく5日後に退院した。しかし、退院直後から発熱し、他院でPCR陽性と判明、4月20日に当院へ連絡があった。

　連絡を受けた直後から、［患者0］の同室者や有症状者を抽出し、個室隔離とPCR検査を実施したところ、4月21日に患者2人が陽性となった。その後も、有症状者を優先的に検査した結果、救命救急センターHCU病棟を経由した患者から複数の部署でクラスターが発生していることが発覚した（**図1**）。

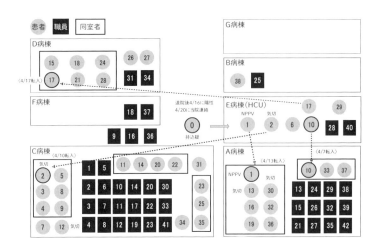

図1　病棟マップ

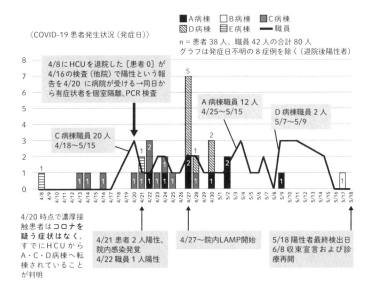

図2　当院における COVID-19 院内感染流行曲線（エピカーブ；発症日ベース）

　［患者0］とHCU病棟で近接していた［患者1］は4月13日にA病棟へ、［患者2］は4月10日にC病棟へ、［患者10］は4月7日にA病棟へ、［患者17］は4月17日にD病棟へ、それぞれ病状が安定していたため一

般病棟へ移動していた。いずれも院内感染判明前に、無症状の感染患者が一般病棟へ移動した後であり、その移動先で第2、第3のクラスター発生源となった。そのなかには、気管切開やNPPVなどエアロゾルが発生しやすい状態の患者も含まれており、当時の職員はサージカルマスクのみでアイシールドを着用していなかった者も多く、同室の患者も全員陽性となった。

発症日ベースでのエピカーブ（**図2**）では、各部署の患者での発生自体は数日で収束しているが、折れ線グラフで示している職員での発生はだらだらと長く続き、C病棟では1か月近く検出された。その要因としては、休憩室や食堂などの職員が密になりやすい場所や無症状の陽性者の存在と、粘膜曝露予防策の不足による職員間の感染が考えられた。

院内感染発生直後の初期対応

院内感染発生直後から、対策本部には医師と看護師、事務員が日中常駐し、院内外における情報収集と発信、指揮命令系統の一本化をはかった。しかし、連日のPCR検査で次々と陽性者が判明し、併せて濃厚接触者や有症状患者の抽出と個室隔離、退院や転院した濃厚接触者への連絡、職員へのヒアリングや就業制限、行政との連携や広報、かかりつけ患者からの問い合わせなど、やるべきタスクが膨大かつ緊急を要し、混乱を極めている状態であった（**表2**）。電話回線もパンクし、行政と必要な連絡を取り合うことや、かかりつけ患者の入院や外来診療延期、職員からの体調報告等の連絡にも難渋したため、電話回線を増設した。

職員に電話でのヒアリングを行い、さらに調査したい内容をGoogleフォームで作成し、陽性職員全員が携帯電話から都合のよいときに入力する方法も追加した。調査項目は、陽性職員本人が曝露したと考える相手や接触場面、同居者の有無や健康状態、交通手段や外出先、要因の自己分析内容等であった。Googleフォームでの調査は、情報収集が系統的にでき、かつ集計もしやすいという利点があった。

現場レポート

日々の暮らし

組織とコミュニティ

教育の現場では

私の「コロナ日記」

解説

コラム

表2 院内感染発生後の初期対応

隔離	陽性者や疑い患者の個室隔離、専用病棟への移動
疫学調査 検査	濃厚接触者や有症状者の調査とPCR検査（489件） 職員のPCR検査と陽性者の就業停止 陽性職員へのヒアリング調査（Googleフォームにて）
対策強化	すべての患者に対する接触・飛沫予防策の強化
環境清掃	環境清掃の強化（アルコール清拭、過酸化水素の環境消毒システム）
人員調整	欠員を補うための支援体制（法人施設含む）
広報	ホームページへの掲載と更新（第1報は4/22）
行政対応	市・区保健所との連携（4/24に病院側が訪問）
患者説明	退院、転院した濃厚接触者の患者・家族へ連絡
資材確保	不足する個人防護具（ガウン）を職員が作成
診療制限	入院や手術、外来患者の制限

　また、就業制限すべき職員が毎日のように何十人ずつと増加し、人手不足に拍車がかかり、不慣れな他部署での業務や人員不足から職員のストレスや疲労も蓄積していった。そのなかで、院内感染を早期に収束させることを目的に、法人関連病院における支援体制が構築された。聖マリアンナ医科大学病院と川崎市立多摩病院が分担して当院の入院患者を受け入れ、院内巡視や合同会議、人材派遣の利用等も実施された。入院患者が減ったことで、職員の就業制限や院内の清掃強化、施設改修等が効率的に行え、危機的な状況を脱する後押しになった。

院内感染拡大の主な要因は何か

　院内感染拡大の主な要因として、以下の7つがあげられた。
①一般病棟における無症状者や原疾患に伴う有症状者に対する「新型コロナウイルス感染症の紛れ込み」を疑うタイミングと対策の遅れ
②基本的な感染予防策として、手指衛生や標準予防策、接触・飛沫予防策の不足
③個人防護具の不足、消毒して再使用など管理が煩雑になりやすい環境

④エアロゾルが多量に発生する処置のある患者が陽性者となったこと

⑤感染症指定病院ではないため、陰圧室や個室の不足、動線の交差、患者の距離が近い6床室が多いなど、構造的な弱点があったこと

⑥当時はPCR検査を行うのは行政のみで、対象者に制限があるうえ、結果が出るまでに日数を要したこと

⑦職員が密に過ごす空間で職員間の感染が拡がったこと（休憩室・食堂等での無症状者からの感染）

　院内感染発生前の手指衛生の実施状況は、擦式手指消毒剤の使用量は平均17L（/1,000 patient-day）で、手指衛生監査（直接観察法を1回/週実施）の遵守率も年間平均54％と重点課題となっていた。

　新型コロナウイルスの感染管理が容易ではない理由として、潜伏期間が1〜14日であること、発症2日前から感染性があり、発症の0.7日前にピークに達することという特性があげられるが、「全患者・職員が新型コロナウイルス感染者であり得る」という想定のもとでの組織的対応が不足していたことは否めない。

　陽性職員にGoogleフォームで「曝露した相手と考えている対象は誰か」という質問をしたところ、患者66％、職員13％、不明21％という結果であった。また、曝露したと考える「接触場面」の回答で最も多かったのは、体位変換9％、移乗介助9％、内服介助・食事介助・会話・排泄介助のそれぞれが8％、検温7％、気道吸引が6％という結果（**図3**）であった。

　接触した患者が万が一、のちに陽性患者と判明しても、一人ひとりの職員が手指衛生や標準予防策、感染経路別予防策を確実に実践できていれば、つまり濃厚接触者にならない対応を常日頃からできていれば、職員間のクラスターの低減につながると考える。

院内感染再発防止に向けて新たに追加した対策

　院内感染再発防止に向けて新たに対策を追加した（**表3**）。まずは、一

現場レポート

日々の暮らし

組織とコミュニティ

教育の現場では

私の「コロナ日記」

解説

コラム

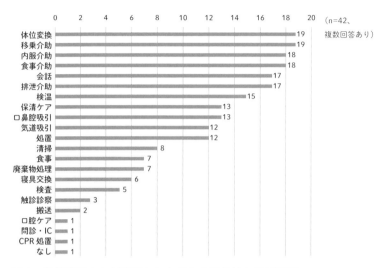

（n=42、複数回答あり）

接触場面	人数
体位変換	19
移乗介助	19
内服介助	18
食事介助	18
会話	17
排泄介助	17
検温	15
保清ケア	13
口鼻腔吸引	13
気道吸引	12
処置	12
清掃	8
食事	7
廃棄物処理	7
寝具交換	6
検査	5
触診診察	3
搬送	2
口腔ケア	1
問診・IC	1
CPR処置	1
なし	1

図3 陽性職員本人が曝露したと考える具体的な接触場面

人ひとりが確実に感染予防策を実践できるようにすることが最も重要なのは周知の通りである。感染予防策に関する動画や教育ツール、情報共有のポータルサイトを作成し、全職員必須でオンライン受講することなどを継続している。手指衛生に関しては、事務員や委託業者を含めた全職員が擦式手指消毒剤を携帯するようにしたところ、使用量は平均58.8L（/1,000 patient-day）となり、手指衛生監査（直接観察法を毎日実施）の遵守率は平均86％であった。

　横浜市の陽性確定時の割合は、無症状と軽症者で9割という結果[1]もあり、紛れ込みの発見は容易ではないため、ユニバーサルマスキングの徹底やエアロゾルリスクの高い医療機器の使用制限と許可制を導入し、個室管理でアイシールドとN95マスク、手袋等の着用で対応している。その他、紛れ込み防止と早期発見に向けて、全入院患者を対象にLAMP検査（夜間は抗原検査）とCT検査（小児と妊婦はX線撮影）を入院時スクリーニングとして導入した。入院患者と職員の症状監視結果は、医療用アプリのJoinで関係者が毎日共有し、アラートシステムとして活用している。また、少しでも体調が悪い職員は躊躇なく休むことへの意識づ

表3　院内感染再発防止に向けて追加した対策

検査体制	ウイルス検査（院内LAMP、抗原、唾液）体制構築
水際対策	来院者全例に問診、検温（サーモグラフィ設置） 全入院患者に問診、検温、ウイルス検査、CT検査
組織化	診療科横断的なコロナチームの設置、毎日の症例評価
モニタリング	入院患者の症状監視、アラートシステムの導入 ICT巡視（1回/週→毎日へ変更、多職種と実施）
業務改善	各種診療フローの見直しと周知 電話やオンライン診療、遠隔モニタリングの導入
病床管理	病室の運用変更（潜伏期間を考慮した病室区分）
施設改修	個室増設、空調・換気工事、ビニールカーテン・壁等の設置
情報周知	全職員への情報共有ポータルサイトや教育ツールのオンライン体制強化
リスク回避	エアロゾルリスクの高い医療機器（NPPV）の使用制限と許可制導入、個室管理
外部支援	法人関連病院との連携、人材派遣の利用、調査委員会設置
メンタルサポート	職員のメンタルサポート（241人に専門医の面談実施、全職員のストレスチェック）

現場レポート

日々の暮らし

組織とコミュニティ

教育の現場では

私の「コロナ日記」

解説

コラム

けや、QRコードから簡単に体調不良を報告できる仕組みを導入した。

　次に、病室の運用変更について記述する。もし紛れ込みがあっても、患者間での感染を最小限にするために、潜伏期間を考慮し、入院日数で病室を区分する方法を取り入れた（**図4**）。院内感染発生前は、患者の重症度やADLなどによって多床室の患者配置を決めていたが、現在は、入院期間が5日未満のクリニカルパス使用などの患者の多床室、入院期間が5日以上と思われる患者の多床室、入院期間が10日以上経過した患者の多床室、というように区分している。5日未満の患者は市中感染のリスクが最も高い集団で、10日以上経過した患者は潜伏期間を消化し、COVID-19の疑いが最も低い集団となる。入院10日目にPCR検査を行い、陰性を確認したのち、10日以上経過した患者の多床室に移動するという運用をしている。

　また、検査体制の拡充と施設改修を行い、個室の増設、換気扇やダクト、ビニールカーテンを設置して簡易的な陰圧室を作成し、職員が密になりや

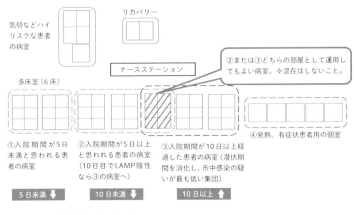

気切などハイリスクな患者の病室

リカバリー

ナースステーション

②または③どちらの部屋として運用してもよい病室。※混在はしないこと。

多床室（6床）

①入院期間が5日未満と思われる患者の病室

②入院期間が5日以上と思われる患者の病室（10日目でLAMP陰性なら③の病室へ）

③入院期間が10日以上経過した患者の病室（潜伏期間を消化し、市中感染の疑いが最も低い集団）

④発熱、有症状者用の個室

5日未満 ⬇

10日未満 ⬇

10日以上 ⬆

図4　一般病棟の病室区分

すい医局や休憩室、食堂などの構造的な弱点をできるだけ改善した。さらに、遠隔モニタリングや職員どうしの連絡に使用する無線機を導入したことで、よりゾーニングを意識した曝露防止行動がとれるようになった。

遺族たちの共通した訴え

最後に、遺族との面談から得られた気づきについて記述する。当院の院内感染で14人もの方がお亡くなりになられてしまい、まずはお詫びを申し上げるとともに、深く哀悼の意を表する。

希望されるすべての遺族と面談を実施しているが、複数の遺族から共通していただいた指摘がある。それは、「なぜ情報開示に消極的なのか？」という点であった。院内感染が発覚した翌日にホームページで院内感染発生の第1報を掲載しているが、「ホームページは見ない人も多いため、病院玄関に情報を掲示したり、全入院患者や家族への連絡がほしい。病院からの連絡より先にニュースなどの報道で知ったことに不信感を抱いた」ということだった。病院の広報手段として、ホームページに掲載したことで安心していたところは正直あったと考える。院内感染

発生直後に入院した患者や退院を控えていた患者の遺族からは、特にその情報を知っていれば違う行動をとっていたかもしれないという後悔の念が聞かれた。万が一、院内感染が発生したときの情報開示として、ホームページとプラスαの方法、内容、対象者範囲、文章のひな型などを病院として整備しておくことも、リスクコミュニケーションへの迅速な初期対応につながる。

　また、面会禁止のなか、オンラインでの面会を実施した遺族と、実施できなかった遺族の治療や経過に対する納得の度合いに大きな差があった。院内感染という危機的な状況におかれた場合を想定して、予め「患者・家族対応部門」を設置しておき、直後からていねいなサポート体制がとれる仕組みを構築しておくべきだと痛感した。

今後に備えるために

　今だから思うのだが、院内感染に備えてシナリオに基づいた机上訓練をやっておくべきだった。全職員が各部門で、それぞれの役割が発揮できるように自己点検したり、業務マニュアルを変更したりすることなどにより、組織的な対応の向上につながるだろう。

　また、院内感染のリスクを低減するために、自分が濃厚接触者にならないような対応策を、プライベートも含めて日常的に実践できるようにし、ウイルスを院内に持ち込まない、もらわない、拡げないことを徹底しなければならない。さらに、院内感染を拡大させないためには、全患者・職員が新型コロナウイルス陽性であり得るという想定のもとでの組織的対応を行ったり、一人ひとりが行動変容を起こすことが最も重要だと考える。

●引用文献
1）横浜市：横浜市内の陽性患者の発生状況データ・相談件数. https://www.city.yokohama.lg.jp/city-info/koho-kocho/koho/topics/corona-data.html

院内感染がもたらす影響

——精神科病院でのクラスター事例

医療法人鷺友会 牧病院 看護部長[*1]、看護主任[*2]、診療部長[*3]、理事長・院長[*4]

谷口 英二[*1]、曽我 真吏[*2]、宮川 眞一[*3]、牧 徳彦[*4]

　当院は愛媛県松山市の北東部に位置し、周りは緑の山々に囲まれた大変長閑な場所にある精神科病院である。4つの病棟で構成され、2階病棟42床は認知症患者を中心とした高齢者が多く、身体合併症を有する患者も多い。3階病棟、4階病棟はそれぞれ45床の精神科一般病床で、男女別に病棟が分かれている。5階病棟50床は男女混合の精神科療養病床である。総病床数は182床で、すべて閉鎖病棟である。看護職員61人、介護職員17人の計78人が病棟に勤務していた。

　愛媛県で最初に新型コロナウイルス感染症（以下、同感染症）者の発表があったのが2020年3月2日であった。当院では毎月の感染対策委員会に加えて、同年3月9日より隔週で臨時の委員会を開催し、院内フェーズ表をもとに、同感染症対策に取り組んでいた。

院内クラスター発生の経緯[1)]

　最初に同感染症が確認されたのは、30代の男性介護職員であった。2階病棟勤務で、食事介助、入浴介助、排泄介助、環境整備などを行っていた。当該職員の感染を受け、保健所の指示を仰ぎながら2階病棟の全患者、全職員を対象にPCR検査を実施したところ、患者11人（退院患者1

人を含む）、職員7人の感染が新たに判明し、院内クラスターと判断された。院内クラスターの発生によりPCR検査を全患者、全職員にまで広げて実施したところ、最終的に患者、職員合わせて30人（うち2階病棟関連が26人）、濃厚接触者4人の感染が確認された。

3月9日以降、患者の外出泊や面会を制限しており、外部との接触はない。職員は、最初に感染が確認された30代の男性介護職員を除いてPCR陽性者はほぼ無症状であった。また3月9日以降、職員の健康管理を行っていたが、体調不良を訴える職員はいなかった。国立感染症研究所のホームページにおいても、感染者の多くが重い肺炎を起こす重症急性呼吸器症候群（SARS）とは異なり、同感染症（COVID-19）は無症状や軽症例が多く、すべての患者を把握するのが実際的に困難である[2]と報告されている。厚生労働省クラスター対策班による調査では、当院における侵入時期、経路、拡大経路はすべて不明との結論であった。

2階病棟の陽性患者は、全員が指定医療機関へ転院予定であったが、環境変化によると推察される不穏状態が出現して、すぐに当院へ再度搬送される事例が発生した。そのため、身体的に無症状あるいは軽症患者については、精神症状を考慮して当院で診る方針になった。

院内クラスターへの対応[3]

松山市保健所や愛媛県、感染症専門家（愛媛大学、松山記念病院、精神科領域の感染制御を考える会）、NPO法人ピースウインズ・ジャパン、DMAT、DPATなど、支援団体のご助言を得ながら院内クラスターの対応を行った。

1. ゾーニング

病院全体の見取り図（**図1**）を参考に、職員や患者の動線からレッドゾーン（汚染区域）、イエローゾーン（汚染境界区域）、グリーンゾーン（清潔区域）にゾーニングを行った（**図2**）。これらのゾーニングは、

	西ウイング	北ウイング		南ウイング
6F			●管理棟 院長室、副院長室、法人室、医局、応接室、会議室	
5F	●501～508	●511～518	●スタッフステーション	●531～536
4F	●401～408	●411～418	●スタッフステーション	●431～436
3F	●301～308	●311～317	●スタッフステーション	●331～338
2F	●201～210	●221～230	●スタッフステーション	
1F	●作業療法室 ●厨房	●受付 ●事務所 ●薬局	●診察室 ●地域生活支援室 ●臨床検査室 ●臨床心理室	

図1　施設マップ

	西ウイング	北ウイング		南ウイング
6F			グリーンゾーン	
5F	5F患者（イエローゾーン）		グリーンゾーン	2F陰性患者（イエローゾーン）
4F	4F患者（グリーンゾーン）		グリーンゾーン	4F患者（グリーンゾーン）
3F	3F患者（イエローゾーン）		グリーンゾーン	2F陰性患者（イエローゾーン）
2F	陽性患者（レッドゾーン）		レッドゾーン	
1F	グリーンゾーン			

図2　ゾーニング

PCR陽性患者の増加や発熱患者の動向を確認しながら、毎日ミーティングを実施し、修正した。

●2階病棟

　PCR陰性患者（濃厚接触者）を他病棟に転棟させ、PCR陽性患者専用の病棟とした（後に重点医療機関の指定を受ける）。スタッフステーションを含めて病棟全体をレッドゾーンとし、行政との協議のうえ、看

護職員等は常駐せず、監視モニタを活用した。

●3・5階病棟

2階病棟のPCR陰性患者を、他と隔てた一部フロアでコホート管理した（イエローゾーン）。また他のフロアにおいても、病棟内でPCR陽性患者が発生したため、イエローゾーンとした。ただし、スタッフステーションはグリーンゾーンとした。

●4階病棟

患者、職員すべてPCR陰性が確認されたため、全域グリーンゾーンとした。

2. 個人防護具（PPE）

ゾーン別のPPEを決定し、写真付きのポスターを作成して掲示した。当院は精神科ということもあり、PPE着脱についての知識・経験が乏しいことから、同様にポスター掲示にて周知し、感染症専門家からの指導を受けて実践した。

3. 検温

全患者・職員共に1日2回検温を実施した。有熱を37.0℃以上に設定し、有熱者に対しては、松山市保健所と相談しながら積極的にPCR検査を行った。

陽性患者については、愛媛県新型コロナウイルス感染症調整本部搬送調整班と協議し、指定医療機関への転院や、軽症患者については当院2階病棟での診療継続などの対応を行った。

4. 清掃・消毒

支援団体の指導のもと、清掃・消毒マニュアルを作成し、実践した。通常業務に加えて、1日2回の清掃・消毒作業は、支援団体や他部署職員の協力も得ながらも長時間に及んだ。

現場レポート

日々の暮らし

組織とコミュニティ

教育の現場では

私の「コロナ日記」

解説

コラム

5. その他

不特定多数の患者が利用する共同の娯楽物（テレビ・リモコン、新聞、トランプ類）を使用禁止とした。通常デイルームでとっている食事を部屋食に変更した。極力、患者間の交わりを減らす努力をした。

院内のPCR陽性最終確認は5月23日で、6月12日に愛媛県の健康観察期間（14日間）は終了、当院は6月22日に院内収束宣言を行った。

院内クラスターがもたらした影響

1. 業務量の増加

2階病棟職員のPCR陽性者は指定医療機関に入院または宿泊療養施設に入所とし、陰性者は濃厚接触者として自宅での健康観察となった。

初回のPCR検査で陰性判定された2階病棟患者は3・5階病棟に転棟としたが、許可病床数を超えるものだった。加えて、もともと2階病棟の患者は身体的介護度の高い患者が多く、職員の介護負担感は非常に大きくなった。1日2回の清掃・消毒にはかなりの時間を費やし、慣れないPPE着用での業務は肉体的にも大きな負荷になった。残業時間は主任クラスを中心に100時間前後に及ぶ者もいた。

2. 帰宅困難

「もし自分が新型コロナウイルスに感染していたらと思うと家に帰れない」と、敷地内にある建物やデイケア施設で寝泊まりする職員、なかには車中泊をする職員もいた。愛媛県が準備した宿泊施設のほか、NPO法人ピースウインズ・ジャパン様から休憩用トレーラーハウスを臨時に設置していただいたことで、心身の負担軽減につながった。

しかし、同感染症との闘いは長期間に及び、特に小さな子どもを抱える職員から、帰らない母親に不安を抱いている子どもの話を聞かされ、胸が痛んだ。

3. 離職者

　院内クラスターが発生して間もなく、離職希望者が相次いだ。当院の看護職員の平均年齢は50代前半であるが、基礎疾患を抱えている職員も多く、感染リスクを怖れての健康問題が最も多い理由であった。次に、家族の反対が多く、同居する高齢家族からの反対や、誹謗を受ける病院に勤務することへの不安からの反対もあった。止まない苦情電話の対応に、離職を考えた職員もいた。

4. 外部委託業者の立ち入り停止

　院内クラスターが発生した時点で、外部委託業者の立ち入りを停止した（厨房の委託業者に限って、厨房内にのみ限定）。

　汚染されたリネンや患者の洗濯物は、処理できないまま山積みになった。特に、患者衣類の洗濯は対応に苦慮した。2階病棟の患者衣類は家族にお返しすることもできず、お詫びをして廃棄処分とした。他病棟患者の衣類については、協議を重ねたが結論は出ず、最終的にフェーズがダウンして、外部業者の立ち入りが再開するまでは、無償で病衣や肌着を提供したり、病棟職員が個別に洗濯するなどして対応にあたった。現在［執筆時］、高温熱処理洗濯機の設置を進めている。

5. 家庭、家族への影響

　保育園・幼稚園児の子どもを抱える職員は、登園を拒否され、なかには仕事を休まざるを得ない者もいた。小学生から高校生の子どもを抱える職員も、学校にウイルスを持ち込んではいけないと、自主的に休ませているという者もいた。仕事をしている家族が、職場から出社を拒否されたというケースもあった。

6. 職員のメンタルヘルス

　2階病棟職員、離職者、出勤困難者の数を差し引くと、通常勤務時の55％にまで職員の数が減った。業務は増えるが人員は減るという大変

現場レポート

日々の暮らし

組織とコミュニティ

教育の現場では

私の「コロナ日記」

解説

コラム

厳しい状況であった。

　強いストレスとオーバーワークから疲労が蓄積され、次第にいらだちへと変わった。それが如実に感じられたのが、休んでいた職員が復帰してからである。すっかり変わってしまった職場風景にとまどう復帰組と、業務を継続していた職員との間に溝が生じてしまった。「クラスター発生前にどうにかできなかったのか」と言う者や、「職場が大変な状況なのに何もできない」と自責の念から体調を崩す者もいた。愛媛県心と体の健康センターが相談窓口となり、全職員を対象に面接を行った。現在［執筆時］も一部職員のフォローが続いている。

院内クラスターを振り返って

　愛媛県の同感染症の流行に合わせて、当院では比較的早期から感染予防対策に取り組んできたところであるが、院内クラスターという事態に至った。今回、感染症専門家の指導を受けたことにより、当院の感染対策では不十分な点を認識した。

　これまで国内では、すべての感染者が二次感染者を生み出しているわけではなく、全患者の約10〜20％が二次感染者の発生に関与しているとの知見より、この集団の迅速な検出、的確な対応が感染拡大防止のうえで鍵とされている。小規模精神科病院である当院では今まで感染制御チーム（ICT）を設置していなかったが、2020年7月に立ち上げることにした。このICTが中心となり、同感染症に対する詳細なフェーズ表を改めて作成して、早期発見のためのサーベイランス体制構築をはかっている。また、フェーズ表に沿って感染対策が実践されているかを、ICTメンバーが院内をラウンドし、確認・指導・教育を行うこととした。今回は感染症専門家の指導を受けることができたが、今後は自院で対処できるように、専門性の高い看護師を育てる必要がある。

　院内クラスター対応時には、感染リスクを抱えた緊張状態でのオーバーワークで、なかには心身のバランスを崩す職員もいた。医療従事者

は、誠実で責任感が強く、精一杯がんばってしまうタイプが多い。発災の状況下で、どんなに疲れていても自分に鞭打って働いてしまう[4]。一般社団法人日本精神科看護協会の新型コロナウイルス感染症対応指針には、同感染症者を受け入れている病棟がある場合は、「受け入れ病棟はもちろん、受け入れていない病棟であっても、肉体的にも精神的にも苦痛が大きいと考えられる。そのため、管理者がラウンドし、メンタルヘルス支援を行うチームをつくる必要があるだろう」[5]と記されている。今後、感染対策に加えて、職員のメンタルヘルス支援についても検討する必要がある。当院ではこれを機に、外部EAP（従業員支援プログラム）を導入した。

＊

支援団体、行政の支援を受けて、無事に院内収束を迎えることができた。また、受援者としても多くのことを学んだ。当院は2020年6月5日に重点医療機関の指定を受けて、現在ICTメンバーを中心に、感染流行の再来に万全を期すための準備を進めている。今回のご恩を、愛媛県の同感染症対策の一端を担うことで、お返しできたらと思う。

謝辞：今回支援していただいた多くの団体・個人の皆様に謝辞を申し上げます。特に、松山記念病院の感染管理認定看護師、林 智子様には、クラスター発生当初から収束宣言後に至るまで、多くのご助言、ご指導を頂戴しました。深謝申し上げます。

●引用文献
1）牧 徳彦：新型コロナウイルス感染症に伴う労務管理問題―院内クラスター発生の経験から，日本精神科病院協会雑誌，39（8）：847-853，2020.
2）国立感染症研究所：新型コロナウイルス感染症クラスター対策，病原微生物検出情報，41（7）：108，2020. https://www.niid.go.jp/niid/ja/typhi/-m/iasr/reference/2523-related-articles/ related-articles-485/9756-485r03.html
3）牧 徳彦：新型コロナウイルス感染症集団感染における外部の専門機関からの支援―受援者としての報告，日本精神科病院協会雑誌，39(11)：771-777，2020.
4）デビッド・ロモ（水澤都加佐 監訳）：災害と心のケア ハンドブック，第2版，p.72，アスク・ヒューマン・ケア，2011.
5）日本精神科看護協会：新型コロナウイルス感染症対応指針，2020.7.10.

現場レポート

日々の暮らし

組織とコミュニティ

教育の現場では

私の「コロナ日記」

解　説

コラム

障害者支援施設における新型コロナウイルス集団感染の記録

社会福祉法人さざんか会 北総育成園 看護師
師岡 小百合

　北総育成園は、千葉県の東にある障害者支援施設である（開設：1974年）。24〜82歳の知的障害をもつ利用者70人が、職員と共に作業に取り組みながら生活している。高齢、重度の障害をもつ利用者の個性を尊重し、一人ひとりに寄り添う支援を大切に継続している。私はこの施設に入職して13年になる看護師である。支援職員と協力して、利用者の健康管理に従事している。

　感染症予防対策としては、日常的に手洗いや手指消毒の励行、館内清掃をはじめとし、アルコールによる館内消毒を1日2回以上実施していた。2020年1月には、新型コロナウイルス感染拡大に備え、利用者の定期通院、外出や旅行を中止した。そして、職員への情報提供と健康管理、および保護者に協力していただき、外泊や面会の制限、マスクやアルコールなどの備蓄を進めていたところだった。

新型コロナウイルス感染のクラスター発生

1. 2020年3月27日──利用者と職員に発熱者が現れる

　3月27日早朝に出勤すると、夜勤男子職員から複数利用者の発熱の報

告があった。全員を検温し、発熱者とかぜ症状がある利用者は自室対応とした。早急に園内幹部会議が開かれる。

看護師として5人以上の発熱者が出ていることを報告したところ、発熱している職員が2人以上いることを聞いた。私から嘱託医と管轄の香取保健所に報告することになった。嘱託医に電話をして複数の利用者が発熱していることを伝えたが、即時対応は難しいとのことだった。香取保健所には、複数利用者の発熱と、職員にも発熱者がいることを報告する。いったん電話を切り、保健所の指導を待っていると、嘱託医から電話があり、香取保健所の指導で午後往診に来てくれるということだった。

午後になり、医師、看護師、検査技師の3人が来園。館内に入る前にガウン、ゴーグル、N95マスクなどを装着してもらう。もしものときのことを考えての行動だった。発熱者の自室を回り、診察とインフルエンザの検査をした。このときに検査をしたのは13人で、結果は全員陰性だった。午後の発熱者は午前の倍以上に増えていた。

午後5時、発熱し自宅療養していた職員から、新型コロナウイルス陽性で、これから入院になるとの電話が入る。間もなく香取保健所からも、発熱した職員がPCR検査陽性だったため、翌日3月28日に発熱した利用者と全職員のPCR検査を北総育成園で実施するという連絡が入った。

2. 3月28日──PCR検査で利用者・職員の多くが陽性に

3月28日朝、PCR検査を受けるために全職員が集まった。利用者の発熱者は28人に増えていたが、ほとんどの職員は元気だった。PCR検査は、職員から利用者の順に実施された。保健所の職員はフルPPEで完全防備だったが、私たちはマスクとグローブで介助していた。不安な気持ちでいっぱいだったが、職員は元気だったし、笑顔もあった。きっとみんなで乗り越えられると思っていた。利用者の生活は、食事などすべてが個室となり大変ではあったが、職員は声をかけ合ってがんばっていた。

夜になり、PCR検査結果の第1報が香取保健所からファックスで届

現場レポート

日々の暮らし

組織とコミュニティ

教育の現場では

私の「コロナ日記」

解説

コラム

く。新型コロナウイルス陽性は利用者26人、職員31人。陽性の職員のなかには、その時間に働いていた夕勤者も2人いた。結果を話してすぐに退勤させ、自宅待機とした。元気で励まし合った職員の多くが陽性だった。現実が信じられなかった。私が陰性者職員へ、副園長が陽性者職員へ電話連絡をした。

　千葉県では北総育成園クラスター発生の記者会見が行われた。陽性の利用者は入院せず、このまま施設内で療養を続ける方針が発表された。

新型コロナウイルスとの闘いと新しい出会い

1. 3月29日──医師の診察開始

　3月29日には、残りの全利用者と陽性職員の濃厚接触者へのPCR検査が行われた。検査の結果、利用者の陽性者は50人になった。まったくの無症状者も多くいた。

　この日、私には決めていたことがあった。症状が重い人を一刻も早く医師に診察してもらうことである。前日から支援主任と話し、医師が来たら必ず診察してほしい利用者をリストアップしていた。

　午前中に旭中央病院と成田赤十字病院から医師と看護師が来園した。旭中央病院の医師に、リストアップしてある利用者を報告し、すぐに診察に行くことになった。そのときに私は初めてフルPPEを着て、腰に携帯用アルコールを付けた。このとき先生は、「これからフルPPEを着て活動すれば感染しないと思いますよ」と優しく微笑んだ。

　私が案内して利用者の診察に向かった。利用者の普段の様子と今の病状を比較して話すと、先生はていねいに聞いてくださった。リストアップした利用者は、当日3人が入院し、翌日に2人入院することができた。私は全体の看護をしながら、入院準備に追われて過ごした。午後には国立感染症研究所の医師が来園し、夜は泊まって利用者の診察をしてくださった。少しだけほっとしたことを覚えている。

2. 3月30日──対策本部が立ち上がる

3月30日午前に旭中央病院から新たに医師2人が来園。午後には、感染管理認定看護師、派遣看護師が多数来園した。県、船橋市、香取保健所からも応援が来た。北総育成園対策本部が立ち上がり、利用者の生活区域のゾーン分けや食事、ごみ処理の方法などが検討された。

回診は、医師、派遣看護師を私が案内しながら実施するという形で継続された。私が医療と利用者のパイプ役になることで、安心して医師の診察を受けられるようにと努めた。診察時には、心配していた大きなパニックや自傷他害行為もほぼなかった。利用者は具合が悪くても、いつも通り私の言葉を聞いてくれた。「また来るから。大丈夫」と話して手を握ると、信じて待っていてくれた。フルPPEを着た応援医師、派遣看護師にも徐々に慣れてくれた。

利用者の病状は、いったん熱が下がっても再発熱を繰り返した。食欲不振者も多く、味覚障害や嗅覚障害が起こっているのではないかと考えて、好みの食べ物を用意した。スポーツドリンク（ポカリスエット）のほかに、コーラやコーヒー、ジャムやクリームのパン、ミートボールやエビフライなどである。

医療チームは、利用者の回復のために派遣・応援に来てくれて、北総の垣根を越えて取り組んでくれていた。私や支援職員、そして利用者自身の言葉にも耳を傾けてくれた。自分から心を開いて笑顔で接する対応に、フルPPEを着ていてもその思いは利用者に伝わっていった。

3. 4月1・2週目──働ける職員数が激減

4月第1週は、館内のゾーン分けと感染症看護の形が整い、第2週目には職員も環境やフルPPEに慣れてきた。しかし、陰性者で働ける職員数は少なかった。また、陰性者でも家族の問題などがあり仕事に来られない人もいた。

いちばん大変だったことは、利用者の食事の問題である。利用者の食事は1日3食欠かすことができない。食事の発注は、副園長と事務課長

現場レポート

日々の暮らし

組織とコミュニティ

教育の現場では

私の「コロナ日記」

解説

コラム

ががんばってくれた。食事提供の準備は、千葉県知的障害者福祉協会の有志チームが弁当を届けてくれ、また対策本部と全国からの応援もあり、なんとか運営できた。買い物やごみ処理なども本部の方に助けてもらった。薬品や補助食品は、日頃お世話になっている薬局の方が快く引き受けて届けてくれた。当園職員は、濃厚接触者のため外出できなかったので、本当に助かった。

第2週目には、レッドゾーンで働くのは、看護師1人、男性職員1人、女性職員5人の7人となっていた。介護員の派遣は、船橋市職員が1週間に3人ずつ、延べ15人。法人職員も延べ8人が応援に入ってくれた。夜勤は女性職員が1人の日もあった。派遣看護師は日勤2人、夜勤2人が常駐してくれており、職員の心の安心につながっていた。それぞれが、自分の職務だけではなく、他を思いやりカバーしていた。

感染予防の対応も、緊張感があり、集中して守ることができた。私は医務業務を1人でこなしていた。自分自身が感染するかもしれない状況で、私のもつ情報は多く、紙ベースでの記録物は医療チームで共有することが難しかった。旭中央病院の医師は、私からの情報と紙ベースの記録を元に個別データベースを作成してくれた。毎日2回行われている全利用者検温も、データ記入されるようになった。

生活支援については、入浴、清拭、衣類交換などの方法を、感染管理認定看護師に確認しながら実施していった（**表1**）。

陰性者として働き続けている私たちは、技術や装備を身に付けて、マスクとグローブで看護していたときから2週間の潜伏期間を超えることができた。毎日苦しく働きながらも、この瞬間を越えられたときの喜びは忘れられない。このまま感染しないで収束できるかもしれないと思った。

4. 4月3週目──利用者の陽性者がさらに増える

第3週目になると、利用者の病状は少し落ち着いてきた。4月19日と20日に利用者のPCR検査が行われた。検査結果は、前回陰性だった利

表1　感染症の生活支援の基本

①ゾーニングを徹底する
・クリーンゾーン：対策本部・厨房
・セミクリーンゾーン：防護具（PPE）の脱着を行う場所。北総育成園職員の業務エリア
・レッドゾーン：利用者の生活区域。フルPPE装着義務
②手指衛生を確実に行う
③陰性者から陽性者の順で支援する
④フルPPEを装着した上につけるエプロン・グローブの交換方法を確実に行う
⑤フルPPEを脱ぐときには細心の注意をする（フルPPEは装着時よりも脱ぐときのほうが感染リスクが高いことを意識する）
⑥正しい清掃や除菌の実施
⑦職員どうしでお互いに確認し、注意し合う

現場レポート

日々の暮らし

組織とコミュニティ

教育の現場では

私の「コロナ日記」

解説

コラム

用者3人の陽性化が確認された。さらに増えた陽性者数を聞いて、つらかった。

　しかし、利用者は元気になってきていた。そのなかには、まったくの無症状者も多くいた。「必ず終わりは来るから」と皆で励まし合った。

5. 4月4週目以降──収束の兆し

　第4週目になると、陽性で入院していた職員が1人、2人と戻ってきた。北総育成園に少しずつ活気が戻ってきた。復帰した職員は、懸命に感染症対策の技術を学び、がんばってくれた。職員のほとんどが家族と離れ、仕事をがんばってくれていた。職員の復帰に伴い、船橋市や法人からの応援は終了した。

　4月最終週の29日と30日に、前回陽性だった51人のPCR検査が実施された。結果は、陽性者19人、陰性者32人。陽性者が大幅に陰性化していた。陽性者が減少し、また体調が安定してきたため、派遣看護師は日勤のみとなった。本部、県、船橋市、感染管理認定看護師、北総育成園とで会議が行われ、5月第1週で看護師の派遣終了が決定された。

集団感染の収束と、自立に向かって

　5月第1週が北総育成園にとって自立の第一歩となった。自立課題として、①今まで習得した技術を確実に行うこと、②派遣看護師撤退後も技術を低下させないこと、③集団感染収束後の北総育成園の生活を考えること、を掲げた。

　最初の課題は、支援職員が1人でフルPPEを着脱することであった（図）。私は、派遣看護師に代わって着脱方法を教えながら、補助業務を行った。感染管理認定看護師は、私たちが疑問に思うことに即断即決で答えてくれた。疑問をもって働くことは迷いにつながり、その迷いは感染のリスクを高くする。派遣看護師の終了が決まった当初、私は陽性者がいるなかで、自分がその代わりに1人で働くことができるだろうか、と不安になってしまった。そのとき、この間ご指導いただいてきた感染管理認定看護師が、「ここの職員は自立できる力をもっている」と力強く励ましてくれた。私は、やっと自分の心を前向きに切り替えることができた。その方は、今もよきアドバイザーとしてかかわってくれている。

　医療チームの医師、看護師たちは、クラスター発生当初の凍り付いた不安のなかにある北総育成園に来てくれて、私たちの気持ちを吐き出さ

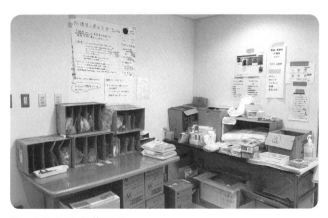

図　フルPPE装着場所

表 2　データベース化した記録物と資料

①利用者看護記録（基礎情報、既往歴、通院記録、看護記録）
②利用者体調不良対応フローチャート
③職員体調不良対応フローチャート
④掃除マニュアル
⑤物品管理表

せ、闘う力を授けてくれた。私たちに笑顔を取り戻してくれた。これからは北総の仲間で励まし合い、時に厳しく支え合って、利用者を守っていこうと思えるようになった。そして北総育成園は、5月12日と13日のPCR検査で入所利用者全員陰性となり、集団感染の収束を迎えた。

　感染収束から2か月後、紙ベースだった記録物と資料をデータベース化した（表2）。これらの作成には、副園長、支援課長、支援主任などが協力してくれた。再び当園に感染症が侵入しないように徹底していくつもりだ。新型コロナウイルスは現在も世界中で猛威を振るっている。今回の経験を忘れず、利用者を守っていきたいと思っている。

現場レポート

日々の暮らし

組織とコミュニティ

教育の現場では

私の「コロナ日記」

解説

コラム

現場の役に立ちたいと思い、じっとしていられなかった

——クラスター発生の社会福祉施設での活動

看護師（広島県ナースセンターより派遣）

橋本 奈々、吉本 広子

復職の経緯

［橋本奈々の場合］

　2019年12月、体調不良のため、8年間働いた総合病院を退職し、自宅療養をしながら職業安定所に通っていた。体調は回復したものの看護師としての自信や自分の看護を見失っており、医療現場に戻る勇気や足がかりをうまくつかめず、不安な日々を過ごしていた。

　そのようななか、日々伝えられる新型コロナウイルス感染症による医療現場のひっ迫、感染への混乱のニュースを見るのはとてもつらく感じていた。看護師不足の現状があるのになんの役にも立てない自分が情けなく、不甲斐なく、申し訳なかった。

　2020年3月、職業安定所でナースセンターからの出張相談が月に2回あることを知り、相談に行ったのがナースセンターとの出会いだった。職員の方々や看護師専門のカウンセラーに支えられてようやく一歩を踏み出そうとしたとき、新型コロナウイルス感染症軽症者等宿泊療養施設への勤務の打診を受けた。「私にできることがあるなら……」と、す

ぐに引き受けた。

　宿泊療養施設現地や県庁で業務内容や防護具の着脱方法等の説明を受け、自分でも感染防止対策について情報収集したり、罹患者の精神的な動向に沿って看護できるよう再学習をして準備した。

　後日、クラスターの発生した社会福祉施設への勤務の打診があった。緊急度は高く、ひっ迫していると感じた。外科・内科病棟と、短期間ではあるが内科・手術室・訪問看護での勤務や災害支援ナースとして身に付けた知識と経験のなかで何か活かせるものがあればと思い、即決した。当初、看護師は自分1人だけだった。自分に務まるかと不安もあったが、4月21日に担当保健センターにて事前ミーティングが行われ、ナースセンター・保健センター・県庁担当部署の方々の支えにより、翌4月22日から施設での勤務に就いた。

［吉本広子の場合］

　2019年12月、25年間勤めた看護学校を退職し、自宅で過ごしていた。看護学校に勤める以前の臨床経験15年はもう役に立たないと思い、看護師として勤めることはないと思っていた。しかし、ニュースでは毎日、新型コロナウイルス感染症で医療現場は大変な状況になっていると伝えられていて、卒業生たちが得体のしれないウイルスと必死で闘っているのに、自分が何もせず家で過ごしていることに罪悪感を覚えるようになった。その思いは日増しに強くなり、2020年4月17日、「何か私にできることがあれば」とナースセンターに電話をかけた。

　後日、ナースセンターから打診されたのは、クラスターが発生した社会福祉施設での入所者および職員の健康観察と対応だった。わが家は子どもたちも独立し、家族への影響も心配ない。どのような業務でも受けようと思っていたので即決した。

　4月23日、ナースセンターで業務概要の説明を受け、動画等で感染防止対策の確認・再学習を行った。そして翌週4月27日、保健センターで具体的な説明を受け、この日から施設での勤務に就いた。

活動の実際

1. ルーティーン業務

　出勤したらまず事務所に行き、施設責任者と事務担当者に当日朝までの様子を確認する。入所者（以下、園生）の異常について職員から連絡があれば、事務所から電話で確認し、必要と判断したらすぐに防護具を着用（**図1**）して対象者の様子を確認し、午後の回診まで待ってもよいか否かの判断をする。その結果を当日の巡回担当医師に電話で報告する。その後、朝の検温結果のチェック、その他、困った状況や不明な点などがあれば、それぞれ解決するためにサポート体制のある県庁担当部署に連絡・相談し、対応した。

　通常業務は環境整備から行い、清掃・消毒を徹底した。私たちが健康観察のために移動するルートは、清潔区域から感染区域へ、そこから再び清潔区域へ戻るというものだった。私たちの控室、防護具の装着場所と汚染した防護具の脱衣場所を毎日、使用前と使用後に清掃・消毒を行った。そして、手洗いの徹底。防護具の装着は、隙間やマスクの空気漏れのないように一つひとつの動作を確認しながら行った。

　回診のルートは、クリーンゾーン→屋外→イエローゾーン→屋外→グレーゾーン→屋外→レッドゾーン→脱衣場所となっていた。屋内は畳や絨毯敷きであり、園生の枕元まで行って診察を行うので、その都度足袋を替えるなどの対応を行った。

2. 感染の状況と医療体制

　施設の感染者は合計58人、内訳は園生44人、職員14人で、感染者数のピークは5月初旬の56人だった。入院した人も、入院せず施設内で過ごした人もいた。

　医師の回診は4月15日〜27日までは毎

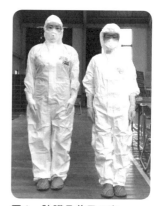

図1　防護具着用の姿

日、地域の病院が輪番で、4月28日〜5月末までは地域の感染症指定医療機関が週2回行った。医師の巡回時、採血がある場合は病院看護師が必要物品を持参し、行った。

　6月末までの間は、私たち看護師2人が通常の業務を行った。詳しい検査や他科受診の必要な場合は、地域の感染症指定医療機関を受診するが、園生の受診には職員数人の付き添いが必要だった。

3. 園生と職員の状況

　園生のなかには自覚症状を訴えられない人も多く、当初は個別性がわからないため、より慎重に観察を行ったが、その場には担当の職員が必ず付き添って、日常生活の様子や夜間の様子を説明してくれた。そのことで現在の様子との違いがわかり、症状を判断していくことができ、とても助かった。

　また、職員のなかにはPCR検査陽性者もいて、その人たちの状態も観察したが、園生の病状を優先させるため自分の症状を後回しにしていることも考えて、顔を見ては声をかけるようにした。

　職員からの質問は、当初は園生の病状についてと消毒・防護具についてが多かったが、次第に職員自らのこと、そして施設内の状態が改善してくると、園生や職員から「〇〇が食べたい」「私は〇〇がいい」と食事に対する欲求が出始めた。私たちは、この訴えにほっとした。確実に快方に向かっていると実感できたからだ。

4. 巡回の際の工夫

　巡回する際は防護具を装着するため、私たちの顔はゴーグル越しの目しか見えない。その姿に不安になる園生もいるかもしれない。そこで、名札を付けることにした。ピンク色のテープに

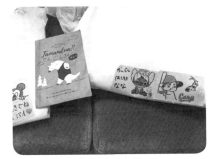

図2　イラスト入りの名札

現場レポート

日々の暮らし

組織とコミュニティ

教育の現場では

私の「コロナ日記」

解　説

コラム

イラストを添えて「かんごし 〇〇〇〇 〇〇」とフルネームを記した。イラストは漫画のキャラクターや自動車の各種類で毎日違うものを描いた（**図2**）。園生は楽しみにしてくれ、「次は〇〇を描いて」とリクエストも出てきた。

　また、名簿から誕生日を調べ、該当日に「お誕生日、おめでとう」と声をかけたら、皆が喜んでくれた。私たちにできることは限られていたが、施設内で一生懸命がんばっている職員を見ていると、何か力になれたら……少しでも気分が楽になったら……と思って行っていた。

5. 職員の覚悟とがんばり

　私たちは、勤務が終われば自宅に帰る。しかし、施設責任者をはじめ職員は皆、感染者が確認された4月13日から帰宅することなく、施設内の寮や空き部屋で生活をしていた。その覚悟とがんばりを見ていただけに、私たちがウイルスを持ち込まないよう、施設内での媒体にならないよう細心の注意を払っていた。通勤や日常生活でも随所でアルコール消毒をし、生活行動も自粛した。1日でも早く全員が陰性になり家族の元へ帰ることができるよう、私たちも精一杯努力した。

6. 活動報告

　毎日の活動報告は、1日の業務と問題・相談・伝達内容を記し、県庁担当部署や担当保健センターにメールで報告する。その際、施設の様子や気づき、季節の出来事なども書き添えた（**図3**）。施設の環境や空気感なども伝えられれば、園生や職員の状況もより伝わると考えた。

サポート体制

1. ナースセンター

　初めての電話で応対していただいた人に、その後も一貫して担当していただいたことで話がスムーズに運び、よかった。また、派遣期間中も

現場レポート

日々の暮らし

組織とコミュニティ

教育の現場では

私の「コロナ日記」

解説

コラム

活動状況

1. 活動時間

	内容
勤務日	月～金曜日　10:40～17:00（土・日は休み）
タイムスケジュール	10:40～12:00　控室・防護具脱衣所の清掃・消毒、健康観察票のチェック、打ち合わせ 12:00～12:40　昼食 12:40～13:00　防護具の装着、医師との打ち合わせ 13:00～15:00　回診 15:00～17:00　活動記録の記載・報告、控室・防護具脱衣所の清掃・消毒

2. 活動内容

活動項目	活動内容
職員および利用者の健康観察	①毎日の健康観察票の確認 ②PCR検査陽性者の状態観察 ③①で体調不良者がいる場合、適宜バイタルサインの測定。受診の必要性について助言
健康面での相談支援	①新型コロナウイルス感染症の症状・回復過程の対応 ②便秘気味の利用者への対応（摘便・腹部マッサージの実施） ③結膜炎疑いの職員・利用者への対応（受診勧奨、目薬の正しい使用方法の説明） ④導尿実施中の利用者への対応（手技の確認、医療機関への相談の促し） ⑤職員に対して、感染防御の指導
医療支援	①医師の往診時の介助 ②診察が必要な職員・利用者の事前の聞き取りと診察誘導
職員の心のケア	①個別に時間を設定し、職員の心のケアを実施 ②職員の心の状態について、県・市と共有
情報共有	①施設の様子について、県と市へ情報提供 ②不足物品の確認、報告

図3　活動報告書

たびたび電話で健康を気遣っていただき、休みは気兼ねせずにとってよいことや、困ったことはないかなどを聞いてくれて、相談しやすい環境で、とても安心感があった。

2. 医療チーム、県庁担当部署、保健センター

　メールや電話での病状等の問い合わせに、早期に的確に答えていただいたことで、問題や不安を抱え込むことがなかった。現場で発生した問題の対応や物品の補充、その都度私たちの健康面を気遣っていただいたこと等、いつもチームで活動しサポートしてもらっているのだという安心感がもてた。

活動を終えて思うこと

　このたびの業務に就き、体制の力や強さということを実感できた。私たち個人では何をどうしてよいかわからないことでも、手をあげる行動をとることで現場の役に立つことができることを学んだ。

　私たち看護師には、ナースセンターという手をあげる場所がある。このことはとてもありがたいことだと思う。私たち個別の状況を理解して、復職に向けてサポートしていただいたナースセンターと担当者に感謝している。

　世の中では、新型コロナウイルスに関する誹謗中傷が現在も続いている。幸いというか、私たちにはそのようなことは起こっていない。看護学校では、看護職は人生にとって必要不可欠の職業であり、尊い仕事だと伝えてきた。そして卒業する人たちに、「誇りをもって業務を担ってください」と声をかけてきた。その職業が誹謗中傷の対象になる事態が起きるとは想像もしていなかった。医療者や医療者家族が肩身の狭い思いをしなくてよい世の中になることを切に願っている。

新型コロナウイルス感染による死亡者の搬送・葬儀対応

燦ホールディングス株式会社　株式会社公益社 代表取締役社長

播島 聡

・・

病院や関係機関と連携して対策を講じなければ大変なことになる

　当社グループ（燦ホールディングスグループ）では、日本政府が「新型コロナウイルス感染症対策の基本方針」を発表した 2020 年 2 月 25 日の翌日に、当社グループで働く全従業員の健康と安全を守ることを目的とし、「新型コロナウイルス対策本部」（本部長：播島）を社内に立ち上げた。

　対策本部を立ち上げた当初は、当社グループで必要となる感染防止対策用のマスクや消毒液、感染防護用ツール等の手配や確認、葬儀施行現場や勤務場所など自社内においての感染防止対策を中心に行っていたが、ある霊柩自動車会社から業界団体を通じて伝えられた情報に、「新型コロナウイルス（以下、コロナ）感染で亡くなった人の対応について、病院や関係機関としっかりと連携して対策を講じなければ大変なことになる」と、私は大きな危機感を抱いた。

　情報によると、3 月某日、その霊柩自動車会社は葬儀会社からの依頼を受け、ある病院に故人のお迎えにあがったが、故人を指定の場所まで

お送りし業務を終えた翌日に、病院関係者から「故人はPCR検査を受けていて、死後に陽性であることが判明した」と、そのとき初めてご遺体の状態について伝えられたとのことであった。

　その数日後、恐れていた通り、当社においても、事前にご遺体の状態についての情報（コロナ感染死亡の疑いがあり、PCR検査を受けている）が私たちに伝えられずに行われた搬送業務が2件発生した。そこで急遽、社内において、コロナ感染による死亡者の搬送・葬儀について検討を行い、対応策を決定した。

　まず、外部から当社に入るすべての葬儀依頼の連絡に対し、一報を受けたその時点で、必ず故人の死因（PCR検査中であるかどうかについても）を確認することにした。

　次に、厚生労働省に対して、「ご遺体受け渡し時の事前情報開示の徹底」を各医療機関に通達してもらうよう、ある国会議員に陳情した。その後、関係機関や団体の協力によって、厚生労働省から3月30日に通達が出されることになったが、通達が出された後も、医療機関に情報が浸透するには時間がかかるであろうとみていた。

故人の尊厳を保ち、遺族が安心してお別れできる安全な環境を

　そんな状況のなか、医療関係者からの「コロナで亡くなられた人の対応はどのようにすればよいですか？」という当社への問い合わせが日ごとに増えてきた。そこで4月2日、当社の対応方針についてまとめた文書を社長名で作成し、社員がその文書をもって医療機関や警察へ出向き、説明を行った。「そもそも、コロナ感染で亡くなられた人が出た場合、対応してくれる葬儀社はあるのか？」と心配している医療機関もあった。

　その後、日本政府から緊急事態宣言が出され、全国でコロナ感染によ

る死亡者（PCR検査の結果が判明する前に亡くなった人も含む）が徐々に増え始めていたが、この状況が続き、PCR検査結果が判明するまでに時間を要するようでは、医療機関や警察はもとより、ご遺体の安置場所がなくなることが懸念された。コロナ感染死亡者の火葬を行う火葬場や火葬の受付時間が限定されていたことも、その懸念を強める要因となった。

　このままでは、コロナ感染で亡くなられた人の尊厳を保ち、ご遺族に安心してお別れをしてもらえる安全な環境は確保できないと判断し、4月下旬、大阪の市営斎場を統括する大阪市環境局に対して、市の施設（斎場）をご遺体の安置場所として認定するよう要請した。この件は、結果的にコロナ感染による死亡者が急激に増えなかったので、その必要はなくなったのだが、当社内においては、社内の1つの施設をコロナ感染で亡くなられた人、PCR検査の結果が判明する前に亡くなられた人を安置する場所として確保した。

　今回のコロナ禍において改めて強く感じることは、対応する関係機関において、「生きている人が感染したらどう対応するのか」ということについては、しっかりとその対策について検討されるのだが、「亡くなった人にどう対応するかについては、あまり深く掘り下げて検討されていないのではないか」ということだ。検討されているにしても、関係機関との連携のなかでは、有効的に機能していないように感じる。1人でも感染者を減らし、亡くなる人を限りなくゼロにしなければならないことが何よりも優先されるのはもちろんではある。しかし現実には、大変残念なことではあるが亡くなる人は必ず発生するのであるから、適切にその想定を行い、いかにスムーズにご遺族と故人をつなぐ（引き合わす）ことができるか、いかに安全かつ安心してお別れをしてもらえる環境を確保するか、いかに故人の尊厳を保つかを、関係機関と私たち葬儀事業者とのしっかりとした連携によって実現しなければならないと考える。

　私たち葬儀事業者も、医療従事者の皆さんと同様に、健康リスクが高

い最前線で働くエッセンシャルワーカーであり、この事業の経営者として常に心しなければならないことは、「最前線で働く従業員の安全と健康をいかに守るか」ということだと強く認識している。

　日本においてはこれからも、感染症リスクだけにとどまらず、地震や台風・水害等の大きな自然災害リスクも想定しておかなければならない。その想定にあたっては、現在アメリカにおいて展開されている「DMORT（Disaster Mortuary Operational Response Team；災害死亡者家族支援チーム）」のような、パンデミックや大規模災害発生時に死亡者の個人識別や身元確認、死亡者の家族支援を行う専門のチームによる活動が必要とされるであろう。この支援活動は、医療機関関係者を中心に各関係機関が連携・協力して行うのであるが、そのチームの一員に私たち葬儀事業者も加わり、「遺体処置のプロ」としてその貢献活動の一翼を担いたいと考えている。

　これからの想定されるリスクに適切に対応し、社会に貢献していくため、このコロナ禍で得た経験を活かして、今まで以上に各関係機関としっかり連携・協力していきたい。

ダイヤモンド・プリンセス号船内の感染制御活動の記録

東京医療保健大学大学院感染制御学 教授／
一般社団法人日本環境感染学会 災害時感染制御検討委員会 担当理事

菅原 えりさ

現場レポート

日々の暮らし

組織とコミュニティ

教育の現場では

私の「コロナ日記」

解　説

コラム

　原因不明の肺炎患者が中国・武漢で増えている——そんな情報がわが国にもたらされたのが2020年1月の上旬。それが新型のコロナウイルス（SARS-CoV-2）による感染症（COVID-19）であることが判明し、中国を中心に世界的な拡がりを見せ始めた。1月28日にCOVID-19は指定感染症に指定され、世界保健機関（WHO）は1月30日に「国際的に懸念される公衆衛生上の緊急事態（PHEIC）」を宣言した。

　ちょうどその頃、発熱している乗客を乗せたクルーズ船「ダイヤモンド・プリンセス号」（以下、DP号）は横浜に向かって航行中で、2月3日に寄港した。日本環境感染学会（JSIPC）は厚生労働省（以下、厚労省）の要請を受け、2月10日よりDP号の感染制御支援を開始した。

感染制御支援の経緯

　DP号は、1月20日に横浜を出港。鹿児島港（1月22日）、香港港（1月25日）、那覇港（2月1日）を経由して2月3日に横浜港沖に到着した。

　1月25日に香港で下船した乗客が30日に発熱し、2月1日にSARS-CoV-2に感染していることを、2月2日の国際保健規則（IHR：

International Health Regulations）の通報により把握した。3日午後に那覇検疫所は、仮検疫済証の失効を船長に対して通告した。同日、横浜港沖に停泊する同船に対し、横浜検疫所が臨船検疫を開始。4日にPCR検査陽性の乗客乗員の存在が判明した。

　翌5日、横浜検疫所長および厚労省審議官が乗船し、船長に対して状況説明を行い、乗客を個室管理するなどの感染防止策等を要請。次いで、医療、薬事、感染対策等の対応チームが船内に派遣され、活動を開始した。乗員はDP号の運行会社（アメリカ）の指示で、マスク（N95マスク）と手袋を着用し、通常の業務を遂行した[1]。

　厚労省の要請を受けた日本環境感染学会は、2月10日朝、日本環境感染学会-災害時感染制御チーム（JSIPC-DICT）による事前調査（PreDICT活動）のため、泉川公一教授（長崎大学）をDP号に派遣し、現地の厚労省職員からのヒアリングを開始した。船内の動静は、電子メールや電話によって吉田正樹JSIPC理事長（東京慈恵会医科大学）に伝達され、同時に災害時感染制御検討委員会委員長である櫻井 滋教授（岩手医科大学）と担当理事の筆者にも伝えられた。電子メールを用いた協議の結果、委員会は概要把握のため、委員長と筆者、そしてJSIPC-DICTメンバー2人（東京慈恵会医科大学）の計4人を現地に派遣することとし、2月11日午後にDP号に乗船した。

活動の実際

　船内にはすでに多くの医療従事者（DMAT、日本赤十字社、DPATなど）が活動していた。我々DICTユニットは、支援医療従事者の待機場所となっている船内のレストランに通され、早速、現地対策本部（厚労副大臣を本部長とする厚労省職員メンバーによる）近くに陣取り、活動を開始した。

　当初は短時間の調査を想定していたが、同船は汚水処理のために外洋に出る必要があり、出航の時間が迫っていた。一方、対策本部ミーティ

ングに参加する必要があったことから、急遽、外洋から戻る翌朝まで船内にとどまり、調査と分析を継続することとした。

1. 状況把握

　DP号は巨大な動くホテルである。乗客乗員合わせて3,711人が乗船し、うち乗員は2,646人である。乗客に直接接触するサービスはもちろん、バックヤード（厨房、洗濯、清掃など）を専門とするスタッフも大勢乗船し、乗客にありとあらゆるサービスを実施する。乗員は様々な国籍を有し、日本人はほとんどいない。

　DICTユニットが乗船したときにはすでに、乗客は検疫の指示で各自の客室に隔離され、健康観察および順次PCR検査が行われていた。陽性者は国内の医療機関に搬送され、船を離れていた。

　我々はまず、船内でサーベイランスおよび分析を行っていた国立感染症研究所の研究員、副船長、船医から、現状について説明を受けた。また、副船長の指示および許可のもと、船内を巡回し、特に乗員のエリア（居室、食堂［**図1**］）、リネン管理室など、いわば船底に近いバックヤードを観察した。

　乗員は、隔離されている乗客へ直接・間接に接触するサービス（配膳［**図2**］・下膳、清掃など）を継続し、また支援医療スタッフへの食事のサービスも行っていた。この乗員の船内業務と感染制御のありようが、後にDP号の感染制御の課題として厚労省への提言へとつながった。

　船内で活動しているのは、乗員と支援医療スタッフのみ。乗員は陽性かもしれない乗客との接触があり、医療スタッフは最もリスクの高いPCR検査用検体採取や診察などで乗客と接触している。必要な個人防護具（PPE）の着用やゾーニングは行われていたものの、交差感染リスクは高いと考えられた。

　危機管理には指示命令系統が明確であることが重要だが、乗員への指示命令は船長（運行中の船の最高責任者。DP号は横浜大黒埠頭に係留中ではあるが、日本入国前の状態にあり、最高責任者はあくまで

現場レポート

日々の暮らし

組織とコミュニティ

教育の現場では

私の「コロナ日記」

解説

コラム

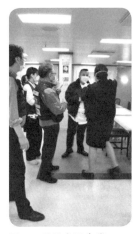

図1　乗員専用食堂

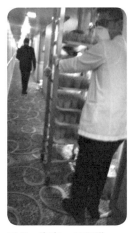

図2　客室への配膳

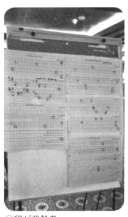

○印が発熱者

図3　乗員の居室マップ

　も船長で、乗客の生命を守る最高責任者も船長である）にあり、一方、COVID-19の緊急対策と検疫業務は日本側の責任で行われるという特殊な状況下で、当初互いのリスクコミュニケーションは必ずしもスムーズでなかった。しかし、徐々に協力体制が構築され、本部と船長は連携しながら乗客乗員への説明や励ましを随時行ったとのことである。

　船内の感染状況は、乗員の発熱者居室マップ（**図3**）が本部近くに掲示されたことで明らかになった。乗員の居室は海面より低い階に位置し、窓はなく二段ベッドを備えた狭い二人部屋で、いわゆる「密」の状況にあり、乗員どうしの交差感染は容易に考えられた。乗客との接触ポイントをもつ乗員に発熱者が増えていることから、DICTは介入の重点を乗員におくことに決めた。

2. 実施した対策
●乗員に対して（副船長の許可にて実施）
①マスク着用

　乗員はアメリカ運行会社の指示にてN95マスクを常時着用し（正しく着用していれば息苦しさを伴い、長時間の着用は困難）、また、顔がかぶ

れることを理由にサージカルマスクの上からN95マスクを着用している姿も散見され、明らかに不適切使用であった。そもそも乗員にN95マスクは必要なく、改善を申し出たが、会社および船長の指示であることで、受け入れられることはなかった。

②手指消毒

手指衛生に関しては、据え置きタイプのアルコール手指消毒薬は適宜設置されており、その必要性も周知されていたが、常に手袋を着用している状況で、実行性は不確かだった。

常時手袋着用の中止は受け入れられなかったが、手袋の上からの手指消毒を勧め、受け入れられた。さらに実行性を高めるために、DICTメンバーの賛助企業（JSIPC賛助企業中の有志12社はDICTメンバーに参加）より提供された携帯型アルコール手指消毒薬とポシェットを携帯するよう提案し、早速実行された。

③環境消毒

環境消毒は、アメリカ運行会社に指示された消毒薬（過酸化水素系消毒薬）を使用し、噴霧していた（消毒する箇所に向かって狭く噴霧）。そこで、噴霧後には必ず清拭するように提案し、受け入れられた。また、アルコール含浸の消毒クロスを前述のDICT賛助企業へ手配し、乗員および医療スタッフへ提供した。さらに、副船長専用プライベート船室をお借りして、客室清掃の実際を確認し、アドバイスを行った。

④レクチャーの実施

乗員の各セクションのリーダーに集合していただき、PPEの着脱、手指衛生の方法などを実演にてレクチャーした（**図4**）。参集したスタッフは積極的にレクチャーに参加し、反応は良好であった。

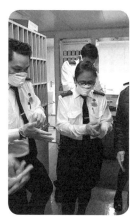

図4　スタッフへのレクチャー（手指消毒の練習中）

現場レポート

日々の暮らし

組織とコミュニティ

教育の現場では

私の「コロナ日記」

解説

コラム

●支援医療スタッフに対して

PCR検査用検体採取時はフル装備（**図5**）で客室に出向き、採取後に待機室に戻り、PPEを脱ぐことを繰り返した。そのプロセスにおける感染制御（手指衛生、PPE着脱ルールなど）は重要であるが、この作業を担うために全国から短期間交代制でやってくるDMATメンバーには必ずしも伝達されず、煩雑さと忙しさも相まって、徹底できなかった部分があったことは事実である。

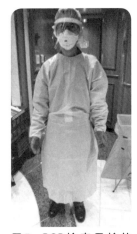

図5　PCR検査用検体採取時のフル装備

また、検体採取作業をせずとも、健康観察や薬剤管理などで乗客と接触する支援医療スタッフも多数活動しており、彼らの休憩、食事、ミーティングなどを行う待機場所（清潔エリア）の管理も重要であった。我々は、手指衛生剤を使用しやすい場所に設置し、各自が使用したテーブルや椅子は消毒クロスで清拭するよう、朝夕の全体ミーティングで徹底を促した。加えて、船内のゾーニングはすでに実施されていたが、さらに不潔専用エレベーターを決め、清潔と不潔の人の流れを整理した。

幸いにも、支援医療スタッフにSARS-CoV-2陽性者はいなかった。

●本部との連携および厚労省本庁への進言──抜本的対策のために

DICTは乗員の発熱者の増加に危機感をもち、船内での定例ミーティングで、①乗員の発熱者が増えつつある状況、②乗客は隔離されているとはいえ、乗員と接触するため危険、③乗員どうしの交差感染は必至の状況、であり、この連鎖を断ち切るためには船内コントロールでは限界があり、少なくとも乗客をいち早く下船させ、乗員の居住環境を改善することを進言した。

翌12日、本部長の橋本　岳厚労省副大臣（当時）より直々に、本庁に出向き直接現状を報告してほしいと要請され、櫻井、泉川、筆者の3人が公用車で霞ヶ関に向かった。厚労大臣の担当官に対し現状を説明し、

「可能な限り全員下船の方向が最も望ましいが、最低でも乗客をできる
だけ早く下船させるべきである」ことを進言した。また、乗客がいる限
り下船できない乗員は、過酷な状況で船内に滞在していることも付け加
えた。その後、厚労省は以下のような対策を打ち出した[1]。

希望者の宿泊施設での検疫継続（早期の国内施設への移送）

［2月14日以降］

　潜伏期間が経過するまでの期間、限られた空間で長期滞在を要する中で、
船内環境、年齢、基礎疾患等を考慮し、COVID-19感染症とは別に健康確保
の観点からリスクが高いと考えられる方への対応として、PCR検査で陰性
が確認された方のうち、希望される高齢者等には、下船して政府が用意した
宿泊施設に移動して検疫を継続する取り組みを行うこととした。

●船外活動へ

　2月11〜14日の船内活動を終え、15日より船外活動に移行した。船
外では、DP号入口近くの埠頭に設置されたコントロールエリアの一画
で、乗客の下船を促進させるための問診業務などに携わる医師（主に医
師会からの派遣）らの乗船に向け、PPEの着脱レクチャーや注意事項の
指導伝達を行った。そして、19日に現地でのDICTユニットの活動は終
了した。乗客乗員がすべて下船したのは3月1日であった。

偏見と差別問題

　COVID-19にまつわる偏見や差別の問題が注目され始めたのも、この
DP号で支援活動に携わった医療従事者への周囲の反応が問題視された
ことからである。

　我々DICTメンバーは当然、感染対策を万全に行い活動したが、メン
バーのなかには下船後、出勤停止の指示があったり、職場内での立ち入
り禁止エリアを指示されたり、挙句に、自室の消毒について話題に上が
るなど、理解に苦しむ対応を強いられた者がいた。根拠に基づいた感染

現場レポート

日々の暮らし

組織とコミュニティ

教育の現場では

私の「コロナ日記」

解説

コラム

対策を基本に、日夜臨床現場の改善に努めてきた者の1人として、思いもよらないことであった。得体の知れないものへの恐怖心理を背景とした反応が、組織的な「正論」として表明されたことに恐ろしさを感じた。

総括

　世界中が注目したDP号のCOVID-19対応であった。そして、わが国のCOVID-19との闘いはここから始まったといっても過言ではない。

　政府がDP号の受け入れを決めたときから、厚労省はDP号内をまるで医療施設のように見立てて対応することになったが、対象者は3,000人を越え、支援に入った不特定多数の医療者が入り乱れるという混乱を呈した。さらに、検疫下であることや、指揮命令系統の混乱などで複雑さを増し、医療施設とは程遠い未統制の、まさに未曾有の事態であった。

　感染制御を専門とする者は、医療施設内での集団発生（アウトブレイク）には一度や二度は遭遇しているもので、アウトブレイク対応には大なり小なり混乱がつきものであることを知っていた。そういう意味でDP号も例外ではなく、規模の大きさや混乱状況に面食らいながらも、現状を把握して課題を明らかにし、実施すべき対策を決め、それらを実行した。

　最も大きな成果は、感染経路を遮断する根本的な対策の必要性を進言し、権限をもつ現地対策本部および厚労省が耳を傾けてくれたことだと考えている。このような進言は、現場を客観的に観察し、課題を見極め、アセスメントした結果であり、いわば臨床現場で培われた感染制御力の応用であった。

　一方、手指衛生や環境消毒、そしてPPE適正使用などの基本的感染対策の必要性を説明し、啓発はしたが、DICTの力不足もあり、受け入れられないこともあった（反発さえあった）。しかし、事後の陽性者数の推移（図6）を見ると、特に対策に力を入れた乗員の陽性者数が2月13日をピークに減少に転じており、多少なりとも貢献できたのではないかと振

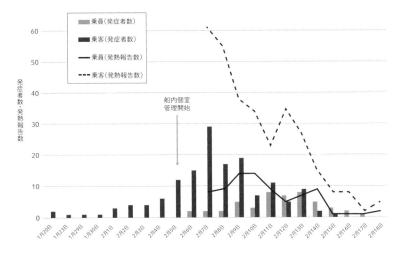

図6　クルーズ船における新型コロナウイルス感染症の発症者数と発熱報告数の推移（2020年2月19日現在）

（国立感染症研究所レポート，厚生労働省ホームページより一部加筆．
https://www.mhlw.go.jp/content/10900000/000599265.pdf）

り返る。

　このDP号対応には様々な評価がなされた。ただ批判する者。興味本位の者。励まし。敬意。いずれにしても、DP号の乗客乗員を助けるために活動したすべての関係者は、その時々で最善を尽くしたのである。危機迫る船内で、冷静に、穏やかに、そして果敢に指揮したDICTユニットリーダーの櫻井教授と仲間に感謝申し上げたい。

　最後に、楽しいはずのクルーズ船の旅が人生最後の旅になられた方々への無念を思い、心よりご冥福をお祈りする。

●引用文献
1）厚生労働省ダイヤモンド・プリンセス号現地対策本部：ダイヤモンド・プリンセス号現地対策本部報告書，令和2年5月1日．

現場レポート

日々の暮らし

組織とコミュニティ

教育の現場では

私の「コロナ日記」

解説

コラム

開院前の医療施設における
クルーズ船感染者の受け入れ

藤田医科大学岡崎医療センター 看護部長

小島 菜保子

　藤田学園は大学および専門学校を設置する学校法人であり、4つの拠点病院を有している。愛知県豊明市にある1,435床の藤田医科大学病院、名古屋市に位置する370床の藤田医科大学ばんたね病院、三重県にある回復期リハビリテーションや緩和医療を主体とする218床の七栗記念病院、そして2020年4月に藤田医科大学岡崎医療センターが開院となった。400床をもつ藤田医科大学岡崎医療センターは、愛知県の三河地区のほぼ中心である岡崎市に位置している。「救急医療とがん診療の充実」を実現するため、手術支援ロボット「ダヴィンチ」やPET-CTを活用した負担が少なく高度ながん診療を実践し、24時間365日救急搬送を受け入れている。

感染者の受け入れ決定まで

　2020年2月16日 日曜日午前、藤田医科大学病院副院長・統括看護部長の眞野惠好から電話があった。厚生労働省から本学理事長・星長清隆へ、開院前の岡崎医療センターにて横浜港で検疫中のクルーズ船「ダイヤモンド・プリンセス号」に乗船していた新型コロナウイルスに感染した無症状病原体保有者の受け入れ要請が入ったという内容であった。受

け入れを行うには、看護師の対応が必要になることから、すぐさま統括看護部長へ連絡を行う理事長は、苦渋の決意であったと思う。

　当時の岡崎医療センターは、4月1日開院を前に、保健所の立ち入り直後であった。機器の搬入が続き、岡崎病院準備室の室員と部門の職員十数人を除き、ほとんどの異動者は異動前の病院で勤務を行っていた。2月17日、感染者の受け入れについて幹部会議が行われた。これ以上感染者を船内にとどめれば感染が船内で広がり、重症者は増加の一途をたどる。一方、市中に受け入れれば、日本国中に感染を拡散させる可能性があるという極めて切迫した状況のなか、無症状病原体保有者200人の受け入れを行うことに反対する者は誰もいなかった。

　幹部会議での方針と同じくして、私自身も、運営中の病院では院内で患者と医療者の動線が交錯してしまい、感染陽性者を適切にゾーニングすることは困難であろうし、また、医療者のいない一般の宿泊施設では、滞在者の病状の変化、特にその時点でよく指摘があった急な増悪に対応ができないであろうと考えており、開院前の岡崎医療センターのように、陽性者をゾーニング隔離でき、かつ、そこに感染制御を行うために必要な医療スタッフが配置できる条件が揃っている施設が国内を見渡してもほかにないことから、受け入れの結論に異論はなかった。

　岡崎医療センターは、その時点で部屋には、ベッド、マットレス、オーバーテーブルが設置されているだけで、生活環境はまったく整備されておらず、開院に向けて什器、機器備品の搬入スケジュールが立て続けに計画されている状態だった。

「受け入れ施設」としての準備

1. 受け入れ受諾の決定

　2月17日、学園執行部が招集され、受け入れ受諾を決定後、対策本部が設置された。感染症科医師、救急科医師、事務員らが受け入れ準備を開始する。看護部は、連絡をとりながら大学病院内で準備を進め、翌日

現場レポート

日々の暮らし

組織とコミュニティ

教育の現場では

私の「コロナ日記」

解　説

コラム

午後、現場へ向かった。

　対策本部では、岡崎病院準備室室長の守瀬善一（現 岡崎医療センター病院長）がリーダーとなり、常時50～60人が毎日朝と夕方のブリーフィングに参加していた。キックオフミーティングのときには、岡崎医療センターでのミッションとして、①二次感染者を出さない（自分を守る、住民を守る、滞在者を守る）、②適切なトリアージを行う、③滞在者へのアメニティ向上、が示された。

2. 感染予防対策

　感染予防対策は、大学病院の感染症科医師らを中心に話し合われた。滞在病棟、関係者以外立ち入り禁止、さらに館内出入口を1か所とし、感染エリアと非感染エリアのゾーニングを行った。また、看護師を中心に各エリアにおける動線の確認を何度もシミュレーションを行い決定した。同時に、滞在者がバスから下車した後の病室入室までの手順や廃棄物処理の経路に関しても、質問や意見を交わしながら検討した。看護師は全員、感染症科医師・感染管理認定看護師から個人防護具の着脱について説明と訓練を受けた（**図1**）。感染予防対策を行うなかで、心配なことがあっても過剰に反応することなく生活できるよう医師からレクチャーを受け、滞在者の受け入れ終了を機に全員が車通勤に切り替えた。

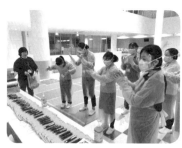

図1 個人防護具の着脱について感染管理認定看護師から説明を受ける看護職員

3. 地域への配慮

　日本で新型コロナウイルス感染症が拡大しつつあるなか、開院前の病院が「クルーズ船内の乗客乗員を受け入れる」ことに対する、地域住民の不安や心配は計り知れない。そこで医師による住民説明会を開催し、受け入れの経緯の詳細や感染拡大防止策について説明し

た。また地域住民の質問に誠意をもって対応した。

看護部の準備

1. 対応する人員の選出

　当時私は、看護部で岡崎病院準備室と兼務しており、新設の岡崎医療センターの看護部長に就任予定だった。所属長である副院長・統括看護部長の眞野惠好より、岡崎医療センターでのクルーズ船感染者受け入れを指示され、自らに任された責務の重大さを心底感じていた。

　受け入れに対応する看護師（以下、対応メンバー）の選出は、感染に関する知識をもっている藤田医科大学病院看護師のなかから、看護力が急に低下しないこと、看護師の家族背景、滞在者の対応が可能かつ交代勤務可能な者を考慮し、検討した。2月17日の岡崎医療センター決起集会後、異動者のうち役職のある職員に向けて統括看護部長より、現在の状態および、対応メンバーを異動者から選出したい方針を説明したところ、反対した者は誰もいなかった。

　感染リスクを最小限に抑えるため、最初のメンバーは感染管理認定看護師を含む8人を選出した。藤田医科大学病院が取り入れている週40時間の2交代勤務を踏まえて、夜勤（20:30〜8:45）、日中勤（8:30〜20:45）、日勤等で労務管理を行った。受け入れ滞在者数に応じて、最終的にはメンバー16人での対応となった。メンバーの人選は、藤田医科大学病院のサポートがあってこそ可能であったと、今も強く感じている。

2. 滞在者の生活援助

　病院における患者の感染管理の経験はあるが、「宿泊施設」として感染陽性者を多数受け入れたという前例はなかった。中国湖北省武漢市から帰国した感染未確定者が宿泊し、経過観察を行った勝浦ホテル三日月の報道から得られた情報のほかは手探りの状態であった。しかし、そのようななかでも、滞在者が安心して過ごせ、職員が安全に対応できるこ

現場レポート

日々の暮らし

組織とコミュニティ

教育の現場では

私の「コロナ日記」

解説

コラム

とを考え、対策本部と共同し、以下のようにルールを決定した。

1. 看護師が24時間常駐し、状態観察と健康相談を行う。医療行為は行わない。状態悪化時は退所となり、医療機関へ搬送する。
2. 入所後は、施設のルールや職員の指示に従ってもらう。
3. 滞在中は、原則面会禁止とする。
4. 滞在中のたばこ、アルコールは控えてもらう。
5. 自室の清掃、シーツ交換、洗濯は、滞在者自身で行ってもらう。
6. 生活に必要な物資は準備する。
7. 宅配便の利用は可とする。

シーツ、タオル、寝衣は委託業者との契約前であったため、必要数を伝え、事務員が準備を進めた。滞在者の衣類は自由とし、洗濯は各部屋および病棟に設置した洗濯機、乾燥機を無料で使用できるようにした。

環境は、各フロアで空調が独立していたため、換気の問題はなく使用できた。病室のカーテンは紙製のもの（**図2**）を職員と委託業者が手配した。アメニティとしてWi-Fi、テレビ、電気湯沸かし器を設置し、希望者にはタブレット端末を貸出した。

食事は、調理設備が整っていないため、1日3食お弁当を委託業者へ依頼した。滞在者からのメニューに対する意見や、アレルギー食、菜食主義、ハラル食などの宗教上の食制限にも対応してもらった。

使用済シーツ・寝衣・寝具、各部屋から出たごみ、すべてを感染ごみとして扱い、段ボールの感染ごみ箱へ廃棄した。

生活に必要な備品や品物についてはリストを作成し、必要数を算出して事務員へ伝え、調達した。滞在時の生活に関するおおよその概要の決定後、入院患者への生活説明書を参考に、「宿

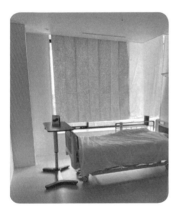

図2　紙製のカーテンを取り付けた病室

泊施設」としての滞在者への案内書を作成した。

3. 滞在者の管理

　滞在者の管理は電子カルテ登録も可能だったが、誤認がないよう滞在者個々に番号登録を行い、番号、氏名、部屋番号を記載したリストバンドを入所時から退所時まで装着してもらった。滞在者の入退所調整、各国大使館やクルーズ船業者とのやり取りは対策本部事務局が行った。

問題と対処

1. 言語

　滞在者128人の内訳は、日本人38人、外国人90人18か国、平均年齢55.8歳（9〜78歳）で、言語をはじめ、習慣や文化、さらには価値観まで大きく異なり、コミュニケーションは困難を極めた。言語は翻訳アプリや通訳機で理解できたが、集中して近づきすぎないよう留意した。価値観の理解は完全にはできないまでも、違いを認めて対応した。

　様々な説明は、日本語、英語、中国語で示した案内を用いた（**図3**）。専門用語等、通訳機での会話が困難な際は、医師と直接電話で話してもらったり、大使館へ説明を依頼し、滞在者の不安が募らないようにした。

2. ユニフォーム

　当初、対応メンバーは当院のユニフォームを着用していた。しかし、そうすると無意識のうちに「滞在者＝患者」として接してしまい、滞在者と一定距離を保つことが難しかった。感染リスクを減らすためと理解していても、「距離をとる」という病院勤務と反する行為はストレスが大きいと感じていた。精神科医師との面談で相談したところ、ユニフォーム変更の提案があり、対応メンバーに速乾性素材の長袖Tシャツと長パンツを支給した。病院ユニフォームから離れることで、「滞在者＝滞在者」となり、一定の距離が保ちやすくなった。

現場レポート

日々の暮らし

組織とコミュニティ

教育の現場では

私の「コロナ日記」

解説

コラム

滞在者の皆様へ
（無症状でPCR検査が陽性だった方）

PCR陽性で症状がない方へ

➤ 一般的に新型コロナウイルスの潜伏期（=病原体への曝露から症状が出現するまでの時間）は4〜12日程度と考えられています。

➤ このまま無症状な状態が継続すれば、無症状病原体保有者ということになります。無症状病原体保有者でも、有症状者と比較し同等量のウイルスを認めることが報告されており、他者へ感染が広がるリスクがあります。

〈隔離解除のための基準〉以下を満たす必要があります。
・症状がない状態が継続する。
・陽性が確認されたPCR検査から48時間後にPCR検査を行い、連続2回（間隔は48時間程度）の陰性が確認される。

For the residents
(Asymptomatic persons with a positive PCR test result)

For asymptomatic persons with a positive PCR test result

➤ The incubation period (=the duration from the exposure till the onset of symptoms) is estimated to be 4-12 days.

➤ If you continue to be asymptomatic (that is, without any symptoms like fever, fatigue or difficulty breathing), it means you are an asymptomatic carrier.
However, asymptomatic carriers have the almost same amount of virus as symptomatic patients. This means there is a possibility that you can transmit the virus to others.

〈Termination of isolation〉 For the isolation to be terminated, you need to meet both criteria below:
・Lack of any clinical symptoms
・Two consecutive negative PCR test results (The samples need to be collected at least 48 hours after a positive test)

図3　日本語と英語で書かれた案内

3. 通勤

　住民を不安にさせないため、車通勤とし、寄り道が禁止された。家族への感染を心配する者もいたため、7階フロアの病棟の環境を整え、対応メンバーが滞在したり自由に使用できるようにした。また、滞在中は買い物へ行かなくても済むよう、弁当や飲み物を提供した。

4. 多職種連携

　多職種連携は、当学園の強みである。課題に対する見かたは部門ごとにそれぞれだが、患者へ最善を尽くすために何ができるかを考え、職種間で協力し合える風土をもっている。

　受け入れ前から毎日、朝と夕方に多職種でブリーフィングを行ってきた。この日々のブリーフィングから、未知の困難をどう乗り越えていくか、新しい仕組みをどのように構築していくか、多職種と積極的に意見を交換してきた。その結果、手探りで行っていた行為が明確となり、数々のルールや仕組みが構築できた。

5. 対応メンバーへのメンタルヘルスサポート

　感染予防対策、外国人とのコミュニケーション等、感染リスクが大きいなかで行う通常とは異なる業務により、対応メンバーに気分の高まりや、過度の業務への没頭、不安、いらいら等、心の変化があることを会話から感じていた。6日目の2月22日、大学病院精神科教授よりサポートが可能と連絡があり、すぐに希望した。数時間後に精神科医師2人が来所し、①通訳機を3台から50台へ増加、②ユニフォームの変更（前述）、③メンバー全員へのストレスチェックと面談、が提案された。メンバーのメンタル面については、いつでも支援が受けられる体制があった。

当時を振り返って

　クルーズ船の乗客乗員は皆、帰る場所があり、家族が待っている。不安な思いで帰りを待つ家族の気持ちを思いつつ、岡崎医療センターへ滞在された方が「ここに来てよかった」と思っていただけるような支援を提供したい思いで対応した。「宿泊施設」のため、看護師は看護行為は行わないが、状態を観察し、退所まで支援する経験を通して、改めて看護について考える機会になった。ルーティーンで行う検温1つとっても、測定以外に行う行為は多く、改めて看護の力を認識した。

　受け入れ準備から滞在者の全員退所までの23日間は、看護師人生のなかで最も緊迫したときであった。学園執行部、藤田医科大学病院、統括看護部長ならびに看護部の大きな支援があったからこそ、学園から選ばれた対応メンバーと準備に奔走し、夜を徹して退所まで職務に従事することができた。また、消防、保健所、行政関係、DMAT等、外部の方の協力をいただき、クルーズ船感染者の受け入れを行うことができ、多くの企業、近隣の小・中学校からの支援で、受け入れ環境を整えることができた。

　対応した職員全員が二次感染を起こさず任務を終えることができた。すべての方に心より感謝いたします。

現場レポート

日々の暮らし

組織とコミュニティ

教育の現場では

私の「コロナ日記」

解　説

コラム

市中の小規模病院における
クルーズ船感染者の受け入れ
──看護の視点から

医療法人沖縄徳洲会 葉山ハートセンター 看護部長
南出 千恵

葉山ハートセンターは徳洲会グループのなかの1つで、循環器疾患に特化した病院として設立された病床数89床を有する急性期病院である。2017年、時代とともに地域密着型医療へと変革し、他科の参入をはかりながら医療を行っている。当院の所在地である神奈川県葉山町は、近隣の逗子市と同じ医療圏にあり、唯一の急性期病院として医療・介護にかかわる行政やクリニック・施設などとも密に連携を取り合って業務を行っている。

今回、新型コロナウイルス感染症（COVID-19）パンデミックにおいて、横浜港に停泊していたクルーズ船「ダイヤモンド・プリンセス号」からの感染患者の受け入れを行った。全世界規模でいまだ収束に至っていないこの感染症に対する当時の現場の状況を振り返る。

徳洲会全体のCOVID-19患者受け入れミッション

"2020年"、特筆すべき出来事で幕が明けた。

1月のある日の朝礼で、「中国で感染症が流行している。何か大きなことにならないか動向を注視するように」と院長から話があった。そのと

きは、「一時的に地域での流行で終わるだろう。日本での流行はあるだろうか？」と思う程度で、これほどにも急速に、全世界へ拡大していくとは思いもよらなかった。

徳洲会グループに対して厚生労働省からダイヤモンド・プリンセス号の患者受け入れ要請があったのは2月17日のこと。「関東圏内の徳洲会病院で、病棟単位でまとまった人数の陽性患者さんを受け入れてほしい」という要請だった。"生命だけは平等だ"という理念のもと、"いつでもどこでも誰にでも必要な医療を提供する"ことを掲げ、徳洲会グループは日々、医療活動を行っている。まさに今、困っているCOVID-19患者への対応をグループ全体で実行しようと、クルーズ船の停泊港である神奈川県および近隣都県にあるグループ病院の設備を調査した。そして、現在は使用していない病室に少し手を加えれば、すぐにでも使用できる当院が最も適切であろうと判断された。

受け入れ開始前、当時の理事長より、「猶予をもたない災害レベルの問題ととらえ、一刻も早く対応することが重要である」との話があり、身の引き締まる思いがしたのを今も鮮明に覚えている。

患者受け入れの準備と不安

当院は3病棟89床の小さな病院で、今回のミッションを当院だけで遂行できるほど十分な余裕はない。受け入れ病棟の看護師人員配置は、当院以外にも近隣グループ病院から志願する看護師を募り、5施設16人の看護師が期間を決めて協力する形で対応することとなった。

感染拡大防止に関しては、当院の立地が功を奏した。当院は渡り廊下でそれぞれの建屋をつないだ構造となっている。開院当時は病棟として使用していたが、現在は人間ドックやリハビリ、内視鏡検査を実施している建屋をCOVID-19患者入院専用病棟とした。スタッフでさえ往来できないように壁を付設し、完全に分離した（**図1**）。1つの敷地内に2つの病院があるイメージである。

現場レポート

日々の暮らし

組織とコミュニティ

教育の現場では

私の「コロナ日記」

解説

コラム

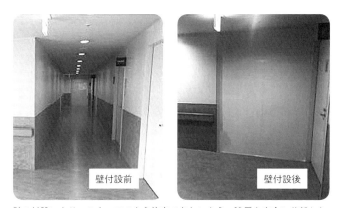

壁付設前　　　　　　　　　　　　　　壁付設後

壁の付設により、スタッフでさえ往来できないよう、建屋を完全に分離した。

図1　COVID-19 患者入院専用病棟内への壁の付設

　マスクやガウン、消毒液などの感染予防物品の手配、モニタやポータブル X 線撮影機など医療器材の導入、ベッドや寝具、生活必需品の準備と配置、感染エリアと非感染エリアのゾーニング決定が急ピッチで進められた。また、受け入れまでにグループ内の感染管理認定看護師と共に、感染予防に関する研修・シミュレーションを実施し、ケアを行うスタッフ個々のスキルにばらつきがないように練習を重ねた。実に、受け入れ決定からたった4日間でこれらの準備を行ったのである。いつ・何人・どのような状態の患者さんが搬送されるのか、完全に物品が揃わないなか、私たちにこの場所で看護できるのだろうか、と心配だった。

　受け入れる患者さんがクルー（軽症～中等症患者）で、かつ外国人がほとんどであるとわかったのは、受け入れ2日前だった。すべてが手探り状態のなか、言葉が容易に通じないことも追加され、スタッフ各々、受け入れに対する不安が膨らんでいったように思う。

様々な要望に対応する看護

　振り返ってみると、多国籍の患者さんが入院されていた。インド、インドネシア、ウクライナ、タイ、日本、ハンガリー、フィリピンとそれぞ

れの文化があり、食事も言語も異なっている。なかでも食事に関しては、とても神経を使い、苦労した。宗教的なこともあり、ハラル食の準備が必要であったり、味付けや食材、日本食そのものが食べられなかったりと様々な問題点があった。日々患者さんからの訴えを確認し、改善を繰り

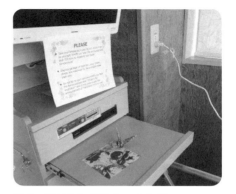

図2　貼付したポスターの1例

返しながら提供していった。入院期間が長くなればなるほど、病院食だけでなく、果物やお菓子などの嗜好品においても希望があがってきた。一つひとつ、看護師が情報をキャッチし、栄養科と協力しながら、急遽買い出しに行ってもらうなど、対応をはかった。

　言葉に関しては、クルーたちには英語が通じたため、翻訳機を使用して日々の会話はなんとか成立し、情報を伝えたり受け取ったりすることは可能だった。入院中の過ごし方に関して、わかりやすく壁などにポスターを掲示（図2）し、その都度患者さん本人が確認しながら生活できるよう工夫した。しかしながら、ちょっとしたニュアンスや表現の違いから、本人の思いすべてを汲み取ることは難しかった。言葉がなかなか通じない不安は、私たち看護師と同様に、患者さんも同じであっただろうと省みる。

言葉は通じなくても、相手を思う看護の力は通じる

　「患者さんとよく向き合って、必要な看護を探って、ニーズをみつける」「患者さんに寄り添ったケアを提供する」と私たち看護師が長年行っている、いわゆる普通の看護ができないというディレンマがあった。患者さんとは距離をおいて手短かに話す（対面して話さない）、最

現場レポート

日々の暮らし

組織とコミュニティ

教育の現場では

私の「コロナ日記」

解説

コラム

低限の接触時間とする（どの程度の時間で感染をきたすのか、本当に接触と飛沫感染だけなのか不明確であったため）と、今まで自分たちが看護として大切にしてきた患者さんとのコミュニケーションや、じっくりとかかわるということに根本から相反することになり、違和感を覚えながら対応を開始した。必要最低限の時間と空間で何が必要なことなのかを日々考え、患者さん一人ひとりとカンファレンスを詳細に行いながら、可能な限り本人の訴えに対応し、情報の提供に注力した（**表**）。

自国へも帰れず、自由に動き回ることもできない、急に感染症を発症して、まったく知らない場所で治療を受けるこ

表　カンファレンス後に新たに取り入れたこと

- ベランダでのリラックス許可
- Wi-Fi環境の整備
- コーヒー、お菓子、カップ麺など嗜好品の提供
- 病室内へのポットの設置
- 起床・就寝時間の緩和措置
- 外部からの食事持ち込み許可
- 各自ネットショッピングの活用

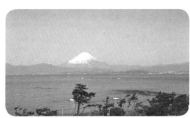
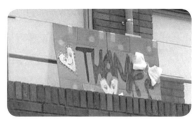
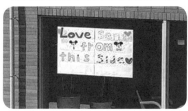

左上：退院カードに入れた富士山の写真
左下：スタッフ作成のエールを送る大きなポスター
右上：ポスターに対する患者さんからの返事
右下：患者さんからの手紙

図3　患者さんへのエールと患者さんからの返事

とへの不安やストレスは計り知ることができない。少しでも心を落ち着かせ、日本でリラックスし療養できてよかったと思ってもらえるよう、ベッドサイドに折鶴などを置いたり、当院から臨む富士山の写真を入れた退院を祝うカード（図3）を渡したり、私たちなりのおもてなしをした。直接かかわった看護師だけでなく、病院全体のスタッフが、患者さんのために今できることを考えた。

看護管理者として
スタッフの安全と健康と看護を守る

　二次感染予防に関しては、使用する病衣・寝具、食器やユニフォームまでもを使い捨てとした。他の建屋へ一切持ち出すことなく破棄する方法をとり、物品の搬入は連絡を取り合い、建屋の入口で対面せずにやり取りするよう制限した。ケア前後のフロア清掃はもちろんのこと、日々の検温はタブレットやナースコールを有効活用し、病室内外を行き来する物品がないようにする入退室方法や、入退院時の対応の仕方など細かく手順をつくり、ステーション内に掲示して、理解していても常に目で確認しながらていねいに実行した。なかでもPPEの着脱と患者さんとの距離の確認は、感染の高リスク場面ととらえ、手順の遵守に加えて、互いにできているか指摘し合う環境をつくり、徹底をはかった（図4）。

　勤務管理に関しては、緊張のなかでの業務となるため、身体面・精神面ともに疲労させないような勤務表を作成したり、スタッフの健康観察や面談をしたり、何気ないコミュニケーションをよくとることを心がけた（期間中、応援看護師にはホテル

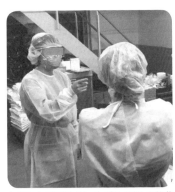

お互いに確認し合いながらPPEの装着を行う。

図4　PPEの装着

現場レポート

日々の暮らし

組織とコミュニティ

教育の現場では

私の「コロナ日記」

解　説

コラム

住まいの者も複数名いた）。

　看護に関しては、スタッフも私も初めての経験であり、「これでいいのか？　もっとできることはないのか？」と模索しながら、必死に前向きに取り組んだ。患者さんと共にPCR検査の結果に一喜一憂して、軽快退院を共に喜び合った。

　漠然としたCOVID-19への不安軽減やスタッフ間の協力体制強化に、できる限り早急に対応できるよう尽力した。新型コロナウイルスは未知のものであり、当時は今よりも情報が少なく、経過の予測が難しく、いつ急に悪化するかわからなかったため、入院から4〜5日目まではスタッフ全員、大変な緊張を強いられた。スタッフは期間限定で急に招集された者が多く、普段とは働く施設の規模も業務の内容も異なるスタッフどうしが、いつもとは異なる場所で、感染症と闘う患者を看護するということには相当なストレスがあっただろう。私は日々、スタッフの表情や言動の変化を観察し、アンケートや面談を実施して、仕事がしやすい環境づくりに努めた。いっときのチームではあったが、看護を通して1つになれ、「感染を起こすことなく無事にミッションを終了した」こと、スタッフ皆がこのミッションに参加してよかったと認識できたことは、十分な成果であったと思う。

＊

　今回の経験から、タイムリーな対応と判断が非常に重要であったと改めて感じた。患者を受け入れた約3週間は、瞬く間に過ぎ去った期間であった。同時に、看護を行う者として相手を思う気持ちが大きく育ち、深く看護を考えた貴重な期間でもあった。現在、それぞれのスタッフは所属する病院に戻り、業務を行っているが、それぞれの病院で今もなお続くCOVID-19対応の中心的な存在として活躍している。今回のミッションは当院にとっても、かかわった看護師一人ひとりにとっても、看護の力が成長する経験となった。スケールメリットとチームダイナミクスを十分発揮できた事例であったと思う。

新型コロナウイルス感染症の基礎知識

日本医科大学 特任教授 / 長野保健医療大学 特任教授

北村 義浩

2019年12月、中国湖北省武漢市で新型コロナウイルスによる呼吸器感染症が流行し始めた。このウイルスと重症急性呼吸器症候群コロナウイルス（SARS-CoV）の遺伝子配列が高い類似性（約80％）を示したので、重症急性呼吸器症候群コロナウイルス2（SARS-CoV-2）と命名された。SARS-CoV-2感染症は2019年発生コロナウイルス感染症（Coronavirus Disease 2019）を略してCOVID-19と呼ばれる（日本では感染症法で「新型コロナウイルス感染症」と呼ばれ、指定感染症に指定されている）。武漢市での流行発生からおよそ3か月後の2020年3月11日に、世界保健機関（WHO）はパンデミック宣言をした。そして、全世界（214の国・地域）で3,200万人超の感染者、約98万人の死亡者が報告されている（2020年9月23日現在）。

ウイルスとしての特徴

コロナウイルス（CoV）は、直径約100nmの球形で表面から10nmの棒状突起（スパイク）が放射状に突出している。スパイクは3量体Sタンパク質である。球状に見えるのが脂質二重膜から成るエンベロープで、この内部にはヌクレオカプシドタンパク質に巻き付いた（＋）鎖RNAが

現場レポート

日々の暮らし

組織とコミュニティ

教育の現場では

私の「コロナ日記」

解説

コラム

97

収められている。RNAウイルスには珍しく複製時のエラー修復機能を有するので、変異頻度は比較的低い。ヒトに病原性を示す7つのヒトコロナウイルスのうち、4つは軽いかぜの原因である。他の3つ、すなわちSARS-CoVとSARS-CoV-2とMERS-CoVは、それぞれ重症急性呼吸器症候群（SARS）、COVID-19、中東呼吸器症候群（MERS）の原因である。いずれも重い肺炎が特徴である。

　SARS-CoVとSARS-CoV-2の受容体は アンギオテンシン変換酵素2（angiotensin converting enzyme 2；ACE2）である。ACE2は様々な細胞に発現している。なかでも、気道上皮、肺胞のII型上皮細胞、口腔粘膜上皮細胞、唾液腺細胞、嗅上皮の支持細胞、血管内皮、腎糸球体上皮、小腸上皮などでの発現が重要である。SARS-CoV-2粒子表面から突出するSタンパク質がヒト細胞膜上のACE2分子に結合することで感染が始まる。次いで、細胞膜上に存在するプロテアーゼTMPRSS2によってSタンパク質が特定の部位で切断されることも重要なステップである。プロテアーゼ阻害薬ナファモスタット（Nafamostat）はTMPRSS2を阻害するので治療薬として有望である。

　SARS-CoV-2は、3日間ほどは環境表面で安定と考えられる。滅菌は通常の医療機材と同じく、煮沸滅菌、高圧蒸気滅菌、エチレンオキサイドガス滅菌が有効である。消毒は次亜塩素酸ナトリウム液、70〜80%エタノール、ポビドンヨードなどが推奨される。

わが国における感染の推移

　2020年1月28日、武漢からの中国人ツアー客を乗せたバス運転手が感染者としてみつかった。中国滞在歴のない日本人であったので、これが日本における市中感染第1号である。その後、3月中旬頃から陽性者が増え続けたものの、4月10日頃から減少に転じ、5月末頃までには収束した（第1波；図）。これはおそらく緊急事態宣言（外出自粛、営業自粛、手洗い励行、「3密」回避キャンペーン）が奏功したためと思われる。

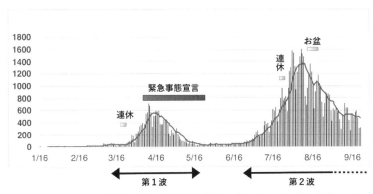

横軸に時系列をとって、新規陽性者の報告数を縦軸にプロットした。折れ線グラフは7日間の移動平均である。（データソース：厚生労働省）

図　日本におけるCOVID-19流行曲線（報告日ベース：2020年）

しかし、6月下旬頃から再び陽性者が徐々に増加した（第2波；図）。8月頃から減少に転じたが、理由はわからない。

　罹患者の年齢については、第1波では20歳以上のどの世代も同じように罹患したが、第2波では20代の罹患が際立って多い。両波において20歳未満の罹患は少ない。

　男女差については、第1波の成人でみると、30代以降では1.5〜2倍くらい男性のほうが感染しやすい（20代では男女差がない）。第2波の成人でみると、30〜79歳では1.5〜2倍くらい男性のほうが感染しやすい（20代と80歳以上では男女差がない）。この男性優位の罹患傾向の理由はわかっていない。

　致死率は高齢になればなるほど高い（表1）。しかし、第2波では（おそらく有効な治療が実施されたので）致死率は大きく低下した。

表1　東京都の陽性者における致死率

年齢	致死率（％）	
	第1波	第2波
10歳未満	0	0
10代	0	0
20代	0.10	0
30代	0	0
40代	0.36	0.039
50代	1.61	0.17
60代	5.17	0.67
70代	15.45	3.51
80代	27.75	6.86
全体	5.18	0.38

年代が発表されていない感染者と死亡者は含まれない（2020年9月16日現在。東京都の発表データに基づく）

臨床的特徴

1. 感染経路

　主に飛沫感染で伝播する。接触感染もある程度寄与している。密閉空間では一般的な飛沫感染よりも感染が拡大しやすく、特にマイクロ飛沫感染と呼ぶ。潜伏期は2〜14日間である。

　感染可能期間は、軽症〜中等症の自己治癒例では、発症2日前から発症7日後頃までとされる。すなわち、有症者からも無症状病原体保有者からも感染伝播する。血液、尿、便から感染性のあるSARS-CoV-2を検出することはまれである。

2. 臨床像

　COVID-19の初期に、インフルエンザや普通のかぜと臨床的に区別することは困難である。初発症状は発熱が最も多い。そのほかに、呼吸器症状（咳嗽、咽頭痛、鼻汁、鼻閉、呼吸苦など）、頭痛、強い倦怠感、筋肉

痛などがみられる。味覚・嗅覚障害もまれではなく、特に若年者、女性に多い。消化器症状の頻度は低い。感染者の5〜15％は酸素療法を必要とするような重度の肺炎を発症する。

　合併症として、敗血症、血栓塞栓症、急性腎不全、肝不全、心不全、心筋炎等が報告されている。さらに、脳血管障害、せん妄、髄膜炎、不安、うつ病等の精神神経障害も認められる。

　なお、小児の症状は非定型で、全身性の炎症症状（発熱、腹痛、嘔吐、下痢、首の痛み、発疹、眼球結膜の充血、ぐったり状態）を特徴とする（小児多系統炎症性症候群；Multisystem Inflammatory Syndrome in Children）。

3. 診断

　感染が疑われる者に対しては、喀痰、気道吸引液、肺胞洗浄液、鼻咽頭スワブ、鼻腔（鼻前庭）スワブ、ならびに唾液などを用いて、核酸増幅法（RT-PCR法、RT-LAMP法）によるSARS-CoV-2の検出を実施する。抗原定量検査は鼻咽頭スワブまたは唾液で実施する。抗原定性検査は鼻咽頭スワブで実施する。一般的に鼻咽頭スワブと唾液が頻用される（**表2**）。ただし、検査結果は臨床像と合わせて総合的に判断すべきである。

　胸部CT検査は有用である。典型例では、初期には両側下葉の末梢または後部に分布するすりガラス様陰影、中期には胸膜下のメロン皮の網

表2　検査指針

症状の有無	検体	核酸増幅法	抗原定量検査	抗原定性検査
症状あり	鼻咽頭スワブ	★	◯	◯
	唾液（発症から9日以内）	★	◯	×
	鼻腔スワブ	◯	×	×
症状なし	鼻咽頭スワブ	★	◯	×
	唾液	◯	△	×

★：推奨、◯：代替、△：ほかに方法が実施できない場合のみ、×：不可

現場レポート

日々の暮らし

組織とコミュニティ

教育の現場では

私の「コロナ日記」

解説

コラム

目様陰影（crazy paving pattern）を認める。無症状であっても、CT検査では異常所見を認めることがある。

4. 治療

　軽症例は経過観察でよい。ただし、悪化する例もある（呼吸数30以上、脈拍130以上、SpO_2 96%未満は悪化を示唆する）ことに留意する。特に、基礎疾患等（高齢、BMI 30以上の肥満、心不全、糖尿病など）を有する者は重症化のリスクが高い。

　軽症・中等症では、抗ウイルス薬ファビピラビル（Favipiravir；商品名アビガン［AVIGAN］）投与がおそらく軽快までの期間を短縮すると期待できる。重症例では、呼吸管理や抗血栓療法が重要である。特にDダイマー上昇例では、ヘパリンによる抗凝固療法が推奨される。同じく重症例では、抗ウイルス薬としてレムデシビル（Remdesivir；RNA合成酵素阻害薬）を投与できる。デキサメタゾン（Dexamethasone）6mgの10日間投与に死亡低下の効果がある。

5. 後遺症

　欧米では、ウイルス消失後の後遺症として、頻脈発作、筋肉痛、関節痛、肺線維症、味覚・嗅覚障害、心筋障害、記憶力・注意力低下、認知機能低下、脱毛等が報告されている。わが国での実態は不詳である。

＊

　間もなく有効なワクチンと抗ウイルス薬が登場するだろう。それに加えて、流行を抑制するために、市中ではマスク着用などの飛沫感染予防をとるべきである。医療ケアにおいては、適切な予防策をとるべきである。

［2020年9月執筆］

感染しない、させない
職員の安全を守る感染対策

札幌市病院局 市立札幌病院

仁木 恵美子[*1]、**土佐 理恵子**[*2]、**佐藤 奈津子**[*3]、
山本 謙太郎[*4]

現場レポート

日々の暮らし

組織とコミュニティ

教育の現場では

私の「コロナ日記」

解説

コラム

　市立札幌病院は、北海道札幌市中央区にあり、高度急性期医療を提供する地域医療支援病院である。672床（一般626床、精神38床、感染症8床）を有し、救命救急センター、総合周産期母子医療センター、災害拠点病院、精神科救急医療施設等をはじめ、第一種感染症指定医療機関（北海道内では唯一の指定）および第二種感染症指定医療機関の指定を受けている。感染症病棟は、第一種2床、第二種6床を有し、感染症患者発生時に、看護部の選抜チームで稼働させる体制である。病棟の管理と運営の統括は、医療品質総合管理部感染管理担当課が担っている。

　当院は、2020年1月27日に道内初となるCOVID-19患者が入院し、9月末時点で道内最大の265人を受け入れている。感染管理担当課は、感染症内科医師と共に、先が見えず、誰もが不安ななか、数週間後に起こり得る状況を先読みし、感染症病棟運営会議において対策を打ち出していった。院長・副院長をはじめ会議メンバーそれぞれの立場で意見を交わし、その時点で最善の決断をしながら患者を受け入れていった

＊1 医療品質総合管理部長、認定看護管理者、＊2 同部 感染管理担当課長、感染管理認定看護師、
＊3 同部 感染管理担当係長、＊4 同部 感染管理担当係、感染管理認定看護師

表 当院の COVID-19 対応の経過（2020 年）

	1月	2月	3月	4月	5月	6月	7月	8月
国・北海道等の対応	15日：国内1例目発生	1日：COVID-19が指定感染症・免疫感染症に指定 28日：北海道「緊急事態宣言」	11日：WHOパンデミック宣言	7日：緊急事態宣言（7都府県）16日：全都道府県に拡大 20日：札幌市ホテル療養開始	25日：緊急事態宣言解除	16日：移動の自粛等の緩和		
当院新入院患者数	1	9	21	61	55	39	24	28
当院延べ入院患者数	5	66	286	610	1,126	749	318	397
感染症患者の入院病棟	感染症病棟	感染症病棟	感染症病棟 特定入院料病棟	感染症病棟 特定入院料病棟 一般病棟	特定入院料病棟 一般病棟	特定入院料病棟 一般病棟	特定入院料病棟 一般病棟	特定入院料病棟 一般病棟
感染症病棟運営会議	開催開始	週2回	週2～4回 情報共有：「感染症病棟稼働に伴う病院運営状況」院内毎日配信開始	週2回	週2回 1日：感染症対策本部設置	週2回 19日：感染症対策本部解散	週1回	週1回
院内外対応等	原則面会禁止	緊急ICTセミナー開催	面会禁止継続	実習生受け入れ方針	ホテル療養・自宅待機患者急変時の受け入れ体制整備	発熱者一次診察：プレハブ施設設置の提案	実習生受け入れ体制再整備	介護施設への教育支援開始
	中国領事館との連絡調整	帰国者・接触者外来設置	衛生委員会・院内相談窓口設置	インシデント報告の簡易化			外来3密問題検討	
		発熱者一次診察検討開始	院内でのPCR検査試行	妊産婦・新生児の対応検討			透析設備増設	

	患者受け入れ一部制限 三次救急患者受け入れ中止	新患受け入れ一部制限 三次救急患者受け入れ中止	かかりつけ患者受け入れ緩和	新患受け入れ緩和	三次救急患者受け入れ再開
	妊婦帝王切開対策検討	不急の手術延期	手術室受け入れ対応検討	通常の手術体制（中旬）	
感染管理担当課の院内部門等	常時調整：感染症内科、栄養科、病理、放射線部、臨床工学部、委託業者（清掃、リネン、感染性廃棄物、SPD）	リハビリテーション科 内視鏡・画像センター	職員課、施設管理担当課	歯科、口腔外科	腎臓内科、臨床工学科
マニュアル作成・改訂	●体調不良となった職員の対応 2.25 ●発熱者一次診察マニュアル 2.27	●体調不良となった職員の対応 改訂 3.11 ●新型コロナウイルス感染疑い患者の対応 3.16 ●発熱者一次診察マニュアル 改訂 3.31	●流行地域から来た患者・業者対応 4.8 ●手術室対応 4.14 ●死亡した場合の対応 4.21 ●退院基準を満たした新型コロナウイルス感染症患者の対応 4.27	●一般病棟への持ち込み防止対応 5.8、改訂5.18 ●術前検査手順 5.14 ●退院基準を満たした新型コロナウイルス感染症患者の対応 改訂5.14 ●一般病棟におけるPPE着用のお願い 5.28	●一般病棟におけるPPE着用のお願い 改訂6.1 ●一般病棟における新型コロナウイルス感染症対応6.1 ●退院される患者の方々へ6.3 ●新型コロナウイルス感染症患者の退院に関する取り決め6.3 ●退院基準を満たした新型コロナウイルス感染症患者の対応改訂6.3 ●PCR鼻咽頭ぬぐい法6.5 ●流行地域から来た患者・業者対応 改訂6.5、6.19 ●グリーンゾーン使用方法6.12 ●一般病棟におけるPPE着用のお願い改訂7.1 ●新型コロナウイルス感染症の流行に伴う職員の健康管理 改訂8.4 ●一般病棟における新型コロナウイルス感染症対応 改訂8.6 ●流行地域から来た患者・業者対応 改訂8.6 ●新型コロナウイルス感染症患者の退院に関する取り決めの改訂8.6 ●術前検査手順 改訂8.27

（**表**）。この繰り返しを経て、職員が一丸となり、未知なる COVID-19 に対応する組織として発展し続けている。

　本項では、『職員の安全を守ること』をブレない軸として、COVID-19 対応に尽力した感染管理の実際を紹介する。

感染管理担当課を機能させる支援

　筆者らの所属は、医療品質総合管理部である。組織横断的に医療の質を評価し、質向上に向けた取り組みを支援し、医療の質全般を管理する部門として 2016 年 4 月に設置された。当部は、感染管理担当課、医療安全担当課、業務改善支援課の 3 課 4 係で構成され、相互に連携しながら活動している組織である。COVID-19 患者を受け入れた当初、感染管理担当課は、課長・係長の 2 人体制のなか、曜日・時間を問わず対応を繰り返す過酷な勤務状況であった。2 人が職務を遂行できるようにするためには、マンパワーの確保と業務分担が急務であった。

　マンパワーの確保は、部内の業務改善支援課の業務を調整し、1 人を感染管理業務の支援者として配置した。さらに、看護部に感染管理認定看護師の派遣・異動を依頼し、3 人体制で管理業務の強化をはかった。

　また、あらゆることに感染管理担当が関与せざるを得ない状況が続いたため、業務負担軽減を目指し、担当部門等を決め、業務を移譲し責任をもって行ってもらえるように調整した。　　　　　　　（仁木恵美子）

感染しない、させない！
職員の安全を守る感染管理の実現

1．COVID-19 における感染管理担当課の役割

　感染症指定医療機関である当院は、『患者が発生した際には、その使命を果たす』という方針が明確になっている。そのため、当課は、2020 年 1 月、北海道において 1 例目となる患者の受け入れ以降、病院がその役

割を果たすことができるように、粛々と院内外の関連部署と調整を行ってきた。感染防止の指南役として、行政機関と連携をとりながら、ゾーニング、個人防護具着脱訓練、マニュアルの策定、機器の準備、3密を避ける病棟環境の整備、職員の健康管理、風評被害対策など、様々な提案を行った。そのなかで、当課が常に大切にしたことが『職員の安全を守ること』であった。今回、感染症病棟で働く職員の安全を守るために行った当課の活動を紹介する。

2. 職員の安全を守る感染管理担当課

当課では、目標を『すべての職員がCOVID-19の感染対策を理解し実践できるように支援する』と掲げ、活動を行っている。すべての感染防止の基本は『自分が感染しない、人にうつさないこと』で、これはCOVID-19対応では特に重要な考え方である。

感染症病棟に勤務する職員に『職員自身が感染しないことが、患者や家族、職員の身近にいる人たちを守ることにつながる』という考え方を伝え、まず、自分の身を守ることを優先するように説明した。具体的には、『患者が危ない』と感じても個人防護具を装着しなければ汚染区域に入室しないこと、汚染区域にいる時間を最大でも2時間程度にすること、区域を移動する際には必ず手指衛生を実施することなど、ともすれば、患者に寄り添うことが制限されるような対策の遵守を求めた。意識づけは成功し対策は徹底されたが、『心の通う看護』を理念に掲げ、日頃から実践している看護職員には相当なディレンマがあったと考える。

このような制限があるなかで、感染症病棟に勤務する職員は、普段通りの医療を提供するため頻回にカンファレンスを行い、様々なアイデアを出し合い検討していった。その姿を見て、当課には、『職員の患者への思いを実現できるよう支援する』というもう1つの重要な役割があると気がついた。エビデンスが確立されていないなかで、職員が考えた患者へのケアの安全性を評価する毎日は大変ではあったが、当課が関係職員とよりいっそう協同できる機会となった。

現場レポート

日々の暮らし

組織とコミュニティ

教育の現場では

私の「コロナ日記」

解説

コラム

当課が実践した支援については後述するが、患者や家族をサポートする職員を支援する課として活動できたことは、貴重な経験である。

3. 冬季に向けて

COVID-19対応も10か月を過ぎ、様々な知見が出され、『ウイルスの排出は、発症する2〜3日前より始まり、発症直後に感染力が最も強く、発症後8日で感染力は低下する』と報告されている[1]。これは、感染症病棟に入院している患者よりも、外来を受診する患者のほうが、ウイルスが多く伝播力が強い可能性を示唆している。冬季に向けて増える発熱患者から、通常のかぜやインフルエンザに交じりCOVID-19が持ち込まれる可能性もある。外来、病棟内におけるスクリーニング方法の徹底については、関連する職員と共に検討を重ねている。

また、職員が院内にウイルスを持ち込まないように、体調管理、3密を伴う場所への来訪自粛などを要請している。しかし、COVID-19対応が長期化することが予測されるなか、いつまでも行動制限を要請するわけにもいかず、COVID-19と共存できる新たな対策を検討する時期に来ている。国の対策も見極めながら、粛々と職員の安全を守る感染管理担当課としての役割を果たしていきたい。

（土佐理恵子）

感染管理を徹底した看護実践の支援
──臨床現場で働く感染管理認定看護師の立場から

私は2020年1月27日〜4月30日まで、感染管理認定看護師として臨床現場（感染症病棟）でCOVID-19患者の看護を担ってきた。病棟においても『COVID-19患者から全ての職種の職員への感染伝播を0にする』という目標を掲げ、感染防止対策や細かい業務手順を、病棟管理者や感染管理担当課職員と共に行った。

個人防護具の着脱手順を、対応する職員一人ひとりに直接指導したり、確認・復習できるようにポスターや動画を作成した。5月1日から

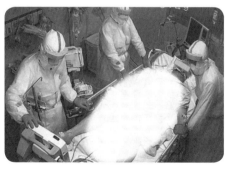

は感染管理担当課として、管理の面から臨床で働くスタッフの感染防止対策を支援してきた。

苦労したことの1つに、全国的な品薄状態によって個人防護具の供給が思い通りにいかず、当初から当院で使用していたものを継続して使用できなくなったことがある。このときは、個人防護具の調達・選定業務を業務改善支援担当課と用度係職員に移譲した。現場への供給が困難となったガウン、キャップ、フェイスシールド等は、職員による手づくりのほか、札幌市の協力により市内業者で新規製造が開始された。また、市民の方をはじめ多くの方の支援を受けた。これにより、適切な個人防護具の選定を行うことができ、安全な感染防止対策が継続できている。

私が特に印象に残っている症例を2つ紹介する。

1例目は、COVID-19による重症肺炎で人工呼吸器管理を行っていた50代の男性（図）である。苦痛表情があり、人工呼吸器の1回換気量が0になり、血圧が上昇、経皮的酸素飽和度が低下した。私はその場にいたが、対応に困っていたところ、一緒に対応していた集中ケア認定看護師が、即座にジャクソンリースで換気を行い、救急医を要請し、再挿管となった。チューブは喀痰の塊で閉塞しかけていた。1分1秒を争う医療の現場において、装着するのに時間がかかる個人防護具を身につけて患者の命を救う難しさを実感した。また、専門家の存在がこれほど心強いと思う瞬間はなかった。患者はその後、歩いて退院できるまでに回復した。

2例目は、父親と共に入院してきた4歳の男児である。肺炎所見はなかったが、発熱がありPCR検査をしたところ陽性が判明し、他院

図 COVID-19による重症肺炎で人工呼吸器管理を行っていた患者の様子

現場レポート

日々の暮らし

組織とコミュニティ

教育の現場では

私の「コロナ日記」

解説

コラム

からの紹介で入院となった。私は入院時に受け持った。大人でも厳重な個人防護具を着た医療従事者が近づくと圧迫感があるだろうが、小さな子どもの目には、これらの医療従事者の姿は恐怖でしかなかったと思われる。鼻咽頭の検査や末梢ルート確保など、痛みを伴う処置も続いており、児は入院当初から激しく啼泣していた。胸部CT撮影を終えて病室に戻っても啼泣し続けている児を、一緒に担当していた看護師が優しく抱いて、数分間声をかけ続けた。しばらくすると児は泣き止み、機嫌もよくなって、食事もとってくれるようになった。個人防護具をつけた特殊な状態であっても、児の不安に心も身体も寄り添うことで心の通う看護が実践できた場面であった。児は数日で軽快し、笑顔で元気に退院に至った。

　その他、1月末から現在（10月5日）に至るまで、COVID-19のために挿管され、集中治療が必要となった患者のうち、15人が退院時には歩行できるまでに回復している。これは、感染症病棟においても、通常通り早期に理学療法士と看護師を中心としたリハビリテーションを実施したことによる影響が大きい。

　COVID-19患者への対応という特殊な状況においても、患者が回復するために、看護師、理学療法士をはじめ、各診療科の医師や臨床工学技士、言語聴覚士、臨床検査技師、清掃職員、事務職員など多くの専門職種の職員一人ひとりの協同によって、適切な医療が提供できていると考える。私は、これからも臨床で働く個々の医療従事者が安心してその専門領域で能力を発揮できるよう、感染防止対策に関するサポートを全力で行っていきたい。 （山本謙太郎）

"やさしさ"を大切にした看護実践の支援

　COVID-19の看護実践において、私たち感染管理担当課は職員を感染から守るため、「このケアは危険なので行わないでもらいたい」と説明し、理解を得ることがある。その1つがエンゼルケアにおける湿性生体

物質の取り扱いである。

　COVID-19で亡くなられた患者のご遺体を納体袋に収容する手順は、一類感染症患者用に作成していた『ウイルスを拡散することなく納体袋に収容する、顔は家族がガラス越しに見られるようにする方法』に準拠した。湿性生体物質を拡散させないよう、身体についている管などの付属物の除去や消化管への綿詰めなどを省略し、速やかに安全に非透過性の密閉袋に収容する（金属の付属物はやむを得ないため除去）。納体袋に収容するまで、個人防護具の交換と遺体周囲の清拭消毒を三度繰り返すため、1時間半程度を要する。

　私たちは職員の安全を守るため、真夜中でも連絡をもらい、一緒に手順書を確認しながら実施した。「この管はそのままにしましょう」「綿詰めはしません。飛び散ると危険なので、オムツをあてるだけです」など、手順に沿って安全に実施できるよう指導しながら、「顔は家族に見せてあげられるから、鼻がつぶれないようにもう少しビニールに余裕をもたせましょう」「いいですね、きれいに顔が見えます」と声をかけ、湿性生体物質の曝露の危険のない部分で、日頃エンゼルケアを大切に行っている職員の思いを発揮できるよう、抱くディレンマを少しでも軽減できるようかかわった。現場の職員はご遺体をもっときれいに整えて看送りたい気持ちを抱きながらも、私たちの「感染防止のために仕方なく省略します」という説明に従ってくれる。

　納体袋に入ったご遺体は裏玄関口で棺に納められ、そこから直接火葬場に搬送される。家族には数分ではあるが、顔を見てもらえるようにした。「コロナです」と診断されて突然入院し、面会もできないままお亡くなりになり、納体袋に入った状態での面会は非常につらいものである。家族は「ああ、袋に入っている」「顔が見える」とお別れの数分間を過ごされる。その後、職員が棺の蓋を閉め、業者に棺をお渡しする。業者が棺の蓋をテープで密閉すると、もう顔を見ることはできない。この数分間の顔を見せることが非常に大切な看取りのケアだと考える。

　ほかにも保清や嗜好品の購入など、患者の希望を少しでもかなえ、快

現場レポート

日々の暮らし

組織とコミュニティ

教育の現場では

私の「コロナ日記」

解説

コラム

適に過ごし、治癒力を高めるという看護の重要な役割を安全に発揮できるよう、様々な場面で検討を重ねてきた。「ここまでは可能」「これは危険だから行えない」「こういうふうにすると安全」という検討を行い、看護のマニュアルが1つずつ完成していった。

感染管理担当課として『絶対に感染拡大させない』『職員から感染者を発生させない』ことを達成するために、現場がやりがいをもって常に前向きに安全に取り組んでいけるよう、今後も支援していきたい。

（佐藤奈津子）

*

2020年7月以降、当院の新入院患者数は1日平均10人程度となった。これまでの対策実施により、院内でのCOVID-19対策は定着してきた。

現在[執筆時]、感染管理担当課は、院内の対応に加えて、連携医療機関からの問い合わせや相談にも積極的に対応している。さらに、5月に札幌市内で起こった介護施設のクラスター発生状況に鑑み、札幌市保健所と協同しながら、介護施設職員への教育支援を開始した。正しい知識と技術を提供することで、感染対策を徹底し、感染者を出さないことに貢献している。最近では、高齢者福祉施設等でクラスター発生が予測される場合には、現地指導を行うなど、専門職としての使命を果たしていることを誇りに思う。

COVID-19患者の発生は今後も続くと思われるが、職員の安全を守り、先見性をもった対策の実施を今後も継続していく。さらに、病院理念『すべての患者さんに対してその人格信条を尊重し、つねに"やさしさ"をもって診療に専心する』を実践した医療であったのか、患者・家族への質の高い医療の提供であったのかを評価し、改善することが課題である。

（仁木恵美子）

●引用文献
1) He, X. et al. : Temporal dynamics in viral shedding and transmissibility of COVID-19, Nat Med, 26(5) : 672–675, 2020.

災害派遣活動と市中感染対応

自衛隊中央病院 看護部長[*1]、第1看護課長[*2]、第2看護課長[*3]

大石 真由美[*1]、笹井 輝子[*2]、汐田 恵[*3]

現場レポート

日々の暮らし

組織とコミュニティ

教育の現場では

私の「コロナ日記」

解説

コラム

自衛隊中央病院は、東京都世田谷区に位置する500床の病院である。防衛省職員やその家族のみならず、一般の方々の診療も行っている。また、2017年より第一種感染症指定医療機関として東京都の指定を受けている。

今回の新型コロナウイルス感染症対応においては、中国・武漢からの帰国邦人の受け入れに始まり、自衛隊病院として災害派遣活動を行うとともに、感染症指定医療機関として感染患者の受け入れを行っている。

災害派遣による活動

1. 武漢への看護官の派遣

2020年1月初旬、中国での原因不明の肺炎患者発生の報道を受けて、当院では情報収集を開始し、患者対応や受け入れ要領について検討していた。1月28日夕方に、厚生労働省、防衛省を経て武漢からのチャーター機に検疫支援として看護師を派遣するよう指示があり、翌29日以降、第2・3便、第4・5便に各2人、計4人の看護師を派遣した。

派遣した看護師は、武漢空港で搭乗予定者の検温や問診票の内容確認、機内での発熱チェックや有症状者の確認等を行った。陸上自衛隊の看護師として平素から災害派遣活動の準備や訓練を行っている4人の看護官であり、円滑に対応したものと考える。

2. ダイヤモンド・プリンセス号等の患者受け入れ

1月29日の武漢からの邦人帰国に伴う、東京都からの有症状者の受け入れ要請に対して、受け入れ病棟として第一種感染症指定病床を保有する病棟を準備した。準備にあたっては、入院している方の転棟により病床を集約するとともに、感染管理認定看護師による個人防護具（PPE）の着脱訓練、N95マスクのフィットテスト、ゾーニング、医療廃棄物管理、手指消毒の徹底、清掃指導など専門的指導を受けながら、院内感染防止の対策を徹底した。なお、新型コロナウイルス感染症患者に対応する看護師は専従とした。

翌30日には、武漢から帰国した有症状の患者を受け入れた。その後、すぐにクルーズ船「ダイヤモンド・プリンセス号」からの患者受け入れの要請が入り、患者の増加を見越して収容病棟を2個病棟に増やして準備をした。患者の受け入れは見積りを上回る速度で増加し、収容病棟を3個病棟に拡大した。なお、できる限り家族を同室として対応した。

1月30日〜3月16日の間に、ダイヤモンド・プリンセス号の乗客109人、政府チャーター機による帰国者11人、保健所からの紹介等8人を受け入れたが、最大の収容数は2月20日の102人であった。この間、新たに新型コロナウイルス感染症患者を収容した病棟では、入院患者の転棟や新たな感染患者の受け入れの準備に追われた。感染患者以外の病棟では、転入患者の増加によりベッド柵やモニタなど看護に必要な医療器材が不足し、入院患者数の増加に伴い、看護ケアが増加した。しかし、病院長以下、各部課長等が参加する会議の場において、毎日、患者状況の情報共有や様々な問題点に関する調整を行い、関係部署と連携することで、タイムリーに対応することができた。ほとんどの患者が軽症であったが、平素の病棟のスタッフだけでは明らかに人員が不足するため、他セクションからの支援に加えて、全国の自衛隊病院から感染管理認定看護師を含む看護師17人の支援を受け、乗り切ることができた。

また、16の国・地域の67人の外国人の入院に際しては、言語の違いによるコミュケーションの困難さが大きな問題となった。自衛隊内から

通訳要員の支援を受けるとともに、自動翻訳機の使用やWi-Fiの設置により、患者とのコミュニケーションを補完し対応した。国や宗教による食事の違いもあり、栄養課は患者個々の様々な要望に応じて食事の工夫をした。自国から遠く離れた日本での療養を余儀なくされている外国の方に、看護部で作成した折り鶴とメッセージカードを送る等の心配りは、患者の治療への意欲増進や励みとなったものと考える。

市中感染への対応

1. 重症者の増加と看護人員の運用

　3月16日のダイヤモンド・プリンセス号等の患者受け入れをもって災害派遣は終了となった。しかし、この後に新型コロナウイルス感染症の市中感染が拡大したため、当院は第一種感染症指定医療機関として感染者の受け入れを現在［執筆時：以下同］まで続けている。

　災害派遣時は、軽症者も多く、また全国からの看護師の支援受けが可能であったことから、3個病棟を運営することができた。しかし、市中感染期に入ると、全国の自衛隊病院でも新型コロナウイルス感染症患者の受け入れが始まり、他病院からの看護師支援が困難な状況となった。そのため、当院所属人員のみで、疑感染症対応病床を含む1個病棟で患者の受け入れを続行した。保健所との患者受け入れ調整窓口は医師が行い、ベッドコントロールは感染症や呼吸器内科等の専門医師と看護師長が調整して決定した。人工呼吸器やネイザルハイフローの使用によりエアロゾルが発生する患者は陰圧室に収容し、その他の患者は通常の病室に収容した。PCR検査で陽性が確定していない疑い患者は個室に収容し、院内で交差感染が起きないよう、標準予防策、接触予防策の徹底をはかった。

　東京都は4月に入ると感染者が増加し、人工呼吸器等を装着する重症患者も増加した。人工呼吸器を装着した患者は、モニタ管理のもと、動脈ラインや中心静脈カテーテル、胃管、膀胱留置カテーテルなど様々な

現場レポート

日々の暮らし

組織とコミュニティ

教育の現場では

私の「コロナ日記」

解説

コラム

ラインが入る。鎮静のコントロールや血栓予防も難しく、定期的な吸引や体位変換、腹臥位療法などの看護ケアが多いため、患者1人に対して2人の看護師が必要である。

　さらに当院では、重症者はICUのようなオープンスペースではなく、病棟の陰圧個室での収容であったため、ナースステーションからはまったく患者の状況が見えず、常時個室内での観察が必要であった。N95マスク、ガウン、キャップ、ゴーグル、手袋をつけて行うホットゾーンでのケアは、視界も狭く、暑さや息苦しさも持続する過酷な環境のため、定期的な要員交代が欠かせない。1個病棟で数人の重症者と中等症・軽症者のケアをするためには、交代要員も含めて10人を超える夜勤者が必要となることもあった。ダイヤモンド・プリンセス号等の患者対応以降は閉鎖していた検診病棟と内科病棟に加え、外科系の1個病棟の閉鎖によりこれらの病棟の看護師とICUの一部の看護師を合同チームとして運用し、対応した。新型コロナウイルス感染症の重症者のケアには、予想よりはるかに看護人員が必要であることを実感している。

　また、様々な病棟のスタッフが合同チームとして新型コロナウイルス感染症患者対応にあたるため、病棟ごとに平時の看護業務の特性が異なり、スタッフのストレスも多かった。そのなかで、師長・主任やチームリーダー等がリーダーシップを発揮し、業務内容を整備してマニュアルを作成するとともに、重症者のケアについては、医師と連携しながらICUの集中ケア認定看護師の教育・指導のもと実施する等、円滑なチーム運営に向けて認識や意識の共有を心がけながら取り組んだ。

　新型コロナウイルス感染症患者を受け入れていない病棟で、普段は対応することが少ない診療科の患者を受け入れたことで、患者数も対象科も増加したため、閉鎖していた内科病棟を5月に、さらに検診病棟を7月に開棟した。各病棟では、診療科間での連携や夜勤者数の変更等によりできる限り多くの患者の受け入れを行うとともに、看護課長が患者収容病棟をコントロールすることで、病棟の負担が均等になるように調整した。

2. 院内感染防止

　院内感染防止は、患者受け入れ開始時点から病院としての重要事項であった。特に新型コロナウイルス感染症患者の収容病棟で勤務する看護師には、朝夕の体温測定と健康チェックを実施した。新たに増員した看護師には、感染管理認定看護師によるPPEの着脱訓練、N95マスクのフィットテストを必ず実施した。さらに、患者の収容状況に応じたゾーニングや患者が使用するトイレや浴室の清掃を行い、看護ケアの際に疑問に感じた事項等については、感染管理認定看護師から逐次指導を受けて対応している。患者が使用する食器はディスポーザブルのものを使用し、洗濯物は感染者専用の水溶性ランドリーバッグを使用して院内で洗濯するなど、他部署からの協力も得ている。

　また、病院正面玄関において、院内に入る患者や家族、面会者、業者等のすべてに体温測定を実施し、有熱者・有症状者は別の場所で対応する等のトリアージを行っている。加えて、感染制御チームからマスクの着用や手指消毒の徹底、外来受付をはじめ事務室等での飛沫感染防止のための離隔対策、スタッフの体調不良時の対応や勤務復帰の要領等の指導を受け、毎週の院内会議等で各部課が情報共有、認識統一をはかり、院内が一体となって感染防止に取り組んでいる。

　このような病院全体の取り組みのなかで、看護部としては、患者のいちばん近くでケアにあたる看護師が感染防止の基本・基礎を認識し、全員が確実に感染防止対策を実践できるよう指導を継続している。

3. 看護部としての対応

　新型コロナウイルス感染症患者の受け入れが続くなか、看護部では、看護人員確保のため、診療部門と調整して病棟の閉鎖や開棟を行い、通常診療への影響を最小限にできるよう検討を重ねている。毎週全セクションの看護管理者が集まり、病院の体制や患者状況について情報共有をはかるとともに、現在開棟している8個病棟と手術室、外来、ICUで相互の看護師支援体制を強化して、看護部全体で効率的な人員運用をは

かっている。

　現場では、未知の感染症患者の看護に加え、病棟の閉鎖・集約など通常の看護体制ではない勤務が続き、スタッフのストレスも多大である。それぞれの師長が、日々のコミュニケーションのなかでスタッフの心身の健康状態をよく把握し、定期的な休養を取得させるとともに、必要に応じてチームでの振り返りを行い、対応している。部課長も毎日の現場ラウンド時にスタッフの状況を確認するとともに、院内のメンタルヘルスチームの協力も得て、長期化を見据えた人員運用を検討している。

今後に向けて

　当院は、新型コロナウイルス感染症発生当初から患者の受け入れを行い、試行錯誤しながら取り組んできた。以前から第一種感染症指定医療機関として感染症患者の受け入れ要領をマニュアル化し、スタッフの訓練を続けていたことは、今回の対応に大変役立ったと考える。

　しかし、未知の感染症であったため新たな問題点が多数起こり、看護部としても現場を中心に知恵を出して対処してきたが、自衛隊の組織力により様々な支援を受けられたこと、病院長の方針のもと病院全体で患者対応に取り組んでいることが、看護にとっても大きな力となった。看護師等も全員が陸上自衛官であり、医療従事者であるという使命感をもって、団結力を発揮できていると感じている。最前線でがんばっている看護師たちには、日々感謝の念を抱きつつ、これからの長期化も見据えて、看護部として様々な課題に柔軟に対応していく所存である。

一期一会の看護を大切に

名古屋第二赤十字病院 副院長兼看護部長
伊藤 明子

現場レポート／日々の暮らし／組織とコミュニティ／教育の現場では／私の「コロナ日記」／解説／コラム

COVID-19陽性患者の受け入れと経緯

　名古屋第二赤十字病院は救命救急センターを有する高度急性期病院であるが、2床の第一種感染症病床をもつ感染症指定医療機関でもあり、また災害医療拠点病院、国際医療救援拠点病院にも指定されている。

　2020年2月中旬、日本赤十字社からクルーズ船「ダイヤモンド・プリンセス号」への救護班の派遣要請を受け、当院からは医師・看護師・薬剤師の3人を派遣した。外国籍の船舶であること、乗客乗員は多国籍であることを考慮し、国際活動経験があり英語が堪能な看護師と薬剤師を人選した。その後、ダイヤモンド・プリセンス号の乗員の下船等の時期には、豊富な国際医療活動経験をもつ看護師長を派遣した。

　その数日後、他院に入院した新型コロナウイルス感染症（COVID-19）陽性患者の状態悪化に伴い、当院への転院依頼があった。覚悟はしていたものの、こんなにも早くCOVID-19陽性患者を受け入れるとは思っていなかったが、要請に対して、第一種感染症病床をもつ呼吸器センターに受け入れることにした。病棟全体に緊張感が走ったが、この病棟は日頃から感染症患者の受け入れ訓練や防護具の装着訓練等を行っており、看護師は冷静に準備を開始した。看護師たちは自分たちの不安よりも、感染症病棟の看護師としての使命感が強いことは明らかであった。

　当院には、院内の横断的な組織として感染管理室が常設されている。

この感染管理室は、感染防御の専門医師、感染症看護専門看護師、感染管理認定看護師、薬剤師、臨床検査技師、そして事務職員で構成されている。院長・副院長をはじめとする幹部会と共に感染管理室のリーダーシップのもと、当院のCOVID-19陽性患者の受け入れが始まった。呼吸器センターには第一種感染症病床2床と結核モデル病室9床の合計11床の陰圧室がある。この陰圧室病床側11床をCOVID-19陽性患者用として16床を休床し、一般床20床とのゾーニングを行い、患者の受け入れを継続した。

COVID-19陽性患者の重症化

　他院から転院してきた患者は転院後数時間で重症化し、集中治療室に入室して人工呼吸器を装着することになった。当院は高度急性期医療および最先端医療を提供している施設であり、重症・集中治療室(以下、ICU)は、常にほぼ満床に近い状態であった。しかし幸いにも当院のICUは個室型であることから、ゾーニングは確実に実施・確保することができた。ICUは患者2人に対して1人の看護師を配置しているが、COVID-19陽性患者のケアには複数の看護師が必要であり、勤務者を増員した。

　COVID-19のパンデミックにより、日本中が、いや世界中が手探り状態での感染防御と治療を行っている状況下、今後の患者数の増加と重症化を予測し、22床のICU病床を17床に縮小した。また、集中治療・麻酔科の医師たちはCOVID-19陽性患者のために夜間帯の勤務医師数を増やして対応した。

全職員が一丸となって取り組むための
病院内の指揮命令と情報統括の組織づくり

　当院は災害拠点病院であることから、COVID-19パンデミックを災害

と同様にとらえ、COVID-19感染災害対策本部および指揮本部を立ち上げた。感染管理室は専門アドバイザーと位置づけ、本部（幹部会）および指揮本部との連携をとりながら、病院としての方針決定や課題解決に取り組んだ。現場から提出される課題に対して、新たな診療および看護体制を考え、変更を行うことで組織体制を強化してきた。

　感染管理会議は、通常毎月1回定例で開催している。しかし今回のCOVID-19パンデミックに伴う入院患者の増加と重症化により、病院職員全員が一丸となって取り組むために、感染管理会議の回数を増やし情報の共有を行っている。会議では、顕在化している、あるいは潜在的な様々な課題を検討している。感染拡大期には週3回、感染収束期には週1回の臨時感染会議を開催している。

　第1波期では、緊急モードで立ち上げられたCOVID-19感染災害対策指揮本部が、診療および看護体制等に関するマニュアルや院内ルールを整備して院内体制を構築してきた。第2波期である現在［執筆時］は、今後も続くwith COVID-19期ととらえ、幹部で構成されるCOVID-19対策室を常設し、感染管理室との連携体制でCOVID-19診療と高度急性期診療を両立させた病院運営に努めている。

　職員へのタイムリーな情報提供と共有のために院内イントラネットにCOVID-19関連情報コーナーを設置し、情報を掲載して、適宜更新している。またCOVID-19アラートに基づきイントラネットの画面の色を変化させることで、注意喚起をするなどの工夫をしている。

訪れた試練──入院患者のCOVID-19陽性判定

　当院は地域における救急医療の最後の砦として、『三次救急患者の不応需ゼロ』をモットーに救急医療を展開している。救急外来からの緊急入院患者は、救命救急病棟（患者4人に対して看護師1人の看護配置）に入院し、病状が落ち着いたら一般床へ転床する。帰国者・接触者外来や行政からの要請に応じてCOVID-19陽性患者の入院を受け入れつつ、

現場レポート

日々の暮らし

組織とコミュニティ

教育の現場では

私の「コロナ日記」

解説

コラム

救急医療を行っている。

　3月中旬、救急外来から緊急入院した患者が、翌日COVID-19陽性であることが判明した。接触時間およびケア・処置内容、防護具装着の有無等から濃厚接触者の定義を院内で取り決め、やや過剰（オーバートリアージ気味）に、陽性患者の同室者および看護師・放射線技師・医師・薬剤師を中心に濃厚接触者の抽出をした。同時に、当該病棟の患者の転棟・転院および入院を止め、感染隔離のための病棟封鎖を実施した。また、この救命救急病棟は前述の通り4対1の看護配置であるため、他の病棟（42床）を2週間休床にして、一時的に看護師を救命救急病棟へ配置替えした。しかし配置替えにあたっては救命救急病棟での勤務経験がある看護師を選出し、看護の質を担保した。濃厚接触者の抽出は初めて体験することであり、また抽出手順等もなく、かなりの労力を要した。対象者である職員一人ひとりへの連絡は、精神的ストレスを緩和するように、説明内容や口調に配慮して行った。

　その後、当該病棟から陽性患者が判明する前に転棟した患者のPCR検査を実施したところ、陽性判定が出たため、転棟先の病棟も感染隔離のため封鎖を実施し、濃厚接触者となった職員は自宅待機とした。新たな病棟封鎖のために、再び他病棟からの一時的な看護師の配置転換を依頼・調整した。また、管理者である看護師長たちへ適切な情報提供と対応等の説明を行い、臨床の現場の混乱を最小限にするために、臨時の看護管理会議を数回開催した。

人工呼吸器装着患者（気管内挿管）への
看護実践ができる看護師の育成研修開始

　当院では人工呼吸器装着患者はICUやSCUなどで受け入れ、その後、患者を一般床に転棟する体制をとっている。今回のCOVID-19陽性患者の受け入れを契機に、不測の事態に備えるため、全看護師に対して人工呼吸器装着患者への看護実践力を把握する簡易調査を行った。その

結果、COVID-19関連による医療の崩壊を招かないためにも、人工呼吸器装着患者（気管内挿管）への看護実践ができる看護師の育成が急務であることが明らかになった。そして急遽、教育担当の看護副部長をリーダーに、専門・認定看護師を中心にして、ICUでのOJTを含む研修プログラムを作成した。16人の看護師が研修を修了し、患者の受け入れに従事した。

検温トリアージの開始

　感染拡大防止のために、病院として入院患者への面会制限、業者・関係者の入館制限を行った。複数ある出入口を限定し、入館の時間制限をして感染管理を強化した。感染拡大に伴い、外来受診患者を含む院内への入館者にもCOVID-19陽性あるいは疑い者がいることを想定し、入館前の検温トリアージを開始した。

　感染管理上の必要性を理解していても、様々な方から不満の声が出ていた。また、なかには検温トリアージを行う職員に対し声を荒らげる方もいて、従事する者はストレスフルな状況に陥ることもあった。検温トリアージには輪番制で医師、看護師、事務職が従事している。チェックリストの項目に当てはまる予約外来患者には、主治医に連絡をとり、患者や家族に説明をするなど、きめ細かな対応を心がけている。

COVID-19専用病棟での
臨機応変な病床数の変更と看護師の人員配置

　市中の感染拡大状況と患者数は日々変動しており、1か月先あるいは数か月先のことを予測しながら病床数と看護師の配置人数を決定している。臨床現場の混乱と動揺を最小限にするために、準備期間を設け、時間的な余裕を考慮して変更案を提示するなど、タイムリーで臨機応変な管理を行っている。時には臨床現場からの提案で、時期を変更するこ

現場レポート

日々の暮らし

組織とコミュニティ

教育の現場では

私の「コロナ日記」

解　説

コラム

ともあった。適切な病床数の変更と看護師の人員配置は、COVID-19禍における病院全体の円滑な診療体制を確保するうえでも重要なことである。

　またCOVID-19関連患者の入院のフローも、状況に応じて変更している。感染拡大時には、救命救急病棟の一隅に疑い患者専用の病床を確保し、確定診断後はCOVID-19陽性患者受け入れ専用病棟へ、陰性患者は一般病棟に転棟するフロー等を作成した。

　臨機応変な病床数の変更と看護師の人員配置ができたのは、体験したことのない状況下にあっても、『あらゆる状況下にある人々の生命と健康を守り、人間の尊重を確保する』という赤十字の理念のもと、「今、自分たちにできることをする」という医療従事者としての責任感と使命感からであると考える。突然病棟が閉鎖され、勤務場所が替わる。多数の同僚職員が自宅待機になる。自宅待機になった職員は、自分自身の感染・家族への伝播を心配しつつも、病棟に残り勤務をしている同僚のことを心配し気遣う。病棟で働く職員は、目の前にいる患者の看護を懸命にしながらも、自宅待機となった同僚の健康を気遣う。慣れない病棟での応援勤務をする職員の姿。今思い出しても、胸が痛む日々であった。また、COVID-19に対する知識の不足や過剰な反応から、職員に対する誹謗中傷などに心を痛めた時期もあった。

病院として職員を守る

　COVID-19陽性患者の受け入れ、感染拡大防止対策や感染管理上必要と判断した職員の自宅待機等、医療従事者を取り巻く環境は日々変化してきた。保育園で子どもを預かってもらえない、他院での受診を拒否される、配偶者が出勤制限されたなど、自身の勤務継続に支障をきたす状況に遭遇する職員からの報告が相次いだ。病院として職員を守るために、院内に相談窓口を設置し、介入が必要な場合には職員を守る最善の方法を模索しながら対応をした。

また、COVID-19陽性患者の治療・看護の第一線に従事する職員をはじめとする様々な状況にある職員の心身の健康を守るために、職員健康対策室ではストレステストを実施し、必要な職員にはカウンセリングや健康状態のチェックを行うなどの支援をしている。

温かいエールとご支援に支えられた職員たち
──地域の皆さんと共に

　今回は、まさに災害時と同様に、マスク・ガウンをはじめとする衛生材料や医薬品、特に消毒液の在庫が枯渇するのではないかという状況になった。日頃潤沢に使用していた物品がなくなり、「感染から自分たちの身を守ることができなくなるかもしれない」という危機感を体験した。医療の第一線で活躍する医療チームを支えてくれているのが、物品購入管理課をはじめとする事務職員である。幸いにもこれらの物品が枯渇することなくCOVID-19の医療に従事することができているのは、彼らの尽力のおかげである。また、個人あるいは企業の方々からも、マスク、フェイスシールド等の多数のご支援をいただいた。

　子どもたちをはじめとする地域や企業の方々の「医療従事者を支えたい」という温かいエールと感謝の言葉が、「1人でも多くの患者さんの命を救いたい」という医療従事者としての職員の使命感とやりがいにつながっていることは言うまでもない。

一期一会の看護を大切に

　職員、特に看護師たちはストレスフルな環境のなかでも、患者や家族に対して、きめ細かな看護ケアを提供している。猛暑のなか、患者に接するには様々な制限があることに加えて、防護具による暑さにいちばん苦労した。看護ユニフォームをTシャツに替え、冷却ベストを急遽購入して対応した。看護師たちは暑さで疲れを感じてはいるが、「患者の看

現場レポート

日々の暮らし

組織とコミュニティ

教育の現場では

私の「コロナ日記」

解　説

コラム

護で疲れた」とは言わない。「もっと○○したい。それをするにはどうしたらできるのか」と常に患者に向き合っている。

　COVID-19陽性患者の病状や回復過程は様々である。無事に退院された患者から「あなたたちがいなければ助からなかった。ありがとう」との労いの言葉をいただき、目頭を熱くした職員も多数いる。

　残念ながらお亡くなりになった患者の家族に、なんとかして面会をしてもらいたいと、連絡をとったこともある。しかし、家族も陽性者あるいは濃厚接触者であり、行動制限があるため面会に来られない、あるいは様々な配慮から面会を辞退されることもあった。最期に来院された家族に看護師たちは、入院中の患者との会話や、患者の家族に対する想いを伝え忘れがないように、場面一つひとつを思い起こしながら伝える。看護師の話を聴きながら、「そうだったんですね。そうでしたか、それを聞いて安心しました」と、涙ながらに感謝の言葉をいただいた。

　感染隔離で離ればなれになった患者と家族の物理的な距離は広がったが、看護師たちの存在により精神的な距離を縮めることにつながっている。「また今度」ではなく、そのとき・その場でできる最良な看護を提供することに尽力する一期一会の看護。まさにCOVID-19禍においても一期一会の看護を実践できているのは、当院の看護部の強みであり、また誇りでもある。

特殊任務看護師チームとして質の高いクリティカルケアの提供を目指す

地方独立行政法人りんくう総合医療センター ICU/CCU 感染症センター
感染症看護専門看護師

瓜田 裕子

現場レポート

日々の暮らし

組織とコミュニティ

教育の現場では

私の「コロナ日記」

解説

コラム

感染症センターと特殊任務看護師

　りんくう総合医療センターは関西国際空港の対岸に位置し、新感染症、一類感染症および二類感染症（疑い）患者を受け入れることができる感染症センターをもつ特定感染症指定医療機関である。2020年1月に国内で初めての新型コロナウイルス感染者が確認されて以降、当院は感染症指定医療機関の1施設として対応を行ってきた。

　当院には特殊任務看護師という役割をもった看護師がいる。これは未知の感染症である新感染症、エボラウイルス病などの一類感染症、そして中東呼吸器症候群などの二類感染症が国内で発生した際に、感染症センターの隔離された病床で患者のケアにあたる看護師を指し、この任務に志願したメンバーで構成されている。感染症センターは平時は稼働していない病棟であるが、国内でも発生し得るこれらの感染症に備えて、特殊任務看護師は月に1回集まってミーティングや訓練を行っている。これは感染症対応のイメージトレーニングをしておくことで、大きなストレスがかかる状況でもチームで調和をとりながら一人ひとりが落ち着いて

安全に行動できるようにするためのものである。3月初旬に当院で初めて新型コロナウイルス（SARS-CoV-2）PCR検査陽性患者の受け入れを行った際には、十数名の特殊任務看護師が中心となって対応を行った。

　特殊任務看護師の1人であり、同時に感染症看護専門看護師という役割をもつ私は、平時から感染症センターでの教育に携わっている。今回は実際に患者対応を行い、同時にチームに働きかけながら、このコロナ禍を乗り越えるべく他の特殊任務看護師と共に取り組んできたことを紹介したい。

感染症センターにおける初動対応時の状況

　新型コロナウイルス感染症患者の受け入れを開始した当初は、その数の多さに圧倒された。大阪府内でもクラスターと呼ばれる集団感染が発生し、感染症センターのベッドはあっという間に埋まってしまった。以前にも感染症センターにおいて一類感染症や二類感染症の疑似症例の対応をすることはあったが、幸い検査結果はすべて陰性であった。また、これまでの訓練では少人数の患者の受け入れを想定していた。そのため、感染症センターをフル稼働させて、市中で増え続ける感染症の対応をすることは私たちにとって未知への挑戦であった。

　私たちは「まずは医療従事者が感染しないこと」を目標に掲げ、管理者の協力を得ながら物品の整備やゾーニングなどを行った。私も患者のケアを行う傍ら、防護具の着脱手順書の作成などに尽力した。現場で患者対応をしながら新病棟の仕組みをつくっていくのは容易ではなく、勤務が終わって帰宅する頃にはへとへとになっていることもあった。

　その頃、管理者によって院内全体の病床の調整、応援のための人員確保など、患者の受け入れを維持するための体制が整備されていた。私たちは周りのサポートを得ながら、できることを1つずつ行った。

患者の死をきっかけに行った実践の振り返り

　感染症センターでの業務に少しずつ慣れてきた頃、私たちは1人の患者を看取った。いつもより緊張感と使命感をもってこの任務に臨んでいたせいか、患者を失ったときの喪失感はとても大きかった。一緒に働く特殊任務看護師の表情にも疲弊の色が浮かんでいた。3月の初旬から走り続けてきたが、ここで一度立ち止まり、思っていることを共有し、気持ちを切り替える場が必要だと考え、私は特殊任務看護師と管理者に声をかけて、患者のデスカンファレンスを開催した。

　カンファレンスに参加した看護師と患者の思い出を語り合うなかで、「無力感」という言葉が出てきた。以前当たり前にできていたことができないこと、これは私たちが新型コロナウイルス感染症の対応をするなかで最もつらいと感じたことの1つである。防護具装着に時間がかかり、患者のもとにすぐに駆けつけられないことがある。もっと何かをしたいという思いがあっても、曝露リスクが高いケアは最小限にしなければならない。隔離された環境にある複数の患者を受け持つため、ずっと1人の患者に付き添うことは難しい。さらに私たちを悩ませたのは、これまで当たり前に行っていた家族面会ができなくなってしまったことであった。

　私たちは「何ができたか」という視点でも語り合った。振り返ると、シミュレーションをしていなかったが、チームで工夫しながらできたこともあった。ビデオモニタを使った家族面会はその1つである。

　当院感染症センターには、主に一類感染症や二類感染症の患者の受け入れを想定して造られた高度安全病床という病室がある。そこには病室とナースステーションの両方からお互いの姿や医療機器のアラーム、数値などが見られるようにビデオモニタが設置されており、マイクをオンにするとコミュニケーションがとれるようになっている。さらに、感染症センター直通のエレベーターを使って外との出入りができるようになっている。

現場レポート

日々の暮らし

組織とコミュニティ

教育の現場では

私の「コロナ日記」

解説

コラム

私たちはこの設備を利用して、家族にモニタ越しの面会をしていただいた。面会前には家族が患者の表情をはっきりと見ることができるように、カメラの角度や部屋のレイアウトを整え、入念な準備を行った。面会時には医師または看護師が患者のそばに付き添い、家族の言葉が患者に伝わっているか確認した。患者に直接触れてもらうことはできなかったが、少しでも患者と家族をつなぐためのかかわりができたのではないかと思う。全身状態が悪い患者の面会以外にも、声かけが必要な不安の強い患者、継続的なモニタリングが必要な透析患者などもこのビデオモニタを使った看護を行った。集中治療のために造られた病室をこのように利用することは想定していなかったが、これは当院感染症センターの特殊性を活かし、チームで知恵を出し合って「できたこと」である。チームでの振り返りを通して、私たちはこのことに気づくことができた。

互いに支え合えるチームづくり

1. 感染防御を確実に行うためのコミュニケーション

　感染症センターには、特殊任務看護師が中心となって作成してきた看護手順書がある。処置の介助や保清ケアなど各項目に対し、手袋を交換するタイミング、病原体への曝露や環境汚染を最小限にするための方法の選択、役割分担などが細かく記載されており、医療従事者の感染防御により比重をおいているところが院内共通で使われているものとは異なる。

　平時からこの手順書を使ってシミュレーション訓練を行うこともあり、互いにチェックし、声をかけ合って感染防御を徹底することを心がけている。今回の新型コロナウイルス感染症対応においても、初期の頃からメンバーどうしで「そのタイミングで手袋を交換したほうがいいよ」「患者の口元に顔を近づけ過ぎないように注意してね」などと声をかけ合う場面があった。エボラウイルス病などの一類感染症とは対応が異なるが、高いレベルでの感染防御とクリティカルケアを両立させよう

という思考をもっていたこと、声をかけ合う習慣があったことは私たちの強みであり、これまでの訓練の成果であるといえる。

2. シミュレーション訓練

　一方で、ある看護師から「急変時の対応が怖い」という意見が出た。曝露予防の観点から処置は必要最小限の人数で行われることが多く、隔離された状況では外回りの人員とコミュニケーションがとりづらい。また、経験を積んだ看護師であっても、エアロゾルが発生しやすい状況では特に、自分が感染してしまうかもしれないという恐怖がつきまとう。これまで訓練で行ってきたことが現実のものとなり、私たちはその難しさを実感した。

　第1波が収束に向かっていた頃、感染症センターで看護師を対象に、挿管介助など呼吸状態が悪い患者の対応をテーマとしたシミュレーション訓練を実施した。2020年3月中旬以降、当院では集中治療室を使って新型コロナウイルス感染症の重症患者病床を開設し、感染症センターでは軽症・中等症の患者を受け入れることになっていた。そのため特殊任務看護師は、これから重症化するかもしれない患者の状態の変化を的確にとらえ、早期に対応するスキルが求められた。また、看護師の交代があり、応援者として新たに加わった看護師もいたため、手技の習得だけでなく、新旧メンバーで呼吸を合わせておく必要があると考えた。これは例えば、防護具で表情が見えにくい状況でも相手が緊張していることを読み取り、タイミングを見計らって声をかけたり、時にはそっと見守るといった意図的なやり取りを身に付けるということである。

　訓練の後半には、参加者全員で振り返りを行いながら、不安や疑問に思っていることを話し合った。ここでも、手順通りに手技ができたかという視点だけでなく、チームで安全に患者対応を行うためにどのようなコミュニケーションが必要かという部分にも焦点を当て、参加者が意見を出し合えるようにした。クリティカルケアに慣れていない看護師もいたが、「また挑戦したい」という前向きな意見が聞かれた。私たちは患

現場レポート

日々の暮らし

組織とコミュニティ

教育の現場では

私の「コロナ日記」

解説

コラム

者対応の経験と訓練の両方を通して、自分ができない部分を受け入れ、チームで支え合うことの重要性を学んできた。

感染症と向き合って見えてきたことと今後の課題

当院で新型コロナウイルス感染症対応を開始して半年以上が経過した。無症状者・軽症者の自宅療養または宿泊療養が可能となり、高齢者やその他重症化のリスク要因をもつ患者をみることが多くなった。当院は空港検疫から患者を受け入れることもあり、一時は感染症センターの入院患者の半数以上が外国人となることもあった。

様々な背景をもつ患者のケアにあたるなかで、病状の悪化だけではなく、死への恐怖、隔離に伴うストレス、身体・認知機能の低下、そして家族との分断など、検査で陽性となることがその人の生活に与える影響の大きさを痛感し、私たちにできることは何か、日々問い続けている。厳重な感染対策によってこれまで通りの方法でケアができないという葛藤に寄り添うために、時にはチームで振り返りを行い、さらに管理者によるサポートなど周りの人に支えられながら、この長いコロナ禍を乗り切るための方法を探し、少しずつ前に進んでいる。

2020年9月現在、新型コロナウイルス感染症の予防・治療法は確立しておらず、重症化するケースもみられるため、感染症指定医療機関の第一線で働く私たちは、確実な感染防御を行いながら、同時に質の高いクリティカルケアを提供することが求められている。これは特殊任務看護師チームがかねてから目標としてきたことであるが、コロナ禍の今こそ、より高いレベルを目指して取り組むべきである。そして、この感染症がいつか収束しても、また起こり得る新興感染症という次の試練を念頭におき、チームとして成長し続けなければならない。

COVID-19患者の受け入れと一般診療の両立

武蔵野赤十字病院 看護副部長

梅野 直美

現場レポート

日々の暮らし

組織とコミュニティ

教育の現場では

私の「コロナ日記」

解 説

コラム

　武蔵野赤十字病院は、東京都武蔵野市に位置する611床の地域医療支援病院である。地域がん診療連携拠点病院（高度型）、災害拠点病院、地域周産期母子医療センター、三次救急医療施設等、様々な機能をもち、高度急性期医療で地域に貢献している。

　また、第二種感染症指定医療機関としての役割を果たしており、2020年1月末より、COVID-19患者を受け入れてきた。その一方で、地域医療支援病院としての役割を果たすため一般診療との両立をはかっている。本項ではCOVID-19患者の受け入れの状況および、「withコロナ」の方針のもと、一般診療への影響をできるだけ少なくして両立している実績と、それを可能にした背景、今後の課題などについて記す。

COVID-19患者の受け入れ

1. 病院のCOVID-19受け入れ体制

　新型コロナウイルスの感染拡大とともに、「COVID-19会議」「COVID-19センター」「COVID-19チーム」などが編成された。

　「COVID-19会議」は、COVID-19に関する決定部門である。副院長、感染対策チーム（ICT）、関連診療科、関連事務課長、看護副部長、関連

師長などがメンバーとなり、感染拡大時は連日、現在［執筆時］も週1回の会議を継続しており、フェーズによって変わる課題に対応している。「COVID-19センター」は、内科部長医師がセンター長となり、看護副部長、外来師長、救急外来師長、医療連携係長が、保健所や近隣医療機関と外来・入院患者の受け入れを調整した。「COVID-19チーム」は、診療科混合の診療チームで編成され、交代でCOVID-19外来診療にあたった。「COVID-19センター」「COVID-19チーム」は4～5月まで設置された。

2. 感染対策チーム（ICT）の活躍

ICTは、外部の関連機関との調整、スタッフ教育、ゾーニング、頻回なマニュアル改訂など、COVID-19関連について、現在も継続して中心的役割を担っている。感染に関する物資が不足したとき、その時期に最適な方法を選択してきた。例えば、マスク不足時は最前線のスタッフの使用を優先して「管理者には不要」とするなど、聖域なき選択を行った。また、自作の防護具の提案や、災害アプリを利用した職員全員の体調報告など、当院独自のユニークな対策も行っている。

3. COVID-19入院患者の受け入れ

2020年1月末に中国湖北省武漢市からの帰国者を、続いて、クルーズ船「ダイヤモンド・プリンセス号」からの患者を感染症病棟で受け入れた。

2020年3月下旬より、第1波のCOVID-19患者が急増し、COVID-19用病床50床の確保を東京都から要請された。中等症病床は感染症病棟19床に加えて、4月9日より全室個室病棟のA病棟21床を、同27日からはB病棟をCOVID-19専用病棟に転換した。A病棟からB病棟に転換した理由は、A病棟は全室個室であり、COVID-19疑い患者の増加や、他診療科の個室希望の患者が増え、院内の個室病床が不足したためである。また、空調の構造上の理由から、救命救急HCUをCOVID-19

重症病棟とした。B病棟は、第1波が収束した5月末にいったん通常運用に戻したが、第2波の感染拡大に伴い、7月22日から再び20床をCOVID-19専用の中等症病床とした。

第1波、第2波（8月31日まで）のCOVID-19での入院患者は、重症・中等症合わせて150人を超え、当院は、結果的に日本赤十字社91病院のなかで、最もCOVID-19患者を受け入れた病院となった。

4. COVID-19入院患者の特徴

当院の第1波での入院患者は61人、第2波（8月31日まで）は87人と増加したが、平均在院日数が第1波15.5 ± 6.7日、第2波は6.9 ± 3.0日であり、在院患者数のピークは、第1波が36人で、第2波は19人であった（図1）。また、第1波では中等症の患者が急激に重症化して人工呼吸器管理となることがあり、最大6人の人工呼吸器装着患者が在院した。

第2波の在院患者数が少なかったのは、退院基準が緩和されたことの影響が大きい[1]。また、第1波の患者の平均年齢は63 ± 14.8歳、第2波は39 ± 16.3歳と若年であり、比較的病状が軽かったこと、ホテルや近隣病院に転院するルートができたことなども要因である。

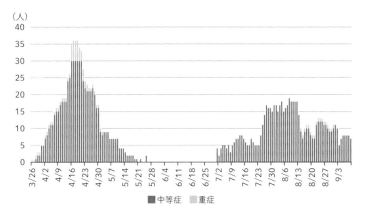

図1　当院におけるCOVID-19陽性在院患者数の推移

現場レポート

日々の暮らし

組織とコミュニティ

教育の現場では

私の「コロナ日記」

解説

コラム

5. COVID-19疑い患者への対応

　COVID-19患者に対し、COVID-19疑いの入院患者数はその約8倍だった（**図2**）。2020年10月からは、当院でも院内での検査体制が整う予定であるが、COVID-19疑い患者はその判定までに2〜4日かかり、発熱患者に対する個室病床確保や感染対策等に多くの業務負担がかかったのも本疾患の特徴といえた。

COVID-19以外の一般診療の状況

　日本病院会など医療関係3団体が共同で行ったアンケート調査[2]によると、回答があった1,400病院の約7割が赤字となり、COVID-19患者を受け入れている病院ほど状態が悪化している。当院も、第1波、第2波にわたりCOVID-19患者を多く受け入れ、経営的に大きな影響を受けた。そのなかで、「withコロナ」で一般診療との両立をはかる方策をとった。

1. COVID-19以外の病棟の病床確保

　厚生労働省の調べによると[3]、COVID-19の影響で「すべての診療科において患者数が減少したが、特に影響を受けたのは小児科」であった。当院でも小児科の入院患者が激減した。そのため、3月10日から4月3日まで、小児病棟の病床数を8床減らし、C病棟5床、D病棟5床の病床数を増やす運用を行い、一般診療科の病床数を確保した。第2波では、COVID-19専用病棟の病床不足を補うため、C病棟10床、D病棟5床を増床し、病床数を確保した。

2. 手術件数の削減と回復

　厚生労働省は4月8日付で、医師が不急と判断した一般患者の手術や入院は延期を検討するよう都道府県に通知し、日本外科学会も同様の方針を示した[4]。当院も、4月7日付で「緊急性のない手術・検査・処置

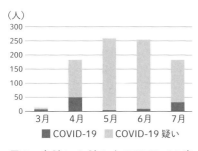

図2　当院に入院したCOVID-19患者と疑い患者数

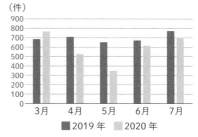

図3　当院における手術件数

や入院は延期」との方針を示し、約1か月後の5月9日まで継続した。

　手術件数は昨年比で4月74％、5月53％まで落ち込んだ。しかし、6月と7月は前年比90％程度まで回復した（**図3**）。

　また、COVID-19流行前から土曜日の全身麻酔の手術を計画しており、9月から開始して手術件数を維持している。

3. 看護スタッフの助勤体制

　COVID-19関連の部署では、妊娠中や持病をもつ者、その他、様々な事情を加味して希望者は他部署へ異動させた。また、感染症病棟へは新卒新人の配置を取りやめた。

　第1波の時期は、COVID-19病棟の人員および増床した病棟の助勤者の確保に、手術数を減らした手術室看護師を当てた。また4月からは、認定看護管理者研修や看護管理者研修等の研修が中止となったため、研修予定だった看護師を中心に助勤体制をとった。

　第2波の時期は、手術が通常の体制に戻ったことから、すべての部署から助勤体制を組んだ。COVID-19の入院患者数には増減があるため、逆にCOVID-19病棟から他病棟への助勤体制をとることもある。COVID-19関連部署を病院全体で支えていくという意図もあり、すべての部署からの助勤体制をとった。

　多くの病院がCOVID-19患者を受け入れるため、病棟を閉鎖したり

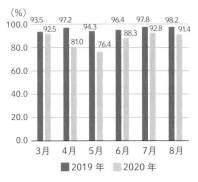

図4　病床稼働率

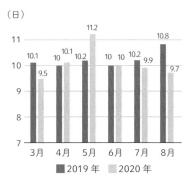

図5　平均在院日数

新規看護師の採用などで看護師を確保するなどの対策をとるなか[5]、当院では、幸いクラスター発生がなかったこともあり、病棟を閉鎖したり、看護師の増員などを行うことなく、院内の助勤体制により診療体制を維持することができた。

4. 病床の稼働

　病床稼働率は、5月には76.4％まで落ち込んだものの、7月92.8％、8月91.4％に回復した（**図4**）。この稼働率には、COVID-19専用病棟の空床確保分が含まれているため、これらの病床を除いた一般床の病床稼働率は、7月98.2％、8月96.9％であった。

　平均在院日数は、7月9.9日（昨年10.2日）、8月9.7日（昨年10.8日）と短縮しており、実質的には昨年以上の病床稼働となっている（**図5**）。7月には黒字計上となった。

「Withコロナ」に向けて、一般診療との両立を可能にした背景

　当院は、感染症指定医療機関としての役割を果たしながら、一般診療科とのバランスをとっている。このことを可能にしているのは、災害時

に各部門が協力し合える赤十字施設としての組織風土が根底にある。ほかにも次のような背景がある。

1. 看護師の育成方針

　当院は総合病院であり、様々な診療科に対応できるジェネラリスト看護師を育成する方針としている。そのため、3年以上の看護師は、原則、ローテーションを行ってきた。

　今回、COVID-19患者の受け入れ体制構築のため、病棟の編成を変え、過去に経験したことがないほど、複数部署間の助勤体制をとることになったが、様々な病棟ですぐに実践力を発揮できる実践能力の高い看護師がこの体制を支えてくれた。

2. 看護師長の経営参画

　初期からCOVID-19患者を受け入れた感染症病棟、また、一般病棟を短期間でCOVID-19病棟に転換したA病棟・B病棟の看護管理者は、スタッフの動機づけを支援し、ゾーニングなどハード面でも調整を行った。また、C病棟・D病棟の看護師長は、潤沢な人員充足がされないなか、病棟の増床も行い、すべての部署が助勤体制に協力した。

　看護師長は、当院の地域に果たす役割を理解し、COVID-19に対応するとともに、一般診療との両立をはかり、マネジメントを行った。日頃から、経営に関する高い意識を基盤にもつ当院の看護師長だからこそ、協力し成果を出すことができている。

　また、当院では2010年より、病院長、看護師長が全員集まる朝のミーティングを連日行っている。この場は、COVID-19に関する日々変化する状況や病院の方向性などについて、タイムリーに情報共有、意思統一できる場となった。

現場レポート

日々の暮らし

組織とコミュニティ

教育の現場では

私の「コロナ日記」

解説

コラム

「Withコロナ」に向けての課題

　「Withコロナ」に向けて対応している背景には、前述した病院組織、看護部での取り組みに加え、何より、医療人として未知のウイルスに自分なりに貢献していきたいという個々の思いがあったといえる。しかし、今後も先の見えない中長期的な「withコロナ」時代に向けて、「思い」だけでは乗り越えられない課題がある。

1.「Withコロナ」時代の患者ケア

　看護は患者・家族に寄り添うことを大切にする職種である。当院でも、「ひとりひとりを大切にします」ということを看護部の理念に掲げて患者ケアを行ってきた。しかし、今回の感染対策では、すべての患者・家族に対しての厳しい面会制限を余儀なくされた。また、COVID-19患者に対しては、患者に接する時間をできるだけ少なくし、臨終期であっても家族と面会することもできないという、今まで経験のない看護師としてのディレンマにぶつかることとなった。

　COVID-19に関するエビデンスは蓄積されてきている。制限のあるなかでできる看護に取り組む一方で、現在の規制に幅をもたせることを含めて検討していく必要がある。

2. 看護スタッフへの支援

　2020年1月に初めてCOVID-19患者を受け入れた最前線で働いたスタッフの負担は計り知れない。特に感染症病棟や、一般病棟が急にCOVID-19病棟になった病棟のスタッフは精神的負担も大きかったといえる。部署の転換時には、病院長と副院長兼看護部長が部署を訪れ、スタッフの労をねぎらった。また、リエゾン看護師や臨床心理士による心理的サポートを行った。

　しかし、社会的スティグマが生じ、つらい思いをしたスタッフがいたのも事実である。病院幹部は当院ホームページに、「医療従事者の家族

に対する偏見や差別について」という文章を掲示し⁶⁾、保育園問題など
に対して自治体への働きかけを行った。

　一般病棟から二度にわたりCOVID-19専門病棟となった看護師長が、
8月に自部署スタッフに対してアンケートを行った。そのなかで、先の
見えないCOVID-19への対応にあたり、皆で協力して行っていきたいと
病棟の気運が高まったとする反面、自己のキャリアに対して不安に思う
スタッフ、また、他の人からの何気ないひと言や言動に傷つくという回
答があった。未知のウイルスに対してどうしてよいかがわからなかった
時期から、先の見えない時期へと移り、その時期に応じてスタッフの負
担は続いている。スタッフへの支援は継続していかなければならない。

●引用文献
1）厚生労働省：感染症の予防及び感染症の患者に対する医療に関する法律における新
　型コロナウイルス感染症患者の退院及び就業制限の取扱いについて（一部改正）．
　https://www.mhlw.go.jp/content/000639691.pdf
2）日本病院会ほか：新型コロナウイルス感染拡大による病院経営状況の調査（2020年
　度第1四半期）結果報告．http://www.hospital.or.jp/pdf/06_20200806_01.pdf
3）厚生労働省：新型コロナウイルス感染症への対応とその影響等を踏まえた診療報酬
　上の取扱いについて．
　https://www.mhlw.go.jp/content/12404000/000660347.pdf
4）日本外科学会：新型コロナウイルス陽性および疑い患者に対する外科手術に関する
　提言（改訂版）．http://www.jssoc.or.jp/aboutus/coronavirus/info20200402.html
5）特集 危機のマネジメント―新型コロナウイルス感染拡大第1波への各組織の対応，
　看護管理，30（9）：794-837，2020．
6）武蔵野赤十字病院ホームページ：医療従事者の家族に対する偏見や差別について．
　http://www.musashino.jrc.or.jp/notice/20-158.pdf

現場レポート

日々の暮らし

組織とコミュニティ

教育の現場では

私の「コロナ日記」

解説

コラム

それぞれの立場で
コロナ禍に向き合った記録

独立行政法人地域医療機能推進機構 熊本総合病院
新型コロナウイルス感染防止対策委員会対策本部 *

　独立行政法人地域医療機能推進機構（JCHO）熊本総合病院は、熊本県南の八代市の中心街に位置する400床の中核拠点病院である。2013年に新築した際に第二種感染症指定医療機関としてゾーニングと陰圧室等のハード面を整備し、臨戦態勢を敷いていた。新型コロナウイルス感染症第1波の際から、新型コロナウイルス感染症対策熊本県調整本部からの要請を受け、熊本県南医療圏の中心的役割を担っている。

　幸い第1波では県南地域に陽性患者は出なかったが、7月の熊本県南部豪雨災害復旧の途中で県内の第2波の1例目が当院に入院となり、その後、県内クラスター発生地域からの受け入れ患者等を含め25人の陽性患者を収容した。病院として豪雨災害被災病院からの患者も受け入れていたなか、県からの要請で、保健所との密な連携のもと、ワンフロアを新型コロナウイルス専用病棟として迅速に再編し、運用している。

　この記録は、患者を受け入れる前から新型コロナウイルス感染症と向き合った職員それぞれの合作である。　　　　　　　　　　　　（堀野 敬）

---

* 堀野 敬（副院長）、瀬高香澄（看護部長）、井上久美（副看護部長）、古賀敦子（副看護部長）、村上慶子（A病棟看護師長）、小川智美（A病棟副看護師長）、内尾敬子（外来看護師長）、福島一博（感染管理認定看護師）、白坂亜子（副栄養管理室長）、木下まり（副臨床検査技師長）、三藤欽英（診療放射線技師長）、藤井浩毅（感染制御認定薬剤師）

2020年2月、突然の派遣要請

　神奈川県横浜市に新型コロナウイルス感染症の集団感染が起こったクルーズ船が寄港し、その患者を受け入れた東京都の病院への勤務命令が出た。上司からは家族と相談のうえ決定するようにと言われたが、家族には陽性患者専用病棟の勤務であることは隠し、出向を決意した。当初は、この感染症に対する十分な知識を持ち得ておらず、取り急ぎ、情報検索をして派遣に備えた。

　未知の感染症病床への勤務という不安のなか、出発した。空港は閑散としており、機内の客室乗務員はマスクと手袋（綿手だったため、逆に不潔ではないかと思った）を着用していた。当時は日本各地での感染症陽性患者の数にばらつきがあった頃で、マスクなしの人も多かった。

　出向先には派遣の第1陣ということもあり、全国各地から感染管理認定看護師も多数参集していたので、とても心強かった。ナースステーションを含め、食事休憩以外はフル装備の個人防護具着用、特にN95マスク装着での2交代制勤務に体力が消耗した。これだけの防護をしているのだから、もはや院内感染は考えられないが、万一、私が感染したとしたら、むしろ市中感染だと感じた。

　無事に10日間の派遣勤務を終え、帰熊した。自宅では任務の内容を知らない家族とできるだけ接触を避けて生活した。また、勤務先では、日々の健康チェックをしながら通常勤務に戻ったが、意識的に自分の行動範囲を狭くして業務を行ったと記憶している。当時、熊本県内で感染が流行することは予想すらできず、その後、出向先での体験を自施設で活かすことになるとは思いもよらなかった。感染防止対策や陽性患者の対応、ゾーニングなど、実体験や派遣メンバーで作成した各種マニュアルがとても役に立った。

（井上久美）

現場レポート

日々の暮らし

組織とコミュニティ

教育の現場では

私の「コロナ日記」

解説

コラム

緊急事態宣言発令後の院内整備

　2020年2月初旬、八代地域はまだ非感染地域であったが、副院長を
リーダー、ICT（感染対策チーム）と各部門長をメンバーに、対策本部を
立ち上げた。4月11日、全国で新規感染者が720人となり、緊急事態宣
言が出されることとなった。

　本部会議では、「院内に感染を持ち込ませない方策」「入院受け入れの
ための整備」を重点的に検討した。ここで体系的に体制整備するために
参考になったのが、新型インフルエンザ発症時のBCP（事業継続計画）
であった。それをもとに、対策本部機能、診療体制、感染対策、患者や職
員対応、情報周知、総務機能等、項目ごとに検討できた。診療体制では
発熱外来の設置、職員の配置など、また感染防止対策では、感染症病棟4
床の整備（A病棟）、個人防護具の確保、施設整備等、いつでも患者を受
け入れられるように、多職種で意見を出し合い、整備した。さらに、外
来、病棟、面会者、外部業者、職員に関する対応にも十分に留意した。い
つ八代地域で感染が発生するかもしれないという緊張感をもちながら、
日々勤務を行った。　　　　　　　　　　　　　　　　　　　（古賀敦子）

緩まない緩和期

　2020年のゴールデンウィークは、すべての人の心に残る我慢の期間
であったと思われる。緊急事態宣言発令後、国民の努力で新規感染者が
2桁になり、熊本では5月は1人のみで、やっと緊急事態宣言が解除され
た。次のステップである「新しい生活様式」の定着と、第2波へ向けた
準備へ移行した。

　緊急事態宣言解除後、感染防止のための生活様式を習慣づけるため、
勤務中の休憩のとり方、日頃の環境整備等、引き続き徹底して継続でき
ることをマニュアル化した。

　入院患者への面会に関しては、許可をする面会者を限定した。今後、

マスクなしで気軽に病院へ立ち寄れるようなときは来ないであろうと思いつつ、引き続き面会を最小限に、とお願いした。しかし、週末になると400人近い面会者が訪れていた。来院者へご理解していただくための掲示板は、複数回書き直しを重ねた。 　　　　　　　　　　（古賀敦子）

感染症病棟の稼働開始

1. 有事のトップマネジメント

　7月に入り、豪雨災害に見舞われ被災者の受け入れをしているなか、「コロナの本部会議は月1回くらいでいいのでは？」と意見が出た頃、陽性が強く疑われる患者が受診した。PCR検査の結果は夜間に判明するため、不安な気持ちで帰宅した。20時に陽性であったと第1報が入り、「ついに来たか……」と思いつつも、これまで十分に検討を重ね準備をしてきたため、落ち着いて関係者を招集し、速やかに入院を受け入れることができた。

　この国難ともいえる感染症に立ち向かう看護管理者としての役割は、現場のスタッフが迷うことなく実践できる速やかな「決断」であり、それを実行するためリーダーの副院長と協力し、会議の運営に力を注いだ。会議は、メンバー全員が出席する全体会議と、迅速に対応できるコア会議の2本立てとした。全体会議は定期的に開催し、国や熊本県の感染情報、各部門の対応や職員のストレスチェック、患者死亡時の対応等々を協議し、その結果を対策本部からのお知らせとして職員に周知した。コア会議は目の前の課題に迅速に対応するため随時開催とし、発熱外来や感染症病棟の運営等、保健所と連携し、感染症指定医療機関としての機能と役割を果たすために取り組んだ。会議では皆が建設的な意見を出し合い、人の配置、物の流れ（特に個人防護具）、情報の共有において各持ち場で力を発揮することで、現在まで院内感染が起こることなく、急性期病院としての機能も維持できている。

　感染症を受け入れるA病棟の運営については、看護部で方針を決め、

現場レポート

日々の暮らし

組織とコミュニティ

教育の現場では

私の「コロナ日記」

解説

コラム

A病棟の師長と副看護師長を中心に運用を考え、看護師長会議で決定してきた。また、その内容は、感染対策の全体会議で報告している。それぞれの立場で力を発揮してくれた職員の結束力に感謝している。

（瀬高香澄）

2. 感染症受け入れ病棟の看護スタッフの管理

　「陽性患者入院」の連絡は、夜間突然やってきた。今まで準備・シミュレーションを十分にやってきたから大丈夫という自信、万が一、院内感染やクラスターが起こってしまったらという不安、これからの病棟管理をどうすべきか、など一瞬のうちに様々なことが頭の中を駆け巡った。

　病棟師長のマネジメントの重要な要素の1つに人的資源の活用がある。A病棟看護師31人と療養介助員4人のうち、卒後3年目以上の看護師と事前に面談し、本人の意思や家族背景を考慮したうえで感染症担当者を選出した。勤務体制を考えるうえでいちばん配慮したのは、患者との接触を最小限にすることである。軽症者4人以下の場合は看護師1人、軽症者5人以上もしくは中等者1人以上で2人体制とした。また、当院の勤務体制は3交代制であるが、感染症担当者は2交代制へ変更した。ほかにも、訪室せず患者の状態を確認できるよう、個室には通信機器、内線電話等を設置し、感染リスクや不安軽減をはかった。

　一方、非感染症担当者は、A病棟全体が感染症病棟になった時点で他部署へのリリーフ勤務とした。リリーフ先の病棟師長が前日の14時までに要望するリリーフ目的に応じて、非感染症担当者のリーダー看護師が翌日の勤務予定を立てる。リリーフに行くことでそのグループのスタッフは新たな学びとなり、他病棟は看護ケアの充実や時間内終業につながっている。

（村上慶子）

3. 感染症受け入れ病棟の看護のディレンマ

　2020年度の病棟スローガンである『打倒コロナ！ 私たちは感染防止のプロフェッショナル』を掲げ、4月より新型コロナウイルス陽性患者

の受け入れ準備を開始した。対応マニュアル作成や物品の配置、動線、ゾーニングなどを繰り返し検討し、個人防護具の着脱訓練や手指衛生のタイミング、清潔不潔の区別についてスタッフ全員で確認した。

　1例目の陽性患者受け入れ時、これまでやってきたことが試されるという思いなど、いろいろな気持ちが入り交じり、これまでとまったく違う緊張感や不安感を味わった。実際の看護は、マニュアルを整備していても試行錯誤の日々であった。皆で知恵を出し合い、「何がベストなのか」を常に考え、行動した。看護するなか、患者の思いがけない入院でのとまどいや、世間の誹謗中傷にさらされるかもしれないという強い不安に対し、ベッドサイドでゆっくりと想いを傾聴できないディレンマを感じた。また、今回、患者の最期の場面に携わることになり、いろいろなものが進化している現代に、もっと人としての尊厳をもった看取りの方法はなかったのであろうかとも感じた。

　毎日が手探りの状況でとまどうことも多々あるが、これからも皆で最善の方法を考えながら、チームワークで乗り切りたい。　　　　　（小川智美）

4. 患者の唯一の楽しみである食事

　これまでの感染症流行時は、患者の食事は白い発泡スチロール食器に1品ずつ盛り付けて提供していた。今回は、病棟看護師による配膳作業、残菜やディスポ食器の感染性廃棄物処理を考慮し、ディスポの弁当箱と汁物用の蓋付きカップを準備した。弁当箱は朝食用と昼・夕食用の2サイズを準備し、柄物にした。実際、病院食を食器に盛り付けた場合と比べると見栄えは劣るが、弁当箱を柄物にしたことでカバーすることができた。ある患者から、「こんな食事では悲しくなる。栄養失調になる」との意見があり、規定より量を多く盛り付けることにした。

　感染症病棟に入院患者が増えたことで、常食、治療食、ミキサー食など食種も増えたため、盛り付けに労力がかかった。対策として、適温で提供できるよう温かい主食と主菜だけを盛り付けて温蔵庫に保管し、病棟配膳時に冷たい副食を盛り付けるようにした。　　　　　（白坂亜子）

現場レポート

日々の暮らし

組織とコミュニティ

教育の現場では

私の「コロナ日記」

解説

コラム

5. 患者および職員を院内感染から防ぐ

　感染管理認定看護師の責務は「患者および職員を医療関連感染から防ぐ」ことである。これまでは、症状発症者をトリアージし、医療関連感染を防ぐことができていたが、今回は潜伏期に感染力があることがいちばん怖く、持ち込みをいかにゼロにするかが最大の課題であった。

　当院は、第二種感染症指定医療機関として、新たな感染症（主に新型インフルエンザ）の出現を想定して、毎年訓練を実施している。今回の新型コロナウイルス感染症患者を受け入れるために、特に個人防護具の着脱に重点をおいた研修および指導を行った。また、感染対策の「実践」と、院内外の「調整」を組織横断的に実践することが認定看護師の役割であるが、1人では限界があるなかで、感染症に対応する「ヒト」に恵まれ、助けられることが多かった。多くの職種が直接的・間接的にかかわり、病院全体で部署間の意見の相違を是正しながら、対策を立案することができた。

　いまだ新型コロナウイルス感染症の収束が見通せないなか、刻々と変化していく状況を病院全体で共有し、その際の課題を一つひとつ解決し、責務を果たしていきたい。

（福島一博）

6. 救急外来での苦労

　発熱患者の電話相談は外来師長が対応し、発熱外来の診療は救急外来の感染症専用診察室を使用して救急外来スタッフが担当している。電話での問診だけで、疾患による発熱患者と新型コロナウイルス感染を疑う患者のトリアージを行うことは大変難しく、その結果、ほとんどを発熱外来で対応している現状であった。また、保健所からの依頼や開業医からの紹介が増加しているなか、救急外来スタッフは救急搬送患者と同時に発熱外来患者の対応も行うため、診察室の調整とスタッフの応援体制が必要であった。

　電話相談患者のほとんどは、「自分は新型コロナウイルスに感染しているのではないか」という不安を抱いている。これらの問題を解決する

ために、医師や感染管理認定看護師と診察時間の調整を行いながら、患者が安心して受診でき、院内の滞在時間も短縮できるように、スタッフ間で日々意見交換などを行い、努力している。多くの感染疑い患者を受け入れるなか、二次感染とならないように、感染経路別予防策を遵守し、速やかにトリアージすることが重要であると考える。　　　　　（内尾敬子）

7. 院内でのPCR検査

　院内での新型コロナウイルスのPCR検査は、検査精度と効率性を重視し、既存の装置を活用する方向で準備を進めた。試薬の入荷制限のため、発熱外来の症例は行政検査で実施し、院内PCR検査は院内感染防止を目的として7月より運用を開始した。

　検体搬送は検査技師が依頼元へ回収に行き、汚染防止に努めている。検査担当は微生物検査技師が行い、試薬管理や検査状況報告など関連部署との情報共有を行っている。今後の冬季インフルエンザ流行に備え、抗原キットおよびPCR検査をフル活用した運用を検討している。

（木下まり）

8. 新型コロナウイルス感染の有力な判断材料となる画像検査

　CT、X線画像は新型コロナウイルス感染を疑う有力な手がかりとなる。当院ではこれらの画像撮影の際に感染対策を適切に行っている。また撮影を迅速に行うために以下のルールを整備し、院内感染防止に努めている。

- ・検査依頼時の連絡運用の取り決め（救急外来→診療放射線技師長→検査担当技師）
- ・診察室からの患者誘導および検査室内での介助や操作を行う人員の配置
- ・診療時間外における検査体制の確立（夜勤者1人＋オンコール対応1人）
- ・検査後の機器消毒と検査室の1時間換気

現場レポート

日々の暮らし

組織とコミュニティ

教育の現場では

私の「コロナ日記」

解　説

コラム

・感染症病棟専用ポータブル撮影装置の配備

　当院は発熱外来診察室が所在する救急外来部と放射線検査室が隣接しているため、患者動線が短く、スタッフ間の連携もとりやすい環境であり、円滑に検査が実施できている。　　　　　　　　　　　（三藤欽英）

9. 治療薬使用に関する手順書の作成

　新型コロナウイルス感染症に対する治療薬は、特例承認薬もしくは適応外使用の薬剤のみとなっており、使用する際には患者同意の取得や薬剤の手配等、複雑な手続きをとる必要があった。そこで、薬剤部にて IC 資料、患者同意の取得、薬剤の処方、薬剤の手配等の流れをまとめた「新型コロナウイルス治療薬使用に関する手順書」を作成した。

　実際の処方時に、作成した手順書に沿って患者同意の取得、薬剤の処方、発注、調剤を円滑に行うことができた。　　　　　　　　（藤井浩毅）

＊

　各職種が専門性を発揮し、地域のなかで当院の役割を果たすことができているのは、平時より顔の見える関係づくりをしてきた行政機関を含め、院内外全体のスムーズなコミュニケーションがあったからだと考える。

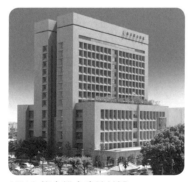

JCHO 熊本総合病院外観

コロナ患者受け入れによる
病院経営への影響

千葉大学医学部附属病院 病院長企画室 総合調整員 / 社会医学系専門医・指導医

亀田 義人

現場レポート

日々の暮らし

組織とコミュニティ

教育の現場では

私の「コロナ日記」

解 説

コラム

コロナ患者受け入れの有無による医業収入への影響

　新型コロナウイルスは、国民の健康だけでなく経済状況をも悪化させており、病院経営に対しても大きな負の影響を与えている。

　2020年5月27日に報告された日本病院会、全日本病院協会、日本医療法人協会の合同調査をもとに、全体平均、新型コロナウイルス感染症（以下、コロナ）患者未受け入れ病院（以下、未受け入れ病院）、コロナ患者受け入れ病院（以下、受け入れ病院）別に医業収入をみると、2020年4月の全体平均は前年同月に比べて−10.5％、未受け入れ病院で−7.7％、受け入れ病院で−12.4％と、特に受け入れ病院で著しく悪化している。

　病床利用率をみると、4月は前年度の81.8％に比べ75.2％と6.6％ポイント減少しているが、医業費用をみると全体平均で−1.3％、未受け入れ病院で−0.7％、受け入れ病院で−1.8％にとどまり、支出は患者数の減少ほどには低下していなかった。これは、個人防護具の価格上昇と使用量の増加等により感染症対策に投じる予算が増加したこと、重症患者の治療や抗がん剤治療など、診療を遅らせることのできない資源投入量の

多い診療は継続されたため、診療材料を使用しなかった部分の変動費の削減が少ないことや、もともと人件費や建物設備等の固定費部分が大きいことも影響していると考えられる。

その後、8月6日に同団体より報告された2020年度第1四半期の状況に関する調査では、緊急事態宣言下であった5月に収益の減少のピークがあり、全体平均で–15.3%、未受け入れ病院で–11.4%、受け入れ病院および受け入れ準備病院で–17.4%と、連休による稼働日の少なさに鑑みても大きな減少がみられ、特に受け入れ病院での収益の低下が大きかった。

国公私立大学病院136病院から成る全国医学部長病院長会議の7月20日の報告でも、5月の医業収益は全体で前年比–16.1%、8特定警戒都道府県（北海道、埼玉、千葉、東京、神奈川、京都、大阪、兵庫）では–20.8%と著しく減少している。

長期的な視点で診療体制や収益構造の構造改革を

各都道府県は圏域内の医療機関に対し、新型コロナウイルスの感染爆発に備えるために病床の確保を依頼しており、受け入れ病院ではその要請に応じて病床の確保をしているが、感染者が入らない場合は事実上空床となるため、人件費や設備投資費等の固定費を回収できず、収益悪化の原因となっている。病床確保に対し独自に補償を行っている都道府県もあり、補填状況に格差が生じている。

これまでの経過でコロナ患者の種々の特徴や状況が明らかになってきたことから、それらを踏まえ、今後は患者の重症度と医療機関の資源投入量に合わせた柔軟な対応が求められることになるだろう。都道府県と医療機関が協力して、現在ある医療資源をいかに有効に活用するかを考えていかなければならない。

中長期的な観点では、新型コロナウイルスの影響で低下している現在の患者の受診行動や受療率がどれだけ流行前のレベルに戻るかは定かではない。一定程度以前のレベルに近づくとは考えられるが、完全に戻る確証がないなか、医療機関は一時的な経営対策だけではなく、長期的な視点で診療体制や収益構造の構造改革が求められる。

　例えば、今回の新型コロナウイルスの蔓延下で、病床稼働率の低下や稼働率を上げるために平均在院日数が延長している場合、収益単価が減少し、人件費等の固定費に見合わなくなっている可能性がある。4床室の2床室化や、病床の別の用途への転用などを行って、全体の病床数をダウンサイズする必要が出てくるだろう。急性期病床の地域包括ケア病床への転換や地域の医療機関との連携等により、病院をより効率的な運用体制に体質改善していくことも求められるだろう。効率的で持続可能な医療を提供するため、今、知恵を絞り、行動することが重要だ。

現場レポート

日々の暮らし

組織とコミュニティ

教育の現場では

私の「コロナ日記」

解説

コラム

「正しく恐れ、不安と戦う」
看護部の患者対応の記録

社会医療法人河北医療財団 常務理事・看護統括部長

永池 京子

　私が所属する河北医療財団には、医療機関、介護施設、クリニック、訪問看護ステーション等の組織が複数ある。今般、新型コロナウイルス感染症（COVID-19）患者を受け入れた医療機関は、「社会医療法人 河北総合病院（331床）」（以下、本院）、「同 分院（76床）」（以下、分院）である。公立の病院や大学病院が存在しない東京都杉並区に位置し、地域医療支援病院の認可を得た民間の基幹病院が、地域の中核病院としての使命を果たすべく、日々、活動することを自負する医療機関である。

　当財団傘下の各組織には、看護職員を取りまとめる看護部長（時にその病床規模や患者・利用者数により、看護の組織をまとめる副部長または看護師長）が存在することから、看護統括部長は、それら看護組織の全体を統括する部長となる。つまり本レポートは、分院看護部長を兼ねる看護統括部長と、感染管理認定看護師や医師をはじめとする多職種と共に、看護部長を筆頭とする本院看護部と副看護部長を筆頭とする分院看護部の取り組みや体験を記すものである。

感染対策の模索──初期の頃の組織づくり

　社会全体に影響を及ぼした新型コロナウイルスの感染拡大は未曾有の

事態であり（まだ続いているが）、戦う相手（新型コロナウイルス）や戦う方法（感染防止対策）が不確かななか、経験の科学と専門職の知恵をもって正解を導き出すべく全職員が努力した初期の頃の慌ただしさと緊張感が思い出される。

1. COVID専用外来の設置

　本院では、2020年1月下旬頃からCOVID-19を疑わせる患者の受診が始まったと記憶する。当初の外来対応は、夜間も含め本院の救急外来の1室「陰圧室」にて対応した。東京都在住のPCR検査陽性者が判明した頃（2月13日）、保健所経由の受診患者が増加の様相を呈し、診察待ち患者の環境整備等の理由からその1室では対応不能となったことから、「接触者・発熱者専用外来」として外来リハビリ室を使用した「COVID専用外来」（以下、専用外来）を設置することとなった（8月5日に別棟にある小児科外来へ移設）。専用外来の受診患者数の推移を**表1**に示す。

　専用外来での診療開始直前には、3密を避けるすべがないなか、関係者が集合して作成した外来診療体制の内容とその流れについて検証を行い、本院・分院の外来所属の看護師が専用外来を担当した。

2. 各種会議体の設置

　それまでは随時、適格者が集合して話し合いをしていたが、COVID-19を疑う発熱者（以下、疑い患者）が増加してきたため、2月27日、病院長を本部長とし、臨床現場で働く全職種の管理者で構成する対策本

表1　COVID専用外来受診患者数の推移

2020年	4月	5月	6月	7月	8月	9月
稼働日数	21	22	21	22	22	10
総受診患者数	344	364	482	722	734	328
1日平均人数	16.4	16.5	23	32.8	33.4	32.8
陽性率	14.8%	2.6%	8.2%	10.5%	14.9%	7.6%

（2020年9月15日時点）

現場レポート

日々の暮らし

組織とコミュニティ

教育の現場では

私の「コロナ日記」

解説

コラム

部会議（以下、「本部会議」）を立ち上げた。この会議は、刻々と発生する臨床現場からの疑問や問題、そして要望や課題等に関する情報を共有し、COVID-19対策に関する重要な組織的意思決定をタイムリーに行うために有効に機能している。

　一方、財団理事長を本部長とし、経営陣が招集された「財団本部対策会議」、および杉並区・杉並区保健所と杉並区医師会、そして杉並区の民間4病院が一堂に会する会議（以下、「行政会議」）も設置された。これらの会議体は、それぞれの立場で、それぞれの視点をもって近視眼的から大局的に物事をとらえた対策を講じ、さらには一歩先を見据えながらよりよく機能することを目的とし、定期開催を継続している。

　私は「財団本部対策会議」と「行政会議」に参加した。「行政会議」では地域医療崩壊阻止の視点、「財団本部対策会議」では組織経営の視点、職員を守る組織体制や支援方法などをテーマに、現状確認・活動方針等について協議した。当財団理事長からは、感染防護服の正しい着脱（バディを組んで）トレーニングや、向こう3か月の物資の確保、学術発表からの診療に関する情報の把握等が強調された。

　「本部会議」には看護部長と副看護部長、さらにはCOVID専用部署に勤務する数人の看護師長や感染管理認定看護師らが参加し、臨床現場で生じる問題解決に対する協議と対応に関する方針を決定した。また、感染管理マニュアルや事業継続計画（BCP）の更新などに取り組んだ。

　多職種協働の視点では、当財団の「こころのケアセンター」で活躍している公認心理師に「本部会議」に参加してもらうことで、心理的側面からの議論が進んだと考える。看護部からの代表参加者は、「本部会議」での意思決定を言語化し、看護部全体への周知徹底に尽力した。

部署のCOVID専用化と感染対策

1. 初期の対応状況
　本院においてPCR検査陽性患者が判明したのは3月25日である。こ

の頃は、本院の成人病棟の個室で、一般患者とCOVID-19患者を混在して受け入れた。

PCR検査結果待ちの入院患者も増え、先が見えない状況下、この判断が正しいのか、飛沫や空気感染の可能性はあるのか、ゾーニングはどうあるべきか、各ゾーニングにおける感染防護服の着用方法は適切か、などと感染防止対策に疑問をもちながらも、正しく恐れ、感染拡大、とりわけ院内感染の発生を防止すべく、「自分を守り、大切な人も守る」ことをモットーに行動した。

2. COVID専用病棟の設置

当財団理事長の指示もあり、PCR検査陽性患者や疑い患者と一般患者の接触を避けるため、COVID専用病棟（以下、専用病棟）設置の検討が進んだ。そして4月上旬には、分院の1病棟（38床のうち、COVID-19患者受け入れ12床）と分院のHCU（8床のうち、COVID-19患者受け入れ4床）を専用病棟とした。その後の感染拡大に伴い、同月下旬には専用病棟を2病棟とした。専用病棟の入院患者数の推移を**表2**に示す。

専用病棟設置時の話題は環境整備であった。この廊下に壁を設置すべきか、どんなゾーニングがよいか、ビニールカーテンは必要か、物品で必要なものは何か、管理方法はどうするか等の疑問が湧いて出た。感染症科医師と感染管理認定看護師、現場の看護管理者等との協働により多くのことを決定していく姿は頼もしい限りであった。

時には、ぶしつけにもクルーズ船「ダイヤモンド・プリンセス号」の陽性患者を受け入れた病院の看護部長さんへ電話連絡し、経験知のおすそ分けをいただいた。また、医師や看護管理者、そして事務職員らが都内

表2　COVID専用病棟入院患者数の推移：主に中等症患者の受け入れ

2020年	4月	5月	6月	7月	8月	9月
総入院患者数	78	112	82	126	155	120
うち陽性患者数	25	9	8	60	76	52

（2020年9月27日時点）

の感染症指定病院を見学し、感染防止対策の考え方や、パートナーと共に看護する方法等、感染看護のノウハウを伝授していただいた。これらの医療機関関係者に深く感謝したい。

3. 感染（疑）患者と一般患者の混在病棟における工夫

こうした学びと現場の職員がそれまでに培った専門性の知恵と力を合わせて感染防止対策を進めたが、一方で自らが感染するかもしれないという恐怖とも戦っていた。

例えば、本院は区内唯一の小児の感染者を受け入れる病院であることから、小児科病棟において一般の患児と感染（疑）児が混在した病棟体制が必須となった。そこで、絵などを用いて子どもに理解できるようにゾーニングしたり、トイレ誘導のための工夫をした。また、子どもが感染防護服を怖がらないように、フェイスシールドにアニメのキャラクターを描いた。こうした対応は、その他の部署と同様に、医師や看護師、とりわけ保育士らが、自発的に自分たちの使命として行った。

婦人科病棟も同様に、分娩を行う妊婦のなかに感染者と非感染者が混在する可能性が否定できなかった。そこで、感染疑い産婦の分娩と出産後の環境整備として「LDR」もどき（…）の病室を準備した。

4. 専用病棟における人員配置

専用病棟の開始にあたり試行錯誤したことの1つに、看護職員の人員配置があった。配置を決定する側、そして異動する職員はもとより、その他すべての看護職員の協力なくしてはなし得なかったことは言うまでもない。

感染に対するハイリスク職員や、高齢者・小児・基礎疾患をもつ家族への配慮等が必要な職員という判断基準をもって、専用となる予定の当該病棟にすでに勤務していた看護職員の本院への異動を決行した。逆に本院からは、中堅からベテラン層の看護師を分院へ異動させた。異動先で慣れるまでは、本院も分院もすべての職員が大変な日々を過ごしたこ

とは想像に難くない。看護職員の協力には頭が下がる。

5. 病棟のCOVID専用化の方針通知

　4月2日は、「病棟のCOVID専用化」の方針通知の日となった。当財団理事長が、医師および看護職員、メディカルスタッフ、そして事務職員の課・科長・師長以上の管理者を対象に、3密を避けながら職員駐車場において方針を告げた。

　その直後には、私の要望に応じて、理事長が当該病棟へ出向き、突然の方針通知への驚きと感染に対する不安をもつ看護職員へ言葉をかけていただいたことに感謝の念を禁じ得ない。この対応で職員への配慮が足りたとは言えないが、これが私がそのときに考え、対応できたことであった。

6. 地域住民への情報発信

　専門看護師と認定看護師の有志が立ち上がり、地域住民が感染せずに日常生活を送るために、病気に関する注意事項や健康管理に必要な知識を動画にまとめ、6月と7月の2回、YouTubeで配信した。その後、参加有志も増え、回を重ねている。

組織メッセージの配信

　毎年4月、理事長が当財団の基本方針を示した後、看護統括部では重点施策と同時にスローガンを提示する。2020年度当初に予定したスローガンは、『人を活かす看護組織』であったが、急遽『平時を取り戻すために 正しく恐れ考動し 不安と戦い 守り抜く』へと変更した。これをもって看護組織の一体化をはかる手段となることを期待した。

　COVID対応下の「看護部の組織運営・管理体制」に関する通知は、計7回（9月末現在）配信した。配信の内容は、スローガンに加え、人事発令の一部修正やCOVID専用外来および専用病棟の管理運営責任者の任

現場レポート

日々の暮らし

組織とコミュニティ

教育の現場では

私の「コロナ日記」

解説

コラム

命と権限の委譲、情報共有の重要性と報告体制、部署の職員管理の確認などである。報・連・相の徹底の呼びかけは、見えないウイルスと戦う現場で次から次へと発生する様々な事態に関する情報の集約と速やかな対応策の提示をもって、組織活動のカオスを可能な限り減少させ、職員の気持ちを和らげる手段になると考えた。

職員の保護

1. 職員の異動と新人看護職員への配慮

　自部署の職員の健康状況を、家族も含めて看護師長が把握することを通知した。自己申告をベースにハイリスク職員を把握し、自身の健康状態や家族背景も考慮して、異動等の配慮を行った。

　COVID専用となる病棟に当初配属を計画していた新人看護職員は、各師長の判断と看護部長への相談をもって本院へ配置を変更した。その後、第1波の終焉の頃に2病棟あった専用病棟を1病棟とした際に、新人看護職員を本来計画していた部署へ再配置した。

　新人看護職員については、研修体制に影響があったことも特筆すべきことである。とりわけ4月の研修プログラムは大幅な変更を余儀なくされた。

2. COVID専用病棟の配置体制

　COVID専用病棟の配置体制は、当初、結核病棟の配置基準（3対1）を適応した。その後、国の通知や診療報酬の考え方が整理され、専用病棟は、HCU基準の4対1、COVID専用HCUは2対1としてICU基準の申請を可能とした。この配置により、1患者につき看護師2人体制の看護サービスの提供や、感染防護服の着脱手順の徹底が実行された。

3. 専用病棟勤務者への対応

　感染に対する社会蔑視、いわゆる風評被害を考慮し、COVID専用病棟

で勤務する職員で希望する者に対し、ホテル宿泊を可能とする規定を急遽作成した。最多時は5月で、全職種含めてホテル利用者は12人だった。その後は社会の感染状況の変化とともに減少し、10月1日時点での利用希望者は1人となった。

　この際に策定した規定は危険手当の支給が含まれたものであり、組織としての職員への対応姿勢が示された1つの側面であった。

全職員にかかる負荷の把握・対応

1. 基本方針と当面の対応の提示

　COVID専用部署の配属である・ないにかかわらず、すべての看護管理者・職員に業務や心理的な負担・負荷がかかる。そこで4月中旬には、新型コロナウイルス感染症緊急事態宣言発令後の管理運営体制に関する基本方針を策定し、「1部署1職員等に業務負荷がかからないよう全職員で協力・支援する」という考え方と、当面の対応を示した。

2. アンケート調査

　その対応の1つが、COVID専用部署（病棟、外来）で働く職員を対象にしたアンケート調査である。初期の頃より「3つの感染」[「解説#08」p.548参照]、すなわち感染による健康障害（生物学的感染）、危険な状況下で働くストレスなどの心理状況（心理的感染）、さらには医療従事者に対する社会蔑視（社会的感染）に注意を払った。前述した3つの感染に対するスクリーニングとして、初回時（4月）から毎月1回、5つの設問によるアンケート調査を実施した。質問は、身体的負荷（業務量と疲労度）、心理的負荷（ストレス度合い）、社会的負荷（風評被害の影響）、異動の希望に関する簡単な聞き取りである。

　初期の頃の結果では、業務量の「増加」と疲労感の「増加」を回答する者が全体の4分の1強、「変わらない」が3分の1強、その他の設問は「減少した」と回答する者で占めた。また、心理的負荷に「耐えられな

現場レポート

日々の暮らし

組織とコミュニティ

教育の現場では

私の「コロナ日記」

解説

コラム

い」と回答する者や異動を希望する者が数人存在した。

　これへの対応は、看護師長との面接に委ねた。その結果、異動の希望
は聞かれず、様子を見ることとした。同時に、当初より公認心理師によ
る定期的な訪問相談を行っていたことから、結果について情報を共有
し、引き続きのフォローを依頼した。なお本調査は、8月以降、2か月に
1回の調査へと変更した。

　加えて、6月にCOVID専用部署以外の全看護要員（看護の有資格者と
無資格者）を対象として、COVID専用部署と同様の調査を実施した。
COVID-19患者を受け入れていない病棟でも、専用部署で働く看護師
と同様に3つの感染による負荷が発生しているという結果だった。業務
量が「増加」したと回答した者が全体の5割弱、「減少」したは1割程度
だった。心理的負荷では、「ストレスを感じる」が7割強、「変わらない」
が3割弱、「耐えられない」が1割程度を占めた。

　同調査を8月にも実施したところ、6月よりは3つの感染による負荷
が減少しているように感じられた。しかしながら、分院をCOVID専用
病棟としたため、本院の診療科の混合化が進んだことにより、本院の看
護師は慣れない診療科の慣れない治療と看護に従事することになった。
また、入退院の患者対応が増加したことや、長引く社会の自粛要請等に
関連した様々な要因もあり、業務量の負荷やストレスなどにも影響して
いるのではないかと推察した。

　初期の頃の風評被害については、「風評被害届」による報告などの対
策を講じた。その後、国の動きもあり、徐々に地域住民から感謝のメッ
セージや物資が届くようになった。こうした社会からの承認をありがた
く受け取り、職員のストレス・緊張感も少しはほぐれたようであった。

COVID専用病棟での看護実践例

1. ペアによる看護提供体制
　前述のように、COVID専用病棟の成人病棟では、患者1人につき看護

師2人体制（ペア）による看護を行っている。完全防護服（タイベックス）を着用した看護師がベッドサイドへ行き、ペアとなったもう1人が廊下で待機する形をとっている。

　入室の回数を減らすためには事前準備が肝心となる。入室前に防護服着用の完全性を自身が鏡で確認し、またペアの相手も確認する。入室後は、PHSを通して患者情報を確認し、室外にいるペアの相手が記録を行う。必要な物資が出た際には、病室内から室外にいる看護師に依頼する。病室外にある洗浄室で排泄物を処理する必要がある場合は、いったん病室の中からドアを開けて室外にいる看護師に排泄容器を渡し、室外の看護師は処理を行った後に、外からドアを開けて、室内にいる看護師に排泄容器を渡す。ケア終了時には防護服を脱ぐためにペアの相手が援助する、といった流れである。

2．物資不足に対する工夫

　物資の不足は工夫を凝らして乗り切った。サージカルマスクは1日1人1枚、N95マスクは3日間使用した。N95マスクの保管は、各自の名前を記載した紙袋を使用し、感染を避けるため一方向に揃えて入れるようにした。フェイスシールドはアルコール消毒後に再利用とした。

3．患者・家族への対応

　面会禁止を余儀なくされた患者家族には、タブレットを活用した面会を行った。認知症がある高齢者には、体動センサー（あゆみちゃん）をドアの入口に設置し、観察しながら隔離状態の維持に努めた。

　また患者の急激な状態変化に備えるため、急性・重症患者看護専門看護師が中心となって学習ビデオを作製し、オンデマンド等による学習会の開催や、救急医によるエアロゾル発生からの感染対策を考慮した挿管方法を学習した。

　COVID専用病棟に入院する患者は中等症までとしたが、陽性が確認できない重症者や家族の希望によりDNARの高齢者も少なからず存在

した。臨死時に会えなかったことへの遺族の悲しみは察するに余りある。遺体からの感染を防ぐため、非透過性の納体袋に収容し、病棟での納棺を看護師が行った。

4. 生後4か月の感染疑いがある乳児への看護実践

　新型コロナウイルス陽性または疑いがある生後4か月の乳児が、4月に小児科病棟に入院した（1か月と10日間の入院）。エアロゾル発生に対する感染リスク対応として、ESPNIC（European Society of Paediatric and Neonatal Intensive Care）が提示する陽性または疑い患児の手引きを参考に、ケアの注意点を掲示物にしてスタッフに周知した。また、感染防護服に対する患児の恐怖心を避けるために、前述したアニメキャラクターが描かれたフェイスシールドを使用した。

　この時期の児は、身体・運動機能の発達だけではなく、認知や情緒、そして社会性の発達にも注目しなければならない。ちょうど自己を自覚し始める時期であるため、自分が映る鏡が付いたおもちゃを使用した。おもちゃは地域住民の方から寄付していただいたもので、使い捨てができた。面会禁止の状況下、1人で過ごすことや母親に対する愛着形成への影響を考慮し、さびしくないように音楽をかけ、保育士作成の季節感を取り入れた鯉のぼりや兜を身に付けてお祝いをした。また、両親に協力してもらい、タブレット端末で両親が映った写真や動画を児と共に見ることで愛着形成に努めた。

＊

　COVID-19患者を受け入れた医療機関の報告として、新型コロナウイルスと戦う現場を回想し、特徴的なことを記述した。限られた字数では書き切れないほどの体験がある。対応策が明確に見えない・知らないことから生じる「自身が感染するかもしれない。大切な人へ感染させるかもしれない」という不安のなかでの看護実践であり、看護管理であった。

後方支援として、時に最前線になる立場で感じたこと

——特定機能病院としての患者受け入れ

東京医科歯科大学医学部附属病院 臨床試験管理センター 看護師長

小笹 由香

現場レポート

日々の暮らし

組織とコミュニティ

教育の現場では

私の「コロナ日記」

解 説

コラム

年度始めのいきなりの方針転換

　2020年度が始まった日、当院にとっては看護部長、病院長、学長が揃って変わるという異例の年度始めだった。3月末までは、日中や夜間のERなどに感染が疑われる方がいらしたとしても、「ウチは感染症指定病院ではなく、特定機能病院としての役割があるから」と、転院などはすべてお断りしていたが、いきなり「コロナ感染症の方を受け入れます！」と180度方針が変更となり、ある意味忘れられない年度始めとなった。

　もちろんそれまでに、予兆がなかったわけではない。一般での報道以外にも、SNSを通じて、欧米諸国に留学している医療関係者からは、すさまじい勢いでコロナ患者数が増加し、専門外の医療者も投入されて大混乱な状況が次々とレポートされていたし、彼らがそれぞれの実践のなかから、根拠のある・なしを精査する間もなく、祖国日本の今後に対し、多数の助言をものすごい勢いでアップしていた。そしてまた実際に当院でも、「感染かも？」と疑われる方からの受診や問い合わせが増え、そろそろこんなふうにすべてお断りできるのだろうか、という気持ちも、少

しずつ職員のなかに広がってきていた。

　しかし一方で、多数の死者を収容しきれないなどの諸外国の悲惨な状況に加え、国内でも客船での感染拡大を目の当たりにし、物資や病院建物の構造上の課題があるなかで、当院で目に見えぬウイルスとの闘いが本当にできるのだろうか、と管理者としても心底脅威を感じていた。

　そんなさなか、「重症・中等症の対応を全学で取り組む！」と方針が決まったのである。正直なところ、「青天の霹靂」という言葉を人生で初めて実感するといっても過言ではなかった瞬間だった。それからというもの、看護部では、これまで毎朝行っていた管理者ミーティングを夕方にも開催することとなった。目まぐるしく変わる状況を速やかに情報共有するためであった。この場では、すべての師長たちが必死で考え、訴え、時には紛糾することも少なくなかった。

たくさんの課題がコロナとともに押し寄せてきた

　当院は、全国でも看護師数が少ないことで有名である。これまで、経営のために平均在院日数の短縮と病床稼働率を常に意識してきたが、迎えた新年度は100人を超える新入職員を抱え、ただでさえ看護の質保証が悩ましい時期であった。そんなところに、様々な病棟編成、人員配置、教育体制などを決定してスタートするはずだったものをすべていったんリセットし、感染拡大とともにそれぞれの部署や立場で役割の変更を受け入れつつ、考えつつ走っていくことになったため、本当に必死だった。

　そもそも新入職員の勤務はどうすべきか、どこに何人配置転換したらよいか、彼らを誰がサポートできるのか、コロナ対応はどこの病床とし、誰が担当するのか、勤務希望の有無はあるのか、勤務交代や宿泊などはどうするのか、3交代制となり看護職員が不足するため、どの病棟を閉鎖するのか……たくさんの喫緊の課題が、コロナとともに押し寄せてくる感じだった。

コロナ対応部署への応援要請を受けて

1. 臨床試験管理センターのディレンマ

　私の所属する「臨床試験管理センター」は、治験や臨床試験・研究を CRC（クリニカルリサーチコーディネーター）として支援する部署である。病院がコロナ患者の受け入れに全力で取り組む方針を出したことで、「有事に臨床試験などやっている場合ではない」と、あやうく自他ともに考えそうになった。しかし研究として行う治療は、被験者として参加している患者に対し、それらを中断・中止できるのか、それはいつまでか等を病院単位で決定できるものではない。なぜならば、こうした研究開発には製薬企業など多くの営利企業がかかわっており、さらに、必ずしも感染拡大の状況が同様ではない諸外国との共同研究の場合もあるからだ。

　「未曾有の災害のために、全力で邁進する」方針の当院に所属する医療者として求められている役割と、できる限り通常と同様の体制で臨床研究を推進するという役割との間で、必ずしも利害が一致しない状況もあり得た。

2. 応援要請にそれぞれの職種が応えられるために

　病院としては、診療報酬加算を考慮した病棟機能を保持するため、コロナ対応となる部署への看護職員の配置を優先し、さらに新しく始まった診療（例えば、PCR検体採取のための屋外テントでの診療など）を担当する看護職員の捻出が課題となった。こうした部署に、入院機能をもたない外来や中央検査部門、入退院支援センターや臨床試験管理センターなどから看護職員を出向させるよう要請があった。しかし、実はこうした部署には様々な心身の健康上の理由から夜勤を免除されている人や育児・介護に伴う時短勤務者が数多く配属されており、そうした人たちが感染症であるコロナに対応するには制約があった。

　また、CRCはそれぞれのスタッフが細部にわたって研究計画を熟知し

現場レポート

日々の暮らし

組織とコミュニティ

教育の現場では

私の「コロナ日記」

解説

コラム

ている必要があるため、これまでは研究ごとの担当制としていた。看護職員の出向要請に応じるに際し、治験や臨床研究を通常通り実施するためには最小限何人のCRCが必要となるのかなど、早急に研究体制保持のための方策を考える必要があった。

　さらに、当院では、看護師・薬剤師・臨床検査技師がCRCとして同じ内容の仕事を実施しているが、看護師は先に述べた新たな診療のケア担当として、臨床検査技師はPCR検査要員として、薬剤師は調剤や病棟業務として、それぞれの職種として応援要請が来る可能性があった。そこで、治験や臨床研究を個別の担当制から、グループで担当することに変更し、それぞれの職種がコロナ対応の要請に応じるために、臨機応変にグループメンバーで担当・対応できることを目指した。

この状況下でコロナ対応として何ができるのか

　コロナ対応職員の保護、必要物資の確保、既存物品を利活用したゾーニングの徹底など、病院・大学全体で目が回るような準備とともに実施になだれ込むなかで、師長として考えたことは、この状況下でコロナ対応として何ができるのか、ということだった。

1. 後方支援
　PCR検査陽性患者や感染疑い患者が入る病棟の師長たちは、異動して間がなく、しかも新人を受け入れてすぐの時期にもかかわらず、陽性患者に対応（搬送ルートの決定、ベッドコントロールから死亡時の準備まで）していた。自分の病棟が閉鎖となったため、慣れ親しんだスタッフと離れて、コロナ関連の業務（クリティカル総括、コロナ対策室、コロナ肺炎外来など）の新しい役割を引き受けた師長や、自分の病棟が様々な診療科の患者をどんどん受け入れる混合病棟となった師長もいた。皆、自身の状況が激変するなかで奮闘していた。私もせめて自身の務めとして、後方支援としての夜間管理師長勤務をできるだけ引き受けようと考

え、一時は6回／月の勤務をこなした。

2．PCR検査担当者の調整

　看護師のCRCには、エアロゾル感染を防止するために屋外に設置されたテントにて、全学あげてのPCR検査の対応を担当してもらうこととし、臨床検査技師や薬剤師のCRCにも理解を求めた。このことは、感染リスクが高い業務を単発で実施しながら、臨床試験・研究支援としてのCRCも実践するというダブルワークであることを、中央検査部門や入退院支援センターの管理者などと共有した。また、手術部など業務を縮小している部署からのPCR検査担当者のフレキシブルな配置について、看護部と調整した。

3．スタッフを元気づけ、リフレッシュしてもらうために

　最前線のICUなどでフルPPEで行う実践の大変さは壮絶なものがある。また、誰が感染者かわからない状態で検査対応することになるスタッフたちは、様々な状況下（持病がある、幼い子どもがいる、新婚など）にあり、彼らもまた大変な思いをしながら実践を行っている。不安や緊張をマスクの中に隠し、なんとか気持ちを保って任務を全うする姿に心から感謝するとともに、自分にできることは何かを問い続ける日々であった。

　院内のすべてのスタッフを元気づけ、リフレッシュにつながることができないものかと考え、外部からの様々な支援物資の提供の呼びかけに応募した。運よく人気のスチームクリームからハンド・ボディケアクリームを360本、クリスプ・サラダワークスからは、「お食事サラダ」を数週間にわたり定期供給していただき、その他にも様々な支援物資をいただいた。これらをコロナ対応最前線の部署だけではなく、なるべく公平に、そしてできれば各人にまで少しは行き渡るよう、看護部と相談して当センターの副師長や看護師、他の病棟の看護師や医師にも協力してもらい、院内のあちこちに配布した。

現場レポート

日々の暮らし

組織とコミュニティ

教育の現場では

私の「コロナ日記」

解説

コラム

コロナ流行による臨床研究・治験への影響

1. 急増した臨床研究・治験の依頼

　緊急事態宣言が解除され、世の中が少し気を取り直した頃、病院全体では、手術や入院など止まっていた様々な診療が動き出し、病床稼働率を上げ、経営難から脱却すべく全力疾走する体制となってきた。コロナ重症者は少し減少していたが、今度はコロナ患者を被験者とする臨床研究・治験の依頼が多数舞い込むようになり、関係職種、部門などとの調整は困難を極めた。例えば、研究協力の同意をとる際、CRCは感染制御上、レッドゾーンに入るわけにはいかず、他院から転院してこられた重症者は、状態によってはすぐに挿管するため、本人からの同意はとれず、同居家族は濃厚接触者であったり、同じく陽性で他院に入院中ということもあった。治験の手順をはじめ何もかもが通常通りではない方法を考慮する必要が生じた。

　これらを1つずつ検討し、同意文書の保管は電子媒体によってレッドゾーン内でスキャンしてもらうこと、タブレットで画面越しに説明すること、採血・点滴・処置などはレッドゾーン内にいる看護師や医師に依頼するなど、様々な細かな調整を経て、少しずつ体制を整えていった。重症者の多くは他院からの転院が決まって慌ただしく入院されるため、被験者となりそうな方の入院の一報が入ると、臨床研究開始前の各種検査や薬剤投与開始時間など、各部署との調整のため、CRCたちのPHSにひっきりなしに連絡が入るような喧騒が訪れた。

　多数の臨床研究のなかには、ひたすらコロナを中心に診療を実施している当院のことを聞き、被験者データとして様々な患者生体情報を得ることを目的に、他の研究機関（大学も含む）からアプローチされたものもあった。コロナ研究としての資金があるものの、感染者のあまりいない他県の研究機関が、最前線で感染リスクと常に向き合っているものの、あまり研究資金があるわけではない当院に注目したのである。データ収集を依頼されることは、いずれ研究成果の恩恵が国民に寄与するこ

とになると頭ではわかっていても、忸怩たる思いであった。それは、処置や採血・点滴のためにレッドゾーンに入る医師や看護師が、診療のためだけではなく、研究のための検体採取（鼻腔でのPCR検査含む）を実施することで、感染リスクを追加で引き受けることになるからである。彼らへの説明と同意の必要性という倫理的課題も生じていたのである。

2. 「臨床研究・治験」の認知度アップに向けて

この手記を書いている2020年12月現在、コロナは収束するどころか、「withコロナ」を越えて感染拡大している。しかし、実はこのコロナ禍で判明したことの多くは、従前の課題であり、パンドラの箱が開いただけではないかとも思うこともあった。

緊急入院の際に、臨床検査部門や薬剤部との時間的調整が困難であったのは、実は各部署の人員不足が原因であり、夜間休日の人員配置が極めて脆弱であるためであった。「診療のため」に最低限の配置をしている人員で、「研究のため」にも時間厳守で対応することは、時に優先できないのは自明である。また、当院では当初、陽性患者の搬送やレッドゾーンの清掃などを医師が実施していたことが報道されたが、これらの作業に人員配置できないほど、看護師数の不足があった。

「臨床研究・治験」は医療者・患者双方にあまり理解されていない。国民皆保険の日本では、どこでも誰でも安価に標準治療が受けられるのが普通だからである。つまり、「臨床研究・治験」に関しての認知度が低いのである。コロナに関する治療として、「治験」が少しは世の中的に有名になってきたことから、私はこの機会を活かすことを考えた。

例えば、CRCがどれだけ忙しいかを説明するために、他院から緊急入院された方が治験の被験者になることを想定し、CRCが実施していることを時間軸に沿って図にしてみた。これは、時間内（例えば、臨床検査の締め切りは通常は16時）に検体が提出できない事情を表すとともに、時間外には人員が不足するため、入院時間・曜日などにも考慮が必要であることを知らしめるものになった。また、人員配置の根拠として、臨

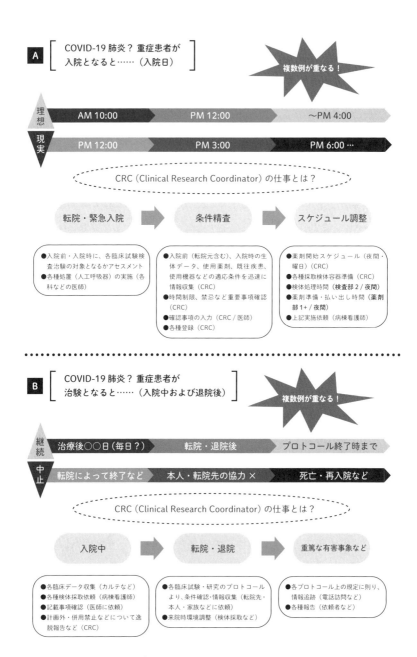

図 COVID-19 重症患者が緊急入院 [A]、治験 [B] となった場合のクリニカルリサーチコーディネーター（CRC）の業務の流れ

床研究中核病院としての人員要件に照らし合わせ、不足している具体的な人員数や、CRC に求められる能力（知識、調整能力、語学力など）を明示し、次年度からの人員増を獲得した。さらに、センターの Facebook を事務部門の協力のもと立ち上げ、治験に関する簡単な情報を少しずつアップするなど、院内外への啓発活動も始めた。

看護学の進展のために現場発の看護研究を

　最後に、看護研究受け入れ担当として、研究者・教育者の皆様にお伝えしたいことがある。

　様々な看護研究に関して、対面での調査などができなくなったからなのか、かなり多数の調査依頼（アンケート）が全国の大学教員・研究者・大学院生から舞い込んできた。「コロナ禍でお忙しいところ」と挨拶文には書かれていたが、本当にそのように考えているのであっても、日々コロナ対応に疲弊している当院の看護職を研究対象の一部とした看護研究を実施することの是非を検討されたのだろうか。また、内容的にも、これまでの課題ではあったかもしれないが、現状ではそれどころではない、または課題が変化してきていると感じている現場に、相変わらずこれまでの研究計画通りの内容の看護研究に関するアンケートが送られてくることに、同じ看護職としてとても違和感があった。大量の研究協力依頼のなかで、「コロナ禍で病棟役割が変化して困難を感じたことについてのアンケート」といった、私たちの現状に対する研究はたった１件だけで、それは他院の看護職からの依頼だった。

　看護学の進展のためには、臨床知の蓄積もまた、重要なことではないだろうか。実践の科学である看護学の発展に、この未曾有の経験をしている臨床看護職に思いをはせ、研究を計画していただければ、コロナ禍で埋もれている看護職の価値を見出し、広く知らしめ、結果的には国民の健康増進につながるはずである。したがって、現場発の看護研究が成果として発信できるように、研究者の皆様にぜひお願いしたい。

現場レポート

日々の暮らし

組織とコミュニティ

教育の現場では

私の「コロナ日記」

解説

コラム

＊

　残念ながら今後もコロナ流行以前のような状況には戻らないことが予想される。しかし、どのような環境下にあっても、問題の本質をとらえ、個人、周囲、組織としてできることを見極め、着実に前を向いて尽力したいと考えている。これこそが、ポストコロナ時代の看護実践の礎になると確信している。

看護部門における感染管理と提言

——COVID-19 患者受け入れ体験を通して

東京都立多摩総合医療センター 看護部長

小坂 智恵子

現場レポート

日々の暮らし

組織とコミュニティ

教育の現場では

私の「コロナ日記」

解　説

コラム

　当院は人口約400万の多摩地域の医療を支える中核的病院である。入院規模は789床、外来規模は約1,600人/日で、重篤な三次救急患者を含め365日昼夜を問わず救急患者を受け入れ、脳卒中、心不全を多数取り扱っている。がん診療連携拠点病院、総合周産期母子医療センターの役割も担い、あらゆる疾患に対応し得る総合診療基盤を備えている。

　都立病院の主な役割として、「行政医療の安定的かつ継続的な提供」「地域医療の充実への貢献」があげられる。まさに今回のCOVID-19患者受け入れは、行政医療の一端を担っていることになる。東京都立8病院と東京都保健医療公社6病院で、東京都内総病床数630床を“コロナ対応病床”として確保・運用しており、当院もそのうちの60床を担っている。初めてCOVID-19の入院患者を受け入れた2020年2月15日から、様々な取り組みを重ねながら、患者発生状況などの動向に即した対応を継続している。

　今回の体験を通して、引き続き共に対応していく仲間たちのために少しでもお役に立てれば幸いと思い、看護部門が主にかかわる病床管理や感染管理等について、いくつかの提言を交えた話をしたい。

COVID-19患者の受け入れ状況

　2020年1月28日に院内新型コロナ対策本部を設立し、「新型コロナウイルス感染症マニュアル（初版）」を作成した。2月15日からCOVID-19入院患者受け入れが始まり、武漢からのチャーター便帰国者にも対応した。

1. 入院病床の確保

　病床については、結核病棟（定床48床）を新型コロナウイルス感染症専門病床（COVID-19専用病床）として運用を開始した。人工呼吸器やECMO装着を要する重症患者については、ユニット系（救命救急センター、ICU、HCU）病床に収容した。酸素治療等を要する中等症以上の患者が増大した時期には、さらに一般病棟を専用病床にあてた。

　ピーク時の病床稼働状況は、ユニット系病床は満床、専用病床は40人/日前後で回転していた。2020年11月現在の60床の内訳を**表1**に示す。このほか、産婦対応陰圧個室2床と陰圧対応手術室の増設（計2室）整備を進めながら運営している。

　COVID-19入院患者の重症度（2〜7月）を**表2**に示す。最重症および重症者割合は約1割を占めた。8月以降はユニット系病床の陰圧個室を増床したことに加え、軽症者がホテル利用や自宅療養にシフト可能と

表1　COVID-19患者の入院部署（最大60床確保）

重症度ごとの病床数	元の施設	備考
軽症〜中等症 48床	結核病棟を転用	陰圧個室・4床室あり ＊病棟全体：陰圧
中等症〜重症 7床	呼吸器外科・内科病棟を転用	陰圧個室（前室付き）
重症〜最重症 5床	救命救急センター、ICU、HCU	既存の陰圧個室を利用 ＊陰圧機を設置し、陰圧室増設

（2020年11月現在）

表2　COVID-19入院患者の重症度

重症度		患者数（n＝166）
挿管症例（最重症および重症）	ECMO導入症例（最重症）	16（9.6％）
	ECMO導入のない症例（重症）	5（3.0％）
非挿管症例（中等症および軽症）	酸素投与が必要な症例（中等症）	54（32.5％）
	酸素投与が必要でない症例（軽症）	94（56.6％）

（2020年2〜7月）

表3　入院時に実施しているスクリーニング

診療医の評価	感染対策室への相談	新型コロナウイルス検査	エスコート・人払い	入院先	病室規格
低リスク疑似症	連絡（要評価）	院内PCR（鼻咽頭）※感染対策室より指示	不要	重症系ユニット一般病床	個室個室（多床室）
高リスク疑似症	必要時連絡	院内PCR（鼻咽頭）	必要	重症系ユニットCOVID-19専用病床	陰圧個室個室
確定例	連絡	診断済は不要	必要	重症系ユニット4S/COVID-19専用病床	陰圧個室多床室（個室）

（2020年11月現在）

なったこともあり、ECMO導入患者が約1割と挿管患者が約2割強となっている。

2. 入院時スクリーニングと入院部署の振り分け

2020年11月現在、入院に際して実施しているスクリーニングを**表3**に示す。入院部署振り分け判断に迷うことの多い低リスク疑似症患者の場合には、感染対策室への相談が24時間可能となっている。

疑似症の対象とはならないが、予定手術で入院するケースについては、唾液による抗原検査を全例に実施している。また、三次救急や緊急手術（緊急出産含む）等については、全例鼻咽頭拭い式によるPCR検査を必須としている。

3. 疑似症・陽性患者の搬送

　COVID-19疑似症および陽性患者の搬送は、想像していた以上にエネルギーを要する業務となっている。搬送発動は主に入退院、検査室への往復移動、他病棟への転入出がある。院内感染防止のために、患者をエスコートする完全防護服装着による2人以上の看護職員と、それを先導する人払い役の職員4〜6人がその都度必要となる。

　患者の要搬送連絡が緊急連絡網で関係者に伝達されると、通常業務を中断して持ち場へ集合、準備、必要個所へ配置といった手順で役割を遂行する。2020年11月現在の要請数最多は17回/日である。件数を重ねていくなかで、必要に迫られ「エスコート隊」が結成され、連絡網および搬送コースごとの専用マニュアルができあがった。

4. 感染症外来の整備

　外来診療に関しては、当初、発熱外来（帰国者・接触者外来）として救急外来で受付・診療していたが、受付や待合スペース等の完全ゾーニングのため、4月に感染症外来受付とトリアージを救急外来から独立させ、専用の待合プレハブ部屋を設置した（**図1**）。また、限られた外来陰圧診療室を効率的に運用するため、隣接する戸外に青空PCR採取スペースを設置するなどした。

　その後、都内において6月30日から「新型コロナ疑い救急患者の東京ルール」の運用が開始されることになった。この事業は、5医療機関または20分以上搬送先が決まらない搬送選定困難事案に対して発動する仕組みであり、当院も指定病院としてこの役割を担うこととなった。実績としては50件/4か月間の状況である。

5. 一般外来の整備

　一般外来においては、水際対策によるウイルス侵入防止および院内感染対策に非常に神経を使っている。まずは、明確な案内表示や誘導係の職員配置により、病院館内への入口は1つに規制した。そして、発熱や

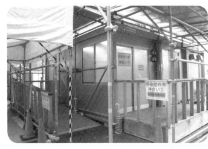

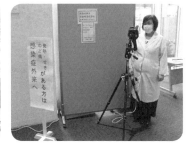

図1　感染症外来専用の待合プレハブ部屋

図2　一般外来のセンサー体温チェックポイント

COVID-19を疑うような諸症状がある場合は、感染症外来入口への誘導情報を誰の目にも留まるようにした。その後は一方通行規制とし、センサー体温チェックポイントの通過を必須とした（**図2**）。チェックアップされた場合は、その先の総合案内で外来師長が体温を実測し、問診のうえ、感染症外来との振り分けをする仕組みをとっている。また、マスク未装着者への指導対応や手指消毒の喚起等もゲートチェック時の重要な項目である。複数のチェックポイント設置は来院者への感染対策に関する認識付けと行動遵守に必要である。

　外来待合の椅子については、一方向のレイアウトとし、一つ置きに張り紙をして物理的に間隔を空けて座るような工夫をした。また、各所受付窓口等には飛沫遮断のアクリル板やシートを設置した。来院者が利用する売店、食堂等についても同様の対応をしている。

　外来で特に注意を要する事項として、もともと呼吸器症状を主訴として通院している患者や、治療上、発熱しやすい外来化学療法の定期通院患者などへの対応がある。これらについては、チェック運用を個別のものとした。

6. 院内感染防止のための職場内環境等の整備と改善

　まず、院内感染防止目的で濃厚接触を回避するためのユニバーサルマスキングを全職員が習慣化できるようにした。職員への周知と意識の

現場レポート

日々の暮らし

組織とコミュニティ

教育の現場では

私の「コロナ日記」

解説

コラム

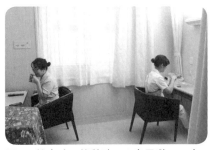

図3　飲食時・休憩時の3密回避の工夫

引き上げのために、徹底的なアナウンスと、始業時の健康チェックや感染対策チームおよび管理職の巡回時の職場環境チェック等、生産的な相互指摘機能を駆使した。また、マスク装着履行に支障がないよう、全職員へのマスク配備とその仕様を提示し、マニュアル化した。ノーマスクにならざるを得ない飲食時には、3密回避の状況をつくるために、時間差休憩や休憩室のレイアウト変更、会議室等の共同スペース開放などを行った（図3）。職員食堂やカフェテリア利用については、環境対策班がラウンドチェックを行い、手指消毒の位置や会計並びの間隔表示、調味料等の共有使用禁止、テーブル・椅子のレイアウト提案等々、対策・改善を繰り返した。

　また、会議や研修開催においても3密回避の基準を作成した。具体的には、不急・不要な会議や研修は不開催とし、メール開催やオンライン研修などを積極的に推奨した。開催する場合には、グループワークスタイルはとらず、集合人数に対して十分なスペースの会場を選定した。従来の新人集合研修は分散化したりOJTに切り替えたりして、フォローアップを前提として柔軟にプログラムを修正・変更して対応した。

　加えて、自部署の職場環境の定期的表面消毒清拭を推奨し、各自が主体的に習慣化して実施できるよう、定例時刻に院内放送での呼びかけを行うとともに、消毒グッズの設置を組織的に行った。

COVID-19患者の受け入れによる影響および課題

1.　COVID-19専用病床確保による影響

　本来の病院機能を一時中止・縮小せざるを得なくなった。COVID-19専用病床確保に結核病棟を転用したため、結核患者の受け入れをストッ

プした。また、一部診療科の外来・病床数の縮小や、不急と判断可能な予定手術枠の縮小を行った。結果として、受診診療待ちや手術治療の延期を強いられた患者にしわ寄せがいく形となった。

隔離環境下では、個人防護具（PPE）の着脱等、人手と時間がかかるため、従来の人員配置数では運用困難である。また、常時完全防護服装着による対応となるため、夜間帯も日中と変わらない人員体制を組む必要があり、2つの一般病棟を閉鎖して、そのぶんの看護人員を専用病床へシフトせざるを得なくなった。

重症患者を受け入れるユニット系病棟においては、ECMOや人工呼吸器装着患者への対応には恒常的に複数の看護師を必要とするため、その病床稼働率を60%でコントロールしなければならなかった。

2. COVID-19専用病床確保のための病床再編による影響

まず上述のように、結核患者および閉鎖病棟にかかわる診療科患者の受け入れが縮減された。また、COVID-19専用病床で勤務する職員にとっては、院内感染に対する不安、断定的かつ特殊的な職務遂行に対する焦燥感、期限不明確なこの先に対する不安が発生した。この状況が長期化するうちに、疲弊感や不公平感が蓄積していった。

一方、COVID-19専用病床以外においては、転用と閉鎖病棟分の病床稼働が低下し、手術待ち患者が発生した。また、当然病床稼働低下に伴う病院経営の顕著な悪化がみられた。そして、急遽の病棟再編による閉鎖病棟分が、その他の病棟への高病床利用・回転率として負荷をかけることになった。さらに、イレギュラーで急な病棟異動は、一時的な看護の質の低下や職員らの不安をも助長した。

3. 陰圧個室の確保・運用に関する課題

COVID-19患者受け入れの際、個室不足による非効率的な病床運用がどうしてもネックになる。確保病床数に対する実質稼働可能な病床に乖離が生じてしまう現実がある。個室対応必須の疑似症患者は、個室が

現場レポート

日々の暮らし

組織とコミュニティ

教育の現場では

私の「コロナ日記」

解説

コラム

不足した場合には4床室を個室化して運用することになり、3床は潰れる。また、ユニット系病床の陰圧個室の前室確保のために、既存の病床スペースを代用した。ユニット系病床が満床となれば、COVID-19専用の一般病棟で人工呼吸器装着分のスペース確保のために多床室を個室化して運用することになる。さらには、本来コホートが可能な陽性患者であっても、せん妄等の状態次第では予定外に個室対応せざるを得ない状況が発生する。

　患者の増大状況に鑑みて、新規に陰圧機設置による陰圧個室の増設を順次実施したが、需要拡大の影響によって納品遅延や病院の運営を続けながらの工事の日程調整等に時間を要した。また、COVID-19患者が在院する部署に対する工事業者の敬遠姿勢が、さらにこれらの調整を難しくした。

4. 病床管理の困難性

　定量的な病床管理においては、新型コロナウイルスに感染する患者の動向が読めないための困難性がある。例えば、近隣周辺等でクラスター発生があれば、受け入れ要請状況は一変する。また、院内職員等に陽性者が発生すれば、受け入れキャパシティや機能の縮減など影響が及ぶことになる。

　一方、定性的な病床管理は、病床回転率と「重症度、医療・看護必要度」のバランスに左右される。コホート不可である疑似症患者数の占める割合が高くなれば、重症患者受け入れにも影響するうえ、効率的な病床稼働が厳しい状況になってしまう。また、重症患者の割合が高くなれば「看護必要度」が上昇し、より多くのマンパワーが求められる。ちなみに、ECMO装着患者の体位変換（仰臥位⇔腹臥位）時には、医師と看護師総勢6人のマンパワーを要するのである。CT撮影等の検査室搬送時にも、同様のマンパワーを要する。

　それから、スムーズに病床が回転するか否かも大きなポイントとなる。病床稼働のピーク時は、ユニット系病床は満床、専用病床は40床超

となる日もあり、要請受け入れが難しい状況のときもあった。ECMOや人工呼吸器装着患者の治療は数週間に及ぶため、病床回転は停留し、新規患者の受け入れが困難となる。病床数の限られているICUにおける重症患者の増加が、医療崩壊に直結する所以である。

しかし、5月からは陽性判明者のホテル隔離の運用がスタートしたことと、地域の病院等においてポスト病床確保が安定してきたことが、重症患者以外のスムーズな病床回転率上昇の契機となった。

COVID-19患者受け入れ経験からの提言

1. 医療・看護の質担保のための教育

COVID-19に関する教育は、医療・看護の質を担保するためには不可欠である。世界的パンデミックとなった当初は、正体が不確かな新型コロナウイルスについて、対応に苦慮しているという悲惨で壮絶な状況の情報が先行し、全国民の不安を助長していた。その不安は、プロの医療従事者においても同様であり、少しでも確かなエビデンスを求めていたように思う。当院においては、感染対策室の感染症科医師や感染管理認定看護師らが中心となり、2月には「新型コロナウイルス感染症マニュアル（初版）」が作成され、ゾーニング、PPE着脱、スクリーニング検査、診療基準、搬送フロー、退院基準、職場環境整備等々、多岐にわたって指導・教育が実施された。これら感染症の専門家の存在は大きい。そして、このリソースを必要とするときに、必要とする施設等が、ハードルなしにシェアできるシステムが構築されれば、なんと有用だろうかと考える。

また、ニューヨークのMount Sinai St. LukesのICUに勤務している岩間恵子氏が、「COVID-19看護師向けのオンライン教育プログラム」の翻訳版をぜひ日本でも活用してほしいという情報を発信された。一般社団法人日本看護系大学協議会のホームページから誰でも閲覧できる貴重な教材だ。「ICU勤務者の60%は抗体がnegativeで、一般病棟勤務者の

現場レポート

日々の暮らし

組織とコミュニティ

教育の現場では

私の「コロナ日記」

解説

コラム

ほうが陽性率が高い結果が出ている」との情報や、「N95マスク装着時の『息ができない』と訴える職員に対して、CO_2排出テストを実施し、それが思い込みであることを証明して納得させる」などの話を聞いた。これらの知見は職員の漠然とした不安軽減や人材確保・定着等にも有効だと考える。

2. 職員の負担軽減のための効率化

　隔離環境下においては、効率化をはかる仕組みは欠かせない。レッドゾーンへの出入りの都度、PPEの着脱および手指消毒が発生し、1患者1処置1ケアごとにグローブ等の交換を要する。また、異なるゾーニング間でのコミュニケーション手段や突発的な対応等への備えについても工夫を凝らす必要がある。想像してほしい。ナースコールが鳴った場合、PHSでキャッチし、即座にその足で患者のもとへ向かえば十数秒であるが、隔離環境下では、前室で鏡を見ながら用心深くPPEを装着してから向かうため、その数倍の時間がかかる。ましてや、必要物品を取りに戻るなどということになれば、またその2倍時間がかかる。8時間勤務の間、この着脱行為を何十回と繰り返すのである（**図4**）。

　そこで、積極的なITの活用を提案したい。現在は、ベッドサイドに画像と音声を拾うベビーモニターや、レッドゾーンとグリーンゾーンのコミュニケーションツールとしてインターフォンの設置などを行っている

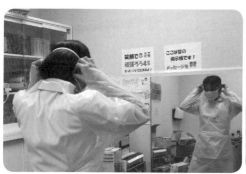
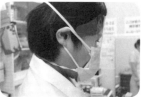

全身、汗！鼻には褥瘡！

図4　1日何十回と繰り返されるPPEの着脱行為

が、さらに、職員間で使用する携帯型ハンドフリーコミュニケーションツールやタブレット端末等を活用した患者・家族とのコミュニケーションツールが現場の効率性を向上させると考える。これらの遠隔的コミュニケーションが確立できれば、レッドゾーンに出入りする回数を減らすことができ、資材の節約にもつながる。

　また、身近なことでは、5S（整理、整頓、清掃、清潔、躾）も仕事の効率を上げる。例えば、100袋近く並んでいることもあるN95マスクの管理場所で、すぐに自分専用マスクの袋を取り出せるよう、氏名の50音順に並べるなどの工夫をして整理整頓することで、探し出すのにかかるむだな時間を節約できる（図5）。

　当院では、「新型コロナウイルス感染症マニュアル」をいつでもどこでも即座に閲覧できるように、電子カルテのトップ画面からワンクリックで開けるように設定している。感染症科へのコンサルティング時の連絡先やCOVID-19患者に関する搬送連絡先などの電話番号も同様である。

　前述のニューヨークのICUは全室陰圧個室だが、各室への出入り時のPPE交換を不要とするための工夫として、エクステンションチューブをつなぎ合わせて廊下まで延長し、入室せずに操作可能としているそうである。

　このように、負担軽減のための効率化をはかることは、職員の仕事のモチベーションにも影響するだろうと考える。

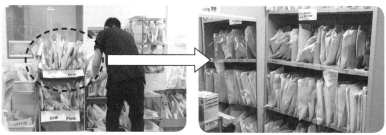

すぐに自分専用マスクの袋を取り出せるように、氏名の50音順に整理整頓

図5　N95マスクの管理

現場レポート

日々の暮らし

組織とコミュニティ

教育の現場では

私の「コロナ日記」

解説

コラム

3. 良好なガバナンスの構築

　世界的パンデミックとなったCOVID-19に関しては、有事の対応をとるに及んだ。当院ではまず、刻々と変化する状況に対応していくために、対策本部を立ち上げ組織化した。本部長を院長、感染対策室長を副院長とし、①感染対策（関連患者診療調整、感染対策チーム、物資調達、職場環境）、②診療体制（一般病棟、重症系、周産期、一般外来、救急外来、内視鏡、手術部、化学療法、透析、薬剤・検査・栄養・放射線、システム、CPC）、③渉外・広報、に各責任担当者を配置して、毎日対策会議を開催し、PDCAサイクルを回し続けた。

　標準予防策の遵守、資材調達を含めた十分なPPEの確保、持続可能な職場環境等を主軸に良好なガバナンスの構築に努めた。特に感染対策チームの活動支援は重要だと考える。感染対策チームの果たす役割機能が組織運営に大きく影響するため、潤滑に本来の活動に集中できるよう、周辺業務のカバーや部門間の調整等に関する支援を継続していくことがポイントになる。

　また、ガバナンスを効かせるためには、全職員への最新情報の周知徹底が必要である。そのためには、周知方法やスタイルを組み合わせて、何度も身に染みつくまで発信していくことがポイントである。例えば、院内連絡・コミュニケーションツールとしてすでに定着している院内グループウェアや、出勤頻度の低い非常勤医師らも必ず目にする電子カルテの掲示板など、あらゆるツールに情報を掲載する方法をとった。

　看護部では、毎朝の全看護師長とのショートミーティングにおいて、病床管理調整とCOVID-19に関する最新・周知情報等を共有した。特にCOVID-19専用の病床情報については、看護部執務室に大きなホワイトボードを設置し、専用病床のベッドマップを張り付け、リアルタイムに見える化を行い、管理した。夜間・休日はその縮小版である携帯ボードごと管理師長に申し送りをして運用した。

　これらの一連の対応を持続させていくためには、職員のモチベーション維持が大切であり、やはりインセンティブは必要と考える。東

京都では条例変更により、
COVID-19患者対応への防疫
手当が1人あたり3,000円/
日支給されることになった。
また、院内では毎月「月間
MVP」として院長表彰を行っ
ている。この選定は看護部長
に一任されており、4月以来

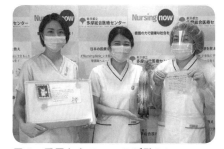

図6　周囲からのエールが励みに

ずっとCOVID-19に関連する部署を意図的に推薦している。加えて、多
くの地域住民や患者・家族関係の方、企業等々、いろいろな方面からの
たくさんの励ましや寄付をいただいた。子どもさんや生徒さんたちから
の千羽鶴や手紙にも感動と勇気をもらっている。職員にとっては、いち
ばんのインセンティブかもしれない（図6）。

4. 職員のメンタルヘルスケア

　職員は看護師であるがゆえの使命感と生真面目さから、COVID-19専
用病床や感染症外来等での勤務にも淡々と応じている。しかし、配属当
初は、院内感染に対する不安や周囲からの交流敬遠、子どもの保育園か
らの登園拒否、家族に対する誹謗・中傷への不安、セレモニー（家族・
親類の葬儀や結婚式）主催の遠慮や過度な配慮など、つらい思いや苦し
い経験もしている。また、感染が長期化している状況下においては、現
況から復元できないことへの焦燥感や先の見えない不安、不公平感など
の思いがある。感染管理をしていくうえでは、職員のメンタルヘルスケ
アを考えることも大変重要である。

　前述のように、勤務している限り常にPPE着脱が付きまとうだけで
も相当な疲弊感があるため、職員に意図的な休暇取得を促した。また、
上司による面談や院内の精神科医師、臨床心理士、産業医等による定期
的な声かけや面接などを組織として実施した。半年が経過した時点で、
改めて看護部長が各人に対して夜勤体制の変更希望や異動に関する面接

現場レポート

日々の暮らし

組織とコミュニティ

教育の現場では

私の「コロナ日記」

解説

コラム

を実施した。この状態が長期化すれば、各職員の事情や心情にも変化があって当然である。柔軟な人事もメンタルヘルスケアに値すると考える。

その他、隔離環境下での働きやすい職場環境提供のために、現場のリクエストへの迅速な対応を心がけた。例えば、真夏のPPEの暑さ対策として、空気洗浄機能付きエアコンの設置、PPEの内側に装着できる氷冷パック付きベストの購入、白衣の代替として薄地の吸汗インナーの用意などを行った。職員を大切に思う気持ちや感謝とともに、支援を形にすることはとても大切である。

職員の有症状発生時の速やかな受診とPCR検査の担保は、職員が安心して働き続けるためにも重要である。全職員にとって、毎日の出勤前の健康チェックと異変時の出勤禁止（休暇指示）の徹底は、今となってはすでに当たり前のこととなっている。しかし、これを常識とすることは容易ではない。かつては、多少の発熱や体調不良でも無理を押して出勤することが当たり前であり、シフト勤務、特に夜勤に穴をあけるようなことはご法度であることが常識の文化であったからだ。職員がお互い様と相手を慮る気持ちをもって、急遽の休暇であっても安心してカバーし合える職場とするためには、組織の意識改革、文化醸成が重要であり、感染管理にとっても必須である。

今後に向けて

感染管理のポイントは、①医療・看護の質担保のための教育（専門家の効果的な活用と支援）、②職員の負担軽減のための効率化（積極的なIT活用と賢いリソース運用）、③良好なガバナンスの構築（組織化・見える化、感染対策室の活動支援、インセンティブ）、④職員のメンタルヘルスケア（フォロー体制構築、職場の文化醸成、働き方改革）である。

大事なことは、長期化を覚悟し、動向を先読みしつつ、組織的な整備・運用等への柔軟な取り組みを継続していくことである。「明けない夜はない」と言い聞かせながら。

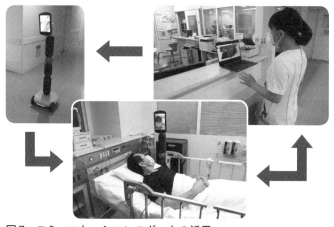

図7　コミュニケーションロボットの活用

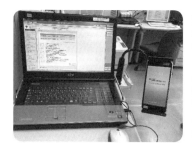

従来のナースコール対応PHSは、手で把持して口元に近づけなければならないため、レッドゾーンでの使用は感染予防対策上、禁止としていた。ハンドフリーナースコール対応スマートフォンの導入により、電子カルテワゴンにアームを取り付け、顔（口、目、耳）付近の粘膜接触を回避することを可能とした。そのため、レッドゾーンでのナースコールを直接キャッチして対応でき、効率化をはかることができた。

図8　レッドゾーン内での使用を可能としたハンドフリーナースコール対応スマートフォン

　旧都立府中療育センターの施設を活用した新型コロナウイルス感染症専用施設が開設され、当院を含む全都立・公社病院により運用していくことになった。これまで苦労しながら培ってきた経験や英知を活かしながら運営していければと考えている。ちなみに、ハンドフリー可能な携帯型コミュニケーションツールとして、スマートフォンの導入やコミュニケーションロボットのリース活用なども試みたいと考えている（**図7・8**）。

現場レポート

日々の暮らし

組織とコミュニティ

教育の現場では

私の「コロナ日記」

解　説

コラム

重症患者受け入れは苦しさを伴うが、自分たちの学びや喜びが支えになっている

聖マリアンナ医科大学病院 救命救急センター 看護師長

熊木 孝代

聖マリアンナ医科大学病院は神奈川県川崎市北部の中核病院で、病床数1,175床、診療科32科、看護師職員数は約1,200人である。救命救急センター、夜間急患センターで一次から三次までの救急患者を受け入れ、川崎市北部二次医療圏のみならず、周辺地域の救急対応にあたっている。

COVID-19患者の受け入れ

当院は、クルーズ船「ダイヤモンド・プリンセス号」で発生した新型コロナウイルス感染症（COVID-19）患者受け入れを皮切りに、現在［執筆時：以下同］も重症患者の入院の受け入れを行っている。確かな治療やケアの方法が不明ななかで、病院を挙げたチーム医療で重症患者の対応を続けている。

COVID-19患者を受け入れるにあたり、救命救急センター内のICUの一部3床とHCUフロアで、まず陰圧管理のための改修工事を始めた。フロアをゾーニングすることで動線の確保と治療やケアに必要な物品や手

表1 当院の COVID-19 患者受け入れの推移

2020年 2月7日	クルーズ船「ダイヤモンド・プリンセス号」へ DMAT 隊員派遣 神奈川県新型コロナウイルス対策本部への派遣
2月11日	「ダイヤモンド・プリンセス号」の患者受け入れ開始 救命救急センター ICU 3床、HCU 8床を COVID-19 専用病棟へ
2月18日	COVID-19 専用 ICU 15床、通常 ICU 7床で運用開始。ECMO 4台対応
4月16日	中等症・疑似症受け入れ病床：成人専用病棟19床、小児専用病棟19床、産科専用病棟6床
6月17日	中等症・疑似症成人専用病棟を縮小し、救命救急センターと HCU へ集約
7月1日	産科専用病棟を1床に縮小
9月1日	小児専用病棟を、軽症・中等症専用の小児・成人専用病棟として運用開始 COVID-19 患者受け入れ数：260人（陽性患者：48人、陰性患者：212人） ※ 2/7 〜 6/23 クルーズ船からの患者を除く ドクターカーによる COVID-19 患者搬送：63件（陽性患者：49件、疑似症患者：14件）

表2 当院災害対策本部での検討事項内容

- 院内の現状把握：患者の受け入れ状況、重症者の治療状況
- 受け入れ体制の検討：重症者の転院の受け入れ可能人数
- 病棟レイアウトの検討：陰圧機材の設置、ゾーニングの状況検討、遠隔診療モニタリング
- 患者診療場所・移動動線の管理
- コロナ診療チーム体制：救急と内科との分担の構築
- ER サポート体制：コロナ診療チームで人員減少へのヘルプの検討
- 物資のサプライの現状把握：ガウン・マスク・消毒薬等の補充
- 個人防護具（PPE）の装着指導動画の作成
- 薬剤の備蓄・補充
- 病院出入口管理：手指消毒やマスク装着の励行、体温測定機器の設置
- 他医療機関の現状把握：医師会によるクリニックの診療体制
- コロナ診療チームメンバーの宿舎確保
- 小・中・高校の臨時休校に対する職員の子ども預かり
- 診療に従事するスタッフのストレスチェック
- 法人間の情報共有

現場レポート

日々の暮らし

組織とコミュニティ

教育の現場では

私の「コロナ日記」

解説

コラム

順等、多くの準備と環境の整備が必要となった。

　これまでの通常モードでは、決められた看護師配置人数が割り当てられ、療養環境は開放的であり、治療も標準化され、医療者も職種ごとにそれぞれの業務を行っていた。COVID-19患者の受け入れが開始されると、環境は陰圧隔離が必要となる閉鎖空間で、人工呼吸器やECMOが複数台稼働し、これまでみていたHCUよりはるかに重症度が高い患者が一気に収容された。

　当院のCOVID-19患者受け入れの推移を**表1**に、当院災害対策本部での検討事項内容を**表2**に示す。

看護業務の量と質の変化

1. マンパワー不足への対応

　感染者が増え続けるなか、先が見えない状況において、マンパワー不足も切実な問題となった。これまでHCUとして稼働させていた病床を急遽ICUへと変更したため、4対1ではなく2対1の人員配置が必要となった。しかし、ECMOを装着している患者は2対1ではみきれず、1対1以上、さらに逆転して1対2の看護師数が必要となり、計算上でも、COVID-19専用フロアでは6人以上の看護師の増員が必要となった。

　看護師が大切にする五感がフルに活用できなくなり、においを嗅ぐ、聴診器で音を聞く、素手で患者に触れ、感じるという行為ができにくい状況が発生した。また、これまで看護助手あるいは清掃員が担ってきた清掃、物資の洗浄や補充は、それらのスタッフが閉鎖空間に入れなくなったため、すべて看護師が担うことになった。

　加えて、一度PPE装着をして隔離フロアに入るとそう簡単に出ることはできないため、スタッフは汗だくになり、疲労感が蓄積していった。医療機器が発する熱は、空調だけでは抑えることができず、体感温度は上昇し、PPEを装着している窮屈感や、視界が狭くなり孤立感が増すなかで業務にあたることになった。

人的な問題の看護師数の不足に対しては、看護部に切実な状況を伝え、救命救急センターの勤務経験があるスタッフを当院の法人から呼び寄せてもらい、最大限のマンパワーの強化が実現した。中途採用で4人、およびリリーフで集中治療看護の経験者を最大6人確保できた。

2. PPEなど物資の管理

COVID-19と闘うには、まず確実なPPE装着が前提である。自分自身を守る術を身に付けること、看護師内でクラスターを発生させないことが重要であり、それがスタッフの安心と考え、PPE装着の教育から始めた。また、PPEは個々の物品をただ置くのではなく、装着する順番に並べ、行ったり来たりすることで装着の場が密になることを防いだ。

社会的問題にもなった物資の枯渇は当院にも起こり、特にN95マスクやガウンは不足しがちとなった。そこで、1日にどのくらいの量が使用されているかを把握し、物資を調達した。また、N95マスクだけではなく、リユースできる小型電動ファン付き呼吸器防護具（HELO）を使用してもらった。そして、物資のむだ遣いがないよう適切にPPEが使用できているか、管理を行った。

3. チーム医療の強化

このようにCOVID-19患者受け入れ以降、特殊な環境に身をおいた私たちであるが、閉鎖空間とPPE装着にて視界が狭まり、重症患者を黙々と必死で受け持ち、それぞれがそれぞれの仕事をするという、チームとして機能している実感がもてない日々が続いた。患者の治療に向かってなんとか医師や他職種が一丸となり、チームで取り組める形にしていきたいと思い、ベテラン看護師がCOVID-19専用フロアの全体をコーディネートする、いわば監督役割をする「調整看護師」を配置した。また、ホワイトボードを設置して情報共有をはかった。

加えて、患者状態の把握、COVID-19患者の療養環境で行う業務や、タイムスケジュール、スタッフの休憩時間、マンパワーの調整を行い、業

現場レポート

日々の暮らし

組織とコミュニティ

教育の現場では

私の「コロナ日記」

解説

コラム

務が若干スムーズになった。看護師どうしでの協力体制や情報共有はもちろん、医師やクリニカルエンジニア、理学療法士とその日のTO DOの擦り合わせを行った。重症患者の処置（体外循環装置を挿入されたままの腹臥位療法など）にはたくさんの人員の確保が必要なので、チーム医療の強化のためには調整が欠かせない状況であった。

4. スタッフの健康面・精神面のフォロー

　普段以上にスタッフの健康チェックと精神面のフォローに気を配った。患者受け入れ開始から2週間後にストレスチェックを実施し、現状を把握した。スタッフのなかには、急に泣き出したり、異様なテンションで踊り出したりする行動が見られる者もおり、COVID-19に関連したストレス反応が生じているように思われた。「弱音を吐いてもいいんだよ」と、1人で抱えることないように承認し、安心させて話しかけやすいよう接すると同時に、全スタッフが業務時間内に院内の臨床心理士の面接を受けられるよう調整を行った。そして、そこで表出された不安や不満（「なぜ自分たちだけがやらなくてはいけないのか」「補償はどうなるのか」）などを災害対策本部へ伝え、法人に働きかけたことで、防疫手当を受けられることになった。

　さらに、看護部長が救命救急センターのスタッフに直接労いの言葉をかけたことで、スタッフは「自分たちがやらなくてはいけない」と、使命感や誇りをもつことができるようになった。不安はあるものの、組織に守られて働けるようになったことで、自分たちにできることを実施していこうという活力につながった。

COVID-19病床の増床に伴い生じたディレンマ

1. あっという間の死に遭遇することへの無力感

　COVID-19重症患者用の病床がどんどん増えていく一方、治療は手探りのままであり、患者の状態の改善は見えないまま、人工心肺装置や血

液浄化装置が追加されていった。重症化が進み、急変し、あっという間の死の訪れに直面した。重症COVID-19は確立された治療もなく、最善の治療をしてもなかなかよくならず、たくさんの方が亡くなった。

治療が最優先されるなかで、普段、当院の看護師が大切にしている更衣や整容、部分浴や全身清拭といった保清ケアが施行できず、もどかしさを強く感じる声がスタッフから聞かれた。また、相当な時間を費やし懸命に治療しているはずなのに、急変し、あっという間の死に遭遇し、何もすることができない無力感に苛まれ、疲弊感を強く感じるという声も聞かれた。

2. 患者家族に対する思い

それだけではない。家族がどのような心情でいるのかを考えるといたたまれなく、どのように声をかけていいのかと悩んだり、患者に対する治療の効果のなさを医療者が理解しきれないまま、家族になんと説明すればよいのか言葉を紡ぎ出すこともままならず、ただただ家族に申し訳ない気持ちになり、もどかしさにとらわれている者もいた。

ご遺体の死後の処置をするだけでなく、ビニール製の袋に入れて納棺するといった、看護業務の範疇を超えた初めての体験もした。とまどいながらもこれを幾度となく行った看護師は、「COVID-19で亡くなると、このような扱いをされなければならないのか」と、かなりの衝撃を受けたようだった。

最善を尽くした治療の結果、救えなかった命だが、亡くなってあの世に行くまで、少しでもその人らしく送ってあげられないかと、方法を必死で考え続けた。その1つとして、タブレットの活用がある。死亡宣告の最後の瞬間まで、画面越しではあるが家族に同じ時間を少しでも共有してもらった。また、最後のお別れの際に家族に棺の中を見てもらえるよう納体袋を工夫し、触れることはできないけれども、ていねいに死後の処置を行うことで、生前のその人らしさを少しでも再現できるように力を注いだ。できることが少ないなかで、そこをがんばることで自分た

現場レポート

日々の暮らし

組織とコミュニティ

教育の現場では

私の「コロナ日記」

解　説

コラム

ちを慰めていたように思う。

　このような経験を何度もするなかで、家族へのケアにもっと力を入れなければという思いが増してきた。そこで、家族の対応に慣れている臓器移植コーディネーターの協力も得て、家族ケアチームを立ち上げた。実働のスタッフが患者情報をつなぎ、入院している全患者の家族へ定期的に電話連絡をし、家族の身体面・心理面の状況を確認した。必要時は医師から病状説明を行った。患者の状態に応じてタブレット面会を順次セッティングし、面会時間の調整を開始した。

3. 疲弊感の高まり

　亡くなる方が増える一方、患者数は増え、毎日治療は続いた。受け入れ開始当初、医師は「災害モードでできる範囲内での治療を」と言っていたが、実際は手を抜くことなくがっちりした救急・集中治療となった。治療に必要なポータブルX線撮影も毎日あり、技師と看護師とだけで行い続けた。COVID-19患者がいる閉鎖空間への入室は最小限となるように、医師が監視モニタを設置し、患者の様子や呼吸器の設定が映し出されるようになった。監視モニタが設置されると、医師はますます患者のベットサイドに行くことが減り、医師から治療変更の指示が頻回にトランシーバーで伝えられた。その指示を受けて、人工呼吸器をはじめとする医療機器の設定変更を看護師が行った。看護師は設定変更後に頻回に観察することが必要で、閉鎖空間から簡単に出ることはできなくなり、異常の早期発見のためにモニタ観察を継続した。

　医師の指示と催促だけが飛び交い、協力体制を感じ取れない状況下、看護師の疲弊感は高まり続けた。それまで積極的に治療の補助を行ってきたが、本来必要な看護ケアはおろそかにならざるを得ない状況にディレンマを感じた。看護師は長時間PPEを着続け、汗だくになり、喉が渇いても水分を補給できなかった。看護師が受け持っている患者はほぼ全員、状態が変わりやすい重症者であり、その場を簡単に離れられない状態だった。途中で、飲水やトイレなどの短い休憩さえ、まったくとれな

かった。そのつらい気持ちを、誰がわかってくれるのだろうか、と気力を削がれてしまったことが何度かあった。

受け入れを続けているなかでの学びと喜び

COVID-19重症患者の受け入れは苦しさを伴うものであるが、自分たちの学びとなっていること、うれしいと思えることが支えになっていった。普段見る機会が少ないECMO人工心肺装置の管理を、若いスタッフが調整看護師の監視のもとで実際に受け持つことができたことは、教育的に意味があった。

また、通常の救命救急センターは、緊急入院時からバイタルサインが安定する1～2日で患者は一般病棟へ移動する病床稼働率が高い部署である。しかし、COVID-19患者は状態が安定しても、気管切開術や呼吸器ウィーニング・離脱、離床まで可能にならないと、転棟や転院が困難であるため、患者との長期間のかかわりができるようになった。回復期に至るリハビリ期など、今までの救命救急センターでは携わることができなかった一連の過程にかかわることができるという喜びを感じることができた。療養が長期化する気管切開患者とかかわることで、他職種には患者の反応が理解できなくても、看護師はすぐに患者が何を言いたいかを理解できるほどの関係性を築けるようになったことは、私たちの学びにもつながった。

加えて、超重症で長期間治療が続いた患者が退院した後、元気な姿を見せに当院に来院してくれることは大きな喜びであり、元気をもらえている。

*

何も状況が理解できていないなかでのCOVID-19対応の開始となった。当初は特定機能病院としての使命を背負い、受け入れを開始したが、救急外来では現在も疑似症扱いの患者対応ばかりである。限られた人数での対応を強いられ、長時間のPPE装着と閉鎖空間での業務が続いて

現場レポート

日々の暮らし

組織とコミュニティ

教育の現場では

私の「コロナ日記」

解説

コラム

いる。入院も疑似症患者と陽性患者の両方を受け入れており、「収束」という言葉はあきらめなければならないと少しずつ理解し始めている。

　患者にかかわることすべてに看護師が仲介役として他職種の間に入り、体制が変わるたびに、環境を作り替えたり、注意事項の周知を行ったりしている。日々の清掃も担っている。他職種からの手伝いはあまりもらえていないが、患者が不自由することのないよう、当たり前のように療養環境を整え、また私たちの働く環境を維持することは、今後も継続していかなければならないと思う。理想と現実が少しでも近づけるよう、多部署と協力体制を整えていきたい。

　もう、これまでのような社会には戻ることはできない、とは思いたくはないが、コロナと共に生きていく社会を考えていかなければならないのだろう。With コロナ、post コロナ社会では、感染者数の増減に振り回されることなく、その状況に合わせて、柔軟に対応できるチームづくりが望まれる。一時的な災害というとらえ方ではなく、継続するものと腹をくくり、スタッフの士気を下げないようなかかわりが必要である。これまでは、覚悟・あきらめや、使命感に支えられて乗り越えてきたが、それだけでは長期にわたり闘えない。スタッフの日々の対応を承認し続けること、現状の説明や今後の構想を彼らに伝えることで、スタッフが安心できる安全な職場環境にしていかなければならない。

　これからも、救命救急センター約110人の看護師が誰ひとり新型コロナウイルスに感染することなく、全員が笑顔で看護をし続けていきたいと思う。

ECMO治療患者の受け入れ

——最後の砦：不安と使命感をもって臨んだ 5か月間から得たもの

福岡大学病院 救命救急センター 看護師長[*1]、感染管理認定看護師[*2]

川鍋 智子[*1]、**宮﨑 里紗**[*2]

現場レポート

日々の暮らし

組織とコミュニティ

教育の現場では

私の「コロナ日記」

解説

コラム

　福岡大学病院は、病床数915床（一般：855床、精神：60床）の特定機能病院である。救命救急センターは、福岡市はもとより、近隣他県からの救急要請にも対応し、年間約900人の患者を受け入れ、集学的治療の提供に努めている。

　救命救急センターは2つのユニットで構成され、病床数34床（ICU10床）、看護師83人（看護師長1人、主任看護師3人）が従事している。当院看護部の理念である「人間性豊かな患者中心の看護」を実践につなげるために、患者と最も身近な存在である看護師が、専門職として社会のニーズに応えながら、「最善（最前）の看護を、私たちの手で」を部署スローガンに、安全で質の高い医療・看護を提供できるよう日々取り組んでいる。

　2020年4月、国内で新型コロナウイルス感染症の脅威が高まるなか、当院においても患者の受け入れを開始した。当時は重症患者の治療や感染対策について未解明な部分も多い状況で、私は救命救急センターの看護師長として、スタッフと共に各ガイドラインや学会情報などから新しい知見について情報収集を行い、現場での対策に応用していった。同年9月時点で重症患者21人を受け入れ、12人のECMO治療に携わった。

本稿の執筆にあたり、病院一丸となった取り組みについて振り返り、改めてチーム医療の大切さやスタッフの力の大きさを感じる機会になった。ここでは、受け入れが開始となった4月からの5か月間の取り組みを紹介する。

見えない感染症との闘い

1. 受け入れ環境と人的配置の整備

　救命救急センターでは10年前よりECMO治療に取り組んでおり、生存率70％以上の治療実績をあげている。私は救急医療に従事する1人の看護師として、「1人でも多くの命を助ける」という思いと、看護師長として「患者とスタッフを新型コロナウイルスから守る」という思いから、経験のない感染症患者を受け入れることに対する迷いはなかった。新型コロナウイルス感染症の第1波を迎えるなか、ECMO治療を必要とする患者を受け入れるにあたり、新興感染症に対応できる構造的・人的体制整備が第1段階の課題であった。

　救急医療と集中治療の役割を維持し、新型コロナウイルス感染症患者を受け入れる体制を整えるため、2つのユニットのうち1つを感染症対応のユニットへ機能転化をはかった。ユニットごとに機能を分けることで、従来の救命救急センターの機能を維持しながら、感染症重症患者のケアに適した物理的基盤を整備することができた。

　2つのユニットで重症患者を受け入れるということは、集中治療領域での看護実践力が2倍必要とされ、加えて厳重な感染対策を実践するためには、さらに人員が必要であることが予測された。院内全体の理解と協力のもと、専門・認定看護師などのリソースナースや部署経験者が招集され、看護の質担保と人員補充により組織一丸となった看護体制が整備された。

2. 感染制御部との協働

　新興感染症のマニュアルがない状況で救命救急センターと感染制御部が協働し、限られた物的・人的資源のなかで、患者・職員双方を感染から守るという強い信念のもと、予測される感染リスクを回避し、安全に医療・看護が提供できる作業環境・手順整備を行った。

　以下、感染対策については、感染管理認定看護師との共著で記す。

●受け入れ環境のゾーニング

　重症患者はECMOだけでなく血液浄化装置など様々な医療機器を装着しており、十分な診療スペースの確保が必要となる。集学的治療を行いながら厳重な感染対策の実施が可能な病室として、オープンフロアの多床室を陽性患者専用病床（赤エリア：汚染区域）とした。当初より個人防護具（PPE）が枯渇している状況であり、ガウン類は勤務ごとの交換のため、病室外の廊下（黄エリア：準清潔区域）の一部に脱衣エリアを設置した。薬剤耐性菌対策として、多床室内は医療エリアと患者エリアにゾーニングし、交差感染防止と共用器材汚染防止に努めた。

●個人防護具（PPE）の工夫

　重症患者対応においては、エアロゾル発生リスクを伴う処置が多く、体位変換や清潔ケアなど患者接触機会も多い。曝露リスクの高い環境のなかで職員を感染から守るために、赤エリアではガウンタイプのフルPPEで対応した。

　また、N95マスクについては長時間装着による鼻骨部・耳介部の医療関連機器圧迫創傷が問題となったため、クッションドレッシングによる皮膚保護を行い、安全かつ安楽に装着できるよう配慮した。

●エアロゾル発生における対策

　各指針に沿って、感染リスク回避のため、人工呼吸器回路接続部の補強、人工鼻の使用等を実施した。ECMO導入・抜去時は、体液曝露防止のためPPE装備を強化し、患者搬送時は濾過膜のビニール被覆等を実施した。外科的処置の際は、電気メスによるエアロゾルを吸引するための排煙装置を活用した。

現場レポート

日々の暮らし

組織とコミュニティ

教育の現場では

私の「コロナ日記」

解　説

コラム

受け入れ当初、様々な情報が流れるたびに「○○からの曝露は大丈夫なのか」「身体に付着しているからほかの人の迷惑になる」等、エアロゾルに関する確信がもてず、担当するスタッフだけでなく病棟スタッフ全体が不安や恐怖心、ストレスを抱えていた。疑問点については医師や感染制御部とタイムリーに対策を決定し、不安が軽減できるよう努めた。それらの経験を積み、現在はエアロゾル発生処置においても、看護師が多職種間の調整役としてチームの要となっている。

●感染拡大防止のための環境整備

当院は感染対策として紫外線照射装置を取り入れ、医療資源の汚染除去に活用している。医療環境に定着する病原体を清拭・清掃だけで除去することは困難であり、新興感染症に対応する状況での紫外線照射装置の活用はスタッフの安心感にもつながった。N95マスクが不足する状況で連続使用をすることは、「捨てたいが捨てられない」「自分のものであっても不快」という思いがあり、紫外線照射がスタッフのPPEに対するストレス軽減の大きな1つの要素となった。

3. チームで行うECMO治療

●ECMO導入

ECMOは、取り出した血液を酸素化させて体内に戻すことで、肺や心臓の機能を肩代わりする働きがある。重症化した新型コロナウイルス感染患者に関しても、ECMOで心肺機能をサポートしている間に根本治療を並行し、回復を目指すことができる。

ECMOの導入は、医師・看護師・臨床工学士が、厳重な曝露対策を行いながら迅速かつ安全に行う必要がある。また、医師・看護師共に、清潔担当・不潔担当と役割分担が必要となり、2倍の人員調整が必要であった。いつ急変するかわからない患者対応に緊迫するなか、厳重なPPE装着は、「声が聞き取りにくい」「人の区別がつかない」とチーム間のコミュニケーションの支障となっていた。安全かつ迅速に対応するため、受け入れ前に対応する全スタッフが集まり、処置の流れと役割を確

認して初期診療にあたった。また、経験したスタッフが人員や物品配置を図式化した手順書を作成し、改善点を加えながら標準化した。今では人員が限られる夜間でも、ECMO導入がスムーズに行えるようになっている。

● **呼吸機能の改善を目指すリハビリテーション**

ECMO治療は根治療法ではないため、呼吸機能の回復を目的に治療の一環として腹臥位療法を実施している。これは新型コロナウイルス感染患者であっても重要な治療である。患者受け入れ当初、担当する看護師から「何か起こっても医師がそばにいないため不安」等の意見があがった。看護師長として、患者の安全確保をはかりつつ、スタッフが安心して働けるよう医師と情報を共有し、ユニット内に医師控室を設け、腹臥位療法についての共有事項を検討し、安全に継続できるマンパワーの確保に努めた。

また、様々なデバイスを装着し、頸部からのカニューレ挿入により体位が制限される状態での腹臥位は皮膚障害のリスクも高いため、効果的な被覆材貼用法や除圧用具を用いた体位調整など様々な対策を検討しながら、ECMO挿入下の皮膚障害防止に努めた。

受け入れ当初は、感染症エリアで従事するスタッフは医師・看護師のみであり、リハビリテーションの介入ができなかったが、5月頃よりセラピストと感染対策を共有し、実施している。現在は看護師とセラピストが協働して、ECMO挿入のまま端座位や立位訓練も安全に実施できるようになっている。

スタッフは、患者のADL拡大に伴う喜びの半面、「デバイスの接続が外れ、曝露しないか」「患者と密着するが大丈夫か」など、デバイスがある状態でのADL拡大は曝露の場面を増やすことに不安を感じていた。そこで、複数人での対応、使用物品への紫外線照射、PPEの補強等を対策として加えていくことで、対応するスタッフのディレンマは軽減した。

現場レポート

日々の暮らし

組織とコミュニティ

教育の現場では

私の「コロナ日記」

解説

コラム

"ピンチをチャンスに"した人材育成

1. 看護実践力の底上げ

　患者受け入れが開始となった４月、ECMO治療の経験がある看護師の割合は部署中で約２割であり、ECMO治療を含めた重症患者の看護が実践できる人材育成が急務であった。看護師長として、この局面を乗り越えるために、安全な看護の提供と質を担保しながら、同時に人材育成を推進し、第２波に備えて看護実践力の向上を目指すことを目標とした。

　当院の看護提供体制はPNS（パートナーシップ・ナーシング・システム）を採用しており、ECMO治療未経験や経験の浅い看護師の成長に大きく役立った。看護師長としてスタッフの力を信じ、「どうすればできる？」「みんなの力はどう活かせる？」と教育体制の見直しを主任看護師と共に検討した。また、リーダー的役割を担う看護師に対して、精神的支柱としてチームを鼓舞する役割を期待していることを伝え、チームとしての強化をはかった。

2. 実践のなかでのスタッフの成長

　感染症ユニットでは、ECMO治療未経験者と経験者がペアになり、看護実践にあたった。未経験者は機械自体を見るのが初めての看護師が大半であり、感染対策を実践しながら、重症患者のケアに携わることには計り知れない不安と緊張があった。勤務が終わるとPPEを外し、汗だくで座り込むスタッフを見ると、PPEの圧迫からの解放感だけでなく、重症患者のそばで未経験の治療に携わる緊迫感からの解放と、無事に終えたことでの安堵感が表情と言動から伝わる日々であった。一方で、ECMO治療経験者は、安全な看護が提供できるよう、未経験の看護師に対する配慮と責任感を感じ、教育的支援だけでなく、エリア内での業務マネジメントの役割も担っており、疲労困憊していた。

　通常であれば、周囲の医師・看護師と自由に対話ができるが、赤エリアへは必要時以外、医師・臨床工学士の入室は少なく、担当看護師は用

件を記載した用紙を窓越しに提示したり、緑エリア（清潔区域）へナースコールを使用して用件を伝えたりと、やり取りが制限された状態でECMO治療の管理を行っていた。物品に関しても自由に赤エリア外へ持ち出せない状況であったため、ベッドサイドで記載した学習メモや資料類は、勤務終了時にメモ用紙を赤エリアの窓に貼り、緑エリアから書き写す等、感染対策を講じ、工夫しながら学ぶ姿があった。勤務終了後は、看護師どうしで振り返りをしたり労い合っている光景や、リーダー看護師がミニレクチャーを行っている場面があり、スタッフの使命感と強さを感じた。

1か月が経過し、スタッフ面接の際に、「はじめは申し訳なさばかりだったが、ていねいに教えてもらい、今はもっと患者さんをみたい」「防護具はつらいけど、患者さんが回復するのがうれしい」「はじめは心配で休憩にならなかったけど、今は任せられる」「勤務開始のときに△△さんが『今日も1日がんばりましょう』と声を出してくれる。それが本当にやろうという気にさせてくれ、安心できた」等の言葉があった。また、スタッフから「ECMOに関する資料をつくったので共有したい」「学習会を開いてほしい」等、学びを共有したいという意見があがった。スタッフの「知りたい」「安全な看護を提供したい」という思いから、3密を避けた方法でECMO治療に関する多職種学習会やシミュレーションを開催した。

3. 働く看護師へのメンタルヘルスケア

新型コロナウイルス感染症収束の目途が立たない現状、感染するかもしれないという不安、PPEによる身体的負担など、スタッフのストレスが早期より予測され、長期ストレスによる"心の健康"への影響が危惧された。勤務中、心身ともにリセットできるよう、休憩時間を意図的、計画的に調整した。患者受け入れ開始1か月後より、精神科医師による週1回のグループカウンセリングの場を設け、身体の休息だけでなくメンタルヘルスサポートも行った。

現場レポート

日々の暮らし

組織とコミュニティ

教育の現場では

私の「コロナ日記」

解説

コラム

スタッフは「周囲へ迷惑をかけたくない」という思いから、日常生活においても家族との隔離や生活行動の制限を行っていた。仕事を離れた生活の場でもストレスを抱える状態であったが、一人ひとり心身のバランスを保ち、患者の回復に向けて取り組んでいる。

＊

未知の感染症に対して不安や恐怖を感じながら、医療従事者としての責任と誇りをもち、患者と向き合ってきた。実際に患者の臨終に家族が対面できない場面もあり、家族の思いに心を寄せるとき、家族支援や医療倫理について悩み、ディレンマを感じることもあった。

そのようななかで、医療従事者に対する多くの方々からの心温まる言葉や医療物資の支援は大きな心の支えとなった。何より、重篤な状態だった患者が回復する姿は、私たち医療従事者に力を与えてくれた。5か月間の経験を通して、医療における看護の力とチーム力を再確認することができた。

今後も、人として、医療従事者として……患者・家族にできることは何かを悩みながら、"最後の砦"として1人でも多くの命をつなぐことができるよう、スタッフと共に取り組んでいきたい。

救急は予防だ！
コロナも予防が大切だ！
──診療所における COVID-19 の対応

医療法人社団晃悠会ふじみの救急クリニック（現 ふじみの救急病院）副院長 / 看護部長
板垣 光純

現場レポート

日々の暮らし

組織とコミュニティ

教育の現場では

私の「コロナ日記」

解　説

コラム

　まずはじめに、私が中核病院から救急クリニックへ転職し、COVID-19
との闘いに至った経緯を記したいと思う。

　私は 2 年ほど前まで、地域の急性期を担う大規模な基幹病院の救命救
急、内科、集中治療室等に 18 年所属していた。緊張感ある急性期の現場
にやりがいを感じ、充実した看護師人生を送っていたと思う。そのなか
で、とある思いが生じてきた。「もう少し早い段階で看護介入をするこ
とができたのであれば、違う結果になったのではないか？」と。救命に
至らないこと、救命できたとしても ADL 低下から元の生活レベルにま
で回復が至らないこと。生活習慣病と言われる血管の病気から、認知症、
がんといった病気に至るまで、早期の介入がその人らしい人生を送るた
めに最も効果的であると考えるに至った。

　そのような状況のときに現在の院長にお声をかけていただき、理想と
する予防救急医療の実現に向けて、2018 年 11 月に埼玉県三芳町にふじ
みの救急クリニックを開院する運びとなった。理念としては「24 時間
いつでも身近な町の頼れる保健室」。24 時間気軽に訪れることができる
場所。検査から看護師への相談等、大きな門戸と、敷居の低い入口をつ
くり、持病を抱えつつも普段は病院にかからないような方でも、早期に

スクリーニングを行い、将来の危険因子へアプローチを行うことができるクリニックをつくることを目指した。私は、大病院での専門性の向上は、縦割りの看護になっていると感じていた。当院では救急車を2台擁し、救命士と看護師が自宅も含め現場に駆け付けることにより、病院前救護から院内へと一貫した看護の提供を可能にしている。

　この予防的救急の観点から、今回のCOVID-19の重症患者を救うために、まず、陽性者をなるべく早期に見つけ出して隔離することを目指し、"コロナ"に対峙することを決断した。今後また起こり得る感染症災害への一助になることを願い、記録として経緯を残す。

COVID-19対応の経過

1.「クリニックは潰れてもよいので、
　皆さん一緒についてきてください」

　2020年1月下旬に国内で新型コロナウイルス陽性患者を確認後、当院では通常の外来、入院加療を行いながらも、発熱患者の受診動線の確保や今後の対応を検討していた。2月に入り、インフルエンザ様の症状のなかにインフルエンザ陰性で、かつCT上で肺炎の所見をもつ患者が見られ始めた。当時は画像上でCOVID-19を疑った場合、本人に喀痰を用いた検体採取をお願いし、保健所経由でPCR検査を提出していた。

　3月に入り咳を伴う発熱患者が増加し、CT上でも疑い症例が増えていった。その都度、保健所経由で対応していったところ、その実績を認められ、3月26日、帰国者・接触者外来の指定を正式に受けることになった。その頃の中国での惨劇を目の当たりにしていた職員の間では、不安な表情と否定的な意見、肯定的な意見が混在していた。強張った表情で「家族に高齢者がいるから」「子どもがいるので」「うちがやる必要があるのですか!?」と様々な意見があった。院長と2人で時間を重ねて話し合ったが、院長のひと言がスタッフを1つにした。「私は救急医として、このときのために生まれてきたと思います。クリニックは潰れて

もよいので、皆さん一緒についてきてください」——多くの現場の職員はこの言葉に使命感を感じ、コロナと対峙する決心がついたと思う。

2. 感染防護具や消毒薬はことごとく納入待ちに

まず、感染防護具と消毒薬の準備を始めた。2月の時点で普段の取引先3社へ注文を入れたが、ことごとく納入待ちとなり、後に5か月も入荷されないとは当時は想像もつかなかった。業者からは、同時注文であるとどうしても大口顧客が優先されてしまう、との話を聞いた。このことは小規模施設での備えの注意点であるかもしれない。

2か月ほど経ち、徐々に県から物資は届くようになったが、当初は市民からの寄付による雨合羽等を使い、高性能マスクに関しては消毒をしながら1週間使い続けるなどして乗り越えた。

その他の準備として、マニュアルの整備や、スタッフ教育、独自のフェーズ表の作成、エリア別のゾーニングを行った。

3. 第1波初期 (3〜4月) の状況

日中は通常診療エリアに発熱患者が入らないように玄関先にトリアージポストを設け、救命士を中心に看護師、看護補助者が当番でトリアージを行った。また、発熱・かぜ症状のある患者用にクリニック前の駐車場にテントを設営し、待合所にした。テントは日差しや雨除けにはなったが、寒さや風には弱く困っていたところ、増築工事で使っていた現場用のプレハブが2棟必要なくなったとのことで、これらを駐車場に移設して運用を開始した。

当初は発熱患者から看護師が金銭を預かり受付に渡していたのだが、事務職員の感染に対する恐怖心が強く、「患者さんにかかわっているスタッフとの接触が怖い」と泣きそうな顔で訴えてくることもあった。そのため、会計は患者の症状が治った後1か月以上経ってから行うことにした。感染に対する勉強や感染防護具の充実などを通して、最終的には事務職員もN95マスクを着用し、人が足りないときには積極的に玄関

現場レポート

日々の暮らし

組織とコミュニティ

教育の現場では

私の「コロナ日記」

解説

コラム

先でのトリアージに参加してくれるようになった。時間はかかったが、徐々に1つのチームとしてさらなる前進を遂げるよい期間になったのではないかと思う。

4. 県から帰国者・接触者外来の指定を受ける

　保健所と疑い症例患者のやり取りを続けるなか、当院の前向きな対応が評価を受け、3月26日に埼玉県から正式に帰国者・接触者外来の指定を受けた。これまでの保健所に判断を仰いでいたやり方から、当院独自の判断をすることが許可され、大きな責任を背負うことになった反面、自由になった点も大きかった。

　まず、地域の医師会、保健所と相談し、当院では24時間発熱患者に対応が可能なので、開業医の先生に事前の問い合わせなく発熱患者を紹介してもよいというお知らせをしたところ、3月29日からの1週間ではPCR検査数が75件であったのに対して、翌週4月5日からの1週間で212件と約3倍に増加した。その後、4月22日に医師会からの紹介で新聞社の取材を受け、24時間PCR検査に対応していることが掲載されると患者数が爆発的に増加し、クリニック前には患者が群れとなって押し寄せてきた。その頃はスタッフは現在の1/3の人数で圧倒的にマンパワー不足であり、さらには感染予防上、屋外での検体採取を徹底していたため、日中は強い日差しの一方、夜間はまだまだ冷え込みが強いなか、患者・職員共々本当に大変だったと思う。

5. 社会全体がパニックで、普段では考えられないような状況に

　その頃は社会全体がパニックになっていたように思う。3つ隣の市から救急車の受入要請があったり、タクシーに当院への送迎を断られ、なかには救急車にも断られて、自力で息も絶え絶え受診する方もおられたり、普段では考えられないような状況だった。

　当院の女性事務員が学童保育の利用を拒否されたこともあって、法人が借り上げたアパートで職員が当番で子どもたちを預かった。警備会社

から当院との契約を中止する旨を宣告されたり、遠方から救急搬送された患者のなかには帰る手段がなく、朝までクリニック前で過ごす方もたくさんいた。どこにも行くことができない発熱患者もいた。施設から当院を受診されたある方は、PCR検査で陰性が証明されないと帰れないとのことだったので、検査結果待ちのため当院に1泊入院し、翌日陰性が確認できたが、もう施設の部屋が埋まってしまっていたこともあった。このときは、医療水準が半世紀以上前に戻ってしまったと感じた。

6. 入院ベッドをすべてCOVID-19用に転用

そのようななか、県の用意したCOVID-19用の病床が47床しかなく、さらなる確保に奔走しているとの情報が入った。そこで、4月1日に10床あった入院ベッドをすべてCOVID-19用に提供する決断をし、6日までには入院患者全員の転院あるいは退院手続きを完了した。

当初は入院依頼がまったくなく、不思議に思い、地域の医師会や県の担当者に確認したところ、呼吸器内科の併設がない病院や、そもそも有床診療所には入院を認めない方針があったようだった。しかし4月21日に正式に指定入院施設となり、同日から陽性患者の入院受け入れが始まった。

ただし、当院は多床室が中心だったので、疑い患者と陽性患者を同時に受け入れることが難しかった。また、換気も不十分ななかでのケアにスタッフにも逡巡があったため、院長は駐車場にプレハブの個室病棟を設置することを決断した。2週間後には駐車場に10床のプレハブ病棟が設置され、陽性患者も検査中の患者も個室に収容され、感染管理上、安心して入院管理ができた。

7. 秋冬に向けての備え

5月に入り受診患者のピークは過ぎたが、入院患者の重症度は増してきた。なかには認知症の陽性患者もおり、スタッフには苦労をかけたと思う。検査可能件数は当初の1日60件から400件へ、その後1,000件

現場レポート

日々の暮らし

組織とコミュニティ

教育の現場では

私の「コロナ日記」

解　説

コラム

へと増えたが、結果確認に2日ほど時間を要するため、緊急な治療が必要な場合でも、結果が出るまで転送も行えないなど、徐々に支障が生じてきた。検査会社と話し合いを重ねたが改善が難しく、より小回りの利く検査会社へと変更し、最短で当日に結果が判明するようになった。

5月下旬に入ると感染もだいぶ落ち着きが見られたため、今、私たちにできることを話し合い、秋冬に向けてより大きな波が襲ってくる可能性を考え、備えを始めた。患者増に備えて入院プレハブ病棟を9床増床し、19床体制にするとともに、入院患者専用の簡易トイレと簡易シャワー室を設置した。また、受付、スタッフルーム、待合室、CT室、救急処置室などをプレハブで増設し、全体に屋根を取り付け、発熱外来として整備した。さらに、これまでタクシーの乗車拒否があり、帰宅困難者や受診困難者が多く見られたので、当院独自の送迎を可能にするため、2台目の救急車を導入した。

8. 第2波が到来。すべての面で危機的状況に

1か月後の6月下旬より、第2波が襲ってきた。秋口を予測していた私たちは、ひと息つく間も心の準備も整っていなかった。発熱外来の待合室は患者であふれ、最高41℃まで上がる気温のなか、スタッフも汗だくで、熱中症で倒れる者もいた。受診者は暑さでいらだち、気分を悪くする者や、過換気を起こし倒れる者も多数見受けられた。

第1波の経験を教訓に、電話を自動音声応答システムにバージョンアップしていたが、それでも受診相談、PCR検査の結果の問い合わせなど、用意した4回線の電話は鳴り止まなかった。診断書の作成は、郵送も含め、事務職員はもちろん、看護師、看護補助者、救命士、検査科、放射線科などのスタッフを総動員し、休憩をとる暇もなく対応した。

感染防御具を装着しての業務は、とてつもない暑さで雰囲気も重く切迫し、残業も増え、休みもとれず、入職して数日で辞めるスタッフが相次いだ。2月以降に入職したスタッフは、素顔を見たことがないほど院内完全防御を徹底していたこともあり、マスク、フェイスシールド越し

のコミュニケーションでは信頼関係の構築もできず、すべての面で危機的状況に追いやられていた。ただ、その当時、埼玉県のPCRセンターの約9割を担っていた当院での検査を中止することは、県の医療崩壊につながるため、止めるわけにいかない状況だった。

職員の士気をいかに保つか頭を悩ませていた私は、ある朝のミーティングでこれまでの陽性者の届け出用紙の束を前にして、「この陽性者が1人でも見過ごされれば、何十人にも感染を起こしていた可能性がある。皆さんにはとても苦労をかけています。ただ、皆さんの働きで感染拡大と重症化を防ぎ、ひいては埼玉県の医療崩壊、果ては日本国の荒廃を決する活躍をしていると思います。現在、皆さんには大変なご尽力をいただいておりますが、この未曾有の国難の時期に医療者として最大限の貢献を行っていることを誇りに思ってがんばりましょう」と話した。

このとき、私自身も気がついていなかったが、埼玉県と他の県では陽性率と感染者数に開きが現れていた。他の県では30〜40%の陽性率のところが多くある一方、埼玉県では数%であり、検査の拡大による早期発見、早期隔離が功を奏し、明らかに大きな効果が得られていると感じた。普段のつらい作業が人命を救うことに直結していると気がついた私たちは、さらなる闘志を燃やし、団結していったと思う。

週別PCR検査陽性率およびPCR検査数と陽性者数の推移を図1、図2に示す。

9. 第3波に向けての備え

第2波と思われる波は1か月ほどで収束した。9月に入り、医療、介護、接客業など高リスク職種の定期的・継続的PCR検査と、都道府県をまたぐ移動の前後でPCR検査を行い、感染拡大防止と経済活動の両立を目指すというニューノーマルが掲げられた。

当院はまず、全職員の毎週PCR検査と、自費PCR検査の税込み1万円への大幅値下げを行った。参加職員の全員陰性を確認後に歓迎会を開き、大いに盛り上がり、秋冬の第3波に向けて英気を養った。また、診療

現場レポート

日々の暮らし

組織とコミュニティ

教育の現場では

私の「コロナ日記」

解説

コラム

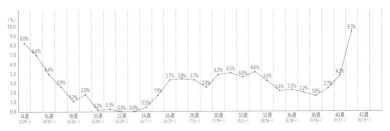

図1　週別 PCR 検査陽性率の推移

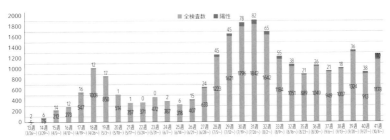

図2　PCR 検査数と陽性者数の推移

アプリを導入し、事前の予約、カルテ作成、ビデオ診察、クレジットカードによる円滑な会計など、さらなる効率化を行った。

　現在［執筆時］は、クラスター発生現場において接触濃厚とまでは認定されなかった方々などの公費がカバーしていない自費PCR検査を、行政と協力して自己負担なしで行う試みや、旅行会社と連携したPCR検査をセットにしたパッケージツアー開発、さらには民間PCR検査会社のブランチラボと一体化した大規模ドライブスルー検査場の整備などを精力的に行っているところである。

災害としての感染症対策を

　これまで、DMATを含め災害対策に感染症はあまり想定されていなかったように思うが、今回のパンデミックを通し、感染症も地球規模の災害であると強く感じさせられた。昨今のグローバルな環境下では週単位の早さで国境を越え、気がついたときには身近にまで押し寄せてくる

感染症。対策としては、災害の基本である事前の備えが重要になってくると考える。感染防護具や消毒薬等、物資の備蓄から、現場のゾーニング、国レベルでいえば日本版CDCの設置などである。

　ただし、感染症は通常の災害と比較して時間的猶予もある。対岸の火事ではなく、早期認知、決断、行動が重要になる。そういった点で当院が素早く大規模な対応がとれた要因として、院長の意思決定が迅速に行われたこと、有床診療所という比較的小さな規模であるので隅々まで情報が共有できたこと、また、救急クリニックという性質上、クリニックがもつ人的・物的な医療資源のかなりの部分を思い切ってCOVID-19対策に投入する方向に舵を切ることができたことがあげられるだろう。

　感染症とその他の疾患の混在は、やはり感染管理の視点から困難であると感じた。また、地域の基幹病院が院内感染を起こした場合は、救急を含めたほとんどの機能が止まってしまい、そこで本来救われる命が救われないといったことが医療崩壊の本質とも考える。当院が感染症災害に対峙できた理由として、もともと救急という人命救助に熱い志をもったスタッフがいたことも要因の1つであろう。普段から重症度・緊急度を踏まえ、トリアージに習熟しているスタッフがいること、CTも含め検査機器が整っていたこともある。発熱外来として、COVID-19だけではなく、腎盂腎炎や急性腹症等、緊急を要する疾患の鑑別も、普段の知識と検査機器が役立った。

　感染症災害は目に見えない得体の知れないウイルスとの闘いである。もちろん医療者側、その家族にも命の危険を伴う。他の災害と比較して時間軸が長く、さらに感染防護具越しのコミュニケーションでは互いを支え合うことも困難にする。私は管理者として、まずスタッフの身体的な負担を増やさず、安心して仲間どうしで支え合う環境をつくることを念頭におき、今後の秋冬の流行に向けて準備を行っている最中である。

　最後に、これまで支えてくれた仲間たち、そして、不安ななかでも当院の取り組みを受け入れ、応援していただいた近隣住民の方々に感謝を申し上げ、筆をおきたい。

現場レポート

日々の暮らし

組織とコミュニティ

教育の現場では

私の「コロナ日記」

解説

コラム

苦しいときに役立った
日頃のリスク管理

社会医療法人明和会医療福祉センター サスティナブル本部 統括主幹（人事・人財育成領域）

竹中 君夫

● ●

　当法人の2病院には700人強の職員が在籍する。2020年2月に政府が学校の一斉休校を発表した瞬間、緊急対応が始まった。看護部では感染疑いがある人の自宅待機に加えて、児童保護者の休みが増えたため、急激な要員不足が発生し、この状況が長く続いた。本稿ではこの半年間を振り返り、効果的だった対応を報告する。なお、当法人職員と関係者に新型コロナウイルス感染者は出ていない。またこのレポートは、リスクに備える最低限の対応にすぎないことを付記したい。

応急対応（2020年3月1〜31日）

　もともと人不足の年度末に臨時休校が加わったため、看護要員を早急に確保しないと現場が大混乱になる。真っ先に週休3日制や育児短時間、パートタイマーの人たちに声をかけた。彼らが、規定の労働時間以上に出勤したぶんの給料を支払う対応である。ニュース等で退任者への応援要請や緊急の中途採用の動きが広まっていることは承知していたが、院外の方に期待する前に、現任者に声かけしたほうが効果的と判断した。

それに、多様な勤務形態のシステムを整えているねらいの1つは、今回のような緊急時に活躍してもらうことである。病院の呼びかけに対して、3月だけ週休2日に戻して働いてくれる人、育児短時間だが居残り勤務をしてくれる人がいた。また、育児休業中の人も、家族支援が得られる週1〜2日、午前だけ、といった形で、現場の大きな戦力として貢献してくれた。

応急対応だけでは乗り切れない（4月1日〜6月30日）

　こうしてなんとか最初の2〜3週を乗り切ったものの、年度末退職を補う新着任者は研修を始めたばかり。応急対応だけで4月以降を乗り切るのは難しい。そこで、看護部から寄せられた提案を採用することで、4〜6月の体制を整えていった。実質的に自由出勤を認める勤務管理である。5月には感染状況も徐々に落ち着き、新着任者も戦力として機能し始めたことで、組織は安定を取り戻した。看護部からは「そんなに柔軟にして組織秩序は大丈夫？」と逆に心配されたが、「期間限定の特別対応だから問題なし」と回答した。労使の仮合意による4〜6月の暫定措置なので、組織秩序が乱れることもない。

　"やれることは全部やり、細かいことは後で考える"というスタンスである。その根底には看護部への信頼がある。実際、"なんでもアリ"が認められていた看護部で、自由すぎる勤務希望を出した職員はゼロ。むしろ、日頃より規律ある勤務管理が行われていた。

「がんばり」に応える（7月1日〜）

　緊急体制を解いた7月は、夏の賞与の時期である。看護部に注目すると、中堅やベテランのうち相当数が例年以上に厳しい勤務を担当してい

た。そこでまずは、夜勤回数や土日出勤率が高かった職員に定額加算、さらに勤務データに表れない献身的ながんばりを含めて、しっかり加点査定するよう各課長（師長）にお願いした。もともと、当法人では課長裁量による人事評価のシステムが定着していたので、各課長はきめ細かく加点評価を提案、現場で先頭に立つ人たちの士気を高めていたはずである。

　こうして、約半年に及んだ新型コロナウイルスに対応する特別な勤務管理は区切りとなった。

これから1～2年が本当のリスク管理

　最後に、緊急対策で中核的な役割を果たしたのは、現場の課長・主任級だったことに言及したい。彼らが、日頃から柔軟な勤務管理を行い、人事評価に主体的にかかわってきた経験が緊急時に活きたように思う。3月に対応指針が発表されると、課長に加えて主任級も人事部門に相談に現れ、人事サイドも現場担当者レベルで積極的に対応した。トップの指針や部長どうしの部門間連携は重要だが、こうした現場（草の根）レベルの看護－人事協働があると、特に緊急時に大きな威力を発揮する。

　現在、医療機関を取り巻く経営環境は、さらに厳しさを増している。患者数の減少が続く一方で、要員不足に陥らないための対応も求められる。今後も看護部としっかり連携しながら、さらに危機意識を高めた組織管理に取り組む所存である。

汗だくで患者対応をしている看護師たちが愛おしい

医療法人新都市医療研究会「君津」会 南大和病院 看護部長
山本 雪子

不安な患者はどこで診てもらえるのか

　当院は地域密着型の急性期〜回復期病床を併せ持つ140床の医療施設である。コロナ感染者を受け入れられる設備・機能はなく、透析患者も200人以上を抱えるため、疑い症例であっても診療は避けたかった。

　しかし、「コロナかもしれない」と不安な患者は、どこで診てもらえるのか。どこで話を聞いてもらえるのか。助けてほしくて当院を頼ってきた患者を断れるのか。そして、来院した患者から感染を拡げないためには、どうすべきなのか。病院長・病院幹部で情報をかき集め、今後を予測し、議論を重ねた結果、患者と職員を守るために始めたことは、来院者全員の検温・トリアージと、疑似症患者のテント診療だった。

テントでの診療開始！

　トリアージで感染疑いとされた患者は、ほかの患者と動線を分けなければならない。しかし当院の構造やスペースから、感染疑い患者の院内での対応は困難である。「これは（診療場所を）外に設けるしかない！」と決めたのが2020年3月初め。テントをすぐさま建て（図1）、コロナ

現場レポート

日々の暮らし

組織とコミュニティ

教育の現場では

私の「コロナ日記」

解説

コラム

の可能性がある患者はすべてテントで対応した。

診療時間の8：30～18：00を3クール制とし、看護師1人を配置した。医師の診療は基本的に電話対応のため、看護師は問診・バイタルを含

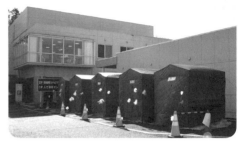

図1　立ち並ぶテント

めた症状・経過の聞き取り、診療後の説明、会計までを行った。防護服（PPE）を装着し、患者の不安（ほとんどが軽症ではあるが）を聞きながら、少しでも安心して自宅療養できるよう説明し、感染対策のアドバイス等も行った。

その後、当院もPCR検査を直接委託業者へ依頼することが可能になり、さらに抗原検査によりその場で結果が出せるようになった。テントでの看護師の需要は高まるばかりであった。

当初は寒かったテント業務も、あっという間に暑さ対策が必要な季節となり、各テントにエアコンを設置した。だが安心もつかの間、雨風と闘う梅雨時となり、とうとうテントが風で飛ばされてしまった。

「看護師・患者をそんな危険な環境におけない！」と、大至急ワンボックスカーを用意した。エアコン付きで、椅子もあって快適なのだが、採血等の処置がしづらく、また車椅子レベルの患者が乗り込めない。そこで次の策を検討し、プレハブ小屋3棟を建設した。

テントナースが、「自分たちが病院を守った」と誇りに思えたときが1つの"終息"

テント（すでにテントではなくなっているが、便宜上そう呼んでいる）で対応する看護師を"テントナース"と呼んでいる。テントでの業務が変化していくにつれ、テントナースも変化していった。夏は猛暑対策の

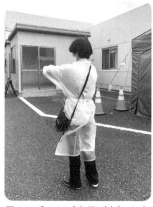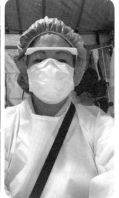

図2　プレハブ小屋（左）と全身ビニール素材の防護服を着て診療にあたるテントナース（右：筆者）

ためアイスパックベストをガウンの中に忍ばせ、冷却まくら（アイスノン）を首に巻き、経口補水液（OS-1）を必ず飲むことで熱中症対策をはかった。

　私は看護部長として、院内の患者も地域の住民も病院も大切だが、頼ってきた患者に対して、連日屋外でビニール素材に全身を包み、汗だくになりながら患者に寄り添って対応している看護師たち（図2）が愛おしくてならない。陽性者の対応をしていなくとも、感染のリスクに不安を抱えながら、当院の診療方針を受け入れ、過酷な状況でも前向きに協力を惜しまない看護師たちを心から大切にしたい。

　決して仕事を押し付けるようなことにならないよう、当然自分もテントに入って役割を担う。直接状況を確認・体感し、彼らが言い出せないことを汲み取り、幹部へ訴えてすぐに対応する。そんな日々が3月から続いている。テントナースたちに、いつか「自分たちが病院を守り、自分たちが差し伸べた手で多くの来院者を支えることができたのだ」と、自らを誇りに思えるよう支援していきたい。それが私の求める1つの"終息"である。その日まで、何度となく変化する当院の"テント"とともに活動する看護師を全力で守り続けたいと思う。

現場レポート

日々の暮らし

組織とコミュニティ

教育の現場では

私の「コロナ日記」

解説

コラム

妊産褥婦への COVID-19 対応

日本赤十字社医療センター MFICU・5B 周産母子ユニット・分娩室 看護師長[*1]、
感染管理認定看護師[*2]、周産母子・小児センター 副センター長・看護副部長[*3]

重松 環奈[*1]、西川 美由紀[*2]、中根 直子[*3]

　2020年1月、日本赤十字社医療センターでは、院長を本部長に、副本部長（副院長/産科医師）と本部員から構成される新型コロナウイルス感染症対策本部（以下、対策本部）が立ち上がった。対策本部は、病院幹部をはじめ、感染症内科を含む感染管理室の室員、呼吸器内科、小児科、救急科、国内救護、国際救援の各部門の管理者が成員となり、東京都新型コロナウイルス感染症対策本部や保健所および近隣の医療施設との連携や院内外の情報の一元化を行い、病院の総合的な対策を推進するための意思決定プロセスを目的として設立された。それから約7か月にわたって行ってきた新型コロナウイルス感染症（COVID-19）対応のなかで、本稿では妊産褥婦に焦点を当てて報告する。

対策本部と対応の概要

　当センターは東京都の定める感染症協力病院であり、COVID-19患者受け入れのための病床数の確保とそのためのマンパワーの確保について、対策本部で意思決定を行っていった。2月初旬、クルーズ船「ダイヤモンド・プリンセス号」の救護派遣者の健康観察期間への対処として、産後ケアユニット5床を転用したことから始まり、COVID-19患者の増加に伴い、2月中旬からは隣接する全室個室の緩和ケア病棟18床と合わせた23床を感染者受け入れ病床とした。当該エリアは、10年前の新棟

建設段階より、感染症流行発生時を想定して全室個室で陰圧変更できる設計となっていた。当時、緩和ケア病棟の稼働率は80％前後あったが、7日間の移行期間に全患者・家族に状況を説明し、他病棟への移床を完了した。

　さらに、3月下旬より感染者の増加とともに中等症〜重症の患者も増え、なかでも急速に重症化するケースへの対応が求められるようになった。そのため、緊急事態宣言の発出直前の4月上旬には、COVID-19患者の受け入れを呼吸器内科病棟（以下、COVID病棟）に変更した。看護職員の人材集約も必要で、一時的に1病棟を閉鎖して対応した。看護部では、これらの病棟再編成に伴って、2月から8月までの期間に新採用者を含む看護師配置の大幅な再編成を繰り返し行った。

かかりつけ妊産婦への対応

　当センターは、総合周産期母子医療センターを併せ持ち、年間約2,500件の分娩を担うことから、妊産婦への対応が喫緊の課題であった。3月にCOVID-19症例（疑い含む）の妊婦が分娩する際の新生児対応を含むフローを作成した。また、帝王切開となる場合の陰陽圧切り替え可能な手術室の対応フロー（手術室連絡手順、新生児科の立ち会い、児の搬送方法・経路）を作成し、NICU・GCU看護管理者、新生児科部長と手順や動線を確認した。

　産科外来では、妊婦の通院中の感染曝露機会を減らすため、2月中旬から妊婦健診間隔を延長することを決め、予約のある妊婦に電話して受診予約の変更を行った。また、産科外来の診察室や外来廊下の「密」を避けるため、立ち入りを妊婦・褥婦のみに制限し、体温チェックも行った。幸いだったのは、産科および健診目的の乳児を対象とした外来エリアには専用エレベーターが設置され、他科外来とは空調も含めて独立した構造になっていたため、交わらない配慮ができたことである。当初は超音波検査で胎児を見ることを楽しみにしてきたパートナーが診察に

現場レポート

日々の暮らし

組織とコミュニティ

教育の現場では

私の「コロナ日記」

解説

コラム

立ち会えないことでご意見も受けたが、その都度説明し、院内やホームページにも案内を掲載することなどで対応した。

出産準備教育として月に10回程度開催していたマタニティクラスと、新生児や母親の育児支援を主とした2週間健診（助産師外来）も2月に中止したが、それぞれ8月と9月にはオンラインで再開している。

COVID-19妊婦を想定した入院対応と周産期の方針

4月の東京都周産期ネットワーク管理者会議で、COVID-19妊産褥婦（確定例、疑い症例）の受け入れにおける総合周産期母子医療センターの役割が示され、医師会等からも情報が集まり始めた。そこで、周産母子・小児センター長、産科部長3人、新生児科部長、看護部副部長、周産期師長6人（全員助産師）で協議し、COVID-19妊産褥婦支援の基本方針、母乳育児支援方針、外来診療体制、分娩方針、対応手順を協議し、決定した。

院内の全館面会禁止に合わせて分娩から退院まで家族面会不可としたが、パートナーのみ短時間の分娩立ち会いを許可する方針とし、外来で妊婦に説明し、協力を求めた。また、わが国の学会は母乳育児には懸念を表明していた[1, 2]が、WHOでは通常通りの母乳育児を推奨していた[3]ため、産科医師、新生児科医師と共に、赤ちゃんにやさしい病院（baby friendly hospital；BFH）としては感染対策を慎重に行いながら通常通り母乳育児を推進する方針で継続することに決定した。

この段階でNICU・GCUに入院中の子どもの家族にも説明し、面会制限の同意を得た。また、3月に作成したCOVID-19妊婦から出生した新生児の逆隔離についてもフローを追加修正し、褥婦が適切に感染対策を行いながら搾乳でき、第三者が安全に母乳を搬送できる手順も対策本部と相談して作成した。褥婦の入院中には、面会制限されている家族からの荷物受け渡しは、看護補助者が面会受付と病棟を往復して対応した。

5月には、市中感染の拡大とともに不顕性感染妊婦の存在が懸念され

るようになり、分娩室に入室する全医療者がフル装備し、アイシールド
をより密着度の高いゴーグルに変更した。当初は物資供給不足で、ゴー
グルは使用ごとのアルコール清拭、サージカルマスクも1日1枚使用と
するなどの制限があるなかで、体液曝露の機会が多い分娩や手術に対応
するスタッフは、常に緊張感を抱えながら業務を行っていた。

COVID-19妊婦の受け入れ

　最初のCOVID-19妊婦の受け入れは4月であった。隣接区の保健所
から入院受け入れ要請が対策本部に入り、産科医師に受け入れ可否の確
認があった。対応フローに従って産科が承諾し、最終的に対策本部が受
け入れ決定の連絡を行った。その後、産科医師が産科病棟師長と情報を
共有した。

　COVID病棟に妊婦を受け入れた後、産科医師が診察（問診、触診、経
腹超音波検査）を行った。産科的な症状のない妊娠25週の初産婦だっ
たが、呼吸器症状が著明にあったため、入院中は感染症科医師を主担当
医とし、産科医師は状況に応じて関与することになった。検温などの感
染症に関する健康状態観察はCOVID病棟の看護師が担当し、胎児心音
聴取など妊娠に関する観察を助産師が訪室して行うこととした。産科か
ら夜勤者が朝8時、日勤者が15時頃に訪室し、産科的な観察や必要な保
健指導などを実施して電子カルテに記録を残し、部署に戻らず帰宅する
というフロー通りに行った。妊婦は2週間後に基準を満たしたため退院
し、予定通りかかりつけ医で出産することとなった。

　4月から8月までにCOVID-19妊婦を3人受け入れたが、22週未満
の妊婦と産後の褥婦については、産科的管理が限定的になるため、一般
成人向けのCOVID病棟への入院とした。特に22週未満の者は、妊婦健
診の間隔も4週間空くことから、入退院時の産科医師の診察のみで助産
師の訪室は行わなかった。

現場レポート

日々の暮らし

組織とコミュニティ

教育の現場では

私の「コロナ日記」

解説

コラム

発熱を伴う妊婦の緊急入院対応

　COVID-19妊産婦（疑い症例含む）については、産科的な管理の必要度に応じて入院病床を設定した。妊娠22週以降は、早産を含めた分娩対応が生じる可能性を産科医師が判断したうえで、胎児心拍の確認を行うため、産科エリアで陰陽圧切り替えの行える母体胎児集中治療室（MFICU）と分娩室、および陰圧ではないが閉鎖的に使用できるエリア（従来の分娩準備室およびLDR）で入院を受け入れることとした。

　当センターは、総合周産期母子医療センターとして年間約200件の妊産褥婦の搬送を受け入れている。4月からは、搬送元の妊婦が発熱や呼吸器症状等を有する場合、産科医師は対策本部へ、院内の状況とCOVID-19症例の受け入れの可否を確認することとなった。受け入れ決定後に、産科医師から連絡を受けた分娩室助産師が救急外来看護師に、COVID-19疑いとして母体搬送を受け入れることを伝達した。搬送時には、救急隊がストレッチャーのまま陰圧に切り替えた分娩室に収容するという従来の受け入れフローを踏襲して行った。

　4月から8月までに6件の母体搬送に対応したが、うち1件は妊婦健康診査をまったく受けていない「未受診妊婦」であった。母体は発熱していたが呼吸器症状はなく、妊娠満期と推定されたが、来院後に子宮内胎児死亡が確認された。PCR検査で陰性が判明したのちに分娩となった。

COVID-19疑い症例のPCR検査実施について

　妊婦に行うPCR検査の実施については、当センターにおいては対策本部で協議した結果、事前確率の低いなか実施した場合の結果を解釈して対応方法を選択するよりも、平時から標準予防策を確実に行い、疑い症例に対してはPCR検査の閾値を低くして積極的に実施していく（夜間等、検査できない時間帯もいつでも疑い症例に対応できる素地をつくる）方法を選択している。

4月から8月までの間に妊産褥婦14人にPCR検査を実施し、全員陰性だった。内訳は、発熱・呼吸器症状を有する妊産褥婦13人（母体搬送妊婦6人、妊婦4人、褥婦3人）と、濃厚接触者とされた妊婦1人だった。

　8月までにCOVID-19疑いとして対応した分娩症例は2件あり、PCR検査の結果が出る前に分娩に至った症例と、パートナーがCOVID-19感染者で、その濃厚接触者として健康観察の期間に分娩に至った症例があった。

　前者は、妊娠39週の経産婦で陣痛発来し、かかりつけ医に入院したが、発熱を認めたため当センターへ母体搬送となった。分娩室に入室したときには子宮口全開大だった。夜間のためPCR検査未実施のなか、直接介助助産師1人、間接介助助産師1人、産科医師1人がCOVID-19症例対応時と同様の個人防護具の装備で立ち会って分娩に至り、児は分娩室前に待機した新生児科医師により、準備された閉鎖式保育器に収容してGCUに入室した。分娩後に母体のPCR検査結果が陰性と判明したため、母児共にCOVID-19対策は解除され、児はGCUで低血糖治療後に母子同室となった。

　後者は、当センターかかりつけの妊婦だったため、産科外来経由で事前に情報が共有できていた。陣痛発来で来院したときには無症状で、PCR検査結果は陰性だったが、COVID-19陽性が確定したパートナーとの最終接触からは健康観察期間内であり、COVID-19疑い症例と同様の感染対策を実施することが決まった。入院後、陣痛が不規則となったため妊婦の経腟分娩希望を確認し、陣痛発来で待機入院となった。入院翌日、順調に進行して自然分娩となった。児は分娩室前に待機した新生児科医師により、準備された閉鎖式保育器に収容してGCUに入室した。褥婦は分娩後の経過観察で異常がないことを確認した後に、COVID病棟に移床した。その後も各勤務帯で助産師1人が訪室し、子宮復古など産褥経過を確認して搾乳手技を見守った。搾乳は褥婦が自分でシリンジに吸い上げ、シリンジ周囲を拭き上げた後に、病棟看護師がビニールで包み、GCUに定期的に搬送した。児のPCR検査結果は陰性であり、褥

現場レポート

日々の暮らし

組織とコミュニティ

教育の現場では

私の「コロナ日記」

解　説

コラム

婦の強い希望で最終濃厚接触後の2週間の経過を待たずに母子同室とし、育児技術を習得後に母子共に退院した。

＊

　COVID-19によって、パートナー不在の出産や、出生後の母子分離など、女性にとって予期せぬ影響が発生する。医療者として、生命を守ることを第一として感染対策を実施し、安全性を担保していくことは他科と共通である。看護職としては、人生の一大局面である出産のクオリティを高め、助産師としては、女性や家族にとって「いろいろあったが、それでもよい体験だった」と振り返ることができるようなケア提供を目指していきたい。

●引用文献
1）日本産婦人科感染症学会：新型コロナウイルス感染症（COVID-19）への対応（第四版）.
http://jsidog.kenkyuukai.jp/images/sys/information/20200611184440-1148CF495C876D5653BEBB457CA8B4151B76062C65B81609F6BF8D90B4662724.pdf
2）日本産婦人科感染症学会：新型コロナウイルス感染症（COVID-19）について妊娠中並びに妊娠を希望される方へ（2020/8/26更新）.
http://jsidog.kenkyuukai.jp/images/sys/information/20200826170547-781C57AE61CEF21162EFA8058AB6678140204C0800AA129BB6B8A012A1FA0E5E.pdf
3）WHO : Breastfeeding and COVID-19, Scientific Brief, 23 June 2020.
https://www.who.int/news-room/commentaries/detail/breastfeeding-and-covid-19

COVID-19 妊婦の
帝王切開を経験して

北里大学病院周産母子成育医療センター 助産師

小川 喜美子

現場レポート

日々の暮らし

組織とコミュニティ

教育の現場では

私の「コロナ日記」

解　説

コラム

　当院は神奈川県の北部に位置する大学病院で、総合周産期母子医療センターとして県の認定を受けている。神奈川県の周産期救急医療システムでは県内を6つのブロックに分けており、当院は県央北相地区の基幹病院として、ローリスク妊娠から合併症妊娠、ハイリスク妊娠管理・分娩、救命処置が必要な母体への対応等、幅広い診療とケアを行っている。年間の分娩件数は約1,000件で、母体搬送受け入れ件数は約130件に上り、平時であっても多忙を極めている。

　当センターは感染症指定病院ではないため、当初、COVID-19妊婦の積極的な受け入れは難しく、当院でなければ管理不能な重症例や産科的適応がある場合のみ受け入れる方針を打ち出していた。しかし、2020年4月上旬、おそらく日本で初となるCOVID-19妊婦の帝王切開を経験し、未知の感染症であるがゆえの困難さに直面した。その場に立ち会った一助産師としてこの経緯を振り返り伝えることで、多くの施設において妊産褥婦のケアを検討する際の一助になればと願う。

　COVID-19に関する世間の動きと当院の対応を**図1**に示す。

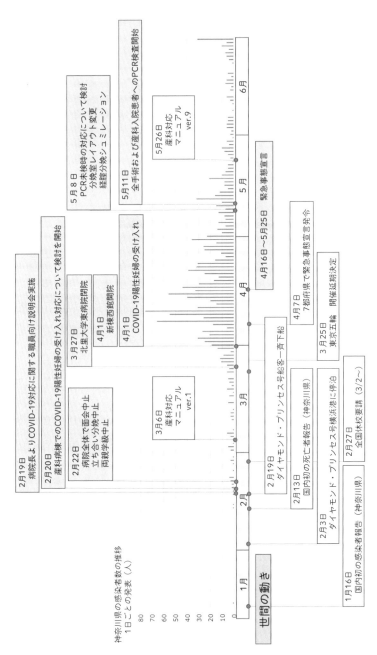

図1　COVID-19に関する世間の動きと当院の対応

いつか妊婦も……

　2020年1月中旬、日本で最初のCOVID-19患者が報告され、2月初旬には横浜にクルーズ船「ダイヤモンド・プリンセス号」が寄港し、多くの感染者が発生しているというニュースが報道された。その感染者数は日を追うごとに増え、神奈川県内で対応し得る患者数ではないことは明らかであった。予想通り、その翌週から当院でもCOVID-19患者の受け入れが始まり、いよいよこの未知の感染症との終わりが見えない闘いが始まったことを実感した。

　その数日後、病院長より「COVID-19の対応に関する病院の方針・診療体制について」の説明会が開催され、『職員の安全と院内感染の防止を第一に考えつつ、与えられた責務を全うする』という言葉に、私は不安ながらも大きくうなずいたのだった。

　そしてこの説明会を機に、産科では、災害時小児周産期リエゾン医師を中心にマニュアルの検討を開始するとともに、全面会中止を受けて、「両親学級」「立ち合い分娩」についても即座に中止を決定した。

　3月初旬には感染管理室の承認を得て「産科COVID-19対応マニュアルVer.1」が完成した。この段階では、現場レベルの細かなマニュアルではなく、対応に関する基本方針や患者搬送経路等の簡単なものであったが、スタッフはいつか来るであろう"そのとき"に備える必要性を強く意識するきっかけとなった。そして、まずはN95マスクのフィットテストや感染防護具の着脱訓練を開始したのである。

病棟からの1本の電話

　コロナ禍にあたり、例年とはまったく異なる年度末。ローテーションや退職で去ってゆくスタッフの送別会を行うこともできず、なんとなくさびしさを感じる雰囲気が漂っていたが、長年にわたり共に働いたスタッフへの労いと感謝を伝えつつ、働く臨床現場は違っても、共にこの

現場レポート

日々の暮らし

組織とコミュニティ

教育の現場では

私の「コロナ日記」

解　説

コラム

苦難を乗り越えようという思いで彼らを送り出した。

　そして、新年度が始まった４月１日。北里大学病院は、北里大学東病院と統合し（新棟：西館開院）、新たな出発の日を迎えた。COVID-19患者の対応を経験した東病院から多くのスタッフが加わり、この状況下において、共に力を合わせ対応できることに心強さを感じた。

　そのような節目の日、帰宅後に病棟から１本の電話が入った。「コロナに感染した妊婦さんの母体搬送が来ます。他院で分娩誘発をしていた方です！」と。「なぜ当院への搬送なのか？」という問いは愚問だと感じた。とにかく病院へ向かう旨をスタッフに伝え、電話を切ったものの、漠然とした不安に包まれ、血の気が引いていく感覚に襲われた。

　すでに夜の９時を過ぎており、家族に事情を伝えると、娘が「ママ……」と不安げな表情を浮かべていた。私は「大丈夫、行ってくるね」と家族に声をかけたが、私自身の心情を悟られまいとし、振り返ることなく早々に家を出た。

　病院に向かう車中では、不安を払拭すべく、何をどのように準備すればよいかといったシミュレーションを頭の中でしていた。が、やはり娘の顔とともに、私自身の温かく安心した環境での出産体験が蘇ってきた。そして、これから搬送されてくる妊婦やその家族にとっては想定外となるであろう出産を、いかにサポートすべきかについて考えた。

受け入れ準備から帝王切開へ

　病棟に着く頃には、夜勤師長や感染管理室のスタッフが産科病棟に集まり始め、夜勤のスタッフはすでに役割分担と情報共有をしているところだった。

　妊婦の入院病棟は、開床したばかりの西館病棟であり、患者の搬入経路や手術室への動線を再確認する必要があった。かつ、帝王切開になろうことを想定し、必要物品を入院病棟へ持ち込むことから準備を始めねばならなかった。さらに、麻酔科や手術室看護師には緊急帝王切開に備

えた準備を依頼し、新生児科やNICU看護師には新生児が入院する場合に備えて既存患者の移動検討を依頼した。

そして、互いの役割を明確にし、感染対策に関する認識を一致させたうえで、安全かつスムーズに治療やケアにあたることができるようブリーフィングを行い、個々の防護具の着脱についても再度確認をした。こうした準備を整え、前医へ妊婦の搬送開始許可を出したのは、搬送受諾からすでに3時間が経過した頃だった。

私はこれまでスタッフに多大なリスクやストレスが伴う症例について、自身が率先してケアに入ってきたが、同僚スタッフが「私がケアに入ります」と申し出てくれたこともあり、彼女に妊婦ケアを委ね、私は全体把握をする立場に立った。搬入を待つ間、妊婦を担当するスタッフの緊張を少しでも和らげるよう声をかけ、背中に手を置いた。

間もなく、隔離袋に収容された妊婦が、防護具に身を包んだ救急隊員によって搬入されてきたが、その姿はCOVID-19の感染力を物語る光景であり、誰しもが緊張を覚えるものであった。しかし、妊婦に対応するスタッフは、その心情に配慮しつつ臆することなく診療やケアに入っていく姿を見せ、私は頼もしさとともに誇らしい気持ちにもなった。

妊婦は38℃台の発熱と軽度の呼吸苦を認めた。そして胎児の心拍は200bpmを越えており、胎児エコーやモニタ所見にてNRFS（胎児機能不全）と診断され、緊急帝王切開の方針となった。私は、もう1人のスタッフと共に新生児の担当として手術に立ち会った。飛沫感染の観点から母親と新生児からは2メートル以上の距離をとって処置を行い、その後は速やかに児を手術室から退出させることが原則であった。

新生児の出生状況が危ぶまれたが、初期蘇生によって児の呼吸状態は安定した。母親へ声をかけると、静かに目を開け、児の姿を見てうなずく姿があった。短時間であっても、児の姿を確認し、泣き声を聞き、無事に出産できたことを実感できることが、その後の闘病意欲にもつながるだろうと思い、母親との距離はあったが、児を抱きかかえてその姿が確認できるよう配慮した。しかし、出生直後の早期接触がいかに重要な

現場レポート

日々の暮らし

組織とコミュニティ

教育の現場では

私の「コロナ日記」

解説

コラム

ケアであるかを理解する者として、今後の精神的ケアの必要性を感じずにはいられなかった。

3週間の母児分離と産後の精神的ケア

　母親は術後の侵襲に加えて、COVID-19による中等症の肺炎症状があり、入院病棟で慎重に管理された。また、感染隔離や出産直後からの母児分離による精神的苦痛は明らかだったため、入院病棟のスタッフと連携をとり、精神的ケアに努めた。具体的には、母親が最も気がかりなことは児の健康状態や日々の成長の様子であり、児の写真や足形（**図2**）、動画の提供とともに、児のしぐさや特性について語り伝えるために私はベッドサイドへ足を運んだ。「上の子に似ている？」「男の子らしい顔だね」など、他愛もない日常的な会話であるが、児に会うことさえ許されない孤独な環境下では、児のケアをするスタッフとこうした時間をもつことができるのは、束の間の喜びになっているように思えた。だからこそ、私はデバイスを使って写真や動画の提供をするのではなく、ベッドサイドへ足を運ぶことに価値をおいたのである。

　また、母親は出産直後から母乳育児を強く希望しており、母乳のPCR検査でも陰性を確認していた。母乳（搾乳）を児に与えることは、母児分離中の母親にとって唯一児にしてあげられる母親役割であり、スタッフ間でも幾度となく検討した。しかしながら、母親の手技で安全に搾乳ができるか、誰が母乳を運搬し、どこに保管するか、その運用は常時行えることか等、解決せねばならない問題が多く残されていた。貴重な母乳を自身の手で破棄せねばならない母親の心情を考えると、早期に解決したい問題ではあったが、母親の微熱が持続

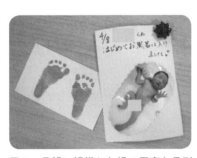

図2　母親に提供した児の写真と足形

していたことや抗ウイルス薬の内服治療を開始していたため、結果としては児に搾乳を与えることはかなわなかった。しかし、早期から乳房の手入れを始める意義や、母乳育児はこの先何か月にも及んで継続できることであり、いつか必ず母乳を与えられる日が来ることを説いて、母親のモチベーションを維持することに努めた。

　出産から22日目、PCR検査が2回陰性となり、ようやく隔離解除の指示が出た。母親はややとまどいながらイエローエリアからグリーンエリアのラインを越え、入院病棟のスタッフからの温かい拍手と労いに満面の笑みを浮かべた。産科病棟へ向かう廊下を2人で歩きながら、3週間前にこの廊下を通って手術室へ向かったことを懐かしく思い出し、3週間に及ぶ隔離期間を乗り越え、こうして回復できたことに心から安堵した。

ユニバーサルスクリーニング

　特定機能病院である当院では、COVID-19重症患者の受け入れ準備が着々と進められた。4月初旬より、感染拡大を見据えて集中治療系の医師や看護師を確保するため、病床稼働率を70％、手術室稼働率を50％まで落とし、受け入れ態勢が整えられた。加えて、無症状のPCR検査陽性者が一定数は存在するという事実に鑑み、5月中旬から全手術および産科入院患者を対象にユニバーサルスクリーニングPCR検査を実施することとなった。

　しかし、産科病棟において入院患者を制限することは困難であり、ましてや帝王切開を延期することは到底不可能である。それに加え、全産科入院患者のPCR検査が開始されることで、日常の診療やケアが煩雑化することは想定できた。つまり、予定入院患者のPCR検査結果が出るまでは妊婦は個室隔離とし、医療者は感染防護具を装着して対応せねばならないのである。また、陣痛発来で入院し分娩に至るケースにおいては、PCR未検（または未結果）妊婦として、徹底した感染対策を講じて分娩介

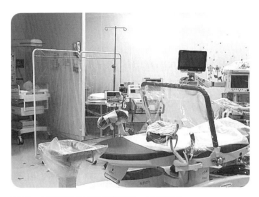

図3　変更後の分娩室のレイアウト

助をし、産後はPCR検査結果が確認できるまで母児分離を強いることとなる。

　ユニバーサルスクリーニングについては賛否両論あるが、母児の安全・安心と医療スタッフや院内感染の防止という目的のもとでは、必要な対策と言わざるを得なかった。

　私たちは、ユニバーサルスクリーニングに伴う徹底した感染対策の分娩介助に備え、分娩室のレイアウトを大きく変更した（**図3**）。部署内で数回にわたるシミュレーションを行い、参加できないスタッフはビデオ講習とした。基本的な感染対策の認識や危機感には個人差があったが、病棟ケアの中心的役割を担うスタッフから実践を通して後輩スタッフへの指導や周知がなされていった。これは、COVID-19妊婦や新生児のケアを経験したからこそ得られた、専門職としてのスタッフの成長だろうと感じた。

　しかし、こうした対策は、スムーズな診療やケアの妨げとなる可能性があることや、物資不足にもかかわらず防護具のむだ遣いではないかと指摘されることもあった。また、妊婦やその家族のニードに沿った支援ができず、助産師としての役割葛藤を抱くスタッフも少なくないことは確かだった。私は、こうした意見に対して、『与えられた責務を全うするために』今なすべきことはなんなのかを話し合い、スタッフの心情も理解したうえで、臨床現場を落ち着かせることが旗を振る者の役割でもあると考えた。

今回の経験を通して

日本で最初のCOVID-19患者が報告されて以来、9か月以上が経過している。いまだに第2波が収束する目途は立たない［執筆時］が、今後はそれを越えるパンデミックが予測されており、当院が経験したように、COVID-19妊婦はいつどこで発生するかはわからない。

今回、拠り所となる産科COVID-19対応マニュアルに沿って母児の安全を第一に考え準備・対応できたこともあったが、臨床現場での具体的な行動レベルのマニュアルには至っておらず、ブリーフィングに時間を要した。そして、その都度、臨床現場でスタッフと相談しながら判断し、対応したことも少なくなかった。

私たちはこうした経験から課題を整理し、現在「産科COVID-19対応マニュアルVer.9」まで改訂を繰り返してきた。また、COVID-19妊婦の母体搬送時の連絡系統を別途作成し、関連部署へ協力を依頼した。そして、入院病棟においては、入院時に産科スタッフとの役割分担を行い、協働できるよう、依頼内容を明確にするとともに、母性看護の要点について勉強会を数回開催した。

COVID-19妊婦の受け入れにおいては、今回のように妊婦到着後に短時間での対応を迫られることもある。この場合は母児の安全はもちろんのこと、感染対策においてもより徹底して対応できなければ、医療スタッフや院内感染を防止することは不可能であろう。よって、スタッフの拠り所となるマニュアルの作成や周知を目指すとともに、他部署を含めたシミュレーションは必須であり、平時からトレーニングをしておく必要があると考える。

最後に、助産師はmid-wife＝「女性と共にいる人」という意であることは言うまでもないが、各診療部（産科、小児科、麻酔科、感染症内科）だけでなく、看護部、感染管理部、手術部、救命救急センター、入院病棟スタッフ等と連携・協働することで、私たちは初めて"midwife"としての役割を全うできるのだと考える。

現場レポート

日々の暮らし

組織とコミュニティ

教育の現場では

私の「コロナ日記」

解説

コラム

分娩時の妊産婦のマスク着用について

日本赤十字社医療センター 看護師長[*1]、感染管理認定看護師[*2]、看護副部長[*3]

廣瀬 孝子[*1]、西川 美由紀[*2]、中根 直子[*3]

　新型コロナウイルス感染症の拡大に伴い、日本赤十字社医療センター（以下、当センター）でも2020年1月下旬に新型コロナウイルス感染症対策本部が立ち上がり、2月中旬には感染者受け入れ病床が決定し、来院者にも手指衛生とマスク着用の依頼が掲示された。感染が拡大するに従って、「3密」回避、手指衛生の徹底、マスクの着用は当然となった。周産期ユニットも例外ではなく、職員、妊産褥婦、家族を問わず、マスク着用を必須とした。

　そのような状況下で、出産時のマスク着用がとても苦痛であったと、産後の女性がSNSに投稿したことが話題になった。多くの出産経験者からも、マスク着用が苦痛であろうという意見が寄せられたため、ネットニュースや新聞でも分娩時のマスク着用について取り上げられた[1]。

　ここでは、当センターの周産期病棟での感染対策やマスク着用の実際について述べるとともに、分娩時の医療従事者および妊産婦のマスク着用について、看護・助産の観点から考えたい。

産科領域での感染対策について

　日本産科婦人科学会らの「新型コロナウイルス感染症（COVID-19）

への対応（第5版）」には、マスク着用に関して、「サージカルマスクは飛沫感染をある程度防ぎますが過信は禁物です。着脱時は紐を持ち、マスクの外面も内面も触れないようにしてください」[2]と書かれている。また、分娩時の感染予防については、分娩は個室とすること、医療スタッフは、全身を覆うガウンとアイシールド、可能であればN95マスクを着用することが記載されている[2]。

　2020年8月26日に更新された日本産婦人科感染症学会の「新型コロナウイルス感染症（COVID-19）について妊娠中ならびに妊娠を希望される方へ（第11版）」では、「妊産婦、妊娠を希望する方へのアドバイス」として、「外出する場合は、飛沫感染を防ぐために可能であればマスクをかけることが望ましいが、予防のための効果は限定的であり、感染している方がまわりに飛沫をまき散らさない効果のほうが大きい」[3]と述べている。また、「夏季にはマスクにより熱中症の危険が増すため、自室に1人でいる場合や戸外で十分に他人と距離がある場合は外すなどの調節をするように」[3]とも書かれている。

　学会提言として、病院内の共用部分に関しては、外出時と同様にマスク着用は必要であると考えられるが、多床室でも仕切られたカーテンの中に1人でいるときや、個室の分娩室で過ごすときのマスク着用に関しては、各施設での運用に任されている。また、日本産科婦人科学会のアンケートによると、調査協力した766の分娩施設のうち、64%の施設が産婦にマスクの着用を求めており、学会としては感染のリスクを考えて「可能な限り協力を」という見解である[1]。

当センターでの妊産婦のマスク着用について

1. 入院中の妊産婦に対して

　個室およびカーテンを閉めた多床室（4人床）では、入院者もマスクを外してよいという運用に統一し、病棟内の廊下やラウンジなど共有部分では必ずマスクを着用、と説明している。

2. 分娩時の対応

当センターでは、分娩室はすべて個室で、入院してから分娩終了後2時間まで同室で過ごす。経腟分娩、帝王切開ともに「同居」のパートナーのみ立ち会いを許可している。順調な経過では入院時に伴ったパートナーがそのまま立ち会うが、適切な時期にパートナーに連絡して来院してもらうこともある。

入院患者はもとより、分娩室もしくは手術室に入室する際もマスクの着用がルールとなっている。基本的には分娩進行中も産婦はマスクを着用としているが、実際には分娩進行するに従い、暑さや息苦しさを感じて外す産婦も多いため、医療従事者側が感染対策を十分実施することが求められる。

マスク着用による母体への影響

1. 妊婦の代謝・呼吸

分娩進行中にマスクを着用し続けるということが、産婦にとって非常に苦痛となる原因の1つに、妊娠中の母体の変化があげられる。

妊娠は、①子宮の増大による横隔膜の挙上、②プロゲステロンの増加、③酸素需要の増加、などの変化をもたらすことにより、呼吸器系が変化している。妊婦の横隔膜は、非妊時に比べて約4cm挙上し、胸郭の変形も見られる。また、妊娠の進行によってプロゲステロンの影響で呼吸中枢が刺激され、1回換気量が約40%増加する[4]と言われている。動脈血中の二酸化炭素分圧が1mmHg増加すると、1回換気量は非妊時では約1.5L/分増加するが、妊娠中は非妊時の4倍にあたる約6L/分増加する[4]。さらに、1回換気量の増加により、予備呼気量は約20%減少する。また、横隔膜の挙上により残気量が20%減少する。機能的残気量も約20%減少する[4]。

上記のような呼吸器系の生理的変化により、妊娠中は呼吸数の増加や過呼吸になりやすいことが明らかである（図）。

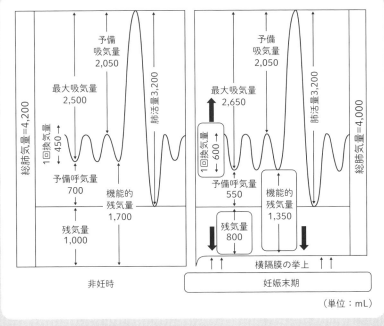

予備
吸気量
2,050

最大吸気量
2,500

1回換気量
450

予備呼気量
700

機能的
残気量
1,700

残気量
1,000

総肺気量＝4,200

肺活量 3,200

非妊時

予備
吸気量
2,050

最大吸気量
2,650

1回換気量
600

予備呼気量
550

機能的
残気量
1,350

残気量
800

肺活量3,200

総肺気量＝4,000

横隔膜の挙上

妊娠末期

（単位：mL）

図　妊娠中の呼吸機能の変化

（桂木真司：妊娠期のフィジカルアセスメント, 臨床助産テキスト 第1巻 妊娠,
p.24-26, メディカ出版, 2016）

2. 分娩時の母体の生理的変化

　分娩期の母体のバイタルサインは、**表1**のように変化する。陣痛発来
による子宮筋の収縮と産痛は、母体の循環・代謝に影響を及ぼす。分娩
時の陣痛1回あたりのエネルギー消費量は2.4〜6.7kcalで、全分娩経
過中では1,000〜1,500kcalとなる。エネルギーは解糖系と有酸素系の
2つの経路により産生されるが、解糖系によるエネルギー産生には、筋
肉へのグルコースの供給と、乳酸の筋肉内からの除去が必要である。ま
た、有酸素系によるエネルギー産生では、筋肉への十分な酸素の供給が
必要となる。持続的な酸素の取り入れには、呼吸・循環が対応し、心拍
出量は分娩第1期で14〜30％、分娩第2期で45％増加する[5]と言われ
ている。筋労作は呼吸数・脈拍数を増加させ、血圧を上げる。呼吸数の

表1　分娩時の母体の生理的変化

	体温	呼吸	脈拍	血圧	消化器	尿量
分娩第1期	0.1～0.2℃上昇	妊娠期より増加（平均24回/分）陣痛発作時は減少	発作時は増加（大多数の増加は1分間8回以下の増加）間欠時は正常に戻る	分娩進行とともに上昇 陣痛発作時10％（5～10mmHg）上昇	胃腸の運動低下や呼吸遅延から悪心、嘔吐をきたすこともある 血糖値は分娩進行とともに低下（難産であるほど低下する）	膀胱の変形と胎児による圧迫、尿道の延長から排尿困難になる 腎機能亢進から増加する
分娩第2期		分娩第1期よりさらに増加	100～120回/分になることもある	発作時30mmHg上昇 間欠時10mmHg上昇		発汗により減少する
逸脱所見	妊娠期より0.3℃以上の上昇あるいは38℃以上 中心温で34℃未満	妊娠期より8回/分以上の増加 30回/分以上 若年でSpO$_2$95未満	120回/分以上 50回/分未満	収縮期血圧220mmHg以上、80mmHg未満（150mmHg以上になることは少ない）拡張期血圧120mmHg以上	意識障害や片麻痺など神経学的focal signを伴う消化器症状	0.5mL/kg・時未満
考慮する疾患・病態	感染症、全身性の炎症	過換気、呼吸不全	増加の場合、交感神経緊張（疼痛、侵襲、興奮）、大量出血、ショック 不整脈は増加・低下ともありうる	高血圧の場合、交感神経緊張 低血圧の場合、大量出血、ショック	頭蓋内病変（脳出血など）妊娠高血圧症候群を含む急激な血圧上昇 HELLP症候群	大量出血、ショック、脱水

（谷垣伸治ほか：分娩期のフィジカルアセスメント，臨床助産テキスト
第2巻分娩, p.22-23, メディカ出版, 2016）

増加は発汗とともに体温を下げる方向に働く[5]。

　これらのことから、分娩時はエネルギー消費、呼吸数、循環血液量が上がり、30km歩いたのと同じ状態[5]と言われている。このようななかでのマスク着用の困難さは容易に想像できる。

　また、マスク着用を厳重にすることで、熱中症を招く危険性もある。日本救急医学会・日本感染症学会等が合同で出した「新型コロナウイルス感染症の流行を踏まえた熱中症予防に関する提言」[6]では、マスク着用が身体、特に体温に及ぼす影響を学術的に研究した報告はあまりないが、一般的なサージカルマスクを装着した人とそうでない人にジョギングマシンで運動負荷を与え、マスク内温度や体温などを比較したRobergeらの研究によれば、マスクを着用して運動した人は有意に心拍数、呼吸数、二酸化炭素が増加し、マスクをつけている部分の皮膚温度は、つけていない人の顔面に比べて温度が1.76℃上昇した[6]ということであった。分娩室は、出生後の新生児の低体温防止のため、室温を28℃以上に設定していることが多く、分娩開始から終了まで長時間の着用で熱中症になる可能性が懸念される。

　以上のことから、分娩時のマスク着用は、生理的な呼吸器系の影響も相まって苦痛が大きく、着用の強制には柔軟で慎重な対応が必要となる。

医療従事者の感染対策

　新型コロナウイルス感染症が疑われる患者に接触する医療従事者は、少なくともサージカルマスクの着用が必須であると考えられるが、当センターは、患者との接触時のみならず、勤務中はサージカルマスクを着用することがルールとなっている。

　マスクを含めた個人防護具（PPE）の選択について、表2に示す。PPEについては、何を着用するかという選択のみならず、外す際にいかに曝露しないように外せるかが重要である。過剰なPPEの装着は、医療従事者の疲労やストレスに影響し、不適切な脱衣から曝露のリスクにつなが

表2 新型コロナウイルス感染症感染拡大期における個人防護具（PPE）の選択

対象患者	COVID-19確定患者 COVID-19が疑われる患者	左記以外すべて
マスク	N95	サージカル（N95でも可）
ガウン	入室時着用	エアロゾル発生時[*]に着用
エプロン	—	標準予防策に準ずる
手袋	入室時着用	標準予防策に準ずる
アイシールド、 ゴーグル	必須	飛沫が飛びそうな場合に着用
キャップ	必須	標準予防策に準ずる

＊エアロゾル発生時：気管挿管、NPPV、気管切開、心肺蘇生、用手換気、気管支鏡検査など
（日本赤十字社医療センター：新型コロナウイルス感染症予防マニュアルより抜粋）

る可能性がある。分娩など長時間かつ飛沫のリスクが高い医療行為の場合には、特に必要なPPEを選択すること、一定時間でのジョブローテーションなどの配慮が求められる。また、PPEは医療従事者自身を感染の曝露から守る目的があるが、PPEを装着した医療従事者自身が環境への汚染を知らず知らずのうちに広げている可能性についても考慮し、適切なタイミング、適切な場所で外すことも重要である。

引き続く課題

1. 分娩時の産婦のマスク着用

　分娩室が個室である場合は、部屋に入ってしまえば産婦と同居のパートナーは普段通りの状況で、マスク着用の効果は少ない。しかし、そこに立ち会う医療従事者が感染している可能性も拭い去れない。妊産婦においても、いつどこで感染者に曝露しているかわからず、明日は感染症状が出現するかもしれない。前述の通り、マスクの着用により生理的現象が助長される場合以外には、できる限り着用の協力を依頼していくことも必要と考える。

2. 分娩時の医療従事者の感染対策

　医療従事者は、相手を感染させない、自分も感染しないという立場から、適切な感染対策をとることが求められる。分娩中に息苦しさを感じた産婦が一時的にマスクを外すことも念頭におき、産婦との距離が近くなるような状況やタイミングにおいては、飛沫予防策としてのアイシールド着用を必須とする。

　なお、感染対策は適切なPPEの着脱と手指衛生の両輪によって成立するものであるため、手指衛生のタイミングとしては、患者との接触前後、PPEを外した後（マスクを触った後を含む）等に必ず実施することも忘れてはならない。感染対策の基本となる手指衛生やPPEの着脱などに関しては、スタッフ一人ひとりがその意義を知り、正しく実践できることが必須であるため、スタッフ教育を継続的に行うことも必要である。

今後に活かしたいこと

　生理的に呼吸器系に負担がかかる産婦に苦痛を抱かせず、わが子の誕生をリラックスして喜びで迎えられるような配慮は、出産にかかわる医療従事者にとって共通課題である。

　しかし、コロナ禍の分娩時のケアとしては、医療従事者が感染しない、させないことも重要となるため、分娩時のマスク着用については、産婦の協力を呼びかけていく必要がある。助産師の産婦に寄り添うケアについても、「withコロナ時代」の新しい標準として、産婦にも医療従事者にも安全で有効で実現可能な感染対策について、適宜見直すことが求められる。今後も感染対策チームと情報交換しながら連携し、共に検討していきたい。

●引用・参考文献
1）東京新聞TOKYO Web：分娩中マスク必要？ 産婦「ただでさえ苦しいのに」いきみで飛沫 感染リスクも，2020年8月18日．
　https://www.tokyo-np.co.jp/article/49557

現場レポート

日々の暮らし

組織とコミュニティ

教育の現場では

私の「コロナ日記」

解説

コラム

2) 日本産科婦人科学会，日本産婦人科医会，日本産婦人科感染症学会：新型コロナウイルス感染症（COVID-19）への対応（第5版）.
http://jsidog.kenkyuukai.jp/images/sys/information/20200903101531-C4A1
94F30B5A775296238B9C0D16F93F826E5DC74886AA3260F7D7508631DAB8.
pdf

3) 日本産婦人科感染症学会：新型コロナウイルス感染症（COVID-19）について妊娠中ならびに妊娠を希望される方へ（第11版），2020/08/26更新.
http://jsidog.kenkyuukai.jp/images/sys/information/20200826170547-781C57
AE61CEF21162EFA8058AB6678140204C0800AA129BB6B8A012A1FA0E5E.pdf

4) 桂木真司：妊娠期のフィジカルアセスメント，臨床助産テキスト 第1巻 妊娠, p.24-26, メディカ出版, 2016.

5) 谷垣伸治ほか：分娩期のフィジカルアセスメント，臨床助産テキスト 第2巻 分娩, p.22-23, メディカ出版, 2016.

6) 新型コロナウイルス感染症の流行を踏まえた熱中症診療に関するワーキンググループ, 日本救急医学会・日本臨床救急医学会・日本感染症学会・日本呼吸器学会：「新型コロナウイルス感染症の流行を踏まえた熱中症予防に関する提言」─『新しい生活様式』下における熱中症予防に関する学術団体からのコンセンサス・ステートメント.
http://www.kansensho.or.jp/uploads/files/news/gakkai/covid19_teigen
_2006.pdf

7) 日本小児科学会：乳幼児のマスク着用の考え方, 2020年6月11日.
http://www.jpeds.or.jp/modules/guidelines/index.php?content_id=117

小児医療現場の状況と対応

チャイルド・ライフ・スペシャリスト協会 副会長 /
チャイルド・ライフ・スペシャリスト、看護師

原田 香奈

　新型コロナウイルス感染症の流行と、テレビニュースから流れる連日の感染者数の情報は、小児医療現場で働く医療スタッフにとっても一喜一憂するものであった。「日本も海外のような状況になるのか」「医療現場はどうなるのか」と、誰もがとまどいを感じていた。院内では、感染者を受け入れる病棟の病床確保と準備が進められ、「子どもが感染した場合、子ども病院に運ばれるのか」「子どもの入院があれば、小児病棟の看護師が派遣されるのか」など、いろいろな想定や対応の検討がなされていた。また、感染防御のためのガウンテクニックの確認や着脱練習なども始まっていた。

　チャイルド・ライフ・スペシャリスト（以下、CLS）としては、冬場の感染症流行時期の対策のように、プレイルームやデイルームが閉鎖されることを想定し、子どもへの遊び提供や支援について検討していた。しかしながら、国の緊急事態宣言が発令されると、その日のうちに面会制限や院内学級の休校、プレイルームやデイルームの閉鎖など、様々なことが急に慌ただしく決まっていったのである。

　このような緊急事態対応と、面会制限で母子分離にある子どもたちの状況や支援の必要性を考えたとき、1950年代の北米の小児医療現場の状況と、CLSという職業が生まれた経緯が思い起こされた。真っ白な壁と柵のあるベッドの中に子どもが入れられ、遊ぶ機会や親の面会が制限された医療環境のなかで、苦痛を伴う医療体験を受けた子どもたちに精

現場レポート

日々の暮らし

組織とコミュニティ

教育の現場では

私の「コロナ日記」

解説

コラム

神的な負荷とストレス反応が多く見られた。そこで、子どもたちへの心理社会的支援の必要性の認識が高まり、CLSの活動の効果が研究で実証され、CLSという職業が確立されたのである。この新型コロナウイルス感染症対策と入院する子どもたちのおかれている状況は、そのときと似た状況であり、当時の医療現場にタイムスリップするかのような心境と経験であった。このような状況下にある子どもたちへの心理社会的支援と、母子分離の精神的影響を最小限にするために必要な支援に力を注ぐ必要があると考えた。

　筆者の施設では、看護師と保育士、CLSの多職種で話し合い、面会制限による母子分離状況下で、どのように子どもたちを守り、ケアすることができるかを検討した。そして、子どもの傍らに寄り添い、遊びや学習支援を行う"子ども支援チーム"が立ち上がった。まずは、母子分離が続く子どもへの精神的な影響とストレス反応や、子どもへのかかわり方などを周知するために、講義形式のカンファレンスを連日行い、看護師全員の理解を求めた。また、子どもの喪失体験や、震災や避難所生活での子どものストレス状況との違い、未知のウイルス感染症に対する子どもの不安と対応の仕方などを伝えながら、子どもたちへの一貫性のあるかかわりと日々の対応を求めた。

緊急事態宣言下の小児医療現場と対応

　国の緊急事態宣言の発令後、筆者の施設では新規入院と長期入院の病室を分け、医療と看護はエリアを分けての提供となった。新規入院患児は1週間は要観察期間とし、子どもたちができる限り交差しないような入院環境に調整した。外来受診や来院者に関しては、予約外来以外での入館を禁止し、医師からのICや必要時以外は面会も全面禁止という対応にした施設がほとんどだろう。小児病棟だけは特別措置として、その施設ごとに取り決めがされていた。感染予防を最優先にして、15〜30分程度の面会に制限した厳しい施設もあったが、1時間や2〜3時間の

面会制限とする施設が多かったようだ。このような状況だからこそ、医療を受ける子どもと家族の精神的安寧を優先して、4時間や6〜8時間の面会許可とする施設もあった。

さらに、面会者数や親の付き添いの制限も加わった。基本的に面会者は親や保護者のみであり、ほとんどの施設は祖父母やきょうだいの面会を禁止した。病棟入口や窓越しできょうだいと会うこともできなくなった。きょうだいや祖父母とは携帯電話のビデオ通話が主な交流の手段となり、その機会や時間はどうしても限られてしまう。親の面会も、両親どちらか1人とする施設、病棟内に入れるのは1人だが、時間内で交代すればどちらも入れるという施設もあった。

親の付き添いは、面会制限のため逆に付き添いを依頼する施設と、付き添いもすべて禁止する施設とがあった。個室であれば付き添いは可能だが、それ以外では付き添いができない施設など、対応は様々である。また、週末の外泊や一時退院もできない状況となったため、治療中の子どもにとって、次の治療に向けたモチベーションに少なからず影響したと思われる。

子どもの内服や食事介助、清潔ケアや就寝準備など、日常生活におけるケアの多くを付き添う親に委ねていた施設では、親の付き添いや協力がないと、看護師の労力や夜勤のマンパワーが不足したであろうことも容易に想像される。このような状況がどれだけの期間続くかもわからず、先の見えないなか長期戦も予測された。感染対策と方針決定はその施設によってまちまちなため、小児医療現場の医療スタッフにとっては、施設が決定した指示と制限の範囲内で、入院する子どもと家族のためにできることを模索するしかないという、もどかしい状況であった。

感染予防対策と医療における子どもの日常

新型コロナウイルスという未知のウイルスに対する感染予防対策を行いながらも、入院する子どもたちの医療と日常は変わらず進んでいく。

現場レポート

日々の暮らし

組織とコミュニティ

教育の現場では

私の「コロナ日記」

解説

コラム

子どもにとって遊びは大切な日常であり、成長発達のためにも大切なことである。しかしながら、ほとんどの施設で院内のボランティア活動は中止、プレイルームやデイルームも閉鎖となり、子どもたちが自由に遊んだり、集団で交流したりすることはできなくなった。玩具の貸し出しを禁止した施設もあると聞くが、筆者の施設では消毒できる玩具は貸し出し、1人が遊び終わったらその都度拭いて消毒することで、病棟の玩具遊びは継続とした。また、各自でつくれる工作セットを準備したり、シール貼りや塗り絵などを各自で行えるようにした。

　緊急事態宣言の解除後は、遊んだり身体を動かしてストレスを発散できるように、プレイルームやデイルームの使用方法を検討した。その結果、同室児どうしならば、マスク着用で距離を保ちながらであれば遊べるようになった。季節行事やイベント開催も同室児どうしで行う方法で開催し、遊びの時間や機会を確保していった。

　デイルームでテーブルについて座る場合は、4人座れるところを2人に減らし、お互いにマスクをして対角に座ることで、工作遊びなどを一緒に行えるようにした。プレイルームは元からエリアが4つに分かれていたが、1つずつのエリアで遊ぶようにした。遊びの後は、そのエリアの床やソファー、遊んだ玩具などをすべて拭き、消毒して、乾燥の時間をとるようにした。すぐに拭いて消毒できない場合もあるため、使用したエリアに〇×カードを置き、使用可能かどうかが客観的にわかるように示した。

　病室の中でも、子どもたちの好きな「パプリカ」ダンスやラジオ体操をしたり、人気キャラクター（プリキュアやキラメイジャー）の動画を見ながら踊ったり、身体を動かしたりするようにした。ベランダに出て陽に当たりながら散歩したり、シャボン玉遊びやボール遊びなども行った。テレビやゲームは普段から使用できる時間が決まっていたが、この状況下でも時間延長はせず、日課通りの生活とした。退屈だからと長時間ゲームに没頭しながら過ごすと、刺激となって子どもたちの興奮性が増すことになる。清潔ケアや食事といった生活行動と、運動や学習、遊

びの余暇活動の時間を確保して、メリハリをつけて1日を過ごせるようにした。

院内学級と学習支援

　院内学級も、都の要請によって急遽休校が決まった。突然授業がなくなり、院内学級の担任らもしばらく休みになるという連絡があった。そのため、子どもに学習課題がプリントで配布され、子ども支援担当の看護師やCLSらで学習支援を行った。

　その後2週間以内に、他院にいる院内学級の担任と当院の子どもをオンラインでつなぎ授業が行えるように整えられたが、タブレット端末の操作や授業の見守りのため、子ども支援担当の看護師やCLSが付き添う必要があった。子どもの学習支援を行うことで、今まで通りの生活リズムや学習状況を維持できるようにした。緊急事態宣言の解除後は、院内学級の担任にも訪問時に検温や症状確認を行い、ベッドサイドで通常通りの授業を再開した。

　院内学級の訪問教育は制限し、オンラインのみの授業対応としている施設もある。入院していても、子どもたちには教育を受ける権利がある。世間の学校再開に合わせて、院内学級の授業も再開されるべきである。筆者の施設では、これまでにもオンラインによる授業を行っていたことがあり、すぐに対応を確認して開始できたが、初めてオンラインの授業を導入する施設では、病室内での授業中の音声やカメラ映像、ビデオ通話などに関する取り決めを検討するうえでも混乱があったであろう。

子どもたちの状況とストレス反応

　新規入院の患児は、社会生活のなかで新型コロナウイルス感染症の対策をしたり、怖さを感じながら生活しており、学校の休校で家の中にいるだけのストレスフルな状況下で入院となった。手洗いやマスク着用な

現場レポート

日々の暮らし

組織とコミュニティ

教育の現場では

私の「コロナ日記」

解説

コラム

どは習慣化していたため、入院環境下でも実践することは容易だった。

　平時に入院してくる子どもたちとの違いでまず気づいたことは、子どもがいらいらしたり、興奮したりしやすいことであった。友だちとの交流が制限された状況だったため、入院して子どもどうしで同じ部屋に泊まって過ごせることは、医療を受ける不安とは違った意味で、入院生活への期待やうれしさといった感情もあり、普段以上に子どもどうしではしゃいだり、興奮しやすい状況にあると感じられた。反面、些細なことでも言い合いや喧嘩になりやすく、会話しながらも容易にエスカレートしていくこともあった。子どもたちもやはり、社会的な影響と精神的な影響を受けていると実感する場面をたびたび経験している。

　一方、入院中のためコロナ禍の社会のなかで実際に生活しておらず、ニュースなどの情報でしか新型コロナウイルスについて知らない子どもたちにとっては、その危機感や不安感は逆に少し低いものであった。「病院にいれば安心」「病院の中は安全」というような子どもらしい考え方や、「先生や看護師さんもすぐそばにいるから大丈夫」といった、病院の安全神話や安心感に基づいたとらえ方をしていた。病院の外から面会に来る親や、学校に通うきょうだいのことを心配する子どももいた。

　長期入院の子どもたちのなかには、面会制限と母子分離の影響で気分変動が見られた子どももいたが、日々の遊びや学習といった日課を守りながらかかわりを増やすことで、比較的早い段階で精神的に落ち着いて生活を送ることができていた。しかしながら、手術入院や急性期疾患で急な入院となった子どもたちや乳幼児にとっては、面会制限で母子分離を余儀なくされている状況では、やはり少なからずストレス反応が見られた。術後に泣いたり怒ったりするだけでなく、表情がやや乏しくなったり、遊ぶ意欲が低下していた子どもも少なからずいた。また、子どもを抱っこしていた親が、子どもをベッドに戻して帰ろうとするとき、医療スタッフが部屋にいれば泣かずにいられる子どもがいた。このような子どもは、平時ならば医療環境に適応しながら生活しているととらえられるが、この状況においては愛着形成の側面から反応を観察していく必

要があった。

　このような状況下でも、入院する子どもたちの力強さと結束力に感心する場面もあった。新規入院の子どもが親の面会終了後に泣いていると、隣の部屋の子どもがドアの前に顔を出し、「僕が隣にいるから大丈夫だよ！」「明日ちゃんとまたお母さんが来てくれるよ！」と声かけをしていたのである。そして、部屋の前を歩いて通り過ぎた子どもも、「私も今は1人だよ！」「看護師さんも、原田さんもみんないるから大丈夫なんだよ！」と勇気づけていたのである。さびしさは同じであるが、自分がそばにいること、みんな1人でも一緒なのだと声かけできる子どもたちの優しさと、これが医療環境にいる仲間の力なのだと感じた。

医療を受ける子どもの全国的な調査の必要性

　全国で勤務しているCLSそれぞれのおかれている状況の違いや対応などを確認したところ、地域によって感染流行の状況が異なり、大都市と地方の病院とでは、施設ごとの対応や対策に様々な違いが見られた。地方では、日頃から親の付き添いが可能な施設が多く、新型コロナウイルス感染症の対策としても、親の付き添いが許可されている施設も多かった。付き添いの親は院内や病棟からは出られないが、母子分離は防げる。都内では、療養環境としても個室以外での親の付き添いは難しい状況が多かった。

　面会時間については、何に基づいて時間数を制限するのかのエビデンスがあいまいであり、施設ごとに決められている状況であった。同じ規模の施設でも対応が異なることがあり、働く医療スタッフが「なぜ自院ではこのような制限になるのか」と葛藤する原因になっている。また、大学病院や一般・市民病院と、子ども病院との違いも明らかであった。関東の子ども病院では、面会時間は1日3〜4時間、またはそれ以上の病院がほとんどだが、大学病院や一般病院ではかなり厳しい対策がとられていた。逆に、小児病棟では子どもの精神面を考慮して、対策を緩和

現場レポート

日々の暮らし

組織とコミュニティ

教育の現場では

私の「コロナ日記」

解　説

コラム

しているということを見聞きした。

　成人病棟では面会が全面禁止の状況で、小児病棟だけ長い時間の面会が可能という対応にはできないという考え方もあるだろう。しかしながら、小児医療現場や小児医療スタッフにとって、愛着形成期にある新生児や乳幼児期の子ども、医療を受ける子どもにとって、親子で過ごす時間はほかに代えられないものだと主張し、子どもを擁護したい思いはある。ただ、成人病棟に入院する患者・家族にとっても、親や家族と面会したいという思いは同じだと考えると、子どもだけが優先される状況はいかがなものかという考え方があることは理解できる。

　小児医療現場で働く看護師や保育士、CLSにとっては、親を求めて泣き続けたり、怒って泣き叫んだりする子どもの声やその姿に、胸が締め付けられる思いである。小児医療現場における感染予防や面会制限と、医療を受ける子どもたちの精神保健とその保護のためにも、国や各種関連学会から対応策の指針が出される必要があると感じている。各種学会や患者団体、各大学施設などでは、新型コロナウイルス感染症対策と医療を受ける子どもたちへの影響に対するアンケート調査なども始まっており、今後の対策や指針づくりとして、その結果に注視すべきだと考える。

　チャイルド・ライフ・スペシャリスト協会では、緊急事態宣言下の小児医療現場における新型コロナウイルス感染症対策の状況や対応、子どもたちの反応などを把握するために、病院に勤務するCLSへ全国調査を行った。現在［執筆時］、調査結果の集計と結果をまとめているが、緊急事態宣言発令前後での比較や、緊急事態宣言解除後から半年経った状況下での比較検討と再調査を行う必要性を感じている。このコロナ禍での体験を踏まえて、また、新たな感染症が万が一流行した場合に備えて、当協会としては、CLSの役割を果たすうえでも、医療を受ける子どもたちへの支援のあり方と対策の検討を課題としていきたい。

面会制限のなかで

──新型コロナウイルス感染症対策と 緩和ケア病棟

NTT 東日本関東病院 緩和ケア病棟 看護長

中尾 正寿

現場レポート

日々の暮らし

組織とコミュニティ

教育の現場では

私の「コロナ日記」

解　説

コラム

　2020年4月7日、緊急事態宣言発令。私にとっても記憶に残る1日である。緩和ケア病棟としてこの状況とどのように向き合うべきか、そのときのことを今改めて思い返しても悩ましく感じる。

緩和ケア病棟でも面会禁止に

　当院の緩和ケア病棟は、悪性腫瘍の終末期患者に対して、「苦痛を軽減し、その人らしく過ごせること」を目標にケアを提供している。入院患者は、予後が短いだけでなく、病気の進行や負担の少なくない治療を受けてきた結果、身体が衰弱している方も多い。もし新型コロナウイルス感染症がなんらかの経路で病棟に持ち込まれ、感染が拡がったときは、重症化し、命に危険が及ぶことも十分予想される。

　それゆえ、感染防止には特段の配慮が必要である。病院およびスタッフ間で協議を重ねた結果、人の出入りを厳しく制限することでリスクを減らすこと、具体的には、臨終直前（人数は家族3人まで）を除いて、一切の面会を禁止させていただくこととなった。

　禁止を決定した後、案内文書を急ぎ作成し、主治医、看護長が患者・家族に対してていねいに説明を行った。説明を行うなかで、大半の方は、

その決定に「わかりました。仕方ありませんね」と理解を示されたが、その心の内を思うと、非常に心苦しいやりとりの連続であった。

　面会禁止が始まり、当然のことながら病棟内で家族の姿を見ることはなくなり、病棟入口での差し入れや洗濯物の受け渡し（週1回限り）が、家族と接する唯一の機会となった。症状が落ち着いて、余力のある患者は、電話やコミュニケーションアプリを使用して、近況を報告し合う姿も見られたが、病状が進行してくるとそうしたやり取りも難しくなる。患者と家族のつながりをどうやってサポートするか、心配する家族に患者の様子をどのように伝えていくかが、その後の大きな課題となった。

家族とのつながりを求めて

　制約が多いなかで、主治医は、定期的に家族に連絡し、患者の病状と様子を伝えた。看護師は、患者のスマートフォン等で写真を撮り、コメントをつけて日々家族に送る、あるいは写真を印刷しカードにして、荷物を届けに来た家族に渡した。家族もモバイル端末を持参して、スライドショーで家族写真を流したり、患者が好きなCDや好物の料理などを持参した。患者も、病棟の入口まで車椅子で移動しガラス越しで対面する、病室の窓から身を乗り出して階下にいる家族に手を振るなど、その思いに応えようとしていた。それぞれが知恵を絞り、お互いのつながりを求めて、必死に考えて行動していたように思う。

　そのなかでも印象的だったのは、ある高齢の男性患者の姿である。立派な体格と裏腹に手先が器用なAさんは、2人のお孫さんのために、朝4時ぐらいから起きて、ネコのキャラクターの刺繍が入った小物入れを作成していた。ある日Aさんが、スタッフと共に折り紙を折り始めた。動物、魚、海の生物、星、花、飾り細工など、様々なものが折り上げられるなか、日に日に参加するスタッフも増えていった。作品は、ていねいに模造紙に貼られ、「夏の海」や「天の川」をテーマとした3つの作品が完成し、病棟入口に貼られた。

荷物の受け渡しに来たＡさんの家族は、作品からＡさんが穏やかに過ごしていることを知った。この作品は他の家族からも好評で、感染症の不安が世間の空気を覆うなか、病棟が本来の目的に沿って機能していることの一部を、この作品を通して感じていただいたのではないかと思う。Ａさんとスタッフは、この作品をバックに写真を撮り、カードを作成して家族に渡した。それは亡くなる３日前のことだった。

　その後、緊急事態宣言の解除とともに、面会禁止は面会制限（時間と人数規定）に変更となった。感染の収束が見通せないなかで、家族とのつながりが、患者とその家族に生きる力と希望を与えること、改めてそのことに敬意と可能性を感じながら、日々ケアを行っている。

現場レポート

日々の暮らし

組織とコミュニティ

教育の現場では

私の「コロナ日記」

解説

コラム

コロナ禍と看護倫理

北海道医療大学 名誉教授

石垣 靖子

COVID-19パンデミックの影響

　2020年は新型コロナウイルス感染症（COVID-19）に明け、そして暮れようとしている。この時代を生きるすべての人々がCOVID-19パンデミックによって、生死にかかわる、あるいは仕事や生活など人生を左右されるような大きな影響を受けながら過ごしている。

　日本では2020年2月、横浜港に寄港した客船で発生したクラスターを機に、新型コロナウイルス感染は瞬く間に関東圏を中心に全国に拡散した。当初、新型コロナウイルスそのものの詳細がわからず、不安や怖れから、今考えれば過度の防衛がなされたこともあった。感染によって残念にも命を落とした著名な芸能人が、お骨になってからご家族のもとにお帰りになったというショッキングなニュースが続き、人々にいっそうの怖れをかき立てたようだ。

　今もまだ感染流行の最中にあるが、発生以来8か月以上も経過して、人々の生活のなかに少しずつ適切な対応の仕方も浸透してきたように思う。"正しく恐れる"ことも身に付き始めてきた。しかし、油断につながらないように心したいものだ。心のゆるみは即、感染拡大につながりかねない。基本は感染の標準予防策を徹底することである。それによって、かぜやインフルエンザの流行も抑えることができると識者は述べて

いる。

　一方、人々のなかに不安や怖れが増したことによって、これまでになかった"分断"や"自粛圧力"などによる差別や偏見が生じ、我々は不自由さを強いられてきた。新聞やテレビ等では連日、感染者数がトップニュースになり、「あれもだめ」「これも我慢」という隠れたメッセージを受け取りがちになった。私のような世代には、まるで戦時中の不自由だった生活を思い起こすような時期もあった。しかし今は、「こうすればできますよ」「こんな工夫もあります」という前向きなメッセージも多くなってきている。欧米のニュースで、退院する患者を医療者が拍手をして送り出し、患者も笑顔でそれに応えているのを見ると、「よかったですね！」と心から声をかけたくなったものだ。日本の医療や福祉の場でも同じことが起きている。

COVID-19による"分断"

　医療や福祉の場でも、COVID-19の影響で様々な"分断"が起こった。例えば、感染防止のため医療者と患者の接触は最小限に限られ、それによる両者の"分断"が起きた。医療者が自身の家族への感染を恐れ、家族に会えない日が続いた。感染症病棟（病床）に従事している医療者と、それ以外の病棟（病床）で仕事をしている医療者たちとの"分断"もあった。病院や医療者が感染者の対応に日夜奮闘しているにもかかわらず、周囲から多くの偏見や差別にさらされたことも事実である。

　医療機関では、経営や管理の面でも様々な課題に直面している。個室の多い緩和ケア病棟が、感染した患者を受け入れる病棟へと転換がなされて、予後の限られた患者や緩和ケアに従事する医療者への影響も大きいと聞く。感染管理を徹底するため、病院や施設での面会制限による影響は、今もなお続いている。また、高齢者にとっては、ショートステイやデイケアの利用制限によって、認知症の進行や身体機能の低下、それによる誤嚥性肺炎や低栄養による問題も顕在化してきた。

私たちは"つながり"が断ち切られると、生命力が著しく低下する。孤独感や疎外感も回復力を低下させる。様々な場で起きた"分断"によって断ち切られた"つながり"をどう取り戻すか——今、医療や福祉の場での大きな課題である。我々人間には、"つながりのなかでいのちが輝く"というプログラムが存在しているのだから。

「人間尊重」の倫理原則

　これまで述べてきたCOVID-19による"分断"や医療機関が経験してきた多くの困難は、医療者に倫理的なディレンマをもたらした。しかし、そんななかでもたくさんの"協調"が工夫されるようになってきている。
　ここで改めて、臨床倫理の原則について確認したい。ビーチャムとチルドレスは、臨床倫理の4原則、すなわち"自律尊重"、"与益"、"無危害"、そして"正義・公平"の原則を提案したが、今は清水哲郎が提案する臨床倫理の3原則——"人間尊重"の原則、害を与えずその人にとっての最善を考える"与益"の原則、それらが"社会的にも適切"であるとする3つの原則が主流になってきた。
　人間尊重の倫理原則は、「"本人の自律を尊重する"、"自己決定を尊重する"を含む。自律は大事、しかし、人は理性だけで行動するわけではない。理性的な選択ができなくなった人が、自分の気持ちを全身で表しているとき、それを受け止め、尊重して、どう応えるかを考える。まさに倫理の問題。相手の意思を尊重する（相手の気持ち・存在を尊重することを含む）とは、ケアという姿勢で相手に向き合い、寄り添うこと」（清水）である。例えば、感染管理上は面会制限の徹底が必要であるが、患者・家族のQOLを考えると、多くの医療者（特に看護師）はディレンマを感じる。一般にディレンマとは、「あちら立てれば、こちらが立たず」と、どうしたらよいのか困惑してしまう状態のことをいう。その対応の仕方は、はじめから「どちらを優先するか」ではなく、「どちらも満たせる道はないか」を考えることである。そして、いずれかを優先させ

なければならない場合は、「これが正しい」ではなく、こちらにするのは「仕方がない」とか、「やむを得ない」と考えることである。

　臨床現場では、感染管理について十分に対応しながら、家族の面会を工夫しているところが増えていると、あちこちから聞かれるようになってきた。一例をあげると、毎日面会に来ていた家族が急に来なくなったある高齢の患者は、会話がなくなり、だんだん食事を拒否するようになり、心身の機能低下が目立ってきた。オンラインによる面会等の工夫をしてもなかなか改善しなかった。そこでスタッフたちは、カンファレンスルームにベッドごとその患者を連れていき、そこで感染対策をしっかりした家族としばし会うことができた。その患者は予後がかなり限られていた方で、本人にとっても、家族にとっても、それが大切な場になったことは言うまでもない。そのほかにも、病院の庭や屋上での面会を工夫するなど、看護師たちの挑戦は今も続いている。このようなプロセスにより看護師たちは達成感や充実感を味わい、患者・家族にとっても大きなギフトになっている。一人ひとりの患者を、たった1人のかけがえのない存在として尊重する人間尊重のケアのあり方は、このようなときだからこそ実現し続けたいものだ。

　臨床倫理の中心課題である"意思決定を支える"ために、"情報共有－合意モデル"に沿って、身体の状況だけではなく、患者の人生や価値観、思いを尊重して、患者・家族の選択に添うように支援したい。そのカギは、患者・家族と医療者が一緒に考え、悩みながら合意に至るプロセスを大事にすることである。面会が制限されるなかで、病状が進み、予後予測もかなり悪い状態であっても、患者の希望があれば自宅へ退院させ、在宅での看取りを実現させたという事例も増えてきているという、在宅ケアにあたっている医療者からの報告もある。

「ケアの原点」に立ち返って

　新型コロナウイルスの感染拡大は、改めて日頃の臨床を振り返り、今

261

一度原点に還って、看護とは何か、看護師は何をする人かについて考え直す機会になっている。看護には、それぞれに異なる人たちの暮らしの営みを整えるという本質的な役割がある。それは、生物体としての生命の営みを整えると同時に、患者一人ひとりの物語られるいのち（人生・生活）を尊重することから成り立つ。これらに主体的に取り組み、責任をもちたいものだ。

　日々の細やかなケアは決して大げさなものではないが、一つひとつのケアがいのちを支えることにつながっている。ナイチンゲールがいうように、"小さなこまごましたこと"のなかでの高度の優秀性が要求されているのだ。それは高度の知識と優れた技、そして何よりも患者への思いやりによって支えられている。今だからこそ、看護することに誇りをもって日々のケアにあたってほしい、と心から願う。

　最後にこの困難なときに、地道にがんばっている多くの看護職の人たちに、心からの敬意と感謝を申し上げ、稿を閉じたい。

日本で最初の 軽症者受け入れ宿泊施設

—— 感染対策と入所者の自立

福井大学医学部看護学科 教授[*1]、福井県職員 感染管理認定看護師[*2]

酒井 明子[*1]、**夛田 文子**[*2]

2019年11月から中国・武漢市を中心に発生した新型コロナウイルス感染症（以下、COVID-19）は世界的に感染拡大し、生命と生活を脅かし、社会的にも大きな影響を及ぼしている。

福井県内で初めて患者が確認されたのは2020年3月18日である。4月に入ってから福井県の1日感染者数は急増し、4月2日に9人、翌3日には12人に達した。この時点で、今後、重症者に対する医療資源の確保がより重要となることから、COVID-19では全国初となる軽症者のための宿泊療養施設開設に向けた調整が始まった。その後、4月5日には福井県の人口10万あたりの感染者数は6.7人となり、東京都を抜いて全国トップとなった。県内指定医療機関の感染症病床は20床であり、一般病床を組み込まないと成り立たないことは明白で、医療がひっ迫したときの宿泊療養施設の重要性は高まった。

ここでは、軽症者のための宿泊療養施設の立ち上げと運営、評価について看護の視点から執筆した。今後も新型コロナウイルスの感染拡大が懸念されるなか、感染者や医療者の安全のための参考になれば幸いである。

現場レポート

日々の暮らし

組織とコミュニティ

教育の現場では

私の「コロナ日記」

解説

コラム

全国初となる軽症者のための宿泊療養施設

　福井県における宿泊療養施設は、4〜9月の間に複数開設している。最初の開設施設は、小中学校や高等学校等の学習・合宿、一般団体の研修などで利用されている施設であった（**図1**）。施設設備の特徴としては、体育館やレクリエーションホール、ラウンジ、食堂などを有しており、宿泊室は二段ベッドが配備され、洗面所およびトイレ、浴室は共用であった（**図2**）。利点は入所者がお互いにコミュニケーションがとりやすく、施設内でレクリエーションなどの活動ができ、ストレス軽減がはかれることであった。しかし、共用によるデメリットもあった。対策として、時間差による入浴時間の管理を行い、トイレは入所者の個別指定とした。

　2つ目の施設はホテルであった。室内はテレビ、ポット、トイレ、シャ

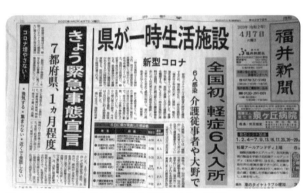

図1　2020年4月7日福井新聞1面の記事

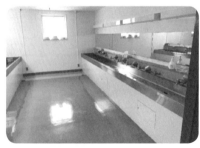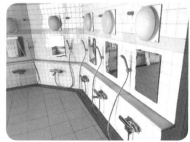

図2　研修施設の共同洗面所と浴室

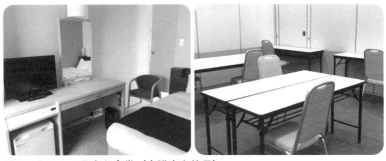

図3　ホテルの居室と食堂（会議室を使用）

ワー、Wi-Fiなどが完備していたが、入所者どうしのコミュニケーションは閉ざされるため、食堂や憩いの場などを設置した（**図3**）。

　入所開始後はスタッフは極力「汚染区域」（下記参照）に入らないようにするため、施設開設前に、施設の環境・設備・配置に応じて発生するであろう問題を予測的にとらえ、対策を講じる必要があった。ただ、施設決定と同時に、施設の下見とゾーニング（清潔な領域［清潔区域：グリーンゾーン］とウイルスによって汚染される領域［汚染区域：レッドゾーン］を明確に区分）、物品の準備など、並行して急ピッチで進めなければならないことも多かった。最も重要なことは、施設開設前に近隣住民に説明し、同意を得ることであった。このタイミングが遅れると、トラブルの原因になることを認識しなければならない。

患者の入所（受け入れ）と退所

1. 患者の受け入れ

　福井県では、宿泊療養施設の入所基準に該当する患者が発生した場合、各医療機関から入院コーディネートセンターに予約連絡が入り、当日の搬送調整・受け入れを行う流れとなっている。宿泊療養施設への受け入れについては、①高齢者、②基礎疾患がある、③免疫抑制状態にある、④妊婦、⑤重症化の恐れがある、⑥食物アレルギーがある人は入所

現場レポート

日々の暮らし

組織とコミュニティ

教育の現場では

私の「コロナ日記」

解説

コラム

対象とはならない、とされた。しかし、感染者増加時には高齢者の受け入れも行った。

　各医療機関から宿泊療養施設への移動は、県所有のSARS車、MERS車で行う。宿泊療養施設での療養生活に関しては、予め入所の説明書と同意書を県から各医療機関に配信しており、それを用いて各医療機関で事前に説明してもらうよう依頼した。

　患者を受け入れる際には、居室を決定し、カルテ、入所時書類一式、部屋の鍵、リネンや日用品などを準備する。患者迎え時はSARS車、MERS車の扉を開け、患者に車から降りてもらい、汚染されていない手で運転手から患者情報提供書を受け取る。患者に、入所者入口で看護師の携帯電話に電話をしてもらい、入所中の生活や退所時の説明は携帯電話で行うことを説明した。

2. 退所者への対応

　施設開所当初の4月は、症状の軽快が確認されてから24時間後にPCR検査を実施し、陰転化が確認された場合はさらに24時間以後に再度検体採取を実施し、2回連続でPCR検査での陰性が確認された場合に退所可能という基準であった。しかし、5月29日以降は退院基準が変更になったため、宿泊療養施設においてPCR検査は実施していない。

　退所時の説明は、2020年3月6日厚生労働省事務連絡「新型コロナウイルスの陰性が確認され退院される患者の方々へ」をベースとした説明書を用いて行っている。退所基準を満たし退所可能であることを説明し、何時に誰が迎えにくるのかを確認した。退所前に居室のリネンの廃棄や清掃を依頼し、退所時には居室の鍵を密閉できる袋に落とし入れてもらった。

宿泊療養施設における感染対策

　標準予防策として、手指衛生は重要な感染対策の1つである。目に見

える汚れのない場合はアルコール（70〜83 vol%）による手指消毒を行う。目に見える汚れがある場合、食事の前、トイレの後は、石鹸と流水を用いた手洗いを行う。手洗い設備の数や位置が不十分な施設もあり、施設開設前に動線を考慮した手洗い設備があるかどうかを確認した。

　COVID-19は発症2日前から感染性を発揮するため、清潔区域のグリーンゾーンにおいてもスタッフは常時マスクを着用した。準汚染区域のイエローゾーンで入所者と会話する場合は、1メートル以上の距離を空け15分未満とし、イエローゾーンの環境に身体が触れる場合は手袋やガウンを着用した。汚染区域のレッドゾーンで活動する場合は、グリーンゾーンで必要な個人防護具（以下、防護具）を着用し、活動後、レッドゾーンの決められた場所で脱衣を行った。特に検体採取など感染リスクの高い医療行為をする場合は手袋を二重とし、サージカルマスク、長袖ガウン、目の防護具、キャップを着用した。脱いだ防護具はウイルスに汚染されているため、ビニール袋を被せた所定の廃棄容器に入れ、容器の外に出ないよう適宜廃棄するなどの配慮をする。レッドゾーンで使用する物品には赤色のテープを貼付し、清潔物品と汚染物品が交差しないようにした。

　福井県における宿泊療養施設では、越前漆器に食事を盛り付けていた。また、インカートクックシステムを使用することで、高温・冷温を保持した状態で提供することができた。厨房内にウイルス汚染された食器を持ち込まないため、食器返却場所に近い場所にIHカートを設置し、95℃30分の高温蒸気に使用済み食器をさらした後に厨房内に食器を返却した（**図4**）。厨房内においても、食事提供の担当者により、湿熱処理後の

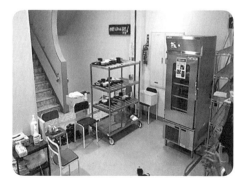

図4　配膳後の食器を湿熱処理

現場レポート

日々の暮らし

組織とコミュニティ

教育の現場では

私の「コロナ日記」

解　説

コラム

食器を2回食器洗浄機にかけて、熱水洗浄と乾燥の工程を経ており、食器の清浄度は保持されていた。

厚生労働省「新型コロナウイルス感染症の軽症者等の宿泊療養マニュアル」においては、体液で汚れていないリネンを取り扱う際は、手袋とサージカルマスクをつけ、一般的な家庭用洗剤等で洗濯し、完全に乾かす対応で差し支えないとされていたが、使用済みリネンについては接触予防策を行う必要があると考えた。事業者との打ち合わせにより、使用したリネンは購入または後日弁償という契約で入所者ごとに廃棄した。

バスタオルは多量の使用が予測されたため、施設の備品として部屋にあったものはすべて撤去し、入所者に持参してもらうか、持ってきていない場合は個別に渡した。原則的にスタッフは、入所中および退所後のリネン交換は行わず、入所の説明書と同意書にその旨を明記し、入所案内の際にも口頭で説明し協力を得た。使用したリネンは退所時に、前もって準備しておいたリネン入れに回収した。次の入所者の受け入れの際に新しいリネンを渡し、各自で敷いてもらった。

入所者とのコミュニケーション

入所者とのやり取りは原則、携帯電話で行った。1日1回以上は体温測定を行い、「自分の健康チェック表」に基づき体調を確認し、記録する。37.5℃以上の発熱がある場合や症状が増悪した場合は、共用エリアもしくは居室での観察を行う。

宿泊中は原則として居室内での生活とするが、マスク着用・手指衛生を行ったうえで共有スペースに出ることは可能である。宿泊中、軽い運動ができるよう館内放送でラジオ体操を行う。家族からの差し入れがある場合は、事前に差し入れる物や差し入れ者および到着時間を連絡してもらう。原則として面会は禁止であるため、差し入れはスタッフが受け取り、入所者に渡す。

入所者の自立

　福井県における宿泊療養施設は、入院を経て症状が軽快した人が入所対象となっているため、居室や共用部分の清掃については基本的に入所者自身に行ってもらう。入所の説明書と同意書にその旨を明記し、入所案内の際にも口頭で説明し、協力を得た。入所者が清掃できない場合や、環境確認のためスタッフがレッドゾーンに入る機会がある場合は、スタッフが共用部分の清掃・消毒を行う。トイレや浴室が共用の場合は、いつ、誰が、どうやって清掃するかを決めた。

　4月に施設を開所してから4日目に、入所者から「何か役に立ちたい」「浴室の掃除やごみ集めがしたい」との提案があり、希望者による清掃活動や入所者自身による感染対策が行われた。また、前述のラジオ体操の提案もあった。この入所者の自立した行動は、入所者どうしの円滑なコミュニケーションや入所者自身のストレス軽減にも役立っていった。

支援者確保とスタッフの健康管理

　宿泊療養施設は医療機関がひっ迫している状況での運営となるため、医療施設からの支援者確保は困難であり、かつ急な潜在看護師への支援依頼も難しい。支援者不足となる事態を想定しておく必要がある。支援者確保のためには、都道府県や看護協会との連携が重要である。

1. 家族の同意の確認
　支援を希望してきた人には、まず同居家族の同意の有無を確認する。高齢者や小児と同居している場合は、通所している福祉施設や幼稚園等から利用を断られる可能性があるため、支援内容について説明し、家族の同意を確認したうえで、支援希望を受け入れる。

現場レポート

日々の暮らし

組織とコミュニティ

教育の現場では

私の「コロナ日記」

解説

コラム

2. 派遣元との密な調整

　入所の決定およびPCR検査結果の状況により、入所者数は日々増減し、ゼロになることもある。このため、入所者の状況によって支援体制が異なることを想定しておく必要がある。

　支援日の変更やキャンセル時には、支援者本人と派遣元にすぐに連絡する。施設からの派遣の場合は、適宜、派遣元に入所者数の変化などの状況を伝えて、急なシフト変更の可能性について説明し、協力を得ておく。

3. 支援者へのオリエンテーション

　施設支援は、職場環境もスタッフの仕事内容も異なるため、実際に仕事内容を体験しながらのオリエンテーションが効果的である。しかし、入所者がいる場合は、レッドゾーン内のオリエンテーションは口頭説明のみとなる。このため、支援者への注意事項やオリエンテーション用紙は、できるだけ写真や図を挿入してリアルな内容にしておく必要がある（**図5**）。

4. 支援者間のコミュニケーション

　支援者は各施設からの派遣や潜在看護師などであるため、ほぼ毎日人が入れ替わる。このため、朝夕のミーティングで、1日の流れやお互いの仕事内容を確認する。問題発生時には支援者全員が集合して話合いの場をもち、他職種とのコミュニケーションによって早期に問題を解決することが重要である。支援者どうしのコミュニケーションがはかれるような活動場所や記録場所の設置など、環境を整えることも必要である。

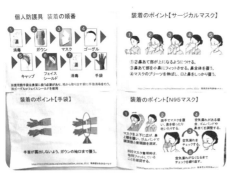

図5　支援者への注意事項（個人防護具の装着方法）の掲示

5. スタッフの体調管理

　宿泊療養施設で活動する医療スタッフ・県の職員は3回/日（9時、15時、20時頃）に体温測定を行い、記録に残す。レッドゾーンに立ち入った日時、滞在時間、理由も記録する。超過勤務をなくし、栄養状態を整え、定期的に水分補給をする。37.5℃以上の発熱がある場合はすぐに帰宅させる。また、派遣元へ連絡し、対応を検討する。

　感染経路を意識し、標準予防策に追加して飛沫予防策と接触予防策を実施する。具体的には、ウイルスが目や鼻、口の粘膜に付着することを防ぎ、ウイルスが付着した手で目や鼻、口の粘膜を触らないことである。特に支援を行う場合は、石鹸を用いて20秒以上手洗いをする。さらに目や鼻、口を覆う防護具を使用する。

　個人個人が感染させない、感染しない意識が基本となる。ナイチンゲール（1859）は、「真の看護は、感染はそれを予防すること以外は顧みない。真の看護師が問いかけ、あるいは必要としている唯一の防御策は、清潔さ、開き放たれた窓からの新鮮な空気、そして患者への絶え間ない気遣いである」「看護師は皆、日中は頻繁に手洗いをするよう気をつけるべきである」と述べている[1]。まだ細菌がみつかっておらず、消毒も確立していない時代に生まれた言葉であるからこそ、基本的で貴重な防護への教えといえる。

宿泊療養施設運営における成功のポイント

1. "迅速さ"と"柔軟さ"

　COVID-19は急速に蔓延し、それとともに状況が刻々と変化することを我々はこの数か月の間、幾度となく体験してきた。さらに、今まで体験して積み上げてきた対応の延長線上に答えがあるわけではなく、新たな発想と創造的対応が次々と求められる。したがって、今おかれている状況でどうにかするしかないため、発想を固着化させることなく、柔軟に別の考えを取り込み、常に軌道修正を早く行うことが大切である。

現場レポート

日々の暮らし

組織とコミュニティ

教育の現場では

私の「コロナ日記」

解説

コラム

2. "正解"と"成解"

　渥美は、「"正解"を追求する広義の自然科学的な研究においては、"正解"でないことは"正解"の否定となる。それに対して、"成解"は、普遍的ではなく、空間限定的（local）で、かつ時間限定的（temporary）な性質をもつ」という[2]。つまり、"成解"は常に修正と更新に向けて開かれていると考えられる。次々と発生する現場での問題や課題の原因を追究・検討し、今は"成解"とは考えられないようなことでも、スタッフ間で新たな"成解"を共同で生み出していくことを目指すことが、未知の感染症や混沌とした災害現場に向き合うための心構えとなる。

＊

　新型コロナウイルス感染拡大により急遽設置された宿泊療養施設では、開設当初、支援者不足、物品不足、入所者の環境調整など多くの課題と向き合うことになった。しかし、感染対策の徹底と入所者の自立が課題解決の鍵であった。また、施設運営にあたり、多くの支援者の創意に富んだ発想や良好なコミュニケーション、入所者個々への誠実で温かい対応が入所者の安全につながった。

　今後もいつ感染拡大が起きるか見通しは立たない。しかし、経験値を積み上げていくことが、社会への信頼と安全・安心につながることを期待したい。

●引用文献
1）フロレンス・ナイティンゲール（小玉香津子, 尾田葉子 訳）：看護覚え書き—本当の看護とそうでない看護 新装版, 日本看護協会出版会, 2019.
2）渥美公秀：災害ボランティア—新しい社会へのグループ・ダイナミックス, 弘文堂, 2014.

軽症者宿泊療養施設での
勤務を経験して

看護師
看護 次郎（仮名）

（自治体や時期、宿泊施設によって状況が異なることを予めご承知おきください）

「軽症者宿泊療養施設」とは？

　厚生労働省の要請で都道府県が設置する軽症者宿泊療養施設は、感染拡大により医療体制がひっ迫するなかで、限られた医療資源を有効活用するため、軽症者の適切な療養環境を確保しつつ感染拡大を防ぐ目的で利用されている。ホテル等の一棟借り上げ方式が奨励され、療養者の居室は個室かつバス・トイレがあることや、出入口・廊下・エレベーターを含んだ動線が職員と療養者で分けられることが条件となっている。

　東京都では、2020年4月より軽症者宿泊療養施設を開設した。PCR検査もしくは抗原検査で新型コロナウイルスに感染していることが判明した無症状の病原体保有者か軽症者で、入院治療を要しないと医師から総合的に判断された人が利用の対象者となる。自宅からだけでなく、入院治療の終了後、病院から搬送されるケースもある。なお、65歳以上の高齢者や、透析加療、妊娠、免疫抑制状態にある人は除外されている。

現場レポート

日々の暮らし

組織とコミュニティ

教育の現場では

私の「コロナ日記」

解説

コラム

施設内ではどのような生活を送るのか

　対象となった人にはまず保健所から連絡が入り、都が手配する専用の搬送車で宿泊施設に向かう。土日祝日も運行するが、施設への到着は午後と決まっており、入所時間を自身で指定することはできない。到着すると説明書等の必要物品を受け取り、療養開始となる。

　療養者は居室内で過ごすことがルールとして定められており、施設内では他の療養者との会話は控えてもらっている。洗濯機が利用できないため、タオルや衣類は必要なぶんだけ持参をお願いしている。食事は事務局が弁当をロビーに用意し、アナウンスで呼ばれると居室から出て取りに行き、その際にはごみ出しも行う。

　生活に必要なものは家族等から差し入れてもらうことが可能で、事務局が前日までに内容を聞き、受け取り時に物品の確認をしている。ただし、酒・たばこは禁止、ごみ出しができない缶や瓶はなるべく避けてもらい、必要な場合は退所時に持ち帰ってもらうことになっている。また、居室内ではテレビと電話、Wi-Fiが利用可能である。

事務局や看護師はどのように働いているのか

　施設内は感染症管理の専門家の指導によってゾーニングされており（図1）、都の職員が事務局として24時間常駐している。療養者の入退所管理、弁当等の物品搬入、ごみ搬出、業者への居室清掃依頼、家族からの差し入れ対応、都庁からの訪問者への対応、他のホテルとのやり取り、療養者・人員調整、マニュアルの作成や改訂、近隣住民からの苦情対処など、事務局の業務は多岐にわたる。また、設備業務に従事する宿泊施設の職員も常駐する。

　医療者は看護師が24時間、医師は日中のみ滞在している。医師会などから派遣される医師は毎日交代するため、そのたびに宿泊療養の概要を説明する必要がある。入室した療養者に対し、まず看護師が保健所か

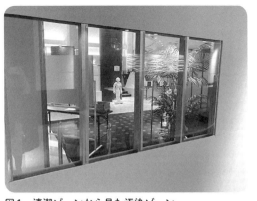

図1　清潔ゾーンから見た汚染ゾーン

らの情報を参照しながら電話問診を行い、現在の症状に加えて既往症や内服薬など療養に必要な情報を聞き取って、健康管理の方法を説明する。療養者は朝夕の1日2回、決められた時間に体温と動脈血の酸素

飽和度（SpO₂）を測定し、自身のスマートフォンから専用アプリに測定値と症状を入力する。看護師は控室のPCでその内容を確認し、症状の悪化がみられた場合や療養者からの相談が書かれていた場合は、すぐに電話で対応する（図2）。朝夕とも症状悪化のサインが認められなかった場合でも、少なくとも1日に1回は必ず、看護師が療養者全員に電話を入れて健康状態を確認する。

　療養者が高血圧等の慢性疾患をもっており、内服でコントロールができている場合は、療養期間中に必要となる量の内服薬を持参してもらう。もし足りなかったり、新たな症状が生じ内服治療で療養継続が可能な場合は、オンライン診療で処方箋を発行してもらい、事務局が宿泊施設近くの薬局で薬剤を受け取ることで対処している。

　療養者の退所は、発症日から10日間が経過し、かつ症状軽快後72時間を経ていることが条件となる。「症状軽快」は、解熱剤を使用せずに解熱しており、呼吸器症状が改善傾向にあるかどうかを判断の基準としている。

　退所の前日は、看護師が療養者の症状をアセスメントし、医師が電話問診したうえで判定を行う。他者に感染させる期間は過ぎているという見解から、退所時にPCR検査は実施しておらず、今後4週間は自身で健康観察をしてもらうように指導している。どうしても検査をしたい

現場レポート

日々の暮らし

組織とコミュニティ

教育の現場では

私の「コロナ日記」

解説

コラム

という希望がある場合は、自身で
居住地の保健所に相談してもら
うことになっている。また、勤務
先などに対し療養していたこと
を示す「証拠」がほしいという場
合には、ホテルの宿泊療養証明書
を提供する。

　一方、症状悪化により宿泊施設
での療養継続が困難と判断した
場合は、病院への搬送となる。移
動には民間救急等の陰圧車を使
用し、看護師が同行する。療養者
の状態をアセスメントして、なる

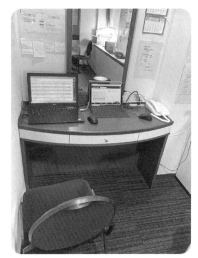

図2　看護師の控室

べく日中に搬送が完了するよう努めている。夜間の場合は、搬送にまで
至らない場合でも、予め定められた後方支援病院の医師に相談すること
ができる。

業務を実際に経験して感じたこと

　まず、病院での勤務のような一般的な職場環境と最も異なるのは、療
養者とのやり取りが電話問診のみであること。相手の表情を見たり呼吸
音を聴取するなどのフィジカルアセスメントができず、健康管理が不十
分になってしまうのではないかと考える看護師は少なくない。例えば、
療養者一人ひとりにタブレット端末を持ってもらったり、遠隔操作で
フィジカルアセスメントができる装置などを利用し、医師も含めた3者
で健康相談ができれば、療養者と医療者双方の不安が軽減するだろう。

　それから、療養者の訴えで印象的だったのは、離れて暮らす家族の
ことについてである。特に未成年者がいる家庭や要介護者をもつ場合
には、療養期間中に預けた先での生活を思って心配をしていた。また、

ペットの面倒をどこでみてもらうかに苦慮した例もあった。療養者本人だけでなく、普段暮らしを共にしている人や動物も安心して生活できる場の提供も考慮した体制をつくっていくことが望ましい。

●参考文献

・厚生労働省新型コロナウイルス感染症対策推進本部：新型コロナウイルス感染症の軽症者等に係る宿泊療養のための宿泊施設確保業務マニュアル（第2版），令和2年4月23日（令和2年6月15日改訂）．
https://www.mhlw.go.jp/content/000640247.pdf
・東京都福祉保健局：新型コロナウイルス感染症の軽症者等に係る宿泊療養について．
https://www.fukushihoken.metro.tokyo.lg.jp/iryo/kansen/syukuhaku.html

現場レポート

日々の暮らし

組織とコミュニティ

教育の現場では

私の「コロナ日記」

解説

コラム

現場で奮闘する医療者への申し訳なさと歯がゆさから宿泊療養施設看護業務に応募

公益社団法人京都府看護協会 看護師、助産師

佐藤 あつみ

退職から京都府看護協会への応募まで

　2020年3月末に、4年間勤めた大学病院を退職した。国際協力機構（JICA）青年海外協力隊に参加するためだった。海外での活動は、一度経験してみたいとずっと思っていたことであり、自分に務まるかとの不安はあったが、行けることは楽しみだった。

　3月はちょうど日本でもコロナ感染者増加の兆候が見え始めた時期で、勤めていた大学病院でも複数の感染者を受け入れていた。加えて、救急外来の受け入れ制限や、感染者用の個室確保のために精神科病棟を空けるなど、今後の感染者増加に備えた体制づくりが行われている最中だった。しかし、助産師として産婦人科病棟で働いていた私には直接的な影響はなく、面会等の制限はあったものの、普段通りの病棟で普段通りの勤務を続けて、退職した。9月から派遣のための研修に入る予定で、それまでの約半年間、研修に向けて準備をしながら、旅行でもしたいな、でも海外は難しいかな、と呑気に思っていた。

　そして4月。日ごとに増す感染者と、伝えられる医療現場のひっ迫。

ニュースを見ながら、現場で奮闘しているはずの医療者の方々への申し訳なさと、歯がゆさが募る。もし、何か看護職として募集がかけられることがあれば、必ず応じようと思っていたところでの、京都府看護協会からのメール。応募することは、私にとって自然なことだった。

　私が看護師を志したきっかけの１つは、3.11の東日本大震災だった。当時私は一般企業に勤めており、看護師になるなどとはかけらも考えていなかった。あのときも、大変な思いをしている人たちがいるのに、何もできないことがもどかしかった。もちろん、支援は直接的に行うものだけではなく、募金などの間接的な支援だって有益で、必要であることはわかっていた。ただ私は、手助けを必要としている人たちに、直接手を差し伸べられるようになりたかった。私が看護師の道を選んだ理由はそれがすべてではないけれど、誰かを手助けできるスキルがほしい、という思いもその１つだった。

軽症者宿泊療養施設での業務

1. 業務の実際

　京都府看護協会での仕事は、京都府からの委託を受けての、軽症者宿泊療養施設（以下、宿泊施設）での看護ケアの提供だった。4月13日にオリエンテーションがあり、4月15日から患者の受け入れが始まった。

　宿泊施設はレッド、イエロー、グリーンにゾーニングされており、レッドゾーンに入る場合は防護服やガウン、マスク、フェイスカバーなどの防護具を身につける。患者とのコミュニケーションは、タブレット端末か宿泊施設の内線を通して行われた。看護師が患者と直接顔を合わせる機会はほぼなく、PCR検査の介助時くらいのものだった。

　宿泊施設には、府の保健師や、患者の生活援助のために府の職員も詰めていた。食事の配膳や、患者退所後の部屋の掃除なども府の職員の方々がされていた。こうした行政の方々はレッドゾーンに入る機会がいちばん多く、感染への不安も含め、本当に大変だったろうと思う。頭が

現場レポート

日々の暮らし

組織とコミュニティ

教育の現場では

私の「コロナ日記」

解説

コラム

下がる。

　宿泊施設での勤務は2交代制で、日勤2〜4人、夜勤2人の体制であった。1日の業務は次のようなものだった。

　まず午前中に1回、患者から検温の報告があるので、それを受けてタブレットでの通話か、宿泊施設の内線を介して症状確認を行った。他府県の宿泊施設の話を聞くとそうでないところもあったようだが、京都府の宿泊施設では必ず1日1回は患者と話をするようにしていた。めんどくさそうに受け答えする患者もいれば、ここに来るまでのことをいろいろ話してくださったり、自分の体調のことや今後のことなど、心配そうに質問してくる患者も多かった。

　午後になると巡回の医師が来るので、症状のある人や、不安が強いなどで医師と話してもらったほうがよい患者を報告し、タブレットでの診察を依頼した。また、新しい入所者があれば、現在の症状や既往歴、内服薬などの聞き取り、宿泊施設での療養についての説明などのオリエンテーションを順次行っていく。一人ひとりにはそれほど時間はかからないが、感染者が多いときなどは1日に10人以上の入所もあって、そういう日はなかなか大変だった。

　そうこうしているうちに、患者から午後の検温の報告が来て、日勤の終わり頃には隔離期間が終了した患者が退所していく。夜勤では症状のある人の体調を確認したり、翌日退所予定の患者に退所後の生活の注意事項を説明したり、スタッフの詰め所内の環境整備を行うなどをしていた。第1波の際は、退所基準としてPCR検査での連続2回の陰性確認が必要だったため、宿泊施設でもPCR検査を行っており、そちらの介助も看護師の仕事だった。

2. 不安だったこと、困ったこと

　宿泊施設での看護でいちばん不安だったのは、急変があったときに迅速に対処が行えるか、ということだった。病院であれば普通は備えられている設備が何もなく、ルート確保も酸素吸入もできない。何よりも直

接患者と接して状態確認ができるわけではないので、急変を察知できる
かが気がかりだった。報道等で、コロナは急激に悪化することがある、
と聞いていたのでなおさらだった。

　宿泊施設で対処できない状態になってはいけない。急変の可能性があ
るかどうかをアセスメントし、適切なタイミングで病院に入院できるよ
う手配する必要があった。そのために、気になる患者がいれば看護師皆
で情報共有し、こまめに体調確認を行い、医師に報告・相談した。患者
本人にも症状の悪化があればすぐに連絡するよう繰り返し伝え、急変の
兆候を見逃さないよう注意を払っていた。その甲斐あってか、発熱や呼
吸器症状の持続で病院に転送となる患者は数人いたが、いわゆる急変で
救急搬送となるような方は1人も出なかった。コロナは確かに未知のウ
イルスではあったが、患者の全身状態の観察とアセスメントの繰り返し、
という看護の基本は、未知であろうとなかろうと、その有効性は変わら
なかったのだなと振り返って思う。

　このほか、患者にかかるストレスについて気にかかった。患者のスト
レスは大きかったと思う。突然の隔離生活。宿泊施設の1室で、長けれ
ば1週間以上過ごさなければならない。小さな子どもと一緒に入所され
る方もいたが、子どもにとってはなおのこと、外で遊べないことはスト
レスだっただろう。

　食事は用意されるとはいえ、3食お弁当では飽きるだろう。掃除や洗
濯は自身でしてもらっていたが、そのための設備は十分とはいえない
ので、生活環境を快適に保つのも難しい面があったと思われる。喫煙者
には、禁煙しなければならないことも苦痛だったようだ。心理的な面で
もコロナへの不安もあるだろうし、家族や仕事など気がかりなことも多
かっただろう。

　そういった積もり積もったストレスゆえか、私たちや府の職員に対し
て乱暴な口調になってしまう方も、いるにはいた。そういう方も含め、
それでも皆さん、大変な状況のなかで本当によく協力してくださったと
思う。

現場レポート

日々の暮らし

組織とコミュニティ

教育の現場では

私の「コロナ日記」

解説

コラム

電話相談業務

　6月に入るとコロナ感染はいったん収束をみせ、宿泊施設は一時閉鎖となった。再度感染者が増加し、宿泊施設が再開するまでの約1か月間は、私は京都府のコロナ相談窓口で電話相談業務を行った。基本的な業務としては、発熱等の症状がある相談者からは症状や接触歴を聞き取り、コロナ感染が疑わしい場合は管轄の保健所に情報を送る、というものだった。ただ、感染がひと段落していた時期でもあり、保健所に情報提供することよりも、近医の受診を勧めることが多かった。

　電話相談に従事してみて、素人考えではあるが、相談から受診・検査の流れをもう少し整理することはできなかったかな、との思いがある。感染増加の当初から、「症状がある場合はまず相談窓口に連絡するように」と呼びかけられており、それを律儀に守って皆さん電話をかけてくれる。しかしながら、私たちが担当していた相談窓口では、受診先を紹介するようなことはできず、近医を受診するよう伝えることしかできないことが多かった。

　「電話相談の役割とは何？」と思うこともあった。それでも、どうすればよいかわからず困っていた相談者が、受診してよいことがわかると安心されたような口調になることも多かったので、少しは役に立てたかと、こちらのほうこそ、ほっとしたものであった。

　電話相談には、症状のある方以外にも、コロナに関して質問や相談がある方たちもかけてくる。そちらの相談は多種多様で、コロナ下での人々の思いの一端に触れることができたように思う。極度に不安を抱き、マスク装着や手指消毒のタイミングを事細かに聞いてこられる方や、これこれこういう場面があったが感染した可能性はないか、と聞いてこられる方もいた。自分の住んでいる場所が安全かどうか知りたいと、感染者の行動歴などの情報を尋ねる方もいた。行政のコロナの感染予防対策を手ぬるいと言う方もいれば、やり過ぎだと言う方もいる。コロナ対策への意見から始まって、それ以外の行政に関する思いを長く語る方も

いらっしゃった。コロナの流行という異常事態の下、普段通りの生活ができないなかで、どこかに吐き出さなければやっていけない思いを抱えていた方が、多かったのだろう。

せつなくなるような相談もあった。「近県の父の状態が悪く介護に行きたいが、もし万が一自分が感染していて父にうつすようなことがあれば一生後悔する。検査してもらえないか」と言う方。「施設で生活する高齢の母に面会に行きたいが、施設側から陰性証明書を求められている。検査はできないか」と言う方。行政では個人の希望に応じて検査することはできないこと、どうしても必要であれば、自身で自費で検査できる施設を探してもらうほかないことを説明しながら、やるせない思いをかみしめた。

大切な人に会いたいという当たり前のことを、大切な人だからこそためらい、時にはあきらめなければならなかった人たちが、きっとたくさんいたのだろう。「コロナが収束したらまた会おう」と言い合えるのならいいが、そうでない人たちもいる。感染リスクと、大切な人たちと共に過ごすという患者の尊厳とのバランスをとらなければならなかった施設や医療機関のスタッフの方々は、どれだけ苦慮したことだろうか。

コロナ下での看護を経験して

当初は青年海外協力隊の研修が始まるまでとの思いで参加していた看護協会での仕事であったが、コロナによって研修や派遣が延期になったこともあり、結局、京都府から看護協会への委託が終了する10月12日まで、コロナに関する看護業務に携わることになった。

この半年間コロナにかかわることで、病院勤務ではできなかった多くの経験をすることができた。宿泊施設での看護では、患者と直接会えないなど、病院での看護とは異なり多くの制約があった。しかし限られた状況であっても、看護は力を発揮することができるという実感も得た。今の日本でコロナに感染するということは、どれだけつらいことだった

現場レポート

日々の暮らし

組織とコミュニティ

教育の現場では

私の「コロナ日記」

解説

コラム

ろうか。他者の目を気にして時に傷つき、家族や友人に感染させていないか心配し、罪悪感を抱いたりもする。病気になることは責められることでは決してないはずなのに。体調管理はもとより、心理的なサポートにおいても、話を聞き、いたわり、ねぎらうという言語でのコミュニケーションにとても気を使った。

　一方で、こういう状態での看護を経験したからこそ、患者と直接対面し、時にはその手や身体に触れることの強みをしみじみと感じた。物理的にも寄り添うこと──寄り添えることはとても大切で、それをごく自然なこととして行ってしまえる看護の仕事って、すごいなあと、看護師でよかったなあと。

　私はこれでコロナ関係の仕事から離れることにはなるが、また臨床で看護をしたい、患者と向き合いたいという思いが強くなった。JICAでは少しずつ派遣再開に向けて動き出しているようだが、私が研修に参加できるまでには、まだもう少し時間がかかりそうだ。それまでの間、一度臨床に戻って看護の仕事ができたらいいな、と考えている。

復職看護師としてできること
── 宿泊療養を支える看護

看護師（公益社団法人大阪府看護協会 臨時職員）

上村 菜緒実

現場レポート

日々の暮らし

組織とコミュニティ

教育の現場では

私の「コロナ日記」

解　説

コラム

志望動機から勤務までの心模様

　2020年1月初旬、中国で新型コロナウイルスの感染が拡がっているとテレビで報道された。当初は、日本は大丈夫だろうと安易に考えていたが、あっという間に感染は世界中に拡大し、テレビの報道が新型コロナウイルスの話題で一色となっていった。

　3月に入ると大阪では連日、大阪府知事がテレビ番組に出演し、大阪の感染状況、府民を守るための政策を伝えるとともに、医療従事者への感謝の思いや応援のメッセージ、医療従事者への援助について熱く述べている様子を目にした。私は、大阪府知事の思いや行動に強く突き動かされ、新型コロナウイルスに対して自分にできることはないか、できることってなんだろう、と考えるようになった。

　私は今年（2020年：以下同）から夫の扶養に入り、家事に専念すると夫に約束したばかりだった。しかし、感染者は増える一方で、病院で働く医療従事者がものすごく疲弊していることを知った。その頃、テレビで軽症者のホテルでの宿泊療養が話題に上るようになり、その現場にあたる看護師として潜在看護師の活用を検討していると知った。私は「これだ！ これに参加して私もコロナウイルスと闘いたい！ 国が危険にさ

らされている今、看護師という国家資格はこういうときにこそ力を発揮するべきだ！」と思った。その日のうちに、夫に「もし、私のところに宿泊療養対応ナースの仕事の依頼が来たらどうする？」と話を切り出した。夫は石橋を何度も叩くが渡ろうとせず様子を見る性格だが、今回は違った。「やったらいいよ」とすんなり賛成してくれたのだ。反対されることを予想していたため拍子抜けしたが、夫が「当たり前のことだと思っている」と、自分と同じ考えをもっていてくれたことに感動した。

　その数日後、大阪府ナースセンターから新型コロナウイルス感染症拡大に伴う協力依頼のメールが届いた。離職後に「とどけるん（看護師等の届出制度）」に登録していたからだ。私はこのメールを受け取ると、すぐに夫に確認した。「いいよ。ただし、扶養の範囲内でやること」と条件が加わったが、夫が自分の意見を尊重して賛成してくれたことのほうがうれしかった。

　すぐに大阪府ナースセンターのメールに返事をした。後日、採用元の大阪府看護協会から電話があり、宿泊療養対応ナースとしての仕事内容について説明を受け、自分の職歴についての話をした。私からは、志望動機と扶養内での勤務希望を伝えた。扶養内で働くという条件で断られるのではないかと不安だったが、「配慮させていただきます」と快く了承していただき、その数日後、正式に勤務依頼の連絡があった。

　私は今まで看護師としての働き方を模索し、様々な働き方を実践してきた。そのなかで、自分が働くことで家庭を犠牲にしていることが多く、自分にとってその状況が苦痛であると気づいた。そこで、今年からは夫の扶養に入り、ワーク・ライフ・バランスを自分でコントロールすることを始めたばかりであった。今回、扶養内という条件があるなかでも働きたいという思いを実現できたことで、これなら働けると安心した。

　今度は夫を安心させる番だと思い、私は逐一、大阪府看護協会からの情報を夫と共有した。職場はゾーン分けされているため、直接感染者の方々とかかわることは最小限であること、予防着が確保されているため、万が一接触することがあっても安全が守られていることを説明し、

納得してくれた。

　勤務するにあたり、家庭内での感染予防対策について、自分が家に帰らずにどこかに宿泊するほうがよいのか、家に帰る方法をとるのか、自宅から通勤する場合はどんな感染予防対策が必要かを考えた。働くことを理解してくれた夫が安心できる感染予防対策が必要だと思い、夫と話し合いながら、私たちの感染予防対策を実践することとした。

　その頃、テレビでは医療従事者への差別的言動が報道されており、悲しい気持ちになった。しかし、私の母親や義母が看護師ということもあり、自分の周りは応援してくれる人ばかりであったため、そのことがとても支えとなり、誇りをもって勤務に従事する準備ができていた。

　勤務することが決まってからは、感染への不安より、自分が現場で看護師としての役割を果たすことができるかのほうが不安だった。今までの職場とは違い、直接相手に触れることができない宿泊療養者（以下、療養者）の異常を早期発見することができるのか、療養者が求めていることを汲み取り、必要なケアを提供することができるか、初めて顔を合わせたメンバーとコミュニケーションをとることができるのかなど、自分の看護や業務に対する不安が大きかった。しかし、大阪府看護協会のオリエンテーションに参加し、まず勤務を希望した勇気を称えられ、高橋弘枝会長からは力強い言葉かけがあり、自分たちは集まることに意味があったのだと思えたら、少し楽になった。また、集まった看護師の皆が同じ状況であり、これから自分たちで協力しながらつくっていくのだと思うことができた。さらに、大阪府看護協会から職員によるラウンドや、毎日のオンラインミーティング（図1）での支援があることを知り、相談しやすい環境が整っていると安心

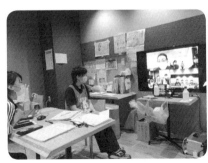

図1　オンラインミーティングの様子

現場レポート

日々の暮らし

組織とコミュニティ

教育の現場では

私の「コロナ日記」

解説

コラム

することができた。

宿泊療養を支える看護とは

1. 宿泊療養ホテルの状況

　4月27日、初出勤であった。年齢、経験年数、経験分野等がばらばら
なメンバーが5人集まった。簡単な挨拶を済ませて、オリエンテーショ
ンに入った。

　宿泊療養に利用されるホテルはゾーン分けされ、感染対策上、療養者
とスタッフの動線は別になっていた。医療用物品も限られたなか、電話
と健康観察用のタブレットが唯一の情報を得る手段であった（のちにオ
ンラインでモニター越しに顔を見られるようになった）。毎朝、勤務す
るメンバーが替わるため、9時と13時に大阪府の事務職員、ホテルの従
業員、看護師でミーティングを行い、情報共有した。医師は24時間連絡
できる体制であった。限られたなかでも、療養者とは入所時や食事の受
け取りの際など、ガラス窓越しに様子をうかがうことはできた。

2. 健康観察方法の模索

　4・5月は、療養者の退所の基準がPCR検査で2回陰性になることで
あった。療養期間は2週間が目安だと言われていたが、2週間以上経過
した療養者でもPCR検査で陽性が続き、療養生活が長くなっていた方々
がいた。

　5月に入ると、長期療養により精神的に不安定になる療養者が増え、
同時期に、それまではあまり聞かれなかった血管炎や蕁麻疹の症状を訴
える方もいた。医師へ報告すると、世界でも同様の症状を訴える症例が
出てきていることを知らされた。また、軽症者でも急変の可能性があり、
症状の悪化が早いとの情報に、私はCOVID-19の最前線で働いているの
だと改めて実感すると同時に、恐怖を感じた。そこで、皆で相談し、入
所時にガラス越しではあるが顔を見て挨拶し、その場でSpO_2を測定す

ること、1日1回以上療養者に電
話をして健康観察をする方法を
取り入れた（**図2**）。

　集まった看護師は様々な経験
があり、看護観も違う。だから
こそ、たくさんのアイデアが生
まれた。私たちは、お互いを尊
重し、意見を聞いて思いを伝え
合った。また、誰かが行ってい

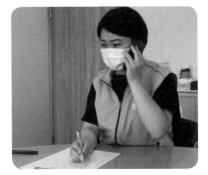

図2　療養者との電話の様子

た行動をよいと思えば、どんどん取り入れた。例えば、精神的に不安定
な療養者の場合は、以前にかかわったことのある看護師が積極的に話を
聞き、関係性を築く努力をした。また、症状に不安がある療養者の場合
は、医師に電話をつないで、本人が直接やり取りできることで安心感を
もてるように努めた。

　宿泊療養ホテルの開設当初は電話でのやり取りが中心で、顔を合わ
せる機会が少なかったため、食事を取りに来られたときに顔を見て、挨
拶をすることで、療養者の表情を観察した。電話でのやり取りで気に
なった療養者にはその場で声かけをし、状態を把握するように努めた。
マスクをつけているからこそ、皆、とびきりの笑顔で接することを心が
けた。療養者も顔を合わせると挨拶以外にひと言声をかけてくださり、
ついでに相談や質問をされる方もいて、顔を合わせることで得られる情
報の多さや、アイコンタクトや表情でのコミュニケーションの大切さを
実感した。

　私たちのホテルでは毎朝、放送で健康状態の入力の呼びかけをしてい
たのだが、療養期間が長くなり、精神的に不安定になっている療養者に、
「1人じゃないよ、私たちがそばにいるよ」という思いを伝えるのに、何
かよい方法はないか考えていた。ある日、この放送にひと言つけるのは
どうか、という意見が出た。また、いきなり放送が始まると驚くという
声もあった。そこで私たちは毎朝、今日が何の日かに合わせて、療養者

現場レポート

日々の暮らし

組織とコミュニティ

教育の現場では

私の「コロナ日記」

解説

コラム

への応援メッセージとともに、音楽をセレクトして放送することを実施した。すると、療養者との電話での会話のきっかけになったり、「楽しみにしています」とメッセージをくださるなどの反応があり、私たちにとっても大きな励みになった。看護師たちが自発的に考えて、全員で一生懸命に取り組めたことがとてもうれしかった。このように、いろいろなケアを実践できたのは、大阪府看護協会担当者と大阪府宿泊療養担当者が連携し、私たちのアイデアを尊重し、支援してくださったからでもある。

　毎日の電話や食事のときの挨拶、朝の放送を通して、異常の早期発見とともに、居場所の距離はあっても、心と心の距離を縮めることに努めた。退所時に療養者からいただいた手紙に感激し、またがんばろうと奮起した。また、スタッフどうしで「その取り組みいいね！」とか、「これは任せる！」などお互いの長所を認め合い、頼り合う関係性が築けていたことがとても心地よかった。

　いつの間にか、勤務が開始するまで抱いていた不安はすっかり解消していた。それは、皆の思いが一緒だったからだと思う。療養者が安全・安心に療養生活を送れるように、私たちはどうしたらよいか、自分たちが療養者だったらどうしてほしいかを常に考えながら行動できたからだと思う。

宿泊療養施設での看護を通して感じたこと

　宿泊療養施設と病院との看護の大きな違いは、宿泊療養施設ではベッドサイドで看護ができないことだと思う。療養者の手を取り、背中をさすりながら寄り添いたいと思う場面が多々あり、とてももどかしい思いをした。だからこそ、朝の放送や食事のときの挨拶、毎日の電話によって得るコミュニケーションを何より大切にした。発せられる言葉や、声色、タブレットに入力されたコメントなどから、心身の健康状態を読み取った。限られた環境のなかでも自分たちで意見を出し合って行ったケ

アに療養者の反応があるとうれしくて、改めて看護師も療養者に支えられていると感じた。

　緊急事態のなかで、療養者の状況の変化に合わせて、その都度必要なケアを考えて実践できたことは重要であり、やりがいを感じることができた。どのような状況でも療養者のいちばん近くには看護師がいて、安心感を与えられる存在でいることが大切である。そのためにはどのようなかかわりができるかを常に考え、ほかのスタッフと話し合い、協力しながら実践することが必要であると学んだ。

　今回、復職していちばんの財産は、いろいろな背景をもつメンバーと一緒に働くことで得た自分への自信である。ある日、精神的に不安定な療養者の話を聞くことに集中していると、約1時間が過ぎていた。忙しいところ迷惑をかけてしまったと思ったが、電話が終わると皆は、「お疲れ様。いい対応ができていたよ」とほめてくれた。私は、皆からもらった言葉で自分の役割を認識し、自信をもって療養者とかかわれるようになった。これは、これからの看護師人生でも大切にしていきたいと思う。

　今回の経験を通して、「看護」は病院だけでなく、必要とされるところで、いつでもどこでも提供することができると感じた。専門職の資格をもつ者として「看護」の心を忘れず、できることをできる範囲で、今後も「看護」に携わっていきたい。

現場レポート

日々の暮らし

組織とコミュニティ

教育の現場では

私の「コロナ日記」

解説

コラム

県型保健所における取り組み

北海道空知総合振興局保健環境部保健行政室 健康推進課長、統括保健師

竹林 千佳

　保健所は感染症法に基づき、患者発生時の対応をはじめとする感染拡大防止の拠点として大きな役割を担っており、新型コロナウイルス感染症（COVID-19）で一躍注目の的となった。

　北海道では2020年2月頃に第1波、4～5月に第2波とみられる流行があり、7月以降は「夜の街」関連のクラスターや若者への感染拡大が進み、常に流行爆発の懸念を抱えている。この間、筆者が所属する岩見沢保健所では50人を超える患者の発生を経験したので、活動の一部を紹介する。

岩見沢保健所の体制と感染症指定医療機関

　当所の管轄は二次医療圏（南空知）の4市5町、人口は16万4,464人（2017年1月1日現在［住民基本台帳］）で、道内では中規模の保健所である（**図**）。職員68人は医療系専門職と事務職で、5課（支所含む）10係に配置されている。感染症対策は健康推進課の所管だが、2020年2月以降は全課協力体制の下、COVID-19対策を推進している。

　管内の感染症指定医療機関は1か所、感染管理認定看護師は4医療機関に5人が勤務している。

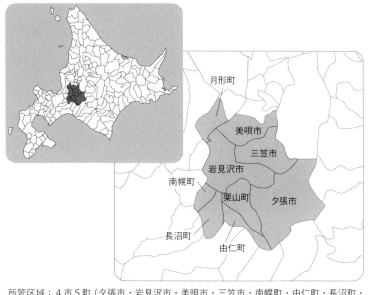

所管区域：4市5町（夕張市・岩見沢市・美唄市・三笠市・南幌町・由仁町・長沼町・栗山町・月形町／面積：2,562.25km² (佐賀県と同程度)／人口：164,464人 (2017年1月1日現在［住民基本台帳］)

図　北海道岩見沢保健所の管轄区域

県型保健所の活動

1. 帰国者・接触者外来、発熱外来の設置

　第1波到来の当初、インフルエンザ流行もあって発熱者が多く、通常の診療に加えてCOVID-19対応が必要となり、鑑別診断の難しさや一般診療との役割分担等、医療機関も混乱していた。保健所は早急な帰国者・接触者外来や発熱外来の開設に向け、二次医療圏内の感染症指定医療機関や医師会等との協議の場を設け、複数の医療機関に合意していただいた。

　実際の外来運用にあたり、連携の要となったのは、保健所「保健師」と医療機関「感染管理認定看護師」だ。外来対象者の選定、予約の取り方、受診までの動線確保と誘導、医師との連絡調整、結果の共有と告知

現場レポート

日々の暮らし

組織とコミュニティ

教育の現場では

私の「コロナ日記」

解　説

コラム

など、受診にかかるルール化を行い、シミュレーションするなど、何度も打ち合わせの機会をもった。当所にとっては、感染症指定医療機関の熱意と感染管理認定看護師のマネジメントがCOVID-19対応の大きな支えになっている。

2. 相談（帰国者・接触者相談センター）

保健所への相談は1日平均20〜30件、ピーク時は1日約100件で、電話が鳴り止まない状況だった。特に患者公表の翌日は、公表への苦情や患者への誹謗中傷が多く、対応する職員は非常に苦労している。

健康相談は保健師だけでは足りず、所内の医療系専門職（理学療法士、作業療法士、歯科衛生士、管理栄養士等）も担当している。多くはかかりつけ医や近医への受診を推奨し、自宅での安静を提案することになるが、医療機関からの疑似症相談は必ず保健師が検査の優先度をトリアージして、帰国者・接触者外来の受診を調整する。

相談には、「保健所に相談＝PCR検査を受けられる」という誤解も多く、「健康の証明のための検査希望」や「希望者すべてを検査しろ」との強要、なかには「発病したら責任をとれ」といった脅迫的な声もあり、これらはCOVID-19への恐怖や不安の表出だと受け止めている。

また、家庭・施設の衛生管理や消毒、感染者の葬祭等の相談には、生活衛生課の獣医師、薬剤師等が衛生指導をしている。これもマスコミの影響なのか、一般の方は「保健所は防護服で薬剤を噴霧しに来る」と思っていらっしゃる方が多いのだが、実際は消毒薬剤の選択や接触面の拭き取り方法などを細かく指導している。

3. 帰国者・接触者外来の受診調整と検体回収

疑似症や濃厚接触者については、保健所内で協議のうえ、帰国者・接触者外来を予約する。外来は他者と交差しないよう非公表で、予約枠をフル活用して受診（PCR検査）を調整する。クラスター発生時は検査対象者が多く、医療機関に大きな負担をおかけすることもあった。

6月には濃厚接触者が60人を超えた事例があり、急遽、保健所が臨時PCRセンターを設置し、職員がドライブスルー方式の検体採取を行った。8月になると流行が遷延し、管内の医療機関（一般診療）から疑似症の届出や検体採取の連絡が増え、ほぼ毎日、保健所職員が検体回収に出向いていた。管内は広く、医療機関が点在しているため、1日がかりの仕事となった。

4. 積極的疫学調査

　行政（PCR）検査の結果は、届出医と本人に保健所が通知する。陰性でも継続した治療と観察が必要な場合があり、再受診・再相談の調整を行う。陽性確定例はすべて保健所保健師から告知し、入院調整や積極的疫学調査を直ちに開始する。患者や家族は結果を聞いて非常に動揺するので、その心情に寄り添いつつ、迅速かつていねいに調査を行う。

　調査内容は病状や経過のほか、日中の活動、立ち寄り先、交流関係など多岐にわたる。なかには家族にも知られたくないプライベートで繊細な情報を正確に患者から聞き出す必要があり、高い相談援助スキルと感染症の知識が要求される。

　濃厚接触者に対しては、患者との関係性を念頭におき、健康状態や接触状況を確認し、PCR検査の予約や14日間の健康観察を行う。不要不急の外出の自粛をお願いしても拒否されるケースがあり、本人だけではなく、職場等の理解を得られるよう粘り強く働きかけている。

　この調査は感染症対応として最も重要だ。濃厚接触者と感染源の特定とハイリスク者の追跡により、感染拡大を最小限に抑えることになる。

5. 入院調整

　クラスター発生時、感染症指定病床はすぐに満床になった。管内の協力医療機関にも入院を受け入れていただいたが、それでも足りず、北海道新型コロナウイルス感染症対策本部の医療体制班に広域調整を依頼した。札幌市のほか、道央の三次医療圏内でなんとか対応していただいた

現場レポート

日々の暮らし

組織とコミュニティ

教育の現場では

私の「コロナ日記」

解説

コラム

が、もとよりどの医療機関も管外の患者を受け入れる余裕はなく、入院先が決まるまで数日を要することも多々あった。

保健所では他圏域へ運んだ入院患者の経過も把握し、軽症化した患者を宿泊療養に移行させ、重症化の兆候がある場合は再度受け入れ医療機関を探すなど、限られた病床の活用のため広域のベッドコントロールを行ったが、これは困難を極めた。

6. 移送

患者の移送は原則、都道府県の役割だ。当所には移送の専用車はなく（2020年6月末時点）、公用車は普通の乗用車である。職員が車の座席をビニールシートで覆い、運転席と後部座席をビニールで間仕切りし、標準防護具で患者宅から医療機関まで移送するが、遠距離の場合もあり、暑くて苦しい危険な業務である。

なお、酸素投与などの医療処置が必要で緊急性の高い患者については、消防の協力を得て実施することもある。

7. 公表

患者の発生については、保健所が本人・家族の意思を確認し、道庁が北海道全体分を取りまとめ、毎日、個人情報に配慮したうえでホームページ等に掲載する。

公表は、住民の感染予防の注意喚起が目的だが、個人や店舗を特定し攻撃するようなクレーム、SNSへの投稿、噂の流布など、患者の人権に配慮のない言動は後を絶たない。患者の1人は「一住民だったときには、なぜ詳細を公表しないのか、と思っていたが、患者になってみると体調はつらく、何も悪いことをしていないのに中傷される。世間の自分を見る目が恐ろしい」と保健師に吐露していた。

8. 患者のフォローアップ

感染により、たとえ回復しても人生の大きな変更を余儀なくされる方

が多くいる。患者は感染の事実を誰にも打ち明けられず、特に入院は隔離される特殊な空間で、孤独や恐怖から抑うつ的になりがちである。また、退院後も人付き合いを避け、思うように体力が回復せず、感情が不安定になる傾向もある。COVID-19で家族を失い、自身も発症したある患者は自分を責め、ずっと現実を受け入れられないままだ。COVID-19患者としてのスティグマは非常に大きく重く、患者1人で抱えきれないのが現実である。

　保健所保健師は、患者が回復とともに日常を取り戻せるよう、入院中から定期的に患者に連絡を入れ、心理的なサポートを行い、退院後は健康観察、生活指導、各種手続きの案内など、きめ細かに対応するよう心がけている。

見えてきた課題

1. 地域の医療資源の確保

　医療機関の統廃合を議論している最中のコロナ禍である。休床を活用するにしても、絶対的に看護職のマンパワーが不足している。医療機関は他科の診療を制限し、医療職は疲弊し、常に医療崩壊の危機が迫っている。

　保健所は圏域の医療調整を担っているが、道内の医療資源は札幌市に集中し、地域偏在が顕著である。郡部の医療資源はもともと少なく、体力は落ちており、ピーク時を想定した医療体制（医療職、病床、外来設置、感染管理の技術等）の確保は困難を極めている。

2. 保健所の即応体制の整備

　クラスター発生時は所内で課を超えて協力し、道内保健所からの応援を受けてなんとか乗り切ったが、業務はひっ迫し、職員への負担は過大なものとなった。引き続きCOVID-19対策は最優先だが、ほかに精神保健に関する警察からの通報への対応等もあり、保健師は健康危機に対し

現場レポート

日々の暮らし

組織とコミュニティ

教育の現場では

私の「コロナ日記」

解説

コラム

て高い緊張が続き、疲労が蓄積している。

　ピーク時を想定した保健所の即応体制でも、いちばんの問題はマンパワー不足であった。保健師等の専門職の代替や補充に応えられる人材はなく、委託可能な業務があっても委託先（民間企業等）がない。

3. 感染症にかかわる普及啓発

　コロナ関係の報道と生活の自粛が長引き、世間は「コロナ疲れ」の様相だが、いまだ感染症への恐怖は大きく、感染者発生時、小さな町では「犯人捜し」のようなパニックになる。住民が、感染者を特定して自分の安全を確認するのではなく、感染が起きやすい環境や条件を知り、その場に合った感染予防を誰もができるよう、地道な普及啓発が必要だ。しかし、残念ながら保健所では疑似症を含む感染者対応に追われ、疫学調査の分析に十分取り組めていない状況である。

感染管理認定看護師と保健所保健師で進める感染症対策

　クラスター発生時には感染管理認定看護師と保健所保健師が無我夢中で協働し、なんとか工夫して乗り越えてきた。道内では院内感染も報告されているが、基本的な感染管理の知識と技術が感染拡大の封じ込めを左右すると感じている。

　保健所はピーク時に備え、発熱外来の増設や病床確保などに奔走している。しかし、地域の資源や保健所の体制には限界があり、機動性の高い感染防御体制の整備が急務だ。

　今後、人員の補充も医療機能の拡大も非常に難しいなかで、限りある医療資源を支え続け、地域全体の感染管理を充実させるため、感染管理認定看護師と保健所保健師の連携を核に、管内医療機関が相互に協力する体制を構築していきたいと考えている。

政令指定都市の保健所における取り組み

大阪府堺市健康部健康医療推進課 参事、保健師

東口 三容子

現場レポート

日々の暮らし

組織とコミュニティ

教育の現場では

私の「コロナ日記」

解　説

コラム

　2020年3月6日、堺市において、新型コロナウイルス陽性者の1例目が発生した。このときは、私たちの闘いがこんなにも長期戦になるとは想像もしていなかった。

　2009年の新型インフルエンザ対策の教訓は活かせていたのか、今回の新型コロナウイルス感染症を乗り切ったとしても、必ず、新型の感染症との闘いはやってくる。そのときに、迅速かつ適切な対応がとれるように、今回の保健師の活動を振り返り、後輩たちに伝えていきたい。

堺市の状況

　堺市は大阪市の南に隣接しており、2005年に美原町と合併したのち、2006年に政令指定都市となった人口82万6,000（2020年9月1日現在）の市である。保健所を1か所、7区にそれぞれ保健センターを設置している。

　保健所の感染症対策課には、課長1人を含め10人の保健師が配置されており、結核やHIV、新興・再興感染症などの対策を担っている。各区の保健センターでは、それぞれ7～16人の保健師が、新生児訪問や乳幼児健診、生活習慣病予防のための健康教育や健康相談、地域に出向い

表1 堺市における新型コロナウイルスと新型インフルエンザの相談数等の比較

	新型インフルエンザ対応	新型コロナウイルス対応
相談センター相談数	20,141件（1年間）	40,922件（10か月間）
疫学調査（陽性者数）	80人（1年間）	1,346人（10か月間）
PCR検査等（医療機関含む）	1,568件（1年間）	31,870件（10か月間）

ての地区組織活動など、公衆衛生と市民の健康増進に資する活動を行っている。今回のような新型の感染症の流行が拡大した場合には、課を超えた業務遂行体制を整え、保健師についても、各区の保健センターから応援に入って対応している。

　本市では、市長を本部長とした「堺市新型コロナウイルス対策本部会議」を2020年1月28日に立ち上げ、早い段階から、局長・部長の指示のもと課を超えた応援体制を整え、委託できる業務は委託して、さらに他局からの応援を仰ぐなどサポート体制を整えていった。

　堺市における新型コロナウイルス陽性者の発生数は1,346人（2020年12月2日現在）、市の衛生研究所、市内医療機関などで行った検査数は31,870件（同日現在）、陽性者数の第1波のピークは4月10日頃、第2波のピークは8月10日頃であり、全国や大阪府と同じような時期にピークを迎えた。市内の累積陽性者数は、大阪府内の市町村の中で2番目に多かった。新型インフルエンザとの相談数等の比較を**表1**に示す。

コロナ禍における保健師の役割

　今回の新型コロナウイルス感染症対策として、保健師など看護職が担った役割を以下に示す（**表2**）。

1. 受診相談（帰国者・接触者相談）センターの設置
　厚生労働省からの通知を受け、2月6日に受診相談（帰国者・接触者相談）センターを設置し、24時間体制で相談を開始した。当初は、平日

表2　堺市保健所において保健師など看護職が担った役割

	役割	対応者
受診相談（帰国者・接触者相談）センターの設置	・24時間電話対応 ・感染者との接触や感染蔓延地域からの帰国の有無、症状の経緯を確認し、必要な方を受診調整の担当保健師へつなぐ	・2～4月：平日昼間は委託、平日夜間と土日祝日は健康部管理職が輪番で対応 ・4月中旬～：終日委託
帰国者・接触者外来への受診調整	・受診相談センターに入った相談から、症状が継続している、陽性者との接触があるなど感染が強く疑われる場合に、帰国者・接触者外来を開設している医療機関と調整し、受診につなぐ	・保健センター応援保健師
陽性者への対応、入院調整など	・本人への説明、症状の確認を行ったうえで、入院調整などを行う	・感染症対策課保健師
疫学調査	・陽性者の行動歴などを聞き取り、どこから感染したのかなどを明らかにする	・感染症対策課保健師
陽性者の搬送	・入院の場合、保健師が搬送車に同乗する	・感染症対策課保健師 ・保健センター応援保健師
濃厚接触者への対応	・濃厚接触者の健康観察、検査の調整、検体回収、結果連絡などを行う	・保健センター応援保健師 ・人材派遣の看護職
クラスター対策	・同じ職場や同じグループから複数名の陽性者が発生した場合はクラスターを疑い、広がりを防ぐために大阪府と連携して対応する	・感染症対策課保健師
市民への情報発信	・陽性者や検査数、生活様式、有症状時の受診方法など様々な情報を、ホームページや広報を使い、発信する	・事務職のチーム ・保健師

夜間と土日祝日は、健康部の管理職が毎日2人輪番制で、市の携帯電話を持ち帰り対応した。1週間に1～2回順番が回ってきたが、連続36時間対応することもあった。

昼夜を問わず電話が鳴り、「病院に来ているが、熱があるので診てくれない。なんとかしてほしい」「なぜ、検査が受けられないのか」「放置して誰かにうつしたら、責任をとってくれるのか」「検査はどこでできるのか」「検査をしないと仕事に行けない」「電話が通じない」「仕事ができないことへの補償はどうしてくれるのか」などの相談が絶え間なく入った。不安が高じて攻撃的な口調になる方も多かった。相談者の気持ちも理解できたが、保健所職員の疲労といらだちが募ることは避け難かった。

2. 帰国者・接触者外来への受診調整

受診相談センターで聞き取り、「継続して症状がある」「陽性者との接触歴がある」などの場合、「帰国者・接触者外来」を設置している医療機関との受診調整を行う。

医療機関は、一般の患者と物理的・時間的な接触を避ける必要があるため、受け入れ枠を制限しており、すぐに受診していただけないケースもあった。そのため、「なぜすぐに受診できないのか」「なんとかしろ」など、苦情につながることもあった。しかし、医療機関の協力により、受け入れ枠を増やしていただくように調整するなど、体制を整えていくことで、市民からのクレームも減少していった。

3. 陽性者への対応、入院調整など

新型コロナウイルス感染症は、「感染症の予防及び感染症の患者に対する医療に関する法律」（通称：感染症法）で指定感染症に指定されているため、医師はすべての患者の発生について、直ちに管轄の保健所へ届出が必要となり、患者には入院措置が必要になる。

発生届を受理すると保健師は患者に連絡をとり、病気の説明を行ったうえで、入院調整をする。感染を予防するため、電話での対応となる。

多くの患者は、陽性を告げられると動揺し、聞き取りには非常に多くの時間を要した。

　まず、病状を確認し、状況に応じて「入院」「宿泊療養施設への入所」「自宅療養」の選択をするが、判断を誤ると命にかかわりかねない。症状があるが入院したくない方や、軽症だが心配で入院したい方などに対して、適切な療養環境に導くために説得に努めた。

　大阪府においては、感染症専門の病院を効率的に稼働させるための調整を行う「入院フォローアップセンター」を設置したり、軽症者・無症状者を入所させる宿泊療養施設の確保を一元的に行っているため、大阪府と連携することにより入院調整が円滑に行われてきた。

　例えば、自覚症状がない80代の独居高齢者の事例では、血中酸素濃度が低下気味であったので、在宅では不安だと判断し、早急に入院調整をお願いした。入院が決定したのが午後11時、それから本人宅に迎えに行き、搬送した。保健所に戻ったのは午前3時過ぎ。本人は「明日でも」と話したが、状態が心配だったので、説得して入院してもらった。後で、入院直後に挿管が必要になったことがわかり、安堵した事例であった。

　また、60代の男性の事例では、呼吸困難感を訴え自力で病院を受診し、抗原検査で陽性となったため病院から保健所に連絡が入った。その後の午前2時に急激に容態が悪化したと携帯電話に連絡が入ったため、重症者を受け入れる病院への転院の調整をすることになり、その後の搬送の際に保健師が車に同乗するように求められることもあった。

4. 疫学調査

　陽性者の入院調整と併行して、行動歴や他者との接触状況などを聞き取る疫学調査を実施する。この聞き取り調査で、いかに迅速かつ正確に多くの情報を得るかが、感染拡大の明暗を分けることになる保健師の重要な役割の1つである。

　電話では相手の顔が見えないため、ていねいに誠実に対応する必要が

現場レポート

日々の暮らし

組織とコミュニティ

教育の現場では

私の「コロナ日記」

解　説

コラム

あり、また、事情があって事実を話したくない方などの調査に2時間以上を要することもあった。接触者の情報を隠される場合もあるため、必要性をていねいに説明し、聞き出すことを心がけた。

5. 陽性者の搬送

　指定感染症のため、病院や宿泊療養施設に陽性者を搬送する際には、保健師がPPE（個人防護具）を着用し、付き添うことになる。患者宅から病院までの間、患者の病状などを確認しながら付き添った。知的障害や認知症がある方など、口頭だけでは十分に意思が伝わらない方もおり、動きを制するために患者の身体に直接触れたり、抱きかかえるなど、感染リスクを負いながら対応することもあった。

　PPEの着脱や送迎車の手配、患者との調整などに時間をとられるため、搬送先が市内の病院であっても2〜3時間を要する。搬送先が市外の場合は、さらに時間がかかる。1日3件搬送が入れば、1人の保健師が、まる1日手を取られてしまうことになり、時間的な負担が大きかった。応援の保健師でも搬送業務に従事できるように、PPE着脱の研修を行い、対応した。

6. 濃厚接触者への対応

　疫学調査における陽性者との接触状況を踏まえ、保健所長を中心としたチームで濃厚接触者を特定する。陽性者との最終接触日から2週間は自宅待機をお願いし、健康観察を行った。7月からは、症状の有無にかかわらず、濃厚接触者の全員をPCR検査の対象とした。

　1人の陽性者に対して、家族や友人、会社の同僚などの濃厚接触者がいる。対象者を広げすぎると、むやみに行動制限を強いることになり、狭めると感染拡大へつながるリスクを負うことになる。濃厚接触者を特定すると、対象者に連絡をとり、検査や自宅待機のことなどを説明した。他市在住の方については、他市保健所へ依頼した。反対に、他市から依頼がある場合は、その方へ連絡をとり、対応した。多い日は200人

近い方を濃厚接触者として、健康管理を行ってきた。

7. クラスター対策

　職場、学校、施設などで、多数の陽性者が発生する集団感染の集団のことを「クラスター」という。クラスター発生の端緒をとらえ、早期に対策を講じることで、感染の連鎖を断ち切ることが大切である。対応が遅れれば、クラスターの連鎖を生み、大規模な感染拡大（メガクラスター）につながる。

　本市においては、2020年11月末現在、クラスターの発生は4件であり、保健所長を中心としたチームが大阪府のクラスター対策班と連携しながら対応し、感染拡大の防止に努めている。

　集団感染の疑いがある場合、直ちに保健師が現場に出向き、感染が拡大した原因などを特定する。その後、濃厚接触者となる対象者をリストアップしていただき、施設内での周知を早急に行ってもらう。濃厚接触者となった方々へは自宅待機をお願いするとともに、無症状でもPCR検査を行い、陽性者の早期発見に努めた。また、健康観察期間中は毎日健康観察を行ってもらうように指導し、万が一発症した場合の把握に努めた。

　罹患すると重症化しやすい高齢者や障害者の施設でクラスターが生じることは、なんとしても避けたい。そのために、介護施設や障害者施設の担当部署では、介護者が感染した場合に要介護者等の生活を維持できるように、感染対策の知識をもったヘルパーを派遣する「在宅ケア継続支援事業」を開始した。また、施設関係者を対象にした「施設職員に対する感染防止対策研修」を、市内の関係機関の協力を得て看護師が講師となり実施した。

8. 市民への情報発信

　多くの市民から、市中の感染状況や予防方法、感染すればどうなるのか、症状が出た場合は治療や検査が受けられるのか……等々の相談が寄

現場レポート

日々の暮らし

組織とコミュニティ

教育の現場では

私の「コロナ日記」

解説

コラム

せられた。こうした不安を和らげ、市民が安心して冷静に対応できるように、ホームページや広報などにおいて、適切な情報をわかりやすく、繰り返し伝えることを心がけた。

新型コロナウイルス感染症に向き合うなかで、原点に立ち返った「手洗い、消毒、マスクの着用、密を避ける」という基本行動が最も大切であると痛感させられた。それをいかに伝えるかを工夫することが「堺スタイル」につながった。

「堺シグナル」「堺スタイル」

堺市長を本部長とした「堺市新型コロナウイルス対策本部会議」では、現状を分析し、施設や事業の休止、市民向けの啓発などについて検討し、対応を決定した。

同本部会議において、市民へ向けた情報発信を明確かつ迅速に行うため、工夫をこらした発信方法を検討するよう指示があった。検討の結果、感染状況に応じてステージを示す「堺シグナル」や、日常生活に感染予防を定着させる「堺スタイル」として発信するに至った。

「堺シグナル」は、感染拡大の予兆を速やかに察知し、わかりやすく市民へ知らせ、警戒を呼びかけることを目的としており、「直近1週間の累積感染経路不明者数」を基準として、累積感染経路不明者が2人以下をステージ1【要観察】、3人以上7人未満をステージ2【要注意】、7人以上をステージ3【要警戒】と区分し、ホームページに掲載し、毎日更新して啓発を行った。

「堺スタイル」は、感染予防と地域経済の回復との両立を目指し、新しいライフスタイルとワークスタイルを実践する取り組みで、感染拡大を「遅く・小さく」するため、市民や事業者、来訪者などが感染予防の行動がとれるように、わかりやすく行動様式を具体化して発信している。「通勤や通学」「買い物」「食事や飲み会」など8つの生活行動を示し、それぞれに具体的な対策を明記した。ホームページでは、38種類の

ピクトグラム素材を提供し、市の機関や施設だけでなく、市内の店舗や公共交通機関などがピクトグラムを選択し、独自のポスターなどを作成し、啓発に使用してもらえるようにした。

これまでを振り返って感じたこと

○11年前（2009年）の新型インフルエンザ感染症に対応した経験から、患者発生直後に保健師の応援体制を整えることができた。さらに、早期に事務部門の強化をはかっていただいたことが、円滑な業務の遂行につながった。

○保健所は、病院と違って交代制の勤務となっていない。しかし、この間、土日祝日も含め業務を休止することはなく、終業が午前0時を超えることが珍しくなかった。人的なサポート体制を充実させ、勤務時間を変更し、遅出勤務制をとるなどの対応を行い、保健所職員の負担軽減に努めた。

○人材派遣や応援の保健師は、説明をして戦力になるまでに時間がかかる。人が変わると戦力が下がるので、人数が揃えばよいというわけでもない。円滑に業務が進むには時間がかかった。今回は、本市の退職保健師にお願いをするなどの対策をとってきたが、危機事象が発生した場合に即戦力として円滑に業務を遂行するために、まずは保健センターの保健師のなかから、平時から感染症対策に精通した保健師を育成しておくことが非常に重要であると実感した。

○新型コロナウイルスの陽性者は、いきなり隔離されることを余儀なくされる。要介護者であったり、親の介護をしている、子育て中など、その方のおかれている状況は様々であり、本人の背景にある生活に沿った支援が求められた。地域を担当し、様々な事例の生活をサポートしてきた保健師の経験が活かされたと感じている。

○救急隊、病院職員など地域の関係機関との連携なくしては、市民のサポートはなし得なかった。日頃からの顔の見える連携が役立ったと感

現場レポート

日々の暮らし

組織とコミュニティ

教育の現場では

私の「コロナ日記」

解説

コラム

じている。

＊

　保健師や事務職などの保健所職員は、陽性者や濃厚接触者等を適切な療養環境に導くとともに、陽性者から新たな感染につながらないように適切な指導を行うなど、市民の安全を守ることを第一に考え、業務にあたってきた。時間外、休日出勤も厭わず業務に従事してこられたのは、強い使命感に裏打ちされたものだと感じている。拙い本報告が、次の新たな感染症との闘いに少しでもお役に立てれば幸いである。

保健所の活動を支援して

長野保健医療大学 助教

塚田 ゆみ子

現場レポート

日々の暮らし

組織とコミュニティ

教育の現場では

私の「コロナ日記」

解説

コラム

支援のスタート

　原因不明の肺炎が発生しているとのニュースを耳にした2019年12月、私が思い出したのは過去の新興感染症への対応だった。その当時、長野県の保健師として管理部門に所属していたので、保健所の防疫体制の整備、技術指導、県民への情報提供、相談等多くの対応を求められ、電話相談業務を外部に委託するなど試行錯誤の連続であった。今回も対応に困難を極めるのではとの思いと、今までの経験（SARS、MERS、エボラウイルス病、デング熱など）があるから大丈夫だろうとの思いが交錯し、現場を離れた者として感染拡大のないことを祈っていた。

　2020年1月30日にWHOが「公衆衛生上の緊急事態」（PHEIC）を宣言し、2月にはクルーズ船「ダイヤモンド・プリンセス号」の新型コロナウイルス感染者情報が毎日報じられた。長野県でもダイヤモンド・プリンセス号の感染者を県内の医療機関が受け入れると報じられると、一気に県民に身近な問題になり、不確かで不穏当な噂を耳にするようになっていった。

　そんなとき、私のもとに長野県から感染症対応の経験のある者として電話相談対応を依頼したいとの連絡が届いた。最初の依頼は「新型コロナウイルス感染症一般健康相談窓口」への支援であり、その後は、「帰国者・接触者相談センター（有症状者相談窓口）」の業務に従事している。

長野県が関連する相談電話窓口は20種類が標榜されている（2020年9月現在）。人権・雇用・給付金に関する内容、外国人・子ども・障害のある方を対象としたもの等で、これはどの都道府県においても共通した状況であろう。しかし、2月の一般健康相談開始当初は、新型コロナウイルス感染症に関するどんな相談も一般健康相談に寄せられていた。

一般健康相談での対応

　一般健康相談は24時間対応であり、休日・夜間の人員の確保が難しいため、2月は休日や夜間に業務に従事した。

　過去の感染症対策が活かされていると感心したのは、ロジスティクス（後方支援担当）の配置である。この時点では、新型コロナウイルス感染症に関する電話はすべて一般健康相談窓口につながった。海外旅行の安全の確認も、ダイヤモンド・プリンセス号の乗客の健康状態も、不安を感じる人はつながる窓口を求めて電話をかける。ファーストコンタクトでロジスティクスが電話の目的を確認し、交通整理を行うことで、感染症の知識を求められる専門的な相談を行うことができた。印象に残る相談事例を以下に記す。

1. 外国人からの相談

　ある外国人から電話相談があった。最初、流暢に日本語を話されているので問題なく対応できると思っていた。しかし、実は相談者は電話をしている方ではなく、その方と別の電話で母国語による会話をされている方だった。具体的な状況の問いかけで、そのことが明らかになった。

　電話をしている方をAさん、相談者をBさんとして、経緯を説明する。Aさんは日頃から自分の母国語を使う在日外国人の支援をインターネット等で発信していた。感染の不安を抱えたBさんがAさんに連絡をとり、Aさんは公表されているいくつかの電話相談にアクセスしたがなかなかつながらず、やっとつながったのが長野県の一般健康相談窓口

だった。AさんとBさんには面識はなく、居住地も関西圏と九州地域だとわかった。私とAさん、AさんとBさんの2台の電話を介した相談を行い、なんとか問題の解決につながった。

　この相談を経験して、保健師の活動としての地域は、行政区域や生活圏だけでなく、空間を超えていることを実感した。また、この事例を担当者に報告した際、県組織である国際課の支援や外国人に対応した対策が必要ではないか、と考えを伝えた。その後、（当時から準備中であったのかもしれないが）外国人向けの多言語相談窓口が設置された。

2. 葬儀に関する相談

　相談者は葬儀業者であった。感染症患者の葬儀、埋葬における具体的な感染症対策まで多項目の質問が続き、1時間ほどの対応となった。当時の情報では十分満足いただくまでに至らず、埋葬に関することは担当者から改めてお電話することで、相談を終えた。その後、報道で亡くなった方の情報を目にし、耳にするたびに、当事者の方々はもちろんのこと、周囲の方のご苦労に思いをはせている。

　現在は、国が発出しているQ&Aに遺体等を取り扱う方への項目が掲載されているが、当時はいくつもの資料を開きながら、相談者と一つひとつ確認しながらの対応であった。

帰国者・接触者相談センター（有症状者相談窓口）での対応

　3月からは私が居住する地域の保健所（長野県は保健福祉事務所を標榜している）における帰国者・接触者相談センター（有症状者相談窓口）の相談業務に不定期に従事している。相談窓口が機能分化してきたことで、より専門的な感染症の知識が必要な相談対応への変更を依頼されたためである。この業務も、人員確保が困難な夜間・休日の対応を行った。8月から夜間の対応がコールセンター方式になったため、現在［執筆時］は休日に従事している。

現場レポート

日々の暮らし

組織とコミュニティ

教育の現場では

私の「コロナ日記」

解説

コラム

行政機関にとって3月は、本来業務と人事異動の引き継ぎで通常でも忙しい時期であり、24時間対応の相談窓口へ人員を配置するのは困難を極めていた。さらに私が依頼を受けた保健所の管内は、2019年12月の集中豪雨に伴う被災者への対応も行っており、看護職の確保自体が難しい状況でもあった。3月時点で私を含め6人の在宅の保健師が依頼を受け、保健所保健師と組んで相談業務に従事した。3月から9月までの支援において意識して行ったことは、以下の3点である。

① 相談の目的から逸脱しない：24時間対応の電話相談の特徴として、新型コロナウイルス感染症以外の相談も受けることになる。通常ならばしっかり聞き取り対応したい事例もあるが、それに時間を費やせば本来の相談を逃す可能性があるため、相談内容に対して適切と思われる窓口を紹介し、相談を終了することを優先した。

② 改善等に対する意見は資料を作成し、責任者に提出する：現在、私は大学に所属しているため、新型コロナウイルス感染症に関する情報を多方面から得ることができる。相談業務において活用できる情報も多くあるため、判断できる部門へ情報が的確に届くよう資料を作成し、提出した。行政にはどのような情報があるのかを理解しているからこそできた支援であったと思っている。

③ 経験のない看護職員への技術の伝達：国の施策として、保健所の体制充実のため保健師の雇用が4月以降行われ、順次増員された。また、管内の市町村保健師が新型コロナウイルス感染症対応の現場研修として交代で電話相談に従事した期間もあった。私は新人や研修中の保健師と共に電話対応を行い、質問や疑問への対応や、相談後の振り返りを共に行って、相談対応の技術の伝達に努めた。

地域での啓発活動

　県の業務を支援する活動として、マスコミへの対応、健康教育の実施も行った。2月に県内で新型コロナウイルス感染症への県民の不安が高

まってきたことに対し、マスコミから県への取材が殺到した。しかし、県担当部局は多忙で、個別性の高い質問や施策と関係性の少ない事項までは対応できない状況であった。そこで、公衆衛生看護に基づいた一般論の範疇で取材に対応してほしいと大学に依頼が入ったのがマスコミ対応の始まりである。当時の電話相談で、マスクのつけ方や消毒液のつくり方など具体的かつ技術的な相談も多々あり、電話を通してでは伝わらない情報を届けたいと私自身も感じていた。そこで、マスクの種類やつけ方・外し方の実演、家庭を模した場所での清掃の実施など、具体的な感染症予防の情報発信を心がけた。放送後に参考になったとの反響を聞き、少しは電話相談の減少に役立ったのではと思っている。

　また、勤務する大学における感染症予防対策についても、学生の状況をイメージしながら、正しい情報を具体的かつわかりやすく発信するよう心がけることができた。

今後に向けて

　危機管理には平時からの十分な準備が重要であるが、どんなに準備しても実際の事象には1つとして同じものはなく、その都度対応を確認しながら進めていかなければならない。今回のような新興感染症への対応は、特に情報が少なく、時間とともに変化するなど手探りでの対応が長く続き、準備されたものだけでは対応できないことを強く実感した。

　こうした状況に向かい合っていくためには人材の確保が重要であるが、現場は通常業務を想定した人員の配置しかされていない。このたびも支援できる看護職の確保ができない状態であったら、さらなる困難が生じていたと思われる。長野県だけでなく全国において、多くの在宅や多領域で働いていた看護職が支援に取り組んだことを、今後の対策のなかにシステムとして取り込めたらよいのではないかと考える。

現場レポート

日々の暮らし

組織とコミュニティ

教育の現場では

私の「コロナ日記」

解説

コラム

都民の不安を一身に引き受け、満足いく対応を考える
── 新型コロナ受診相談窓口での経験

大学院生
一看護師（仮名）

　この書籍が店頭に並ぶ頃、私たちが携わった「新型コロナ受診相談窓口（帰国者・接触者相談センター）」は、設置当初からの役割がどのように変化しているだろうか。

　政府の新型コロナウイルス感染症対策本部により、2020年4月7日に緊急事態宣言が発令され、外出自粛などの緊急事態措置が開始された。5月25日に緊急事態宣言が解除され、第1波を乗り越えたと思ったのも束の間、時間をおかずに感染者の増加が始まった。厚生労働省は、人口10万人あたりの新たな感染者数が1週間で2.5人を超えた日を「基準日」とし、社会に感染対策の協力要請を行っている。東京都では、6月下旬から感染者数が基準日を超えているが、9月に入り感染者数の増加が鈍化してきている。

電話相談窓口業務に従事したいきさつ

　新型コロナウイルス感染者への対応は2月から刻々と変化し、疑い症例の患者の受診や医療現場での感染者受け入れについても、時間経過とともにその体制が構築されつつある。医療現場だけでなく、東京都でも、

都民が「もしかしたら新型コロナウイルス感染症の症状かもしれない」と不安に感じたときに相談できる電話窓口を2月から開設し、対応していた。都民が新型コロナウイルス感染症の疑似症状などを相談する砦となる電話相談窓口に、私たち看護職はいた。

東京都では、2月7日から平日日中は都内の全保健所で、平日夜間および土日祝日は特別区・八王子市・町田市と共同で「新型コロナ受診相談窓口（帰国者・接触者電話相談センター）」を開設し、24時間切れ目なく対応している。報道などで徐々に相談件数が増えているという情報は入っていたが、3月中旬、私は職場の上司から「新型コロナ受診相談窓口で勤務できる人を募集している」と声をかけられ、「微力かもしれませんが、行かせていただきたいです」とすぐに答えた。

当時、私は東京都看護協会で勤務しており、医療機関での現場の混乱の様子が情報として入っていたが、支援に入ることはまだ難しい状況であった。しかし、電話相談窓口という医療機関ではないところでも看護職が求められ、そして非常事態のなか、都民の健康問題に応えられる場所があるならば活動したい、過去の経験も活かせるかもしれない、と思ったのだ。

以前、私は都内にある医療機関の検診施設に勤務し、生活習慣病などの保健指導や疾患に関する相談業務を毎日行っていた。そんななか、東日本大震災が発災し、生活の変化により食習慣や運動習慣、疾患の管理などを変えざるを得ない受診者が増加した。私たち看護職は受診者の生活のなかで何が変化したのか、変えざるを得ない理由は何かを具体的に聴取し、検査データを確認しながら生活の変化との関連を分析し、保健指導などを行っていた。また、核医学検査も実施していたので、検査での放射線被曝についても日々説明していたが、震災後は福島第一原子力発電所事故による放射線被曝の不安を吐露する受診者も増加し、核医学検査の放射線被曝と合わせて原発事故での被曝との違いなどを説明することが普通になった。

健康への不安がある方の「何が不安であるか、今何を知りたいのか」

現場レポート

日々の暮らし

組織とコミュニティ

教育の現場では

私の「コロナ日記」

解説

コラム

を聴取し、その方から得た情報をもとに現在の健康状態を推測して、「今の状態・状況を正しく説明すること。そして正しい情報を提供し、その人に合った生活様式を提案すること」は、看護職が様々な現場で行っているアセスメントに基づいた看護である。東日本大震災後もそれを実感しながら看護を提供したが、今回の新型コロナウイルス感染症の電話相談でその経験が活かせると思ったのだ。

新型コロナ受診相談窓口の状況

3月下旬から都内の感染者数が増加し、それに伴い電話相談件数も増加していた。その頃には、電話相談員として勤務することが決まり、4月から約1か月半、週末の夜間帯を担当した。厚生労働省や東京都などのホームページで日々変化する感染者対応の方針や指針を毎日のように確認し、電話相談業務に臨んだ。共に相談業務を担当したのは、都内の保健所保健師と複数の看護系大学・大学院の教員、様々な現場で経験を積んだ看護系大学院生などであった。

勤務開始時には、担当者から業務の詳細な説明があった。「帰国者・接触者相談センター」の設置目的は、感染が疑われる場合に、どこの医療機関を受診すべきかがわからないという住民の方々の不安を軽減し、また、患者を診療体制等の整った医療機関に確実につなぎ、医療機関を発端とした感染症の蔓延をできる限り防止する観点から設置する[1)]、とされている。

相談業務で担う役割は、厚生労働省の通知に基づき作成されたフローによるトリアージである。トリアージにより、①保健所に連絡し対応が必要なケース、②一般医療機関受診を促すケース、③相談のみで終了するケース、の3つに大きく分けられる。①の場合、相談者が発症までの2週間以内に流行地域への渡航歴がある、もしくは濃厚接触者であるか否かを確認し、いずれかに該当した場合は相談者の居住地域の保健所に連絡、その後の対応を依頼する。②の場合、発熱や呼吸器症状が継続して

いる相談者に一般医療機関の受診を勧める。③の場合、聴取した症状から別の疾患が疑われるため、個別に対応方法を説明していく。

電話相談の部屋に一歩足を踏み入れると、すべての回線の担当者が応答しており、それぞれが相談者の話を聞き、受診に関する説明を根気よく行っている状況が目に飛び込んできた。「この現場で、感染に対する都民の不安を一身に受ける」現実を目の当たりにし、本当に都民に満足のいく対応ができるのか不安になったことを覚えている。

相談者からの電話が終了して受話器を置くと、すぐに着信がある。勤務開始から終了まで息つく暇なく相談の電話を受話し、終話するまでには10～15分を要する。日時によっては、電話回線数よりも多くの都民が電話をされているためつながりにくくなることもあった。多くの都民が、得体の知れない新型コロナウイルスに感染したのかもしれないという不安な思いを抱えながら電話をかけてこられたことがよくわかる。その気持ちを汲み取りつつ、トリアージに必要な内容を含め、症状や不安などをていねいに聴取し、相談者の症状や不安への対応について説明するには、10分以上の時間が必要だった。

具体的な相談内容

1. フロー通りに対応できた相談

対応したなかで、海外からの帰国者で、入国時の検疫によるPCR検査では陰性だったが、その後に発熱が継続しているという相談や、濃厚接触者については、保健所に連絡が必要なケースとして明確な基準があったため連絡をスムーズに行うことができた。また、医療機関からのPCR検査依頼についても、フロー通り保健所へつなぐことができた。

ただし、夜間休日対応を担当している保健師も相当に業務多忙であることが伝わってきた。感染者が多い地域の保健師は、電話をとることもなかなか難しい状況であったし、出先から受話していることも少なくなかった。

現場レポート

日々の暮らし

組織とコミュニティ

教育の現場では

私の「コロナ日記」

解　説

コラム

2. 対応に苦慮した相談——この症状が不安で電話しているのに……

しかし、フロー通りに対応できる相談は少数で、多くは「2〜3日前から熱が37℃前後」「咳が続いていて不安」といった症状があり、PCR検査をどこかで受けられないのか、という相談であった。私たちは、相談者の渡航歴や感染者との接触歴、既往歴や現病歴、現在の症状についてていねいに話をうかがっていき、いただいた情報からアセスメントをしていった。そして、渡航歴や感染者との接触歴がない方には、現在の症状の原因検索も含め、かかりつけ医や一般の医療機関受診を勧めた。また、PCR検査は医師による判断が必要であることもお伝えし、診察の際には検査の要否について医師と相談することも合わせて進言した。

多くの相談者はかかりつけ医をもっていないと回答されたことから、東京都医療機関・薬局案内サービスと救急相談センターの電話番号をお伝えし、居住地域で土日祝日でも受診できる医療機関を検索してもらえることを説明した。症状が悪化し不安になる場合には、東京都医療機関・薬局案内サービスと救急相談センターに電話することや、症状増悪時の対処方法や受診方法、感染防止・拡大抑止のための日常生活上の注意点についての説明は、半数ほどの相談者には理解していただけた。

しかし、なかには「やっと相談センターの看護師さんとお話しできたのに、医療機関の案内サービスしか教えてもらえないんですか？ 医療機関は紹介してもらえないんですか？」と強い口調で迫られたり、罵倒される方もいた。あくまでも私たちの役割は「感染した確率の高い人、疑い症状のなかでも感染していたら重症化する人を保健所につなぐこと。疑い症状でも感染の可能性が低い人については医師の診察・診断が必要なため、受診を促すこと」であったため、ご理解いただけるように根気よく説明していった。説明する一方で、「この相談者から聴取できていない情報もあるかもしれない。この人がもし濃厚接触者だった場合、一般の医療機関受診により、その医療機関で感染拡大する可能性があるのではないか」という考えもよぎり、自分のなかで看護職としての役割の葛藤が生じていた。

さらに、感染者数の増加に伴い、発熱や呼吸器症状がある人の外来診療を行わない医療機関や診療所が増加したことで、私たちが相談者に東京都医療機関・薬局案内サービスと救急相談センターの情報を提供しても、「さっきかけた電話サービスで医療機関を教えてもらったんだけど、どこも受け入れてもらえないんです。この症状が不安でここ（新型コロナ受診相談窓口）に電話しているのに……私はどうすればいいんですか！」と言われたことも一度ではない。そのたびにお詫びをし、症状が悪化していないかどうかを確認したうえで、「月曜日まで待っていただいて、居住地域の保健所にご相談いただけますでしょうか。呼吸苦が強くなったり高熱が続くなどして生命の危機を感じるようなら、躊躇なく救急車を要請してください」と説明を重ねた。

　問答が1時間近くになることもあった。説明しながらも、「健康不安のある人に合った情報を提供しても、症状がある人が医療にアクセスできない状況は打開できないものなのか」といったニーズのずれを感じ、責任者と話しながら策を考えてみたが、「医療崩壊寸前」という状況のなか、代替案は出てこなかった。対応に困った事例などは、責任者にその場で相談したり、相談業務に携わっている他の看護職と情報共有し、改善策を出し合うことで次の対応につなげたりと、ただ手をこまねいているわけではなかった。しかし、はたして自分が行った対応は正しかったのか……自分のなかの葛藤は今も続いている。

3. 多かった相談

　相談のなかで多かったのは、報道の情報や、緊急事態宣言により外出を控えたりすることなどによる焦燥感や不安であった。

　ある20代の女性は、就職のため上京したばかりのところに緊急事態宣言が発令され、住み慣れない土地での一人暮らしを余儀なくされた。そんななか、微熱が数日続き、頼れる人がいない不安で泣きながら相談をしてこられた。症状を聴取しつつも心の内をうかがっているうちに、「話ができてよかったです。症状がもし悪化してくるようなら、医療相

現場レポート

日々の暮らし

組織とコミュニティ

教育の現場では

私の「コロナ日記」

解説

コラム

談案内サービスや心の相談窓口などに電話して、受診します」と、少し落ち着きを取り戻して電話を切った。このような形で相談が終了すると、ほっとしたものだ。

電話相談業務を経験して感じたこと

　今回の電話相談業務を通じて、緊急時に広く住民の健康相談に対応する難しさ、ケアニーズのずれを是正する方策を柔軟に考えようとしても、仕組みが伴っていない状況での対応の困難さを経験した。受診や検査などの医療体制が少しずつ変化し、電話相談で多く聞かれた「受診できない」「検査ができない」といった状況は少しずつ改善されてきている。有症状者の受診がオンラインでもできるようになったり、区市町村でPCRセンターを立ち上げたりするなど、医療機関受診の課題も少しずつ解消されている。企業の方からは、感染者が発生した事業所の再開や感染者の完治証明についての相談、医療機関の方からは、PCR検査ができる医療機関への紹介状を書いたから、検査できるところを患者に連絡してほしい、といった電話も複数あったが、その対応ルールは具体的に決まってきている。

　看護職が電話相談に携わることで、新型コロナウイルス感染症を疑う症状があったときの対処方法や、新しい生活様式などを根気よく相談者に直接説明することができるようになった。これは、相談者が適切な受療行動をとることや、感染対策の正しい知識を身に付けるためのヘルスプロモーションの一部となっている。看護職が専門性を発揮して大いに貢献できるところでもあり、その役割を果たすことができたのではないかと考える。

　私たちが電話相談で相談者のニーズに応えられなかった事例の共有や、イレギュラー対応のなかでも責任者等と相談しながら行ったgood practiceが、有症状者の受診方法や感染者への初期対応などの改善に貢献できていれば、様々な葛藤をしながらも対応したことが報われる。

最後に、相談者への説明に難渋したり、相談者から怒りをぶつけられたりして心が折れそうな対応を強いられたときにも、同じ現場で業務の悩みや葛藤を共有できる仲間がいたことは、本当に心強かった。そして、今でも本当にありがたく思っている。

●引用文献

1）厚生労働省：新型コロナウイルス感染症に対応した医療体制についての Q&A（第 7 版），2020．https://www.mhlw.go.jp/content/000621714.pdf

現場レポート

日々の暮らし

組織とコミュニティ

教育の現場では

私の「コロナ日記」

解説

コラム

電話相談は古くから看護職が大事にしてきたケアの１つ、のはずなのに……

東京都立大学健康福祉学部 助教
坂井 志織

駅までの遠い道のり

　2020年のゴールデンウィーク、私は新型コロナウイルスの受診相談窓口の日勤業務を終え、ビルを出た。最寄り駅までの真っ直ぐ１本の道のりが、とてもとても遠く感じたことを覚えている。歩く気力を完全に失っていた。言葉にしづらい複雑な負の感情が、身体に充満していた。一刻も早く自宅に帰りたかったが、この気持ちを連れ帰りたくなかった。駅で甘味を食べ、ひと息ついてから電車に乗ったが、罵倒されたり脅されたりしたことばかりが思い出され、澱のように心のなかに溜まっていった。

　当時の社会状況は非常に混沌としていた。2020年２月、武漢から日本人を乗せたチャーター便が到着した頃は、私も、そして社会も、新型コロナウイルス感染症を季節性のインフルエンザのようなものだと楽観視していた。ところが、３月に入り高齢者に感染が広がり始めると、治療の甲斐なく亡くなっていく人々が増えてきた。そして、３月末の芸能人の死が社会に大きなインパクトを与え、不安は一気に高まっていった。

4月に緊急事態宣言が出されると、感染を恐れた人々が受診を控えたため、街のクリニックが閑散とする一方で、発熱患者は救急搬送先もみつからない状況になり、医療を取り巻く環境がかつてない様相になっていった。そして、厚生労働大臣からは（後に国民の誤解だという弁明があったが）「受診の目安は、37.5℃以上の発熱が4日間続いている人」という説明がなされ、体調に異変を感じても容易に受診ができない状態が4月・5月にかけて続いていた。

　医療機関で働く仲間からは、「"コロナ病棟"に配属にされたので、遺書をしたためて勤務についた」という話や、「車中泊や病院泊まりが続いて疲れている」という声が聞こえるようになった。感染者が倍々に増えてきた頃には、「疲れ果ててしまったので仕事を辞めたい」という声が聞こえてきた。教員である私も通常通りの授業ができず、様々な組み替えや作り直しがあり多忙ではあったが、看護職でありながら戦力になれない悔しさ、申し訳なさを感じるようになっていた。

電話相談窓口要員に応募する

　そのようなときに、新型コロナウイルスの受診相談窓口（電話相談）要員を募集するという話があった。医療現場の最前線に立つことはできなくても、間接的で微力ながら医療や社会に貢献できる機会だと思い、すぐに手をあげた。

　電話相談は古くから看護職が大事にしてきたケアの1つであり、医療機関にアクセスできない人に対する重要なアウトリーチでもある。また、話を聞くというのは看護の基本であり、ウェルネスセンターで働いた経験なども活かせるのではないかと考えた。配属が決まってからは、新型コロナウイルス感染症についての情報収集をし、どのような相談にも対応できるように準備をしていた。

現場レポート

日々の暮らし

組織とコミュニティ

教育の現場では

私の「コロナ日記」

解説

コラム

電話相談窓口業務に従事してみて
──数をこなし、たらい回しを続けているだけの機械？

　私が電話相談窓口業務を担当したのは、ゴールデンウィークの真っ只中だった。窓口業務の事務所に到着すると、夜勤担当者がげっそりした顔で受話器を握り、説明や説得をしている様子が目に入り、大変な現場であることが一瞬にして伝わってきた。その傍らで、応対マニュアルが渡され、業務について説明が行われた。基本的にはマニュアルに従った応対をすることが課せられた。

　相談員の業務は大きく2つに分けられる。1つは、相談者が濃厚接触者、もしくは重い基礎疾患のあるハイリスク群であるか否かを見極め、該当者がいた場合は居住地域の保健所に連絡し、PCR検査を受けられるように手配すること。もう1つは、体調不良の訴えに対して受診が必要な状態かどうか判断することであった。前者は非常にクリアな業務であるが、全相談件数の1%にも満たない程度だった。残りの99%が体調に不安を抱える本人、もしくは家族からの電話で、その多くが熱は37℃前後でなんとなく体調が悪いというものであった。この場合は、急いで受診し感染する機会を増やすよりも、栄養と水分を補給しながら自宅養生することを勧める。発熱が続いており、強く受診を希望する相談内容であっても、窓口に医療機関を手配する権限はなく、休日や夜間でも診察可能な医療機関を紹介するサイトや電話番号を案内するだけだった。

　後者の相談を受け続けていると、何度も何度も前述の説明を繰り返すことになる。「わかりました」と、すっきりした声で電話を切られる方は3割ほどで、多くは納得しないながらも受話器を置いている様子が伝わってきた。相談者はPCR検査を受け、自分が陰性か陽性かをはっきりさせたいという思いで電話をかけてきていた。だが、こちらが担っていたのは受診が必要な状態か否かを判断し伝えることであり、互いの間にはニーズのずれが生じていた。

　私は、電話相談がケアとして成立していないことを感じ、次第に歯が

ゆさを覚えるようになった。それに加えて、怒りをストレートにぶつけてくる相談者もいた。多くが本人ではなく代理の家族であり、その場合は非常に難しい応対を強いられた。まず、本人ではないため症状や事前の行動などの詳細を聞き取ることが難しい。さらに、受診が不要と思われ自宅養生を勧めても、「何かあったら、あなたが責任をとってくれるんですか」と返され、納得してはもらえなかった。また、受診の判断となる目安を伝えても、移動手段や受診先について「〇〇に断られたらどうするんですか」など、起きるかもしれない事態についての問答となってしまい、終わりが見えなかった。なかには1時間近くこのようなやり取りが続いたこともあった。

　確かに、得体の知れない感染症にかかったかもしれない家族を傍らで見ているのは不安である。そのうえ、相談者は電話がつながるまでに、何度も何度もかけ続けているのだ。私が出るなり「朝からずっとかけている」と罵倒されることもあった。そして相談者にしてみれば、ようやく話せたと思ったら、期待した対応は得られず、通り一遍の案内だけである。不安が一気に怒りに変わり、こちらに向かってきたとしても仕方がないだろう。頭ではそうだとわかっていても、罵倒され責め続けられると心が疲弊していった。

　次第に私は、この業務が相談者の役に立っているのか疑問に感じるようになった。電話は途切れることなく鳴り続けていた。1つの相談が終わり受話器を置くと、息つく暇もなく眼前の電話が鳴る。数をこなし、たらい回しを続けているだけの機械のように思えてくる。壁時計を見ては残り時間をカウントダウンし、ひたすら自分を励ましていた。

　医療者はエッセンシャルワーカーだと言われるが、それは専門職として裁量が認められ、ケアを展開することができて初めて重要な仕事となる。当たり障りのないマニュアルに従い応対するのは、まるで手足を縛られ、動きを制限されているような感覚だった。それは、専門職であって専門職ではない実践だったのだろう。ケアにならないことを繰り返していたむなしさが、あの日の疲弊の正体だったように思う。

現場レポート

日々の暮らし

組織とコミュニティ

教育の現場では

私の「コロナ日記」

解説

コラム

新型コロナウイルス感染症対応窓口が「保健所」である理由と意味——保健所保健師の役割

大分県立看護科学大学 理事長・学長／東京大学 名誉教授

村嶋 幸代

　新型コロナウイルス感染症が、世界の人々の生命と暮らし（公衆衛生）を脅かしている。熱が出て、「自分が、新型コロナウイルス感染症にかかってしまったのではないか」と心配になったとき、最初に連絡するのは居住地の保健所とされている。保健所経由で、専門の医療機関につなげるのが標準である。感染が疑われたときの問い合わせ先も保健所である。

　では、なぜ窓口が病院ではなく、保健所なのだろうか。本稿では、保健所保健師の機能を含めて、解説したい。

保健所が新型コロナウイルス感染症対応の窓口となっている理由と強み

　保健所が新型コロナウイルス感染症対応の窓口となっているのは、保健所が公衆衛生の最前線の機関だからである。公衆衛生とは、公衆（人々、私たち）の生命と生活（暮らし）を守ることである。日本国憲法は、その第25条で「すべて国民は、健康で文化的な最低限度の生活を営

本稿は PRESIDENT Online「なぜコロナ対応の窓口は病院ではなく「保健所」なのか」（2020年5月11日）を再編集したものである。

む権利を有する」と述べ、それに続けて第2項に「国は、すべての生活部面について、社会福祉、社会保障及び公衆衛生の向上及び増進に努めなければならない」としている。

保健所は感染症と健康危機対応の最前線

　保健所は、地域における公衆衛生の向上と増進をはかるための機関で、地域保健法（以前は「保健所法」）に基づいて設置されている。保健所が実施する14の事業のなかに、「エイズ、結核、性病、伝染病その他の疾病の予防」があり、感染症が発生すると保健所が対応する。また、日頃から、感染症が発生しないような予防活動と次への備えを感染症法に基づいて行っている。さらに、2001年に策定された「地域健康危機管理ガイドライン」で、保健所は、地域における健康危機管理の中核的役割を果たすと位置付けられている。

　保健所は、地方自治体のうち、一定の要件を満たす自治体が設置できる。全国の保健所の総数は2020年4月現在、都道府県立355、指定都市（20市）立26、中核市（60市）立60、その他政令市（5市）立5、特別区（23区）立23、合計469か所で、ほかに支所が121か所ある。全国をカバーしているものの、1994年3月に848か所あったものが、地方自治体の行政改革による定数削減によって保健所の集約化が急速に進み、ほぼ半減してしまったというのが現状である[1]。

　一方で、保健所は、公衆衛生の専門機関として多様な職種が協働していることが強みの1つである。例えば、2018年度末時点で、全国の保健所の常勤職員数は27,886人。そのうち保健師は8,516人（30.5%）で、大きなマンパワーであるが、ほかにも、医師、獣医師、薬剤師、食品衛生監視員、環境衛生監視員、医療監視員等々の専門職が揃っている（地域保健・健康増進事業報告〈地域保健編 第2章 保健所編〉）。

　このため、感染者が発見されれば、即座に専門職種が集まり、その時点での情報を共有して、初動時の体制を組むことになる。通常は、保健

師と、その問題にかかわる専門職（食中毒ならば食品衛生監視員）が現地に行く。当事者から状況を確認し、行動調査をして感染の経緯を調べ、必要時は隔離する。同時に、感染を拡げないように人々に注意を促す。現地調査終了後、再度情報を共有し、方針を点検しながら終息するまで繰り返す。

保健所に不可欠の職種である保健師

保健所が実施する14の事業のなかで、第6項は「保健師に関する事項」とのみ記されており、職種名が入っている（表）。保健師は対人保健サービスの最前線に立ち、社会のニーズに応じて柔軟に対応することが求められ、一律に仕事内容を規定できないためで、保健所には不可欠の職種であることを示している。

表　地域保健法に基づく保健所の業務について

<保健所が実施する事業>（地域保健法第6条）
保健所は、企画、調整、指導及びこれらに必要な事業を行う。
1．地域保健に関する思想の普及及び向上
2．人口動態統計その他地域保健に係る統計
3．栄養の改善及び食品衛生
4．住宅、水道、下水道、廃棄物の処理、清掃、その他の環境の衛生
5．医事及び薬事
6．保健師に関する事項
7．公共医療事業の向上及び増進
8．母性及び乳幼児並びに老人の保健
9．歯科保健
10．精神保健
11．治療方法が確立していない疾病その他の特殊の疾病により長期に療養を必要とする者の保健
12．エイズ、結核、性病、伝染病その他の疾病の予防
13．衛生上の試験及び検査
14．その他地域住民の健康の保持及び増進

では、保健師とは、どのような職種なのだろうか。ひと言でいえば、保健師は、公衆衛生を看護の側面から支える看護職である。

保健師は、1948年制定の保健師助産師看護師法（以下、保助看法）に位置付いた国家資格である。当時、行政に看護職を入れるためには、看護師に特別な訓練を行う必要があると考えられ、国家資格となった。保健師は、「厚生労働大臣の免許を受けて保健師の名称を用いて、保健指導に従事することを業とする者をいう」と規定され（保助看法第2条）、保健師でなければ、保健師の名称を用いることができない（同第29条：名称制限）。保健師の修業年限は、従事する現象・仕事が時代の変化とともに複雑困難になっていることを踏まえ、従来「6か月以上」だったものが、2009年7月から「1年以上」に改正された。

保健師としての就業者は、全国で約6.2万人。その約6割の3.8万人が市区町村・都道府県等の地方自治体で働いており、行政保健師と呼ばれている。このうち、市区町村保健師は増えているが、保健所保健師は横ばいで、ほぼ8,000人のままである（図）。

保健師の仕事は
「健康づくり」から「災害対応」まで幅広い

1. 保健師の仕事内容の変化

保健師の基盤となる学問は、公衆衛生看護学、疫学・保健統計、保健医療福祉行政論である。また、家庭訪問、健康相談、健康教育、地域診断、システム化・施策化、ネットワーキング等の技術をもつ。

問題事例が発生すると、その人の生活の場に行き（アウトリーチ）、健康相談をしながら病状等を把握し、緊急性を判断して、必要な手立てを講じる。医療につなぐこともある。ほかにも似た事例がないかを探し、必要に応じて対処するが、同時に、共通する原因を探索して対策を講じ、再発を予防する。地域の健康情報を収集・分析するとともに、積極的に調査研究して問題の原因を特定・診断し、対策を考えて優先順位をつけ

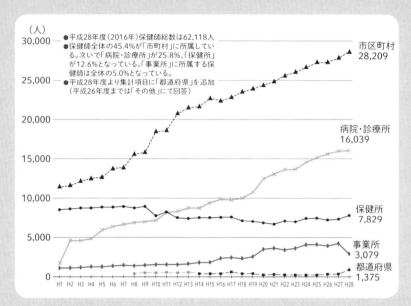

（人）

- ●平成28年度（2016年）保健師総数は62,118人
- ●保健師全体の45.4%が「市区町村」に所属している。次いで「病院・診療所」が25.8%、「保健所」が12.6%となっている。「事業所」に所属する保健師は全体の5.0%となっている。
- ●平成28年度より集計項目に「都道府県」を追加（平成26年度までは「その他」にて回答）

市区町村 28,209

病院・診療所 16,039

保健所 7,829

事業所 3,079

都道府県 1,375

H1 H2 H3 H4 H5 H6 H7 H8 H9 H10 H11 H12 H13 H14 H15 H16 H17 H18 H19 H20 H21 H22 H23 H24 H25 H26 H27 H28

図　就業場所別保健師数

（日本看護協会出版会 編：平成31/令和元年 看護関係統計資料集，日本看護協会出版会，2020をもとに作成）

る。時には社会資源を創り出し、予算化・施策化する。保健師はこれを、多くの職種と連携しながら中核となって推進する。

　その仕事は、地方自治体が直面する問題に応じ、時代とともに変化する。例えば、1950年代には結核等の感染症、その後、母子保健、精神保健、高齢者保健等が課題となり、年代が進むにつれて、介護予防、地域づくり、虐待問題等が加わった。近年は、災害対応・健康危機管理が大きな仕事になり、さらに今、新しい感染症に取り組んでいる。保健師は行政に働く看護職として、常にいまだ解のない未知の問題に立ち向かう。このため調査研究力が求められ、近年は大学院修士課程で教育する大学も増えつつある。

2.「国−都道府県庁−保健所」が重層的につながって力を発揮する

　また、保健所保健師は、難病患者や看取りケア等に必要な在宅医療を

推進するために、地域の多様な機関（市区町村、病院・診療所・訪問看護ステーション・介護事業所・地域包括支援センター、学校、健康保険組合、各種の専門職集団）とのネットワークを日頃から強化している。管内の中小規模病院の看護管理者支援[2]や、事業所を支援して壮年期からの健康づくりを進める（健康経営[*]）など、地域に網目のようにネットワークを張り巡らしている。感染症に関しても、地域の病院に勤める感染管理認定看護師等と日頃から顔の見える関係を築いており、いざというときに協働できる。

　さらに、都道府県保健所の保健師は、数年ごとに保健所と都道府県庁等を異動する。担当する業務や勤務地域が変わることによって、各自が経験を積むとともに、県庁等とのパイプが太くなり、「国 - 都道府県庁 - 保健所」のラインがつながって、機動力を発揮する。このように重層的に張り巡らされたネットワークによって、国民の健康が守られている。

新型コロナウイルス感染症対応で
保健所保健師はどのような活動をしているか

　では、今回の新型コロナウイルス感染症に対して、保健所保健師は、どのような活動をしているのだろうか。

1. 住民からの相談への対応と感染者の発見

　相談として多いのは不安・心配等であるが、重要なことは感染者を逃さないことである。発熱や咳などの症状のある人が電話してきた場合には、呼吸器症状と行動歴、渡航状況等を聞き取り、新型コロナウイルス感染症者と濃厚接触した者等の基準に該当する場合には、所定の医療機関につなげる。感染症の症状と行動歴を一人ひとりから聞き取り分析する手法は、戦後の結核対策時代から保健師に脈々と培われてきており、

---

[*]健康経営は、NPO法人健康経営研究会の登録商標。

現場レポート

日々の暮らし

組織とコミュニティ

教育の現場では

私の「コロナ日記」

解説

コラム

平時でも集団感染に対応してきたため技術が蓄積されている。帰国者・接触者相談センターとしての電話対応は24時間行うため、夜間は保健師が交代で電話当番することもある。

PCR検査実施の判断と検体採取は医師が行うが、必要時介助と、PCR検査調査票を用いて本人の行動歴・職業、同居者の行動歴、経過と症状、肺炎の状況等に関して聞き取り、感染者の発見と迅速な対応に努める。

2. PCR検査で陽性となり、感染が判明した場合
——陽性者を隔離し、接触状況や行動歴を聞き取る

①陽性と判定された人に対しては、指定医療機関に連絡し入院させる、もしくは、症状により適切な場所に隔離をする。陰性になるまでフォローアップし、都道府県庁に報告する。これが厚生労働省に報告され、日本の発生件数となる。

②感染経路をたどるために、積極的疫学調査を行う。2週間前まで遡って、感染者が一緒に行動した者・同居者等との接触状況を聞き取り、濃厚接触者を割り出し、PCR検査につなげる。

3. 濃厚接触者の健康観察

濃厚接触者でPCR検査陰性者については、2週間にわたり健康状態を観察する。

以上は標準的な例である。保健所として対応するため、所内会議で各部署が情報を共有して方針を固め、連携して取り組む。不安・心配・苦情の電話も多いため、電話対応は職員全員で受け、保健師に回すべき電話を絞る工夫をしているところもある。

保健師ならではの対応は、積極的疫学調査であろう。これには、日頃からの健康相談・家庭訪問等の支援技術、疫学の知識、結核等への感染症対応技術などが活かされている。また、地域をよく知っていること、地域の流行状況を把握していることが、発生時の判断と対処に活きる。

医療機関への入院調整等には、日頃のネットワークが活きる。

公衆衛生を守るために
──保健師の質と量の確保の必要性

　人々の生命と生活（公衆衛生）を脅かす問題（災害、感染症等）は、近年頻回に起きている。限局的な地震等の災害であれば、被災地以外から応援する仕組みがあるが、新型コロナウイルス感染症は都道府県をまたいだ応援も難しい。

　一方で、保健所はこの30年間で半減してしまった。多くの都道府県で職員採用も抑制したため、保健所保健師は全国的に30代後半から40代前半の中堅層が薄い。

　保健師は、対人保健サービスの先頭に立って、各保健所の機能を発揮することに貢献している。その活躍を支えているのは、専門職としての確実なトレーニングと覚悟、看護職としてその人に寄り添う姿勢であり、ひとたび健康危機が発生すると24時間対応する。健康危機が様々な形で現れ、私たちの生命と生活を脅かしている現在、保健師の質と量の確保が求められている。

●引用文献
1) 厚生労働省健康局健康課地域保健室：設置主体別保健所数, 令和2年4月1日現在．
   https://www.mhlw.go.jp/content/10900000/000617302.pdf)
2) 福田広美, 村嶋幸代：「看護ネット」を核とした看護管理者支援. 手島 恵 編：地域密着型病院の看護管理能力向上─指針と実践, p.137-143, 日本看護協会出版会, 2019.

介護老人保健施設における感染症リスクマネジメント

医療法人生愛会附属介護老人保健施設 生愛会ナーシングケアセンター
常務理事、看護師長

谷口 裕子

　2019年11月に中国・武漢市で発生した新型コロナウイルスの流行は多くの命を奪い、自由も奪い、経済的損失をもたらした。報道され始めた当初は、日本以外の国での出来事で、他人事としてあまり真剣に考えていなかった。だが、状況は変化した。日本国内で発症者が確認され、芸能人の感染や死亡のニュースが流れ、そして、私が暮らしている地域内で感染発症者の報道がされると、他人事ではなくなった。

　2020年4月16日、特別措置法に基づく緊急事態宣言が出された。経済的・物質的・精神的サポートを必要とする人々がたくさんいて、明日をどう生きるか不安や心配で眠れない人もいるなかで、私は自分が勤務する介護老人保健施設（老健）の入所者と職員を感染から守るためにどのようにすればよいのだろうと思い悩んだ。

　私は現在、介護老人保健施設 生愛会ナーシングケアセンター（100床）で看護師長として勤務している。当施設は福島県福島市の北西部大笹生地区に位置し、周囲は果樹園が広がる地帯である。果樹園の方々は家族3世代、4世代が同居している家も多く、忙しい収穫時期には要介護者の在宅介護が困難になるため、施設入所が増加する。

　当施設は、医師をはじめ、看護職、介護職、リハビリ職、管理栄養士、歯科衛生士、介護支援専門員、支援相談員、事務職など、各職種がその専

門性を発揮しつつ、全体が1つのチームとしてケアサービスを提供するという大きな特徴がある。

過去の感染症発生時の反省点を踏まえて

　新型コロナウイルス感染症の流行が報道され始めた当初、当施設では利用者の入退所が毎日繰り返されるため、対応をどうするのか、職員の不安は大きかった。利用者は高齢で、なんらかの疾患を有している方がほとんどで、抵抗力も低下している場合が多く、万が一感染者が出れば、あっという間に施設内に拡大することは容易に想定できた。

　過去に施設内でノロウイルス感染症が蔓延したとき、最初の感染者が出た後、次々と感染者が増加し、対応した職員も感染してしまった経験から、おかしいと感じたときにはすでに遅いことを実感していた。事前に研修会を行ったり消毒方法を習得していても、実際に感染者が出た際には想像以上に何もできなかったという反省と、急速に広がる感染症の恐ろしさを忘れることはできない。当時、感染拡大を防ぐため試行錯誤しながら非常時を乗り切った職員はその大変さが身に染みていたが、職員は入れ替わるため、それを伝えることの難しさも感じている。

　各専門職がチームとなり利用者にかかわることが老健の強みでもあるが、また配慮しなければならない点でもある。同職種どうしならば多くを語らなくても伝わる内容も、他職種にはていねいに説明しなければただの伝言ゲームで終わる。各専門職の教育背景や経験年数は異なり、働きながら資格取得に向けて勉強している職員もいる。説明する者が職種間の背景の違いを理解し、正確な説明を繰り返すことをしなければ、感染拡大が起こる可能性は高いといえる。

　また、当施設では2019年11月よりベトナムからの技能実習生を受け入れており、介護業務に従事してもらっている。技能実習生に理解しやすいような表示や表記が必要であり、申し送りもわかりやすい言葉ではっきり話さなければ伝わらない。漢字にはふりがなをつけて表示し

た。技能実習生はある程度の日本語は習得した状態で入国するが、介護業務の専門用語も必要なので、業務に従事しながらそれらを習得していく。日本人どうしで話す速度や強弱では伝わらないことを経験し、相手が理解するような伝え方をしなければならない難しさを知った。それと同時に、技能実習生に限らず、すべての人に対しても同様の配慮が必要であることを再認識した。

新型コロナウイルス感染症対策の実際

　当施設は医療法人生愛会が設立した生愛会グループの１つである。グループ内の利用者や職員を新型コロナウイルス感染症から守るため、グループ内の各事業所の所属長が集まり、毎週火曜日に感染対策会議を開催している。情報の統一をはかることを目的に慎重に協議を重ねており、また、会議内で利用者と職員の有熱者の有無と職員の出勤状況を報告している。

1. 面会者・ボランティアの入館禁止
　感染は外部から侵入して施設内に広がる可能性が高いため、面会者やボランティアの入館は禁止とした。看取り利用者への面会は、体温測定、健康チェックなどを実施した後に許可することとした。
　面会を禁止すると利用者の洗濯物の回収ができなくなるため、衣類の受け渡しを受付で行うよう利用者家族へ協力を依頼した。方法の変更のたびに文書を作成し、家族に連絡を行う業務が発生したが、事務職員の協力を得て実施した。

2. 感染疑い者や陽性者が出た場合のシミュレーション
　万が一、陽性者が出た場合の対応についても想定した。感染疑いの利用者が出た場合、どのように受診させるか、陽性が判明したらどのような経過で入院させるのか、濃厚接触者の扱いはどうするのかなどを感染

対策会議で協議し、シミュレーションを行った。

　医師の要望もあり、検査実施の際の飛沫拡散を防止するため、四方を
アクリル板で囲った移動式の専用ボックスを作製した。使用方法の動画
を撮影して、動画を見せながら職員に使用方法を伝達した。幸い、これ
までに専用ボックスを使用することなく経過している。

3. 職員への対応

　全職員に出勤前の検温を義務付け、37.5℃以上の場合は所属長へ連絡
して指示を受けることを徹底した。

　2020年3月に政府の要請により小・中・高等学校が休校となったた
め、子どもがいる職員は仕事を休まなければならなくなった。孫の面倒
をみなければならない職員もいたため、それぞれの事情に応じて勤務の
調整を行った。

4. 利用者への対応

　長期入所している利用者は外部との接触は少なく、感染のリスクは極
めて低いと考えた。一方、自宅で生活し定期的にショートステイを利用
する方は、様々な人々との接触が想定されるため、利用する前に一緒に
生活する家族に健康状態の聞き取りを実施した。

　当施設は多床室がほとんどのため、すべての発熱者を隔離するという
対応は難しい。感染が拡大すればはるかに困難な状況になることは間違
いなく、混乱することが容易に想定されたため、ショートステイ利用者
の受け入れは慎重に行った。

5. 委託業者への対応

　当法人では、それぞれの職種が専門分野の業務に従事できるよう、リ
ネン交換と施設内清掃を外部業者に委託している。3か月ごとに開催し
ているリスクマネジメント会議には委託業者の担当者にも参加しても
らっているので、担当者を通して、委託業者の従業員にも感染対策につ

現場レポート

日々の暮らし

組織とコミュニティ

教育の現場では

私の「コロナ日記」

解説

コラム

いての理解と協力を依頼した。具体的には、出勤前の検温と健康状態の把握、新型コロナウイルス陽性の利用者が発症した場合の外部業者の対応を確認した。

感染症対策実施後の利用者と家族の変化

感染対策会議で検討した内容を実践したところ、対応が必要なことがさらに増えた。まず、面会ができなくなったため、入所している利用者を心配する家族からの状況確認の電話問い合わせが増えた。

利用者にも変化が生じるようになった。普段から定期的に面会に来ていた家族の顔を急に見られなくなって、不安になり泣きじゃくる利用者。認知症があり状況を説明しても理解できず、徐々に行動に変化が生じて帰宅願望が強くなり、出入口の鍵を壊して施設外に出ていこうとする利用者。食欲が低下して栄養状態が悪化した利用者。このように状況に適応できない利用者も多く、職員は見守りを強化するなど対応に追われた。

利用者に日常生活でのマスク着用を促しているが、当施設に入所している利用者の約8割は認知症を有しており、新型コロナウイルス感染症が世界的に流行している現状をほぼ理解できていない。3密を避ける、ソーシャルディスタンスを保つなど日常生活内で感染対策を実施しなければならないが、毎日余暇時間に皆で集まり、テーブルに歌詞カードを広げて歌を歌うことを楽しみに毎日を過ごしている利用者に、それを制限することはできない状態だった。マスク着用を促しても、その意味が理解できないため、数分で外してしまうことがほとんどだった。

学生の実習受け入れ

当施設では定期的に学生の実習を受け入れている。看護学校をはじめ、医学部、介護福祉士養成学校、作業療法士・理学療法士養成学校、そ

して小学校教諭を目指す教職課程の学生も医療・保健・福祉のことを学びにやってくる。

　毎年6月からやってくる実習生の受け入れをどうするかを感染対策会議で話し合った。その結果、このような状況だからこそ、利用者を感染から守り、そして自分も守ることの必要性を感じてもらうことが大切だと考え、学生の健康チェックを行ったうえで、実習を受け入れることにした。

これまでの振り返りと今後に向けて

　もし、新型コロナウイルス陽性者または感染疑いの利用者が出たら、組織であらゆる知恵を絞り、隔離する体制を整える。同時に、ケアにあたる職員の人数を絞る。そして、防護服等を着用し、感染拡大予防に努め、行政に速やかに連絡し、医療機関の受診につなげることが必要である。そのためにどのような感染予防対策物品が必要かを確認し、準備した。感染力の強いこのウイルスとは、備えなしに闘うことはとてもできないと感じている。

　このウイルスは、未知であるがゆえに恐怖もある。漠然とした不安や恐怖のなか、行動を制限しながら生活することはかなりストレスがかかる。認知症を有する利用者も、介護者や周りの人の気持ちを感じ取り、不安が増えることが予想される。

　予想していなかった新型コロナウイルス感染症の流行から、高齢者施設で働く私たちは、不安と恐怖のなか、かけがえのない体験をした。大きく言えば、人間の本性、あり方・生き方がそこに反映されているように感じる。この出来事をただの悲劇で終わらせないために、私たちは今後、何ができるのかを問われているような気がしている。そして、近い将来、もっと厳しい挑戦が来たときに、今よりも強く、賢く乗り越えられるように、今回の経験からの学びを活かして、備えておかなければならないと感じている。

現場レポート

日々の暮らし

組織とコミュニティ

教育の現場では

私の「コロナ日記」

解説

コラム

自分が感染し、利用者の生命を脅かす恐怖のなか業務を続ける

医療法人社団弘善会介護老人保健施設 きよせ認知症ケアセンター 介護看護科 科長

石綿 直子

水際対策の開始

　当施設は、建物の1・2階が精神科病院で、3階のワンフロアを介護老人保健施設（老健）として使用している。認知症の中等～重度者が多く、感染症が発生すると蔓延防止が困難な状況で、拡大していってしまう。また、病院と同じ建物なので、更衣棟や職員食堂などの共有スペースがあり、どこの階で感染症が発生しても他の階への感染拡大が想定され、共同で感染予防対策を行っていく必要があった。そこで、新型コロナウイルス感染症が国内で流行し始めたときに、すぐに対応策を検討した。病院では面会制限、入院中止、外来中止し、電話での受診対応、外出泊の停止、精神科デイサービスの停止などの水際対策を行った。

　当施設は外部からの持ち込みによる感染のリスクが最も高いため、水際対策として2020年2月21日より看取り対応者以外の面会制限を開始した。看取り対応者は1階の窓越しでの面会とし、意識レベルやバイタルサインの状況によって、身近な親族のみ、マスク着用、手洗い・検温の実施、呼吸器症状等がないかを確認のうえ、1階での直接面会を可とした。また、入所制限、外出泊の停止、ボランティア等外部の者による催し物の中止を行った。

スタッフ等からのウイルス持ち込み予防策

　スタッフや業者等からのウイルス持ち込み予防策としては、マスクの着用、手洗いの徹底、環境整備（消毒作業や換気）の設定、研修参加の延期のほか、私生活でも人込みを避けるような行動をとるようにおのおの心がけている。

　出勤時は施設に入る前に検温し、有熱時（37.4℃以上。後日、37℃以上へ変更）や呼吸器症状がある場合は基本的に14日間の休みとした。同居人が同症状を有する場合も自宅待機とし、PCR検査陰性や症状が消失するなど状況を確認したうえで出勤可能とした。

　このようにウイルスを持ち込まないための対応をとったが、自宅待機の対象者が重なったり、新型コロナウイルス感染の恐怖や自分自身が感染源となる恐怖を訴え、休職を希望する者が数人出た。勤務者が減少したことで、人員確保のための勤務調整を頻回に行い、様々な制限がある利用者の日常生活になるべく変化がないように対応している。

　さらなる感染者の増加に対して水際対策を強化し、業者や歯科・美容師等は施設内への出入りを中止した。このことで感染対策の対応業務が増えたうえに、業者の業務負担がスタッフにかかることになり、「新型コロナウイルスの精神的ストレス」と「業務の増加による身体的ストレス」が多くなった。それは現在［2020年8月末：以下同］も同様に続いている。

緊急事態宣言発令による、さらなる対応

　当施設は家庭をもつスタッフが多く、緊急事態宣言発令により保育園・学校等が休みとなると勤務できない状況となることが予想されたので、施設内に一時的な保育所を設置した。子どもを預けられる環境を整備したので、その問題で勤務できなくなったスタッフはいなかった。

　新型コロナウイルス感染者が近辺でも報告され始めたため、さらなる

現場レポート

日々の暮らし

組織とコミュニティ

教育の現場では

私の「コロナ日記」

解説

コラム

対応として、施設内のゾーニング、発生時や予防に必要な物品の確保、対応マニュアルの作成、防護具の正しい着脱方法の周知、最新の新型コロナウイルスに関する情報の共有を行う必要があった。また、施設内で実際に感染症が発生した場合、感染者の対応ができるスタッフは何人いるのかを確認した。スタッフの家庭環境や体調もあるため、本人の意向を聞きながら、感染症発生時のシミュレーションを行っている。

　加えて、当施設では看取り対応者が複数人いるので、感染対策を行いながらの看取り対応をどのようにするかを検討した。看取り時に家族が他の利用者と接しないように、対応場所を新たにつくった。家族と本人には、なるべく普段と変わらないか、それ以上に密に連携をとり、安心していただけるような看取り対応を心がけた。

業務が増えようとも、
利用者に感染させない努力を続ける

　現在は、レクリエーションやイベントの縮小、理美容の中止などでスタッフ以外の出入りがなくなり、感染対策の長期化による支障が出てきている。

　面会は、すべての利用者で感染予防に努めながら1階の窓越しで可能となった。入所の受け入れも再開したが、入所前の体調観察ののちに入所していただくよう、感染予防に努めながら施設を再稼働している。

　今後も様々なことに今までとは異なる対策を考えて、対応していかなくてはならない。スタッフは、自分が感染し、利用者にうつしてしまい、生命を脅かしてしまうのではないか、という恐怖を抱えている。それでも、利用者は日々の生活の手助けが必要なので、「自分が働かなければ」と葛藤している状況である。そう思うのは、今までの季節性感染症発生時の拡大状況を、身をもって知っているからだ。だからこそ、スタッフは私生活でも行動を自粛し、たとえ業務が増えようとも、「ウイルスを持ち込まないように。感染させないように」と努力を続けている。

小さな町の小さな事業所における感染予防の取り組み

有限会社佐賀ステリィサービス ふくふくの里 統括施設長

梶木屋 英子

　当施設は佐賀県の北部に位置する伊万里市（人口5万4,000人、高齢化率31.7%［うち後期高齢者率16%］）の大川内町（人口2,055人、高齢化率37.6%［うち後期高齢者率20%］）にある。かつて鍋島藩の藩窯として保護され、現在は秘窯の里として国内外からの観光客も多く訪れる山懐に抱かれた静かな場所である。

　同一敷地内に通所介護事業所2施設（泊り機能付き）、居宅介護支援事業所、2020年3月末から24時間随時対応定期巡回訪問介護・訪問看護事業所を運営している。通所介護事業所2施設は、地域密着型通所介護・宅老所（通所定員15人、泊り10人）と通常規模通所介護・宅老所（通所定員25人、泊り20人）の小さな事業所である。利用形態は通所介護のみの方、通所と泊り併用を連続で利用の方、通所で時々泊りの方、毎日泊まりで通所介護のメインは他事業所利用の方、逆に他事業所利用がメインで週1〜3回泊り利用の方など、多岐にわたっている。

　佐賀県および伊万里市の感染状況は全国に比べると低く、2020年9月1日現在、全国で感染者約69,000人、死亡者約1,300人に対して、佐賀県は感染者約240人、死亡者0人、伊万里市は感染者1人、死亡者0人にとどまっている。

　そのような小さな町の小さな事業所における新型コロナウイルス対策

について、2020年2月末から9月1日までの約6か月間の取り組みを報告する。

感染防止対策としての取り組みの実際

　私たちがまず取り組んだことは、標準予防策（スタンダードプリコーション）の徹底・強化である。これはどのような感染症に対しても共通であるが、特にインフルエンザ、ノロウイルス、食中毒等については毎年流行するといっても過言ではないので、感染防止対策委員会が中心となり日常的に対策を徹底している。

　標準予防策の基本は、①持ち込まない、②拡げない、③持ち出さない、の強化・徹底にほかならない。今回の新型コロナウイルスについても同様の取り組みを徹底したうえで、特に①持ち込まない（感染経路の遮断）を強化した。

1. 持ち込まない

　感染経路としては**表1**に示すようなルートが考えられ、感染の機会はありとあらゆるところにある。いつ誰がウイルスを持ち込むかわからない状況下では、利用者および外来者の制限という予防策を強化せざるを得なかった（この状況は現在［執筆時：以下同］も続いている）。

　2月末、新型コロナウイルス感染が全国に拡大し、厚生労働省から福祉施設へ感染防止についての留意が通達された。当事業所はこの時点で、通所利用の方には自宅での健康状態のチェックと発熱などかぜ症状の場合の利用制限、マスク着用を、泊りの方には面会制限を実施した。

　3月30日、伊万里市で第1号（佐賀県で第2号）の感染者が発生した。いよいよ身近なところに迫ってきたか、と緊張感に包まれた。

　翌3月31日に対策会議を開催し、ウイルスを外から持ち込まないことを目的に、通所利用者の制限を決定した。

●通所利用者に対して：2施設の対象者17人に対し、電話で、2週間を

表1　想定されるウイルスの感染経路

利用者	当事業所の通所のみの利用者 通所利用者で時々泊りの利用者	・自宅、外出先での感染（同居家族の他県への移動・通勤、家族の県外からの帰省など）
	当事業所のみの通所・泊り利用者	・外からの訪問者・面会の家族・知人、スタッフからの感染
	当事業所泊り、通所利用がメインで、週2〜3回他事業所サービス利用者	・他事業所利用者、スタッフからの感染
	他事業所サービスがメインで、週1〜3回泊り利用者	・家族・他事業所利用者、スタッフからの感染
	すべての利用者	・病院受診による感染
スタッフ		・家族からの感染（同居者の他県への移動・通勤、帰省） ・買い物・会食など複数の人との接触による感染
外部事業者・業者		・福祉施設職員、ケアマネジャー、福祉用具業者、食材納入業者などからの感染

現場レポート

日々の暮らし

組織とコミュニティ

教育の現場では

私の「コロナ日記」

解説

コラム

めどにデイサービスのお休みか、連続泊りのどちらかを選択していただいた。結果として、2施設で17人中12人が休みを選択し、5人が連続泊りの選択となった。休みのうちの2人に対しては、弁当の配達と安否確認を実施した。

●当事業所に連続泊りで、週2〜3回他事業所サービス利用者に対して：2週間をめどに他事業所の通所サービスを全休し、当事業所のみの利用としていただいた。

　その後、結果として市内感染者の発生はなく、この措置は2日前倒しで解除した。その後も緊急事態宣言発令・解除、第2波拡大、お盆の移動に関して等、感染状況・社会活動状況に応じて対応策を**表2**のように細かく変更していった

　スタッフに対しては、極力県境をまたぐ外出を禁止し、出勤前の体温測定と家族を含めた体調管理を義務付けた。隣県福岡への帰省をしたスタッフ1人には、2週間の自宅待機とした。外部事業者・業者に対して

表2 感染状況・社会活動状況に応じて変更した対応策

4月17日	緊急事態宣言（4/16）を受けて、面会全面禁止、県外訪問制限
6月　1日	緊急事態宣言解除を受けて、家族面会の一部緩和、3密の回避
7月10日	県境をまたぐ移動制限解除を受けて、感染拡大地域への移動や訪問制限の継続
8月　1日	第2波拡大・お盆を控えてのお願い：再度の施設外の面会制限、面会簿の記入
8月　7日	第2波拡大・お盆を控えてのお願い 第2報：8月末までの面会制限・外出制限
9月　1日	8月末までの面会制限・外出制限の一部解除と、さらなる注意喚起

は玄関先の対応とし、施設内立ち入りを禁止した。やむを得ず立ち入る場合は、体温測定、マスク着用、手指消毒をお願いした。

2. 拡げない

　万が一、施設内にウイルスが持ち込まれた場合の予防策として、以下のことを実施した。

●手洗い・アルコールによる手指消毒の徹底：スタッフは普段から手洗い・手指消毒を徹底していたが、さらに強化した。利用者には手洗い行為が十分にできない方もおり、アルコール消毒を徹底した。

●マスク着用：手洗い同様、スタッフ・訪問者には徹底できたが、利用者はほとんどが着用を嫌がったり、つけても顎にかけたり、ポケットに押し込んだりしてマスクの目的が果たせなかったので、数人を除いて着用を中止した。

●3密（密閉・密接・密集）の回避：2時間ごとの窓開けによる換気を実施した。利用者の食事テーブルにはビニールカーテンを設置して飛沫感染を防いだ。スタッフの食事場所はテーブルを壁に向け、飛沫感染予防対策とした。会食、宴会も可能な限り禁止とした。

●清掃・消毒の徹底：通常はアルコールでの拭き上げ清掃を1日3回していたが、アルコールの不足と値段の高騰があり、清掃には市役所から定期的に配布されるようになった酸性電解水（次亜塩素酸水）を使

用した。回数も3時間おきに変更した。

●利用者・スタッフの体調管理：利用者・スタッフの自宅での体温測
定、発熱時の利用制限、出勤停止を行った。発熱者には個室利用など
を実施している。

この間、スタッフ1人に微熱・咳・喉の痛みなどの症状がみられた。
医療機関はドライブスルーでの対応で、問診のみで内服処方されたが症
状は緩和せず、再診や電話相談でも保健福祉事務所に相談するようにと
言われ、保健福祉事務所では医療機関に相談するようにとのことで、結
局診察や検査を受けられず、1か月近く自宅待機を余儀なくされた。

このような厳しい感染予防対策を長期間継続できているのは、利用
者・家族の理解と協力、スタッフの協力と努力のほか、地域の福祉施設
はじめ、病院、医院も同じような対策をとられており、市民の皆さんに予
防策の必要性について理解と協力が得られたことも大きいと思われる。

3. 持ち出さない

現時点で、施設、地域、利用者・スタッフの家族などに感染者は出て
いないが、近隣市町村や隣県では単発発生のほか、あちこちでクラス
ターも発生しているので、万が一に備える必要性を感じている。

困ったこと

1. 利用者の心身の健康状態の維持

○面会制限、外出制限により、利用者の家族との交流が極端に減った。

○季節ごとのイベントの中止により、利用者の心身の活性化に影響が見
られた。3月3日のひな祭りを最後にボランティア訪問の中止。紫陽
花見物・素麺流し・夏祭りなどの中止。毎年100人規模で家族や地域
の方にも参加していただく敬老会だけは、規模を縮小してスタッフと
利用者のみで実施する予定である。3密回避のためドライブの中止。
猛暑と重なったこともあり、散歩・園芸などの屋外活動の中止。

現場レポート

日々の暮らし

組織とコミュニティ

教育の現場では

私の「コロナ日記」

解説

コラム

2. 物資不足

　マスク、アルコール、ハンドソープなどの物資不足には大変苦労した。物資が入ってきても、粗悪品だったり、価格が高騰していたりで、このような状況は現在も続いている。

3. 疑わしい症状があっても、迅速な検査・医療を受けられない不安

　医療機関はドライブスルーでの対応で、鑑別診断のために必要な聴診や胸部X線検査、インフルエンザの検査もしてもらえない状況であった。利用者も職員も不安な状況で1か月を過ごさざるを得なかった。

残された課題

　いちばん恐れるのは、万が一自施設で感染者が出た場合の対処方法について、明確な道筋が見えないことである。利用者の安全を守り、スタッフの安全を守るために必要な人材・物資の不足は現在も続いている。

　自施設で感染者が出た場合、我々のような小規模事業者の力は限られている。行政や各関係機関とのネットワークの必要性を強く感じる。これは新型コロナウイルスの対応策としてだけではなく、近年大型化している災害対策にもいえることだと思う。

＊

　大きな感染拡大がない地域で、小さな一事業者が取り組んだ対策を述べてきた。このような地域のこのような施設でも、大きな不安と緊張感にとらわれながら毎日を過ごしている。感染拡大地域やクラスターが発生した施設の苦労は、計り知れないものがあると想像する。毎日のご心労と努力に心より敬意を払い、1日も早い収束を願い、通常の当たり前の生活を取り戻せることを願っている。

禍転じて福と…なしたい！
小さな会社のコロナ奮闘記

株式会社ナースエナジー 代表取締役

亀井 紗織

現場レポート

日々の暮らし

組織とコミュニティ

教育の現場では

私の「コロナ日記」

解 説

コラム

　当社は2012年より北海道札幌市で訪問看護ステーション、住宅型有料老人ホームを営む株式会社である。従業員数24人の小規模な組織であるが、事務員・清掃調理員5人を除く19人がすべて看護・リハビリ職で構成されている。訪問看護はもとより、老人ホームもすべて看護職で運営しており、介護職は在籍しない。ほぼ看護の収益のみで事業を成立させる、希少な会社と自負している。

　このような小組織が新型コロナウイルスという災禍に直面し、何を考え、どう向き合ってきたのかを振り返る。自社の危機対策を見つめ直し、かつ、在宅看護領域で日々奮闘する仲間への有益な情報提供となれば幸いである。

葛藤、初動の遅れ──2020年1〜3月

　たった3人の看護師で始めた当社であるが、様々な努力で3年前には総勢20人ほどの組織に拡大していた。この頃から対人関係にトラブルが目立ち始め、業績も低迷した。効果的な対処ができず、事業存続の危機を感じていた。そこで、2018年から自身のマネジメントを見つめ直すべく学習を重ね、その結果をもって2019年春に組織の現状分析と、

会社が目指す方向性を説明し、組織としての成長を必死で呼びかけた。会社の使命・理念・行動指針を改めて全員参加で再作成し、心をつなぎ直す試みをした。結果、この年は自ら立てた行動指針に沿って業務改善や係活動が活性化し、組織改革の第一歩を踏み出せた実感があった。よい機運が高まり、次年度への期待が高まる最中、コロナ禍がやってきた。

　2020年1月末に勃発したクルーズ船「ダイヤモンド・プリンセス号」集団感染の報道が2月には日々加熱し、同月、初めて道内にクラスターが起きた。緊張感は感じつつも、まだ自身の優先順位は組織改革だった。さらに間の悪いことに、創業当初から一緒に会社を支えてきてくれた訪問看護ステーション所長から、親の介護問題で所長職を辞したいとの希望が出ていた。このため、2月から新所長の下で新たな組織編成を開始したばかりだったので、これ以上皆にストレスをかけたくないという思いも強かった。

　このような葛藤のなか、必死で情報収集はするが、社内の感染対策は日頃の標準予防策をより徹底する程度にとどめていた。表面上は社員に余裕を見せ、内心では感染拡大を危惧して、個人防護具や消毒用アルコールの備蓄を開始するなど二律背反な行動をとっていた。なんとか備蓄は完了したが、購入は困難を極め、国内全体が臨戦態勢に入っていると感じた。

　感染者が早期に増え始めた北海道では、2月28日に緊急事態宣言が発出された。同日に全社員を集め勉強会を行ったが、その段階でもまだ自身の覚悟は中途半端で、危機管理意識を十分に醸成する内容にはできなかった。「油断せずとも恐れすぎず」をスローガンに、老人ホームを含む社内と訪問車、療養者宅、社員宅を安全領域とし、それ以外の場所はウイルスによる汚染領域と考え、往来間に消毒を徹底することを義務付けた。同時に、自社老人ホームはすべての外来者の入室と入居者の外出を禁止した。日本政府から3密の回避が急務であると広布されてもまだ、社内での交流や接触を減ずることの決断ができずにいた。ただただ、回復しかけた組織の絆が、ほつれていくことが怖かった。

公の精神で、あるべき姿に舵を切る——2020年4〜7月

　4月に入り、海外の医療現場から数々のメッセージがSNS等を通じて配信された。なかでも、重症化した感染者の治療にあたるアメリカの医師が語った「家にいるだけで救える命がある」との言葉に、頭を殴られる思いがした。ほかにも集中治療室勤務の看護師が、「お願いですから、これ以上感染者を増やさないで。何日も休まず働いています。家にも帰れません。自分もいつ感染するかわからない恐怖でいっぱいです」と涙ながらに語っていた。遅まきながら、今、何を最優先とするべきかを理解した。

　訪問看護を生業とする当社は、市中感染を広げないための最前線部隊であり、同時に容易にウイルスを拡散させてしまう危険因子ともなり得る。地域のために、よい看護を提供したくて、組織づくりに力を注いできた。今年度の様々な活動の構想もあった。しかし今は、自社社員と担当する顧客の安全を守り、地域の医療崩壊を防ぐことに全力を尽くすと覚悟を決めた。

1. 今年度の事業計画の練り直し

　そこで、事業計画を今年度は以下に絞ることを宣言した。
①月の訪問看護収益が損益分岐点を下回らないことを必達目標とし、新規のご依頼は断らない。ただし、新たに作成した「新型コロナ感染リスクチェック表」で確認のうえ、受け入れをすること。
②少なくとも今年度中は、一切の係活動を休止する。そのぶん定時退社を厳守する。
③社内外での感染対策を徹底的に強化し、この1年間、社員に1人の感染者も出さないことを目指す。

2. 社内環境の変更

　まずは社内の環境を大幅に変更した。当社は一般のマンションを事務

所借りして事業所としているが、職員すべての席を2メートル間隔に離すため、新たにもう1室を借りた。

　席の配置はすべて背中合わせか、正面に向き合わない形とした。食事は各自の机で食べること、休憩室はマスク着用で同時使用2人までと制限した。

　公共交通機関での通勤をマイカー通勤に変更した。25歳の新人看護師が、自動車免許を取り立てで、とても会社まで運転してくる自信がないと言うので、何度か自宅まで迎えに行き、運転を誘導するという一幕もあった。

　集合を禁止し、社内PCすべてにZoom機能を設定した。できる限り訪問以外の業務を簡略化し、終業時間を待たず帰宅を許可した。

3. 顧客と関係事業所への告知

　4月16日の全国緊急事態宣言を受けて、顧客と関係事業所に自社のコロナ対策を通知した。場合によっては訪問に行けないという告知を出すのに心理的な抵抗はあったが、なぜこうするのかの意味をよく共有し、説明を丹念に行った。

　看護師たちは皆、粛々と日々の訪問に向かい、顧客のなかにも大きな混乱が起きなかったことは幸いであった。しかし倫理的な側面において、簡単には割り切れないいくつかの出来事があった。

使命感と私生活の狭間で苦しむ看護師

　「数日間発熱したが抗生物質投与で解熱、呼吸器症状がないのでコロナは否定」と主治医から診断された顧客を訪問した看護師がいた。訪室時体温38.6℃だが、呼吸器症状がなく、主治医の診断済みであったため、なんの防護もせずにバイタルサインを測定し、全身状態の観察後に主治医へ報告の電話を入れた。そこで防護をしたほうがよいとの指示が出た。

その後、この顧客はPCR検査を受け、結果は陰性であったが、訪問した看護師に一時期精神的な不安定さが認められた。突然の号泣や、他の職員を避けて訪問車の中で昼食をとるなどの行動が見られた。もともと前向きで仕事熱心な看護師であるから、心配になり面談を行った。

彼女は障害児を1人で養育する母であり、コロナで自分の身に何かあったら子どもはどうなってしまうのかと、とても怖くなったという。しかし、看護師として職務を全うしなければ、という責任感との狭間でなんとか平常心を保ち、仕事をしていた。看護師だって怖いのだという当たり前のことが、看護師だからこそ声に出しにくい。自身の雇用者としてのモラルも揺らいだ。絶対に大丈夫とは言ってあげられないのに、看護で事業を展開する以上、ウイルスが蔓延する地域に看護師を送り出さなければいけない。正しく防護すれば感染するリスクはかなり低いと考えているが、もしも感染した場合には、会社としてできる限りの生活支援をさせてもらうと、彼女をはじめ全社員に訴えかけることしかできなかった。

看護師であり、管理者であることの苦悩

現場の管理者である所長と、それをフォローする元所長にも、ある時期強い葛藤が生じた。まだ緊急事態宣言が解除されない5月初旬、病院からは日々退院支援の依頼が増えていた。

1. 家での看取りを望む方の受け入れを巡って

がん末期の入院中、家で最期を迎えたいと望む方の受け入れ準備を進めていたが、退院直前に高熱を出し、在宅医からストップがかかった。PCR検査か、せめて退院直前の胸部画像検査をしなければ受け入れられないとする在宅医。症状経過から腫瘍熱以外は考えにくいので、検査は必要ないとする病棟医。そのせめぎ合いのなかで、「今朝、亡くなったと病院から電話がありました」と無念の表情で所長から報告があった。

現場レポート・

日々の暮らし

組織とコミュニティ

教育の現場では

私の「コロナ日記」

解　説

コラム

本来の当社は、どんな状態であっても家で死にたいと望む人があれば、「どのようにもお手伝いするので、帰ってきてください」と働きかける立場であった。特に所長は在宅看取りに力を入れており、この件では忸怩たる思いがあったようだ。反対に、経営者である私は、すでに今回の在宅医の判断を支持するよう意識が変わっていた。職員とその家族、既存の顧客の安全と、まだ見ぬ1人の死にゆく人の望みを秤にかけた。その事実に苦しさはあるが、今はこれがベストだと自己肯定はできていた。所長の思いとの乖離はあったであろう。

2. 発熱と咳嗽のある、PCR未検査の顧客を巡って

　既存の顧客で、発熱と咳嗽の悪化と小康を繰り返す方がいた。所長辞任後も一スタッフとして仕事を継続してくれていた看護師がその方の担当であった。

　訪問の継続について相談を受けたが、介護力の高い家族が同居していたため、熱の原因が確定するまでは訪問を見合わせると判断した。家族と主治医へその旨をお伝えし、了解を得た。主治医のほうで検査を行ってくださるとのことだった。しかし、なんの検査も実施されず翌週まで熱は続き、家族より様子を見にきてほしいとの連絡があった。

　その後、主治医より担当看護師に直接連絡があり、導尿による尿の採取と採血を指示された。主治医へ確認したが、困っているときに訪問に行ってもらえない事業所では、今後の取引を考えなければならないと非難を受けた。訪問看護は主治医から医療上の指示があればそれに応じる義務がある。しかし、未知の感染症蔓延下で法の整備もされていないなか、このようなケースをどう処理するべきか、非常に悩んだ。

　結局、顧客家族の強い不安に応えたいとの担当看護師の訴えに、厳重防護での訪問を許可した。しかし、やはり病んでいる人を目の前にすれば、看護師はとことん尽くしてしまう。家族の訴えに耳を傾けているうちにフェイスシールドは汗と呼気でくもり、検体採取はフェイスシールドを外して行わざるを得なかったと事後報告を受けた。怒りで我を失

い、厳しい言葉を投げかけたことを今も後悔している。結局、この顧客はPCR検査を受け陰性であったが、このことを契機に社内では、訪問・防護の是非を雇用主である私が厳密に判断する方向に進んだ。

日頃かかわる多くの医師のなかには、コロナ感染を疑う患者が出ても、へたに検査をして感染が確定してしまうと、差別を受けて自分の組織が大変な目に合うので、検査はしないほうがよいと述べる人もいた。いろいろな考えはあろうが、正しく自組織と顧客を守り、地域の公衆衛生に寄与するという信念が自分のなかでぶれないようにと、いっそう気の抜けない毎日が続いた。その過程である日、所長と元所長が揃って面談を申し入れてきた。

彼女たちの訴えは、訪問に行かないという判断が本当にあってよいものなのか、顧客や関係各所の信頼を失墜し、事業の継続に悪影響ではないのか、というものだった。様々な出来事を経て、自社の行動が倫理的に正しいのかと迷いが生じているようだった。私は、従来ならば、緊急、重症に即応するのは当社の誇るべき点であったが、現状ではそれがはからずもウイルスを拡散させることにつながりかねないこと、もし当社の方針を非難する顧客や関係機関がこの先現れたとしても、私たちが感染しない、重症化しない絶対的な保証も治療薬もないのだから、契約・取引終了もやむなしと考えていること、を説明した。

しかし、最後に所長が絞り出すように、心のなかにある葛藤を述べた。「私たちは会社から危険手当をもらっているのに、危険度の高い人のところには行かないでよいのでしょうか。病院には重症感染者に危険を顧みず対応している看護の仲間たちがいるのに……私たちは自己防衛最優先でよいのでしょうか」。看護師ならではの尊い思いである。しかし、彼女には管理者の視点ももってもらわねばならない。「危険手当については、国をあげてステイホームが叫ばれているなか、毎日訪問看護に回ってもらっていること自体がリスクであり、それに対する慰労として支払っている。もしも誰か1人が感染したら、この小さな会社のなかではクラスターが発生する可能性は高い。その時点ですべての訪問がで

現場レポート

日々の暮らし

組織とコミュニティ

教育の現場では

私の「コロナ日記」

解説

コラム

きなくなる。そして、もし職員に重症化する人が出ても、自分には償いようがない。重症者治療最前線の看護職には頭の下がる思いだが、その人たちが、これ以上感染を拡げないでと訴えている」。2人はここでやっと肚を決めてくれた。

災禍のなかに見出す希望

　2020年9月現在までを振り返ってみれば、新型コロナウイルスから新年が始まり、新しい生活様式や働き方の獲得で息つく間もなく走り抜けてきた感がある。しかし、現状、当社の月間延べ訪問看護回数は1,100回程度を維持しており、経営状態の悪化はない。

　3〜8月までの間に感染が疑われ、防護で対応した顧客の総数は11人。そのうちPCR検査陽性者は1人であった。しかし、PCR検査を受けた顧客は3人のみであり、残りは血液検査、胸部写真、症状経過で医師が判断し、一般的な治療で症状の改善をみた方々である。看護師を雇用する立場としては、今後できるだけ早期に確定診断がついたうえでの訪問ができるように制度や環境が整ってほしいと願う。

　職員たちのストレスや疲労も多大であったが、大きく体調を崩した者はいなかった。そして、全体的に定時退社が守られるようになった。職員のなかで感染し、発症した者は2人。うち1人は他法人に本業をもつアルバイトであり、当社の勤務日から10日を経て、友人との会食で罹患してしまった。気の毒だが、当社内での感染には至らず、事なきを得た。もう1人は、前職場で4月に病院内クラスターが起こり、自身も罹患した。完治した後も病院再開のめどが立たず休職を余儀なくされ、7月に当社へ転職した。2人とも今は元気に仕事を続けてくれている。当社専従職員のなかには、今のところ感染した者はいない。まだ気を抜くことはできないが、注意と対策を怠らなければ、そう簡単に感染するウイルスではないとの感触を得ている。

　前述した障害児を1人で育てている看護師は、母子共にコロナに影響

を受けストレス過多となり、このままでは生活が破綻してしまうとの深刻な相談を受けた。協議の末、この看護師には短時間正社員制度を適用することとした。また、親の介護問題で所長職を退いた看護師は、いよいよ親を近くで見守ることが必要となり、遠い地方へ転居することになった。働きたい思いはあり、看護師たちも慕う人材なので、リモートワークで正社員として在籍を続けてもらうこととした。

　いずれもコロナがなければそう簡単には着手できなかった、当社的には「革新」が起こった。今も先の見えない世の中ではあるが、新しい困難は新しい解決策を連れてくる。希望を見失わず、全員野球で乗り越えていきたい。

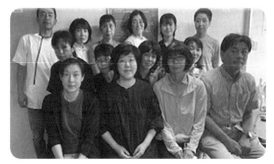

当社職員の集合写真（前列左から2人目が筆者）

現場レポート

日々の暮らし

組織とコミュニティ

教育の現場では

私の「コロナ日記」

解　説

コラム

緊急事態宣言下での看取り

―― ホームホスピスと訪問看護ステーション における取り組み

株式会社なごみ 代表取締役 / NPO法人 神戸なごみの家 理事長

松本 京子

　株式会社なごみは、訪問看護ステーションのほか、医療依存度の高い重度者のデイサービスと訪問介護事業所、居宅介護支援事業所を開設している。また、NPO法人としてホームホスピス神戸なごみの家を3軒、運営している。

　ホームホスピスの利用者はがん終末期や進行性難病、脳血管障害後遺症、認知症のある高齢者が大半を占めており、緊急事態宣言下で3人の看取りにかかわらせていただいた。いずれも、日々深刻化する病状であっても病院では自由に面会できない現状があり、家族からの相談により受け入れを決定した。本稿では、緊急事態宣言下でのホームホスピス入所となった方への対応、および在宅での緩和ケアを必要とする療養者への支援を行う訪問看護ステーションの取り組みについて報告する。

新型コロナウイルス感染への恐怖

　2020年1月6日、中国・武漢において原因不明の肺炎が確認されたニュースに始まった新型コロナウイルス感染症は、瞬く間に世界中に拡がり、10か月を経過した現在［執筆時］も収束への道は見えていない。ホームホスピスはがん終末期の方や高齢者が暮らす家であり、私たち職

員は感染を持ち込まないよう、また自らも感染しないよう、外出を控え、徹底した自粛生活を送ってきた。公共交通機関は使用しない、外食はしない、人混みには行かない生活を半年続けていると、その暮らしが日常になっていく感じがあった。高齢で人との交流がもともと少ない人は、自粛生活の弊害に気がつかないままフレイルが進行してしまうことは容易に想像できた。

　事業を継続している以上、正しいと思われる新型コロナウイルスに関する情報収集を日課とし、日々の変化や新しい情報を含めた文書を併設する全事業所に配布し、感染予防対策の周知徹底に努める日々でもあった。それは、私たちがかかわるのは多くが高齢であり、気力の低下した人ばかりで、感染すれば重篤化することが明らかであったからだ。「持ち込まない、感染させない」意識で、緊張の毎日であった。

　地域の人との交流と相談の場所として運営してきたなごみサロン、暮らしの保健室には毎日多くの人が出入りし、勉強会やランチを共に楽しむ会を開催していたが、参加者は80歳以上の高齢者が多く、密が避けられないため、2月中旬より緊急事態宣言解除まで休止するしかなかった。しばらくは地域の感染状況をみながら、近隣の公園で"歩こう会"を行っていたが、感染者の増加で完全に休止する選択をした。

　暮らしの保健室の家賃14万円をNPOから捻出することを思うと、閉鎖を考えることもあったが、家賃交渉で月額10万円に減額していただき、そのまま契約を継続して再開に備えた。暮らしの保健室を利用していた人からは「閉鎖するのではないか」という問い合わせがあり、自分たちの居場所がなくなることを不安に感じている現実を知り、閉鎖はなんとか避けたいと、踏みとどまった。

職員および入居者の心身の負担への対応

1. 近隣のデイサービスの利用休止

　ホームホスピスの入居者のなかには、近隣のデイサービスを利用して

現場レポート

日々の暮らし

組織とコミュニティ

教育の現場では

私の「コロナ日記」

解説

コラム

いる人もいるが、家族と相談し、一時休止することにした。日頃はデイサービスに出かける人が外出の機会をなくし、職員は感染対策とともに入浴介助や食事介助が増え、いつもは穏やかに過ぎる時間が慌ただしい時間になった。

　当デイサービス利用者で、複数の通所事業所を利用する人は、行政からクラスター対策として利用する事業所の一本化を提案された。一本化により当デイサービス利用者は12人から6人に縮小になり、デイサービスの介護スタッフはホームホスピスへの応援体制をとることにした。

2. 発熱者への対応

　入居者が発熱した場合は、原因がはっきりするまでは個室待機とし、ケアに従事する職員はガウン・ゴーグルの着用と手洗いを徹底した。入居者の感染は職員または家族の持ち込み以外は考えにくいと理解できても、相談センターにPCR検査を受け付けてもらえず、不安なまま解熱の様子やほかの自覚症状の有無に注視していた。この間の発熱者は2人であったが、いずれも持続する発熱はなく、深刻な事態にはならなかった。

3. 職員への対応

　緊急事態宣言の最中は、職員自身も感染するリスクがあり、無理を押して出勤しないように、「これくらい」と思わず、体調不良があれば迷わず休みを申し出るように伝えた。職員の体調不良と同居家族の発熱によって、2人の職員が1週間の自宅待機を余儀なくされた。

　訪問看護ステーションでは緊急事態宣言発令後、勤務体制を直行直帰に切り替え、オンラインでの情報共有とオンコール当番への引き継ぎのみ事務所で行うようにした。この間、訪問先で呼吸器症状が著しく悪化した利用者に対応した看護師と、本人や家族の発熱で自宅待機となった者が3人いた。相談センターにPCR検査を申し出ても、実施する対象でないと断られ、1週間は休まざるを得ないと判断するしかなく、残った職員は忙しい日々を過ごすこととなった。

こうした職員の苦労に対しては、感染対策をとりながら通常勤務を続けることへの特別慰労金を全職員に支給し、その労をねぎらうことしかできなかった。しかし、負担を感じて退職希望や休暇願を出す人はなく乗り切ることができたのは、職員の力だと思っている。

　ホームホスピスも訪問看護ステーションの事務所も毎日の掃除とアルコール消毒を徹底していたため、通常より業務は多くなっていたので、健康管理は常に気がかりになっていた。朝から電話が鳴ると、悪いニュースではないかと想像し、気が滅入ることもあった。

4. 感染対策に必要な備品の入手

　感染対策に必要な備品の購入は重要課題となった。マスク、ゴーグル、フェイスシールド、ガウンなどは連携先を通じて購入できたが、マスクは布マスクにキッチンペーパーを重ねて使用したり、レインコートで発熱者に対応することもあった。フェイスシールドは、ラミネートシールを使ったアイデアがFacebookで紹介されているのを見て、早速作成して各部署に配布した。安いし、水洗いして廃棄できるので使用を躊躇しなくて済むため、そのアイデアに感心した。

　その他、各ホームホスピスおよび全事業所に、非接触型体温計、換気用サーキュレーター、高圧洗浄機、紙タオル、使い捨て手袋、アルコールを購入し、整備した。感染予防に必要と思われることは様々に調べて実施した。

　職員も利用者も不安と緊張のなかで過ごす日々であったが、兵庫県は感染者の多い大阪府と同じ生活圏にあり、緊急事態宣言の発出も早く、解除も他県より1週間遅れとなった。しかし、毎日発表される感染者数に一喜一憂するのではなく、人口150万の神戸市においてクラスターの発生場所や陽性率に注視することもできるようになった。

現場レポート

日々の暮らし

組織とコミュニティ

教育の現場では

私の「コロナ日記」

解　説

コラム

ホームホスピスの感染予防対策と看取り

1. 新規入所の問い合わせ

　ホームホスピスは小規模で、民家を活用しているため環境そのものが開放的で、大きな窓からは風が通り抜けていくので、換気は日常的で特別なことではなかった。しかし、リビングや各居室にはサーキュレーターを使用して空気の流れを確保した。いつもはリビングで入居者も職員も一緒に食事をし、笑い声が絶えない空間だったが、それぞれに各居室で過ごされるようになり、団らんの光景はなくなった。

　多くの病院や施設ではクラスターが発生し、面会制限が日々厳しくなった。ホームホスピス神戸なごみの家には、入居の問い合わせや、「入居後、面会できますか」といった問い合わせが増えるようになった。

　病院からの新規受け入れには不安もあるが、相談に来られた家族で「面会できていないので最近の状態がよくわからない」と訴える人がいて、迷いながらではあるが、看取りまで家族と共に受け入れる決断をした。その背景には、看取りを体験した人の「触れることができないままの別れがこれほど悔いが残るものとは思わなかった」という死別後の後悔に苦しむ声を新聞の投書で知る機会があり、これが受け入れの決断を後押ししてくれた。家族には、来所前の検温や、家族構成員の健康状態を確認し、記録するなどの協力を得ている。

2. コロナ禍での看取り

　コロナ禍での最初の看取りは90代の男性で、肺がんが進行し、1か月前まで自宅で過ごしていた人だった。ある日、体調不良で病院を受診し、そのまま入院となり、予後が告げられたまま家族と会えない日々が続いていた。

　病院での情報を聴くと、家族からの事前情報よりも病状はかなり深刻であることがわかり、退院を急ぐことになった。在宅医には、休診日にもかかわらず受け入れに協力してもらえた。結局、入居から週単位での

看取りとなったが、家族に見守られながら、娘に「母さんを頼む」とかすかな声で認知症の妻を気遣う言葉を残しての最期だった。後日、遺族が挨拶に来られ、「病院で急ぎましょうと言われても、すぐには事態を理解できなかった。毎日看ていないと、痩せてきたことはわかっても、死まで想像できなかった。でも、ここに来て、窓からの景色を楽しみ、孫やひ孫に会えた時間があり、悔いはありません」とお話しされた。

ホームホスピスは、看取りを目的として受け入れるのではない。入院での治療が必要でない限り、暮らしの場に戻すことで、自宅での生活に近い過ごし方が可能になる。その人が生きてきた人生に触れ、最期までの暮らしに伴走することで、家族にも職員にも死を受け入れる準備が整ってくると考えている。

その後に看取った人は、ゆっくり家族との時間を大切にし、5年以上になるホームホスピス神戸なごみの家での暮らしに別れを告げられた。感染リスクを恐れるあまり、手放してはいけないこともあると、改めて考えたコロナ禍での看取りの経験だった。

3.「With コロナ」の日常生活へ

感染対策をとりながらの生活にも慣れてくると、入居者一人ひとりについて、自粛生活での機能低下や認知症の進行を気にかけられるようになった。これまでのテーブルを2倍の広さにして一緒に食卓を囲むようになり、静かな暮らしを継続している。

私たちのホームホスピスは、既存の家を活用し、小規模の人数で暮らしている。家族やボランティアが一堂に会する大人数のイベントはできない。職員はマスクを離せないが、日常に戻りつつあることを実感する日々でもある。

この間、全国ホームホスピス協会が、各地域の状況や対策の共有のために情報収集を実施してくれた。それぞれの工夫を知る機会となり、安心感にもつながったと思われる。

現場レポート

日々の暮らし

組織とコミュニティ

教育の現場では

私の「コロナ日記」

解説

コラム

表　振り返りで出た意見と今後に備えての対応

振り返りで出た意見
・訪問を辞退された場合：電話連絡での状況確認や相談対応を定期的に行ったのは家族の安心につながっていた。24時間電話連絡体制が家族にとって重要だと再確認した
・人との交流が少なくなり、認知症や独居の人に訪問した際に徐脈や病状の変化があった
・ステーションでの感染対策の確立が家族の安心につながっていた
・家族が在宅ワークになり、日頃は不在の息子がいろいろやってくれたなど、家族の役割が果たせた人もいた。
・コロナで訪問を受けることを迷うこともあったようだが、直行直帰体制などを聴くと、やっぱり来てもらってよかったとのことだった
・直行直帰で人と接触しない働き方は妥当だと思う
・体調はよかったが、活動量が少なくなったので下肢筋力が低下し、歩行が難しくなった

今後に備えての対応
・再度緊急事態宣言が発出された場合は、家族の意向をていねいに聴き取り、訪問回数の調整などを相談して決定する
・想定外の状態変化については、確認頻度について検討が必要
・人との接触がなくなると自宅での活動量も少なくなることから、機能低下を予測した対応が必要

コロナ禍での訪問看護師の奮闘

　訪問看護は、利用者宅を訪問し、病状や症状を見極めながらそれぞれの固有の暮らしをみつめ、療養者とその家族と共に生活の再構築を行う役割を担っている。コロナ禍では感染を恐れ、外部からの人の出入りをいったん休止する利用者も数人経験した。また、状態の安定している人で介護者のいる家では、訪問の回数を減らした人もいた。これらの人には定期的に電話を入れ、状況確認を行って対応し、必要時には訪問する体制で臨んだ。

　訪問時は各自、カバンにガウンとゴーグルを携帯し、急な発熱者への対応に備えた。本音を言えば、発熱者への訪問看護は控えたい気持ちも

あったかもしれないが、仕事の役割上、困っているからこそ訪問しなければならないと考え訪問を続けたのは、病院の医療従事者と同様、職務に対する責任感が支えとなっていたからだと思う。訪問を直行直帰体制としたことで、各自の看護への迷いや重要な情報の共有は不十分であったかもしれないが、多くは通常通り訪問活動を継続できたと考えている。

　緊急事態宣言解除後に、利用者への訪問活動について振り返るために、家族への聞き取りを行った。そこで出た意見を踏まえて、第2波に備えての対応を協議した（表）。

今後に備えて

　新型コロナウイルスについての詳細が徐々に明らかになってきており、街の感染対策も整ってきているようにみえる。今後、海外からの出入国が増えてくると、一時的に陽性者は増えると思われる。当事業所では、様々な団体から出された感染対策マニュアルを参考に、現場に即した内容の新たなマニュアルを作成し、発熱者への対応などについて具体的に明記した。

　まだ感染の流行は収束していないが、陽性者への誹謗中傷がなくなり、速やかに社会生活に復帰できるようになることを期待したい。

現場レポート

日々の暮らし

組織とコミュニティ

教育の現場では

私の「コロナ日記」

解説

コラム

3足のわらじを履く私の
コロナ禍9か月の出来事

——管理者、連絡協議会会長、学生として

社会医療法人禎心会 訪問看護ステーション禎心会東 管理者 /
北海道訪問看護ステーション連絡協議会 会長

今野 好江

　2020年1月末、北海道でCOVID-19は猛威を振るい始めた。このような感染症で世界中が混乱に陥り、利用者・スタッフ・自分自身にも危険が及ぶとはまったく考えていなかったため、自分がどのような動きをしたらよいのかわからなくて、とても不安だった。

　禎心会は社会医療法人であるが、社会福祉法人とも協業しており、札幌市内で279床の急性期病院、介護老人福祉施設2か所、介護老人保健施設1か所、在宅介護サービス事業所21か所、サービス付き高齢者住宅40室、障害者支援施設2か所を運営している。法人内に感染管理認定看護師がおり、感染対策に関しては法人内で統一した対策が当初よりとられている。

訪問看護ステーションでの対応

　訪問看護ステーション禎心会東は、看護職員22人、リハビリ職員14人、事務員2人と大規模な事業所である。創立21年であり、2020年8月の実績は、利用者数278人、延べ訪問件数1,708件である。0歳から

102歳までの利用者がおり、疾病分類は多岐にわたっている。

1. 職員の感染対策

　毎日、札幌市からメールで送られてくる感染対策情報に目を通し、訪問看護に必要な情報を拾い出すことは大変な作業であった。その情報に基づき、職員の感染対策を行った。自己による毎朝の体温測定、咳嗽などの症状チェックをしてから、当日の業務を開始した。

　前述のように当ステーションには38人の職員がおり、事務所での密を回避するため、会議室を事務所として追加した。業務でタブレットを使用するので、記録は車内で入力してから事務所内に戻るようにした。また、昼食はなるべく訪問車の中でとるようにした。朝ミーティング後、昼休み後、業務終了後に、ドアノブ、廊下の手すり、書庫の取っ手、電話、水道のハンドルの消毒を実施している。

2. 訪問時の感染対策

　訪問時は常時マスクを着用し、入室・退出時の手洗いを徹底した。マスクやグローブ、手洗い石鹸、アルコールの調達は困難だったが、災害用の備蓄品を使用した。

　当法人では、感染症の対応を研究されている大学教授（看護）に在宅ケアの感染対策についてご指導いただき、対策を立てた。排泄介助や入浴介助、サクションが必要な利用者のケア時には、フェイスガード、もしくはゴーグルの使用を追加した。排泄介助やサクション時には袖だけの保護ビニールを特別に調達し、エプロンは市販品で調達できなかったため45Lのごみ袋をハサミで切って代用した。足カバーは裏がアルコールで拭けるものを購入し、利用者宅で履くようにした。利用者には訪問日の朝、体温を測定してもらい、37.5℃以上のときには連絡するように記載した感染対策の書類を配布した。以上の対策を現在［執筆時］も継続しながら、訪問業務を実施している。

　濃厚接触者、感染疑い者への訪問必要時に使用する感染防護セット

現場レポート

日々の暮らし

組織とコミュニティ

教育の現場では

私の「コロナ日記」

解説

コラム

（100円ショップで、下衣付きレインコート、ビニール足カバー、シャワーキャップを購入し、ディスポグローブ、N95マスク、フェイスガード［ビニールシートとリボンを使用して自作］、訪問カバンを覆う45Lビニール袋を、手つきのビニール袋に収容）を10セット用意し、待機のときに持ち歩けるようにした。

　3〜5月は訪問のキャンセルが多く、そのほとんどがリハビリ対応の利用者であった。看護師の訪問による体調確認、身体管理の利用者のキャンセルはほとんどなかった。

3. 学生実習の受け入れ

　当ステーションでは、毎年5〜7月まで3大学の学生実習を引き受けている。今年は利用者宅での実習をお引き受けするわけにはいかないと判断したが、どのようにしたら学生たちに在宅看護を伝えることができるだろうかと考え、訪問看護の実際の動画を作製した。車を降りて利用者宅の呼び鈴を押すところから、1時間の訪問中のすべてを録画して、15分ずつに切り分けて編集した。この動画は大学での演習に利用していただいた。また、利用者の情報をまとめ、スライドにして、先生たちが講義をしやすいようにしてお渡しした。さらに、利用者についての理解を深めるために、リハビリスタッフの訪問の様子も録画して、観ていただいた。実際の実習とはいかないまでも、リアルな現場の雰囲気は伝わったように思う。

　私たちは、地域住民のため、感染対策をとりつつ事業の継続をしていかなくてはならない。これまで以上に常に新しい情報収集に努めていく必要があり、気を張り詰めている状況は続くと思う。

北海道訪問看護ステーション連絡協議会としての対応

1. 業務中止をしなければならない事態に陥ったときの手続き

　私は北海道訪問看護ステーション連絡協議会（以下、道連協）の会長

をさせていただいている。COVID-19発生当初の2月の定例の役員会で（北海道はかなりの広域のためもともとweb会議を行っていた）、「ステーションスタッフが感染したら」「利用者が感染したら」などの内容で話し合いを行った。

業務中止しなければならない事態に陥ったときは、利用者の看護を近隣の訪問看護ステーションへ依頼せざるを得ない。そのときの手続きはどうしたらよいのだろうか？ ①指示書の取り扱い、②契約、③ケアプラン、④引継ぎ、以上の4項目について確認事項をまとめた。次の日、札幌市と北海道へ確認の電話を入れた。

2. 地域でがんばる訪問看護師の声を届ける

4月に入り、道内C市で訪問看護師が感染し、ステーション内でクラスターとなったとのニュースをテレビで見た。その地域では混乱をきたしているだろうと考え、とりあえず情報を収集しなければと思い、C市の地区担当役員へ連絡したところ、感染者の出たステーションからの利用者の引継ぎ時にその役員も濃厚接触者になったため、自宅待機中であるとのことだった。その地域では病院でもクラスターが発生しており、混乱のなかで保健所からの指示を受けながらの行動であると話されていた。どのような支援が必要であるかを電話で聞くと、⑤利用者の体調確認は、病院のように電話対応での算定を希望する、とのことであった。

私は道連協の代表者として、北海道と全国訪問看護事業協会に連絡を入れ、①～④の確認事項と⑤の要望を伝えた。⑤については全国訪問看護事業協会より、暫定的な対応方法をアドバイスいただいた。日本看護協会、日本訪問看護財団、全国訪問看護事業協会の3団体で厚生労働省の要望書を提出する予定とのことだった。その後、5月末に、電話対応での算定と指示書等の対応などの通知文書が厚生労働省から届いた。

道連協として、地域でがんばる訪問看護師の声を届けることの大切さを痛感した。北海道は訪問看護事業所のない地域もたくさんある。地方の訪問看護師は高齢の方が多く、少ない人数で活動している。その方た

現場レポート

日々の暮らし

組織とコミュニティ

教育の現場では

私の「コロナ日記」

解説

コラム

ちが安心して業務を遂行できるよう、地域の意見を集約し、必要な支援をしていかなくてはならないと思う。

　管理者としてどう対応したらよいか困ったときに、訪問看護の仲間どうしで相談し合うことで不安を解消できた。困ったことや不安に思うことを話し合う仲間がいることは、管理者としてのメンタルコントロールにおいてとても重要である。自分のステーションのことだけを考えるのではなく、地域のステーションどうしのつながりを強化していくことで、感染対策にも災害対策にもなることを啓発していかなければならないと思っている。

大学院の学生として

　私は今年から在宅看護専門看護師資格取得のため大学院に在籍している。前期の講義はwebとなり、通学することなく受講した。私としては、仕事をしながらの受講のため、時間的にはとても助かった。しかし、図書館に行けず、調べ物はすべてインターネットでとなってしまった。また、教科書の購入にも行けなかったためネットで購入したが、間違った図書を購入してしまい、講義中に違う図書だったと気づき、おろおろししながら受講したこともあった。少しずつ対面講義が増えてきて、楽しみでもある。

　以上、私のコロナ禍の9か月の出来事をまとめてみた。

感染の危険と隣り合わせだが
必要としている人がいる限り
粛々と訪問を続ける

医療社団法人パリアン 訪問看護パリアン 連携担当看護師、前・看護部長
川越 博美

　中国・武漢での新型コロナウイルス感染拡大のニュースを対岸の火事と眺めていた。しかし、それはすぐに私たちの家庭生活や職場での大問題として突き付けられた。新型コロナウイルス感染症（以下、コロナ）患者を受け入れている病院の看護師の大変さは訪問看護師の比ではないと思うが、訪問看護師もまた、コロナ対策に追われた。利用者の安全を守りながら、訪問看護師自身と家族の安全も守らなければならない、今までに経験したことのない困難にぶつかった。お手本もないまま、急遽、感染防止のための対策を立てる必要に迫られた。ここでは、緊急事態宣言が出された頃の訪問看護ステーション現場の様子を記す。

訪問看護事業所としての感染防止対策を立てる

1. 手探りの時期
　新型コロナウイルスがどのような感染力をもったものかもわからず、感染防止の方法も示されていなかった初期は、とにかく感染防止の基本であるマスクの着用と手洗い、消毒の徹底で対応した。

現場レポート

日々の暮らし

組織とコミュニティ

教育の現場では

私の「コロナ日記」

解説

コラム

2. 感染が拡大し始めた時期

　感染が拡大し、緊急事態宣言が出された頃、手洗い、消毒の徹底、マスクの着用だけでは対応できなくなり、"スタッフ自身が感染しない、ほかの人に感染させない"をモットーに、新型コロナウイルス感染防止マニュアルを手探りで作成した。

○スタッフ自身と家族の健康管理を徹底した（出勤時の体温測定と体調の異変時の報告）。これまでに健康状態が悪化したスタッフはいないが、介護施設に勤務するスタッフの家族が発熱したという報告を受け、1週間休みをとらせ、様子をみたことがあった。

○満員電車での通勤中の感染の問題が浮上したため、時差出勤、自家用車での出勤を認めた。

○ステーションの環境を整えた（スタッフ以外の人の出入りを最低限にする、机の配置を変える、向き合っての食事の禁止、カンファレンスは最低限にする、など）。

○訪問看護の利用者にも感染リスクの高い人が増えてきた。院内感染を起こした病院やコロナ患者が入院している病院を退院した利用者、特に発熱している利用者は要注意だった。このような感染リスクのある利用者は、退院後2週間は感染者扱いとして特別な配慮を行った。利用者の家にRed zone（患者の居室など）とYellow zone（玄関など）を設け、Yellow zoneでガウン、手袋、キャップなどを着脱した。

○デイサービスで発熱し、「家に帰したい」と連絡を受けた場合は、医師と連絡をとり、感染リスクを考えて、感染防止対策をとりながら訪問することもあった。

感染防止のための物品が足りない

　マスクが、アルコールが、使い捨てのガウンが……感染防止のための物品が手に入らない。通販サイト「アスクル」からの医療機関優先供給の案内をみると、飛びついた。いくつ注文しようか考えているうちに、

あっという間に売り切れてしまったこともしばしば。まるで戦時下の品不足と同じだ。状況は戦時下と似ていても、人が人を武器で殺し合う戦争ではないことが、コロナとの闘いに向き合う力を与えてくれた。

国や地方自治体や企業等から医療機関へ
感染防止のための物品が届き始める

　公共機関から、不足しているマスクやアルコールなどの物品が無料で届き始めた。最初はマスク10枚の配布でも、喜び勇んで配布先まで取りに行った。なかでも、ある業者が東京都を通じて、医療依存度の高い利用者向けに一斗缶でアルコールを届けてくれたのは大変ありがたかった。利用者がどんなに喜ばれたことか。医療者だけではなく、在宅での療養者にも配慮してもらったことがうれしかった。

地域の人々の応援に助けられる

　マスクや手づくりフェイスシールドを、見知らぬご近所の方が届けてくれた。自分でも必要なマスクを、「がんばっている医療者のために」と届けてくださったその気持ちに励まされた。また、24時間ケアのために部屋を借りている大家さんから、「こんなときに夜もがんばっている看護師さんにお礼を」と、コロナ対応で大変な間、部屋代を半額にするからとの申し出があった。いつもチームとして活動しているボランティアからは、手づくりのマスクやごみ袋でつくったガウンが届いた。

　不要不急の外出自粛が求められ、人と人の絆を切っていくコロナだが、コロナのおかげで人々の温かい思いを知ることができた。訪問看護ステーションは自分たちの力だけではなく、地域の人々に支えられて活動できていることを、コロナのおかげで感謝をもって再認識することができた。

現場レポート

日々の暮らし

組織とコミュニティ

教育の現場では

私の「コロナ日記」

解説

コラム

退院して家で療養したい人が増える

　院内感染が増えて、家族の面会が制限されるようになった頃から、家に連れて帰りたいという家族からの相談が増えた。「面会できないので、入院している家族の様子がわからない」「このまま病院で孤独に最期を迎えさせたくない」など、切羽詰まった相談だった。「今退院したらすぐ死にますよ」「熱があるので、コロナのこともあり今は帰せません」「がんばればまだ化学療法ができるのに」等々の理由で退院を勧められない病院の事情と家族の思い。退院にこぎつけるまでに、いつもの退院支援とは比較にならないほど大変なエネルギーを使った。

あわや感染か！という出来事

　「入院中の末期がん患者を家に帰したい」と病院から連絡を受けた。退院前訪問は極力避けていたが、身寄りのない一人暮らしの女性だったので、在宅ケアの準備のため病院へ出向かざるを得なかった。病棟のナースステーションで本人（Ａさん）、主治医、担当看護師、ソーシャルワーカーと打ち合わせをし、退院日を決めた。

　その翌日。病院の主治医から電話があり、「Ａさんが入院中の病棟で新型コロナウイルスに感染した患者が出たので、退院は延期。皆さんは感染はしていないと思うが、体調に気をつけてほしい」ということだった。その後、その病院の院内感染は拡がり、報道されるまでになった。ＡさんはPCR検査陰性ということで2週間後に退院できたので、感染リスクが高い利用者として訪問を始めた。私たち訪問看護師も事なきを得た。

＊

　あわや感染という危険とはいつも隣り合わせの仕事。訪問看護を必要としている人がいる限り、粛々と、感染防止対策をして訪問を続ける私たちだ。

地域の療養者に起きた意外な余波とは

中央パートナーズ株式会社 東京ひかりナースステーション 在宅看護専門看護師

佐藤 直子

現場レポート

日々の暮らし

組織とコミュニティ

教育の現場では

私の「コロナ日記」

解説

コラム

訪問看護事業所における感染対策の取り組み

　東京ひかりナースステーションは東京都中央区で100人以上の利用者に訪問看護を提供している事業所で、看護師10人が在籍している。特にがん、非がんのターミナルケースの利用者が多い。

　新型コロナウイルス感染拡大を受け、緊急事態宣言発令前の2020年3月から、当事業所では職員の勤務体制を大きく変化させた。平時は看護師が事務所に集合して、毎日ミーティング、記録、定期的な勉強会を行っていたが、基本的に職員は自宅から訪問宅に直行直帰として、看護師どうしの接触の機会を減らした。訪問看護事業所内でクラスターが発生すれば、訪問看護の提供が完全にストップしてしまうためである。職員それぞれが仕事以外の外出を自粛し、家族にも不要な外出を避けてもらうようにお願いした。

　一方で、職員どうしの交流の機会が減ることは、情報共有の不足からコミュニケーションエラーが起こる危険性が高まる。また、緊張を強いられる仕事の苦労を分かち合うことができないと、仕事へのモチベーションが低下する恐れがあった。そこで、毎朝オンラインでミーティングを行い、情報共有と元気な顔を見せ合うことにした。また、携帯電話

のメッセージアプリを活用し、頻繁に利用者の状況や変化を共有することにした。この取り組みは、自分の看護に自信をもてない新任者にとっては、これまで通りの電話での相談はもちろんのこと、リアルタイムでほかのナースに報告・共有ができ、安心につながったようだ。今では毎日50件ほど看護師どうしのやり取りのメッセージが送受信されていて、メッセージを発信した看護師に対して助言や励ましが飛び交う。

　例に漏れず、当事業所でも個人防護のための物品は不足したが、ありがたいことにこれまでタッグを組んできた薬局やクリニック、介護事業所からご寄付をいただいた。また、区内訪問看護事業所と情報共有のためのメーリングリストを作成したため、物品の購入や対策マニュアルを共有することができ、常時からのつながりの深さが物品確保と安心につながった。

感染予防対策によって生まれた地域への余波

　感染者、濃厚接触者への訪問看護については、ゾーニング、多機関との情報共有、対応の統一が難しく、課題が山積している。しかしここでは、感染拡大とその予防によって起きた意外な余波について報告する。

1. 利用者やケア提供者のストレス反応
　ウイルスによる感染症を予防することは、目に見えぬ敵と闘うことである。連日じわりじわりと身近に敵が迫るような報道や世間の風潮は、利用者のみならずケア提供者にも影響を与えた。感染者数を告げるテレビから目が離せなくなったり、感染予防に過敏になったりする利用者や家族、ケア提供者がみられた。状況は東日本大震災後に似ていると感じた。東日本大震災の後も、連日流れるテレビ報道から目が離せなくなったり、泣き出したり、防災に過敏になり他人に怒りをぶつけたり、眠れなくなったりと、ストレス反応がみられる利用者やケア提供者がいたからだ。

今回の感染拡大でも、利用者、ケア提供者、もちろん看護師たちも、ひどい緊張のなかで過ごしており、感染予防対策に力を尽くしつつも、互いのつらさを理解して、慰め合うことが必要であった。そこで、災害時における医療職の自分のストレスとの付き合い方のガイドをスタッフと共有した。看護師たちは利用者や家族の過敏な反応に振り回されないようにし、不安に感じている気持ちに共感を示すようにかかわった。

当事業所ではサービスの利用差し控えは2件のみ、いずれも2か月程度で、「やはり看護師に訪問してほしい」との要望があってサービスを再開している。

2. 時間が経つにつれて深刻になったコロナフレイル

2つ目にあげるのは、フレイルの進行である。人と人との接触を避けるべく、多くの高齢者がデイサービスやリハビリを中止した。敬老館等で行われる体操教室も軒並み中止となった。そのため、運動・社会活動の大部分をそれらに頼っていた人たちは、外出や運動、おしゃべりの機会を失った。この影響は時間を追うごとに深刻になり、「誰ともしゃべらなかったら声が出なくなった」「家でじっとしていたらトイレから立ち上がれなくなった」という理由で訪問看護を開始する利用者が増えた。新型コロナウイルス感染症の意外な余波として、フレイルが時間が経つにつれて顕著になってきたのだ。

当事業所では理学療法士がZoomを使い、ストレッチと筋トレを毎週開催してくれた。スタッフや利用者も参加し、新しい運動の方法を提供できた。もちろんこの取り組みもZoomをうまく使えなければ参加できないものなので、課題は残る。筋力の低下、社会活動の低下を回復するにはかなり時間がかかりそうだ。

3. 総合病院との付き合いの見直し

感染予防対策によって起きた意外な余波は、悪いものばかりではなかった。3つ目にあげるのは、総合病院との付き合い方を見直す機会が

現場レポート

日々の暮らし

組織とコミュニティ

教育の現場では

私の「コロナ日記」

解説

コラム

増えたことである。

　ある利用者はこれまで漫然と総合病院の整形外科に通い、主治医からはたびたび「地域の先生に診てもらってもよいのですよ」と言われながらも、総合病院に強い信頼を寄せ、受診を続けていた。しかし、今回の感染拡大を受け、「自分はこのような大きな病院に通う必要があるのだろうか」と考え直し、地域のクリニックに通うことで人との接触を減らすことにした。また、これまでは小さなイベントがあると入院を希望していた利用者も、入院して多くの人と触れ合うことを考えると、「入院しないで家で過ごすほうがよい」と考えを変えた。地域の人々が今一度大きな病院との付き合い方を見直すことで、過度な医療利用を控えることができたと考える。

　また、受診だけではなく、退院のきっかけにも変化が表れた。その一例を示す。

　Ａさんは認知症を患っている90代の女性である。娘さんが長く介護をしたのち、グループホームに住処を移した。しかし、誤嚥性肺炎を起こし、3月に入院してしまった。入院中に下血があり、検査を行った結果、大きな大腸がんが発見された。家族の意向を聞いたうえで、高齢のため積極的治療はしないことになったものの、誤嚥と腸閉塞が予測されるため、絶飲食で看取りとの方針が医師から娘さんに告げられた。娘さんは納得できなかった。なにせ元気だった母親が入院し、顔も見えないままに、「絶飲食で命が尽きるまで待つ」と言われ、怖くなってしまったのである。娘さんは藁にもすがる思いでがんの相談センターに赴き、そこで私たちの訪問看護とつながった。結果として、娘さんは自宅に母親を引き取った。

　退院日にケアマネジャー、訪問診療医、ホームヘルパー、訪問入浴担当者、訪問看護師が集まり、コロナ禍のなかでの在宅療養が開始された。寝たきりで話もほとんどしないと聞いていたＡさんは、ケア提供者をよく見て話をしてくださり、嚥下訓練と腸閉塞予防の食物を選んで食事を開始した。それから4か月が経つが、現在は三度の食事をとり、自分で

トイレに歩行器で行き、デイサービスを楽しむ生活をしている。がんの症状はいつか劇的に表れるかもしれないが、それまではＡさんが楽しめる生活を支援しようとケアチームは思っている。

　親しい人たちと会えないまま過ごすというのは、療養者・家族双方にとってストレスフルだったようである。Ａさん以外にも同様のケースが散見された。入院中に病状が悪化したと医療者から告げられても、家族に会えない状況下では医療者に不信感をもったり、家族としての役割発揮ができない不満や不全感を感じて、自宅退院を決めた人たちがたくさんいた。

4. 地域の多機関とのICTによる連携の普及と加速

　４つ目にあげるのは、ケア提供者のICT（情報通信技術）普及の加速である。地域におけるICTは、事業所内の情報共有にとどまらず、法人の枠を超えて利用者にかかわる在宅ケアチーム内で使用することで、テクノロジーによりコミュニケーションを活発化させ、包括ケアが提供できるようにすることが目的である。しかしながら、法人の枠を超えること、それぞれの法人の特徴が違うこと、設備整備の人的・経済的コストの問題からなかなか進まなかった。さらに、現場でケアを提供している一人ひとりがつながるといっても、それぞれのケア提供者の働き方の違いなどがあり、話し合いの場をもつことが難しかった。

　ところが、今回の新型コロナウイルス感染拡大で、状況は一変した。学校や職場でのリモート経験が増え、Zoomなどのシステムを使える人が格段に増えた。サポートなしではそういうものを使えない人も、身近なサポーター（例えば同僚や家族など）を得ることができた。「子どもにやり方を聞いたの」「同僚がセットアップしてくれた」と、リモート会議に参加してくれるようになった。

　このような状況になり、実際にケアを提供する人たちと直接話し合う機会をもつことができた。終末期の難病の方のケアでは、かかわっているホームヘルパーだけでも10人以上いた。これまで複数事業所の看護

現場レポート

日々の暮らし

組織とコミュニティ

教育の現場では

私の「コロナ日記」

解説

コラム

師とホームヘルパー全員が一堂に会したことはなかったが、オンライン会議で顔を合わせることができた。進んでいく病状や今後の予想を共有し、それぞれのケア提供者のつらさや意気込みを知ることができ、最期まで一緒にがんばる気持ちを再確認することができた。

　今回のことは、イノベーター理論でいうところのキャズム（超えるべき障害）を乗り越えて、地域の多機関でのICT連携が一気に加速したことを体感する契機となった。本人の望む生活の支援には、ケアチームの活発なコミュニケーションと、チームによる包括的ケアが欠かせない。

今こそ訪問看護や
在宅サービスの力が必要な時期
——新宿の訪問看護ステーションの記録

株式会社ケアーズ 白十字訪問看護ステーション 所長[*1]、ケアマネジャー[*2]、訪問看護師[*3]

服部 絵美[*1]、**根田 一成**[*2]、**佐藤 祐子**[*3]

現場レポート

日々の暮らし

組織とコミュニティ

教育の現場では

私の「コロナ日記」

解説

コラム

白十字訪問看護ステーションの取り組み

　私たちの活動する東京都新宿区は、2020年9月末現在2,700人以上の新型コロナウイルス陽性者がおり、全国で最も感染者の多い地域の1つとなっている。人が多く集まる地域でそのような状況は必然であり、利用者・家族あるいは職員に感染者が出てしまうことも想定しながら、活動を継続してきた。

　4月以降、利用者で発熱等の症状があったり、デイサービスで感染者が出たためPCR検査を行った方は11人、そのうち陽性者は2人である。担当した訪問看護師や訪問介護員が保健所から濃厚接触者や接触者と判断され、自宅待機やPCR検査を受ける状況となったが、幸い職員には感染者はなく、利用者への訪問は継続できている。

　3月には利用者への手紙を作成し、当ステーションの感染予防対策の取り組み、職員の自宅待機基準についての説明、発熱や呼吸器症状出現時の事前連絡のお願い、万が一訪問を縮小せざるを得ない場合への理解を依頼した。同時に、可能な限り、私たちは通常通りの訪問看護を継続

し、利用者・家族の生活を支援していくというメッセージも伝えた。

　緊急事態宣言が出された4・5月は、利用者からの訪問のキャンセルが多く、新たな訪問看護利用の希望も少なかった。このはじめての状況に対し、職員も常に緊張感や不安をもちながら訪問していたのではないかと思う。この時期は、ステーションとして取り組むべきことを一斉メールで定期的に発信し、「みんなで乗り越えていこう、支え合おう」というメッセージを伝えた。訪問したときに発熱や呼吸器症状等がある利用者にいつでも対応できるよう、発熱セット（ガウンもしくは使い捨てエプロン、マスク、ゴーグル、手袋、ごみ袋）を常に持参している。また、症状が出現し、PCR検査を受ける利用者に対応した職員は、検査結果が出るまで休業日として、給与補償をしながらいつでも仕事が休めるようにした。それは、職員自身に微熱が出たり、職員の家族に症状があったりした場合も同様である。9月現在まで定期的に休業日は発生しているが、職員全体が支え合う姿勢は変わっていない。

　緊急事態宣言が解除され、少しずつ新宿に人が戻ってきた頃、訪問看護の現場では別の変化が見られた。病院や施設での面会が制限され、大事な家族となかなか会えない状況となり、「自宅で療養したい」「自宅で家族と一緒に最期まで過ごしたい」と希望する利用者・家族が増え、地域での訪問看護のニーズが一気に増加してきたのである。今こそ訪問看護や在宅サービスの力が必要な時期ととらえ、感染予防対策を講じながら、利用者・家族の望む生活の実現のため訪問している。

新型コロナウイルスに感染した利用者への
対応の振り返り

1. 担当したケアマネジャーの視点から

　Aさん、女性、84歳、独居。隣の区に長女が在住している（月1回程度の訪問）。本人と長女の良好な関係性を保つため、担当ケアマネジャーが日頃からキーパーソンとしての役割を果たしている。

現場レポート

日々の暮らし

組織とコミュニティ

教育の現場では

私の「コロナ日記」

解説

コラム

●5月6日（水・祝）17:00

　デイサービスより、新型コロナウイルス感染利用者が出たため、5月20日（水）まで休止との連絡あり。当該利用者とAさんとは接触はないと報告を受ける。デイサービス休止の間の臨時訪問を訪問介護事業所へ依頼。

●5月11日（月）9:45

　デイサービスより、職員もPCR検査陽性だったとの報告あり。利用者全員が翌日、検査予定で、陽性の場合は保健センターから連絡があるとのこと。

　Aさんが利用中の2か所の訪問介護事業所と訪問看護ステーションへ連絡し、以降の訪問は感染防護のうえでの対応を依頼する。

　長女へ連絡し、デイサービスで感染が発生して、Aさんにも検査が実施されることを伝える。陽性の結果が出た際の対応を検討する。

●5月13日（水）17:45

　保健所より、PCR検査の結果、Aさんが陽性だったとの結果が報告された。状況説明のうえ、今後の対応について指示を仰ぐ。

・Aさんは入院の方向となる。20時に自宅に民間救急が迎えに来るとのことで、担当の訪問看護師が送り出しに対応した。

・下痢、発熱の症状からみて、5月9日（土）が発症日と考えられる。各サービス事業所へ報告し、今後の対応を保健師と相談してもらうこととなる。

・併設の訪問介護事業所でAさんを訪問した訪問介護員2人が濃厚接触者となる。以降、健康観察が必要となり、担当ケアマネジャーが訪問介護員2人の健康状態を保健所へ2週間、毎日報告する（もう1事業所は5人の濃厚接触者となる）。

●5月14日（木）10:00

　入院先の病棟看護師から、入院時の様子について連絡があり、入院前の状態等について情報提供をする（翌日、入院時情報提供書をFAX送信し、病棟での共有を依頼）。

Aさんは新型コロナウイルスの肺炎像があるが、酸素吸入の必要はない状態とのこと。

●5月18日（月）

急な夜間帯の入院により持参できなかったオムツと義歯、ラジオを入院先の病棟（入口まで）へ届ける。

●5月27日（水）16:00

入院先の医療連携室の看護師より、1回目PCR検査で陰性となり、退院の見込みが立ったと連絡がある。状況をうかがい、自宅でのサービス調整をはかる。

●5月28日（木）10:00

ケアマネジャーより、医療連携室の看護師へ連絡し、6月1日（月）の退院で調整できたことを伝える。長女、サービス事業所とやり取りを重ね、通常の支援のほか、新型コロナウイルス感染予防のための対策を整えたうえでの退院とした。

●6月2日（火）15:00

当ステーションにて、訪問介護事業所2か所と訪問看護師と共に、自宅での感染予防対策を講じる。

●6月10日（水）9:30

前日に退院予定だったが延期になったことを、ケアマネジャーより医療連携室の看護師へ連絡し、今後の退院について相談する。

6月1日は発熱（誤嚥による）のため、6月5日と6月10日はいずれもPCR検査2回目の結果が陽性となり、退院延期となっている。病院では、今後PCR検査1回で陰性確定をしたら、すぐに退院の方向とのことだった。検査2回ではなく、国の方針に準じた対応を病院側は検討している。ただし、在宅のサービス関係者の意見も踏まえながら調整をしていきたいと相談を受ける。

→訪問介護事業所側からは、PCR検査2回陰性の結果が出たら退院とし、自宅へ訪問をしたいとの要望があった。病院側と協議し、従来通り検査2回陰性の結果をもって退院の方針となる。

現場レポート

日々の暮らし

組織とコミュニティ

教育の現場では

私の「コロナ日記」

解説

コラム

●6月15日（月）14:45

　医療連携室の看護師より、PCR検査（4回目）陽性だったと報告があり、翌日の退院は延期となる。PCR検査結果の報告を受ける都度、医療連携室の担当看護師や各サービス事業所と細やかに連携をはかる。

　感染症法の適用、除外というなかで、2回のPCR検査陰性で医師より退院許可が出た後も入院を継続すると入院費用が発生すると医療連携室の退院調整看護師から説明があった。長女と相談のうえ、退院可能になり次第、早期の退院を目指すこととなり、細やかな情報収集と提供が必要となった。

●6月22日（月）14:45

　医療連携室の看護師より、PCR検査2回目も陰性となったと連絡があり、翌日退院の方向となる。

●6月23日（火）10:00

　病院を訪問し、退院時に同行する。感染予防対策をした民間救急にて自宅に帰宅した。車椅子介助および自宅内の感染予防環境を確認。長女へ電話連絡し、退院を報告した。

　Aさんに、本日から自宅生活を再開することを説明し、理解を得られた。デイサービスは2週間後を目安に再開することで了承いただく。ADLなど状態に大きな変化はないため、サービス内容は入院前と変更なく継続する。

●7月8日（水）

　退院から2週間が経過し、体調に問題なく、デイサービスを再開する。

［専門職に求められる役割、視点、資質］

●早めの情報提供──かかりつけ医への連絡も忘れずに

　Aさんの場合、5月6日のデイサービスからの報告時は、感染した利用者とAさんとの接触がないということで、他のスタッフを介して感染するなどの想像をすることができずにいた。そのため、訪問介護員1人の感染が他者に及ぼす影響を考慮したうえで、早めの情報発信を行うこと

で、感染拡大防止やサービス事業所への影響を最小限に食い止めることができたと思われる。

● 安心してもらえる情報提供

　PCR検査陽性の連絡があってからは、保健所や各所への連絡や調整で手一杯になる状況にあった。そのため、他事業所や利用者、家族へ正しく配慮した情報提供を行う難しさがあった。

　→本人、家族やサービス関係者の関係図をつくり、時間の経過を書き込みながら整理をしていくことで、伝え漏れがない、迅速で正確な情報提供が可能となる。情報の更新や振り返りにも便利である。

● 利用者を守ること、事業所を守ること

　今後、医療・介護関係者には、新型コロナウイルスに関する最新の知識の研鑽、情報の積み重ねができる環境が整っていくと思われる。しかしながら、利用者や家族は正しい情報や知識が不足している状況により、感染症のとらえ方にずれが生じる可能性も高い。知識や情報の押し付けにならないよう、利用者や家族の不安に寄り添いながら対応をする必要がある。

● 介護事業所に対する配慮

　現場で介護にあたる方々は、一度感染した利用者への訪問は心配があるだろうと推察する。管理者、サービス提供責任者だけでなく、訪問する現場の訪問介護員に対しても配慮をしながら、情報伝達の仕方、防護方法などを一緒に検討する必要がある。状況により、かかりつけ医や訪問看護師の意見を取り入れながら、安心してもらえる情報を提供する。

● PCR検査陽性になったときの対応

　国や自治体では、PCR検査陽性になったときの対応について、「事前の対策をケアマネジャーと相談しておく」と謳ってはいるが、ケアマネジャーが事前に対応することには限界がある。どのような形で陽性者が出るかにより、サービス事業所が対応しきれなかったり、施設入所や病院入院が簡単にできない場合も想定される。

　→感染時の対応が難しい利用者・家族が想定される場合は、事業所ご

とに対応について早めに情報共有し、確認しておく。

●フレイル予防のケアマネジメントの必要性

　コロナ禍では、通所サービスやリハビリなどでの感染を恐れ、本来必要なサービス利用を控える状況となった。そのため活動量が低下し、身体機能の低下、転倒や骨折、認知症症状の進行などのリスクが上昇する傾向にある。改めて、ケアプランの見直し、関係者チーム間での連携、情報共有を行い、本人・家族へ感染症に関する正しい知識や安心できる情報を伝えながら、フレイル予防のためのケアプランを提示し、サービス利用につなげていく必要がある。

2. 担当した訪問看護師の視点から

●PCR検査

　ケアマネジャーより、デイサービスで新型コロナウイルス感染者が出たためAさんも検査を受けることになったとの連絡を受けた。訪問介護員と訪問時の感染防護対応を共有し、訪問介護員の訪問時に症状の変化があれば連絡するよう伝えた。

●本人への入院となることの説明

　PCR検査の結果、陽性との診断だった。入院の方向となり、病院への送り出しの対応をした。民間救急の迎えの時間に合わせて訪問し、Aさんに検査結果を伝え、入院治療になることを説明した。驚いた様子はあったが、「あー」「うん」との返答はあり、入院となることを理解した反応であった。入院の準備をし、民間救急の方と2人で車への移乗を行い、自宅前で見送った。

●退院後のケアの統一

　Aさんの退院後の生活を考え、感染防護をしつつケアを行っていけるよう、ケアマネジャーと2事業所それぞれの訪問介護員責任者、訪問看護ステーション責任者、訪問している看護師で話し合いを行った。不安に思うこと、迷うことなども出し合いながら、訪問時のケアの仕方、動き方を統一した。

現場レポート

日々の暮らし

組織とコミュニティ

教育の現場では

私の「コロナ日記」

解説

コラム

自宅の見取り図をつくり、清潔区域と不潔区域の区分をつけ、訪問時の動線を徹底した（**図**）。玄関は清潔区域とし、マスク着用で訪問したら、①手指消毒をし、②ゴーグル・エプロンをつけリビングへ入る。台所で③手洗いを行い、手袋をはめてＡさんのケアを始める。

　リビング、寝室はＡさんの生活の場であり、④オムツ交換、清潔ケア、食事、口腔ケアを行う場所なので不潔区域に区分した。ケアに必要なもの（オムツ、着替え、タオル類、ビニール袋、新聞紙、エプロン、手袋、ボディソープ、陰洗ボトルなど）が洗面所やトイレ、物置にもあったが、リビングと寝室にまとめて置いた。

　車椅子移乗時は、⑤身体が密着するため唾液の付着に注意し、汚れた場合はエプロンを変える。リビングに⑥アルコールと次亜塩素酸の消毒スプレーを準備し、⑦食事前に車椅子とテーブルの消毒を行う。食事前に本人の手洗いを、車椅子に座った状態で実施する。訪問時は、食事摂取時以外は本人にもマスクをつけてもらうようにした。

　ケアを終了後、⑧汚物はビニール袋に入れ、浴室に置いたごみ箱へ捨て、⑨洗面所で着用していたもの（エプロン、手袋、ゴーグル、マスク）

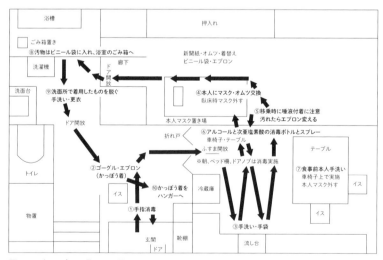

図　Ａさん宅の見取り図

を脱ぐ。洗面所で手洗いと着替えをし、⑩エプロンをハンガーにかけて、玄関から退室する。

　上記を退院後2週間実践した。Aさんだけでなく、訪問看護師や訪問介護員にも症状の出現は見られず、統一したかかわり方で特に困難を生じることもなく、無事経過することができた。デイサービスも再開し、入院前の生活に戻ることができた。

　退院時、在宅医と病院からの情報提供書を共有し、毎週訪問ごとに状態の経過を在宅医へ報告した。

［訪問看護師として感じたこと、今後に活かしていきたいこと］

　感染が疑われる利用者や感染後の利用者への訪問となると、直接的な生活介助を行う訪問介護員の不安は大きい。訪問介護員が不安なく訪問し、ケアを行えるようにサポートしていくことを考え、動いた。不安に感じていること、困っていることを話し合い、お互いに感染防護をしながら、具体的にケアの方法や動き方を確認・共有することで、不安な思いを解決し、利用者に必要なケアを継続することができた。

　新型コロナウイルスに感染後の利用者にどの程度の感染予防対策が必要なのか、まだ多くの情報がないなかで、かかわる側の不安に対応することにも重点をおき、感染防護を行った。その後に参加した医師の勉強会で、発症6日目以降は感染力は低下し、退院後は感染することを過度に恐れなくてもよいとの話を聞き、必要以上の感染防護を行っていたとわかったこともあった。正しい知識と情報を得ていくことで対応の仕方もわかり、不安も減ると感じた。

　ケアマネジャーからの迅速な情報提供があったことで、スムーズに対応していくことができたと思う。

現場レポート

日々の暮らし

組織とコミュニティ

教育の現場では

私の「コロナ日記」

解説

コラム

「With コロナ」のなかでも "その人らしく生きる"ことを 支え続ける

株式会社ケアーズ 東久留米白十字訪問看護ステーション 所長[*1]、副所長[*2]

中島 朋子[*1]、**谷 美幸**[*2]

　東久留米白十字訪問看護ステーションは、看護師13人、ケアマネジャー3人、理学療法士・作業療法士（共に非常勤）各1人、社会福祉士・事務員各1人が在籍しており、スタッフそれぞれが自分の得意分野を活かしながら、日々の看護実践を行っている。訪問看護、居宅介護支援事業のほかに、東久留米市から「在宅療養相談窓口」と「認知症初期集中支援チーム事務局」の事業を、東京都から「東京都訪問看護教育ステーション事業」を受託しながら、地域住民にステーションを開放する「ふらっとカフェ」などの様々な地域活動も行っている。

　このたびの新型コロナウイルス感染症に対する当ステーションの対応の経過を**表1**に示す。

所長（管理者）として感じたこと、困ったこと

　スタッフやその家族に感染させてしまうのではないか、スタッフの就労継続が困難になってしまわないか、利用者・家族に感染させてしまうことはないかなど、目に見えない、経験値のない出来事に対する不安で、

表1　当ステーションでの新型コロナウイルス感染症への対応経過

2020年2月初め	・パンデミックに備えて物品購入の準備に入ることを業務カンファレンスで伝達
2月7日	・感染・リスクマネジメント係の活動を推進するよう伝達
2月21日	・ハイリスクの1家族のみに対して、一時的に訪問を差し控えた（精神疾患の療養者2人に訪問をしている家族で、「3密」の行動が顕著に多い家族だったため） ・情報収集・随時カンファレンスを実施
2月25日〜	**政府が基本方針を発表** ・出勤前の体温測定、体調チェック表の開始 ・ゴーグル発注→品薄で購入できず、100円ショップのメガネで代用 ・マスク、エプロン、フェイスシールド等のストックはある程度あったが、入手困難時のために代替用品の試作を開始 ・休校・休園に向けた勤務体制の調整 ・在宅ワークの就業規則の策定 ・もともと取り組んでいた業務効率化（定時終業を目指す）を、自己免疫力維持の意味も含めて定時終業の徹底に向けて取り組むよう伝達
2月28日	・利用者あての手紙 第1報を発送 ・パンデミックに備えて今日中に備品発注を…
3月9日	・利用者が通所する施設で陽性者発生
3月10日	・事業継続計画（BCP）の構築のため、近隣の訪問看護ステーションに協働を提案・相談する。どちらかのステーションが休止に追い込まれた際にも、トリアージした利用者宅にすぐに代替でケアに入ってもらえるような協働関係の構築を目指して始動
3月11日	**WHOパンデミック発表**
3月中旬	・BCPの準備として、約200人の利用者をトリアージ ・連携している在宅診療医と、発熱者等への対応方法の確認および方向性の共有をはかる ・ステーション内のレイアウト変更開始（「3密」対策）
3月27日	・利用者あての手紙 第2報を発送
4月1日	**国：行動指針を発表** ・毎朝のカンファレンスをオンラインカンファレンスに変更し、「3密」を回避 ・収支ダメージ把握と、助成金申請や今後の統計資料作成時の対策として、「コロナキャンセル」数を集計しやすくなるよう、普段使用している業務アプリの工夫を施す
4月7日	・PPEの研修会開催：PPEの着脱をマスターするため、演習も行う ・グループホームや障がい者生活寮などへの助言（職種による感染対策意識の温度差に驚くこともあった） ・訪問看護ステーションの看護師に対する意向アンケート ・発熱者に対する訪問体制の構築

（次ページへつづく）

現場レポート

日々の暮らし

組織とコミュニティ

教育の現場では

私の「コロナ日記」

解説

コラム

表1の続き

4月上旬〜 5月頃まで	・訪問している施設で発熱者が続出し、保健所等に相談しても PCR検査につながらなかった。陽性の可能性があると考えて対応し、施設スタッフにもアドバイスを行った
4月10日	・訪問している施設の通所利用者で陽性者が…
4月7日〜 5月6日	**国：緊急事態宣言**
4月10日	**東京都：緊急事態措置等**
（4月19日）	・中島（管理者）：精神的に追い込まれていたが、自分で立て直す
5月1日	・利用者あての手紙 第3報を発送 ・カンファレンス：連休中の発熱担当看護師の決定と対応について話し合う
5月下旬	・ステーション内にシャワー浴や宿泊できる場所がないため、他室が使えるよう確保した ・換気のための環境整備を大家さんに交渉、工事施行

気を緩めるとすぐに涙が出てしまう状況をこらえる日々だった。スタッフが陽性になった場合、事業所の対応をどうしていけばよいのか。スタッフを守るために、所長である自分が感染の可能性が高い利用者を訪問する「発熱担当になろう」と考えたが、副所長をはじめスタッフで話し合い、管理者は緊急事態時等の指揮官でいるためにも、発熱担当を担わない方向性に決まった。

　発熱担当をしない管理者としてやるべきことは何かを考えた。そして、以下のようなことが管理者としてスタッフを守るべき責務だと考え、できることから着手していった。

○スタッフが安全に訪問できるよう、長期的な物品確保と、限られた物品を効果的に使用するための方策を考える。

○個人防護具（PPE）セット*を常時携帯できるようにし、訪問してみないとわからない療養者の状況に応じて、各自がその場でPPEレベルを判断できるように、基準を作成する。

＊PPEセット：キャップ、長袖ガウン、ゴーグル、フェイスシールド、手袋、シューズカバー、N95マスク、マスク、ごみ袋など。

○定期的なPPEの研修会開催や、在宅でのゾーニングの検討、自己免疫力を下げない勤務体制と休日の確保、スタッフの心身のサポート、利用者への協力要請、地域の多職種に対する相談やサポートによって感染拡大防止に努める。

副所長の立場から

1. 訪問の実際

　訪問看護の現場では、基本的に看護師が1人で訪問し、ケアにあたる。1人の看護師が一利用者を担当し、夜間や緊急時も対応する方法をとっているステーションもある。しかし、当ステーションではこれまで一利用者を複数の看護師で担当し、その日の訪問は1人で行うにしても、スタッフ間のきめ細かいコミュニケーションを通して、ケアの質の向上とスタッフの負担軽減の両立を目指してきた。グループホームなど自宅以外の生活の場への訪問も、担当者に限らず、誰もが対応できる体制づくりを行ってきた。

　しかし、このたびの新型コロナウイルス（以下、コロナ）の感染拡大を受け、感染予防の観点から、訪問する看護師を固定化する必要があると考えた。特に、発熱者が続発したグループホームやPCR検査陽性者が発生した障がい者通所施設の利用者など、他者との接触が多く、また身体ケアが濃厚にならざるを得ない利用者へのケアを、誰がどのように継続していくか、話し合いを重ねた。

2. スタッフの選定

　当初、所長からコロナ感染リスクの高い利用者への訪問（以下、発熱担当）は所長が行う旨の申し出があったが、以下の理由から副所長の自分が発熱担当を担うのが妥当であると申し出た。

　①持病がない（＝感染しても重症化するリスクが低い）

　②陽性になって入院もしくは軽症者宿泊療養施設での待機になった場

現場レポート

日々の暮らし

組織とコミュニティ

教育の現場では

私の「コロナ日記」

解説

コラム

合、家族に負担をかけない（＝育児や介護の対象者がいない）

③家族の理解を得ている

④待機当番（24時間の緊急電話当番）の回数が少ない

しかし、これにはスタッフからの反対意見があった。負担を心配してのことであった。そこで皆で話し合い、1人で担うのではなく、所長以外のスタッフ2人で担当し、期間を区切って交代することでスタートした。

3. 発熱担当の実際

平日は、有症者および高リスクと考える利用者を中心に訪問した。休日は待機当番を外し、有症者への訪問が必要な場合に発熱担当が訪問することとした（**図**）。有症者への訪問があった際には、看護師の体調の

図　発熱担当看護師の5月勤務表

表2　発熱担当看護師の体調記録

日付	2020年5月1日	5月2日	5月3日
体温（朝、夕）	36.3℃、36.5℃	36.3℃、36.6℃	36.2℃、36.5℃
症状	なし	なし	なし
出勤の有無	有	有	有
有症利用者名 （3日以内接触の有無） 症状	○○○子 (5/1接触) 発熱38.3℃、咳嗽		○○○夫 (5/1接触) 発熱37.4℃
			△△△子 (5/3接触) 発熱37.4℃、眼充血

経過が追えるよう記録に残した（**表2**）。

　高熱があってもPCR検査対象にはならず、発熱原因が特定できない状況での訪問を余儀なくされたいくつかのケースがある。コロナ感染を否定できないなか、標準予防策を守りつつ、利用者の症状に合わせてどの程度のPPEを装備していくか、どのようにケアを行うか、利用者ごとにシミュレーションを行ってから訪問した。また担当期間中、PPEセットは常に持ち歩いた（現在は全員がPPEセットを常備して訪問している）。

　ひと月の間、発熱担当が疲弊せず勤務を継続できたのは、スタッフ皆の支えがあったからにほかならない。緊急事態宣言発令後、第2・3波の到来や市中感染の拡がりも言われるなか、6月以降は担当をおかず、一人ひとりが感染予防に努めつつ、訪問を継続している。

＊

　在宅という特性と在宅ならではのリスクがあるなかで、最初は手探りで悩みながら奮闘してきた。約半年が経過した今、思うことは、未曾有の出来事ではあっても、新型コロナウイルスの特性に関する情報を確認しながら感染対策を確実に講じていけば、むやみに怖がる必要はなく、根拠をもって地域の多職種にも適切な助言をしていくことができるということである。介護や福祉職の方々に対する教育的支援や、住民に対する啓発活動も、地域で活動する看護師として実践しながら、「with コロナ」のなかで、地域で療養する人々が安心・安全に豊かな日々を送り、"その人らしく生きる"ことを支える訪問看護の原点をこれからもサポートしていきたい。

現場レポート

日々の暮らし

組織とコミュニティ

教育の現場では

私の「コロナ日記」

解説

コラム

コロナ禍のあいりん地区 貧困地域における公衆衛生の課題と地域の取り組み

合同会社 Polestar 山王訪問看護ステーション 管理者

吉村 友美

コロナ禍のあいりん地区

　大阪市西成区に位置する「あいりん地区」には、野宿生活を余儀なくされている方、収入が不安定なため簡易宿泊所に滞在している方、生活保護を受給している方など、いろいろな事情を抱えた方たちが密集して暮らしている。この地域では65歳以上の高齢男性が大半を占めており、基礎疾患があっても不安定な暮らしのなかでは病気とじっくり向き合う余裕がなく、かぜなど些細なことがきっかけで病気が重篤化することも珍しくない。

　この地域での暮らしは、集団および共同生活の機会が多い。例えば、野宿者が一時宿泊できるあいりんシェルター、炊き出し、昼間の居場所、救護施設、簡易宿泊所、高齢野宿者に就労機会を提供する清掃事業など、集団を対象とした社会資源がほとんどだ。

　野宿者が利用する「あいりんシェルター」(以下、シェルター) には、500床の二段ベッドがずらっと並んでいる。シェルターを利用する野宿者数は年々減少しているものの、現在も250人以上が利用している。こ

のような施設では集団感染のリスクが高く、新型コロナウイルスに感染すると重篤化する恐れのある人々が利用しているため、あいりん地区にかかわる行政・医療・民間団体などは早い段階から危機感をもって感染対策に取り組んできた。シェルターでは、2020年3月上旬から利用者全員に検温を実施し、近隣の医療機関とも連携して、発熱者は速やかに医療受診できるよう体制を整えた。また、利用許可証を発行して使用ベッドを固定することで、新型コロナウイルスの陽性者が発生した際に追跡できるようにしていた。さらには、シェルターを利用する高齢の野宿生活者を優先的に簡易宿泊所に移す取り組みなども行った。

　野宿者が利用する施設でクラスターが発生すると、濃厚接触者の特定やPCR検査の追跡が難しく、さらに感染が拡大する恐れがある。感染が拡大すると近隣の宿泊療養施設や医療機関のひっ迫が予測され、医療崩壊を招きかねない。

セーフティネットの危機

1. 野宿者や簡易宿泊所生活者への支援

　あいりん地区の社会資源は、野宿を余儀なくされる人々にとって最後のセーフティネットだ。したがって、新型コロナウイルス感染拡大のため施設閉鎖の事態に陥ると、感染していなくても生きることが困難になる人々が続出してしまう。このような最悪の事態は容易に想像することができるため、ホームレス支援に携わる現場の支援者たちは緊迫感が続く状況下で、早い段階から感染対策に力を入れて取り組んでおられた。

　緊急事態宣言発令直後の4～5月頃には野宿者への夜回り活動や炊き出しを中止する団体が相次ぎ、あいりん地区で暮らす野宿者の暮らしは大きく揺らいだ。中止の理由は、感染防止策が困難であることや、ボランティアの確保が難しくなったため。しかし、炊き出しは野宿者にとって命綱である。そのため、感染対策を取り入れて炊き出しを再開できるよう、整理券を配布して行列にならないように工夫したり、マスクを所

現場レポート

日々の暮らし

組織とコミュニティ

教育の現場では

私の「コロナ日記」

解　説

コラム

持していない方に無償でマスクを支給するなどの取り組みを始めた炊き出し団体があった。

　影響を受けたのは野宿者だけではない。あいりん地区にある簡易宿泊所には、日雇いで建築業や製造業などで働きながら生活している方が一定数いる。新型コロナウイルス感染拡大の煽りを受けて、これらの仕事は激減した。緊急事態宣言が解除された6月以降も、長雨の影響で建築関係の仕事が減り、家賃の支払いが困難になる人々が増えた。しかし、簡易宿泊所の管理人たちが、収入の途絶えた労働者にも退去勧告をせず、食糧支援をし、生活保護申請を促したおかげで、一時的に困窮状態に直面しても住まいを喪失せずに、なんとかギリギリの暮らしを維持していた人たちもいた。

2. 専門機関による相談会の開催

　このような状況のなか、新型コロナウイルスの影響で生活困窮に陥った人々に対し、大阪市内で活動するホームレス支援団体、医療・司法・就労・住居などに関する27の専門機関が連携して、「新型コロナ・住まいとくらし緊急サポートプロジェクトOSAKA」という相談会を開催した。主催団体のNPO法人釜ヶ崎支援機構は、クラウドファンディングで寄付金を集め、住居喪失者に対して宿泊支援や食事支援を実施した。

　4〜7月までに相談会を4回開催し、web相談を含めた計109人の相談者に対して、36人に宿泊支援を行い（延べ宿泊数171泊）、27人の生活保護申請を行い、住居を確保した。就労支援により11人の方が再就職した。相談会場は感染防止策を徹底し、発熱者や体調不良を訴える相談者には医療従事者が対応できるよう、近隣の診療所や訪問看護ステーションが、相談会場での直接相談およびオンコール体制で医療的なバックアップをした。

　また、政府は1人10万円の特別定額給付金の支給を開始したが、住民票や身分証明書をもたない野宿者や日本語が苦手な外国人は申請そのものが難しく、より困窮している人たちに給付金が届くよう相談会を行っ

ていた支援者もいた。

　これらの相談会に来所される方のなかには、もともと家族関係や生育環境にしんどさを抱えていたり、心身に不調をきたしていたりなど、それぞれに生きづらい背景があった。様々な事情がありながら綱渡りのような暮らしをしてきた方が、コロナ禍において真っ先に困窮状態に陥ってしまうというケースが多かったといえる。このような場合、ただ仕事と住居を提供するだけでは本人が抱えるしんどさは解消されず、今回のように社会情勢が大きく揺らぐと、再び同じような状況に陥ってしまう可能性が高い。

　このような人々とていねいに向き合っていくには、単発的な支援ではなく、長い年月を通した伴走的なかかわりが必要になることもある。そのようなとき、「支援する」とか「支援される」という関係だけでなく、立場の異なる人々がお互いにかかわり合える関係性が地域のなかにあれば、今後さらに大きな危機が社会を揺り動かしても、社会的に立場の弱い人々が簡単に谷底に落ちてしまうことはなくなるだろう。新型コロナウイルスがもたらした危機は、改めて地域のあり方を問い直しているような気がする。

あいりん地区における居宅生活

　あいりん地区はかつて「日雇い労働者の街」として高度経済成長期の建築産業を支えていた。当時は日雇い労働者のための簡易宿泊所が多数建ち並んでいたが、バブル崩壊後は建築仕事が激減し、困窮した労働者たちは野宿せざるを得なくなった。このような時代背景のなか、簡易宿泊所を賃貸アパートに転用したことで、路上にあふれた元労働者は生活保護を受給して住居で暮らせるようになった。住居といっても、プライベート空間は三畳一間の部屋のみで、トイレ・風呂・洗面所は共有スペースである。日常生活で他者とかかわる機会は避けられず、どうしても感染リスクは高くなってしまう。

現場レポート

日々の暮らし

組織とコミュニティ

教育の現場では

私の「コロナ日記」

解　説

コラム

また、入居者の感染症に対する理解や意識にも個人差があり、過剰に感染を気にする方もいれば、無関心・無頓着に過ごす方もいる。アパート管理人は感染症に対する正しい知識をもってもらえるように、入居者に対して手指消毒の励行やマスク着用を意識づけるポスターを掲示したり、ていねいに声かけを重ねたりしながら、感染予防策の周知に努めていた。

緊急事態宣言発令中は不要不急の外出を自粛するよう連日メディアで報道されていたが、状況を理解することが難しい認知症高齢者や、生活パターンを変えるのが難しい発達障害のある方などは、今までと同じように街中をマスクなしで歩き回っていた。訪問看護でも、本人の理解力や行動パターンをアセスメントしながら感染予防策を本人自身が実践できるよう、マスク着用や行動制限について繰り返しアプローチしていたが、今までの習慣を変えることは容易ではなかった。

さらに、豪雨や猛暑の影響で、利用者の多くは例年よりも自宅で過ごす時間が増えた。テレビの視聴やスマートフォンの閲覧時間が増え、新型コロナウイルス関連の情報を浴び続けたために情緒不安定になったり、外出頻度が減り、フレイルが進行する方もいた。地域の交流機会やイベントスペースは軒並み中止や縮小となり、生活習慣が崩れて糖尿病が悪化し、インスリン治療を導入することになった利用者もいた。

感染はしていなくても、皆それぞれ新型コロナウイルスによる影響を少なからず受けていた。感染に気をつけながら今までの生活習慣を維持し、新しい生活パターンを取り入れるにはどうすべきか、模索を続けているところだ。

あいりん手作りマスクプロジェクト

3月になると全国的なマスク不足が深刻化し、マスクを手に入れることが非常に難しくなった。政府は布マスクの全戸配布を開始したが、そもそも住所地をもたない野宿者に布マスクは届かない。そのため、当ス

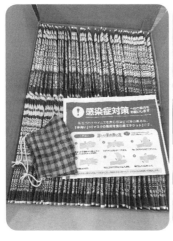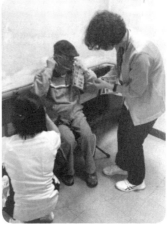

図　あいりん地区周辺で暮らす人々への想いが詰まった手づくりマスク

テーションでは３月中旬から手づくりマスクを配布する「あいりん手作りマスクプロジェクト」の活動を始めた（**図**）。

　活動を始めた当初は、あいりん地区周辺にある訪問看護ステーション・医療機関・介護事業所・福祉関係で働く人々が中心になってマスクづくりに取り組んだ。あいりん地区周辺で暮らす元労働者の多くは高齢化し、生活保護を受給して単身生活を送っている。慢性疾患と上手に付き合うことが難しく、サポートを要する方、精神疾患があり地域生活が不安定になりやすい方、病気や障がいにより要介護状態になった方、重篤な病気があり、終末期を住み慣れた自宅で過ごしたいと希望される方。いろいろな事情を抱えた方々が医療・介護・福祉サービスを利用する。

　これらのサービスは、普段から慢性的な人手不足のため日常業務に忙殺されているが、コロナ禍では感染対策の業務が増え、さらに現場は業務過多と緊張感で疲弊するようになっていた。しかしそのような状況において、自分たちがかかわる利用者の安全だけではなく、この地域で暮らす人々すべてが安全であることを願って手づくりマスクの活動に取り組めたことは、職種や事業所の垣根を越えて互いの信頼関係を深める

現場レポート

日々の暮らし

組織とコミュニティ

教育の現場では

私の「コロナ日記」

解　説

コラム

きっかけになった。

　次第に口コミやSNSで手づくりマスクの輪が広がっていき、小学生から94歳の高齢者まで、延べ300人以上がこの活動に参加している。2020年8月末の時点で全国各地から6,800枚以上の手づくりマスクが届けられ、あいりん地区にある病院、炊き出し団体、夜回り団体、簡易宿泊所、シェルター、子どもに関する支援機関など合計20か所に配布し、あいりん地区周辺で暮らす人々がこの手づくりマスクを受け取ることができた。

　新型コロナウイルスは少し気を緩めるとすぐに感染者数が増えてくるため、すっかりマスクが手放せない日常になってしまった。世間では次第にマスク不足が解消されていっても、野宿生活をしている方々にとってマスクを手に入れることはやはり難しく、しばらくこの活動は続ける予定にしている。

　コロナ禍において感染拡大防止のため人との接触を最小限にすることが求められるなか、このマスクプロジェクトでは多くの方が感染弱者である人々の健康や暮らしに想いを寄せて行動していた。誰かを想う気持ちは不安感を小さくし、こうしたつながりは人が交わり合える新たなコミュニケーションを生むきっかけになった。

　裁縫が苦手な方も、自分にできる行動をみつけてかかわってくれている。マスク材料になるベビー服、ハンカチ、布、ゴム紐などを提供してくださる方、寄付していただいた生地を裁断してマスク作成キットをつくってくださる方、マスクキットを縫ってマスクを完成させてくださる方、できあがったマスクを1枚ずつ封筒に入れてくださる方。直接的には会えなくても、いろいろな手を介しながら、共同で作業が進められた。

　末梢神経障害の後遺症をもつハンセン病回復者の方々は、指先が思うように動かないため裁縫はできないが、知り合いに声をかけて、使用しない布マスクの寄付を募ってくださった。あいりん地区で暮らす野宿経験のある男性も、「他人事とは思えなくて」と慣れない手つきでマスクづくりに取り組んでいる。長年にわたり乳児院や施設にぬいぐるみや

パジャマを届ける活動をしている女性たちは、活動自粛期間中に自分たちにできる支援活動の1つとして、あいりん地区で暮らす人々のためにマスクをつくり続けてくれた。臨時休校中の大学生たちもこの活動を知り、慣れないオンライン授業で大変ななか、マスクづくりに取り組んでくれている。

　公衆衛生や経済活動の危機的状況下では、人々の不安や恐れが蔓延すると、もともと潜在している差別や偏見が剥き出しになり、今まで地道に築き上げてきた地域コミュニティは簡単に崩壊してしまう。しかし、しんどい状況にいる人々に関心を寄せ合い、不安や恐れを共感し合える関係性があれば、安心感や信頼感は広がっていく。信頼し合える地域コミュニティは、たとえ危機に直面しても、多角的な視点で問題に向き合うことができる。あいりん手作りマスクプロジェクトは感染対策という公衆衛生的な側面だけでなく、コロナ禍において新たなつながりを生み出すきっかけになった。多様な人々が命の危機にさらされることなく安心して暮らせるために、その地域の訪問看護ステーションができることはまだまだあると感じている。

現場レポート

日々の暮らし

組織とコミュニティ

教育の現場では

私の「コロナ日記」

解説

コラム

児童発達支援施設の取り組み

── 自粛要請時の対応と見えてきた課題

一般社団法人そらとぶバギー ひだまりのおうち 看護師[*1]、管理者・児童発達支援管理責任者[*2]、統括責任者・看護師・相談支援専門員[*3]

松本 華奈[*1]、**川津 早紀**[*2]、**坂本 政代**[*1]、**川津 有紀**[*3]

「一般社団法人そらとぶバギー ひだまりのおうち」は、福岡県福岡市で児童福祉法に基づいて児童発達支援・放課後等デイサービスを運営する事業所である。スタッフは、児童発達支援管理責任者1人、看護師5人、理学療法士1人、保育士2人、児童指導員1人の計10人である。

当事業所の対象は、0〜18歳までの重症心身障害児（以下、重心児）と医療的ケア児（以下、医ケア児）で、先天性中枢性低換気症候群、左心低形成症候群などの基礎疾患のある子ども、脳性麻痺、症候性てんかんなどをもっている子どもである。当事業所では、自立に向けた集団のなかでの個別療育を行っており、2020年8月現在の利用者数は14人（重心児、医ケア児など）、うち未就学児が10人、小学校低学年が4人となっている。

新型コロナウイルス感染拡大のニュース報道を受けての心情

ニュース報道のみでは新型コロナウイルス感染に関する情報が少なく、「子どもたちが感染すると重症化するのでは」という心配が保護者・

スタッフ共にあった。そして、緊急事態宣言が発令され、いろいろな規制が厳しくなってきたなか、保護者は子どもたちの命が奪われかねない恐怖にかられた。

一方、当事業所のスタッフは、「自分自身や家族が感染するかもしれない」「自分の住んでいる地域で"感染者が出た"というニュース報道を見て、子どもを保育園へ預けたくない」「感染は怖いが、仕事は簡単に休めない」「重症化する基礎疾患のある子どもたちへ感染させたくない」との思いが強かった。

当事業所における従来の感染対策マニュアルでは、「発熱や感染等の症状がみられる児や家族内に感染罹患者がいる場合は、欠席していただく。通所後に発熱がみられた場合も早退していただき、すぐに迎えに来られない等のやむを得ない場合は他児との接触を避け、隔離して預かる」としていたが、新型コロナウイルス感染流行に伴い、厚生労働省・行政からの新しい情報をもとにマニュアルを見直した。具体的には、通所前の子ども・家族に検温を依頼し、スタッフは常時マスクを着用、出勤時の検温・消毒も徹底した。そして、子どもの通所時には、室内に入る前に子どもの検温・消毒を実施した。

そのようななか、福岡県に緊急事態宣言が発令され、保護者・スタッフ共に感染への恐怖が一気に高まってきた。当時の気持ちを2人の保護者に振り返っていただいたので、その言葉を紹介する。

●低酸素脳症をもつ息子の母、Aさん

9歳と6歳の子どもがいて、下の子どもに低酸素脳症がある。これまでは祖父母による手伝いのほか、訪問ヘルパー・通所サービスを利用していたが、これらは自粛し、訪問看護・訪問リハビリの利用のみにした。上の子の休校による負担・ストレスも溜まり、不安はとても大きかった。未知のウイルスに対する不安も強かったが、「できる限りはがんばってみよう」と決心した。

●心疾患をもつ娘の母、Bさん

娘の通っていた特別支援学校は2020年3月末に休校になったため、

現場レポート

日々の暮らし

組織とコミュニティ

教育の現場では

私の「コロナ日記」

解説

コラム

「休校中は通所サービスなどを利用しよう」と考えていたが、近くの高齢者施設で「クラスターが発生した」というニュース報道で一気に不安が高まった。そこで、心疾患をもつ娘が感染した場合の重症化リスクを考え、訪問・通所すべてのサービス支援をキャンセルした。その後、緊急事態宣言が発令されたことで「長期戦になる」と考え、自分たち（親）の負担がどれくらいになるか心配していたが、人との接触を避ける生活で感染する不安が少なくなったぶん、楽になって、覚悟を決めて前向きに生活できた。

　一方で、もし日本でも爆発的な感染が起きたら、心配されている医療崩壊が起き、「命を選別する」という事態が発生することはわかっていた。そのため、「新型コロナウイルスに感染して重症化してしまったら、娘は助けてもらえないかもしれない」という不安がしばらく続いた。

自粛要請時の具体的対応 ──「オンライン朝の会」の実施

　緊急事態宣言が発令されたことによる行政の判断の前に、当事業所では、子どもたちの命を第一に考えて「通所を中止する」方針を決め、行政に許可をもらった。「通所を中止することで、長期にわたって療育の場やコミュニケーションの場がなくなる」「新型コロナウイルスの感染拡大が収束しなければ、緊急事態宣言の延長も考えられる」など、今後どうしたら当事業所として継続した療育ができるかを考えた。また、行政からの援助も少なく、特にきょうだいがいる家庭では、24時間、家族で子どもをケアするのは負担であるため、家族の不安にも考慮しなければならない。

　そこで、LINEによるグループトークでの「オンライン朝の会」を実施することとした。「オンライン朝の会」のプログラムは、「発声練習のために歌を歌う」「体操やダンスで体力低下予防」「絵本の読み聞かせやクイズ」などで、子どもたちが飽きないように工夫を重ねた。

　当事業所の看護師は、オンライン中に子どもや家族の顔色・表情の変

化などの観察も一緒に行った。また、個別に保護者と連絡をとり、子どもの状態や不安なことなど、話を聞く機会をつくった。気をつけた点は「オンライン朝の会を毎日、当事業所で行っていたのと同じ時間帯・同じ流れで実施すること」である。これにより、お互いの様子を見られる状態となった。このようなオンラインによる対応について保護者の理解は早く、通所中止後、すぐに開始することが可能だった。

オンラインを利用したかかわりへの
子ども・保護者の反応

　今後の対応に活かせるように、「オンライン朝の会」の実施後、保護者にアンケートを実施した。ここでは、アンケートのなかから主な3点について紹介する。

1.「オンライン朝の会」実施中の子ども本人・きょうだいの様子

○最初の週は興味津々でパソコンの画面に近づいてきた。2週目からは楽器等を持ち出して、きょうだいも楽しめた。最後の週は飽きたのか、積極的な行動は少なくなり、途中でぐずって退出が多くなった。

○他の子どもの声が聞けたり、歌を歌ったり、踊ったりして刺激があったように見えた。「まだ赤ちゃんなので難しいかな」と思っていた昼夜の区別や生活リズムの確立についても、決まった時間に行うことで、意識する一環にもなったのではないか。

○環境がまったく整っていなかったので、ほぼラジオ状態での参加になったが、先生や友だちの声がすることでいい刺激になっていたと思われる。姉は最初こそ興味をもったが、その後は自分のしたいことをしていた。

○参加開始当初は、初めてのことで何をしているのかわからない様子だったが、毎日同じ時間に継続して参加することで、流れもわかり、興味のないものと好きなプログラムを区別して楽しんでいた。

現場レポート

日々の暮らし

組織とコミュニティ

教育の現場では

私の「コロナ日記」

解説

コラム

2.「オンライン朝の会」のよかった点、困った点

　保護者からあげられた「オンライン朝の会」のよかった点と困った点を表に示す。

3. アンケートからわかった課題

　保護者によるアンケートからは、スタッフ・他児の声や動きなどが、子どもの五感を刺激することにつながったことがわかった。当事業所が大事にしている「人と人がつながること」が、子ども本人だけでなく、きょうだい・保護者もオンラインのなかで実感できたように感じた。

　また、毎日同じ時間帯に「オンライン朝の会」を行うことで生活リズムを整えられたという声があったが、子どもによっては入眠していることもあるので、柔軟に対応していくことや、新たな療育内容を検討して導入していく必要があると考えられた。一方、アンケートでは1つ気をつけなければならないことを指摘された。それは、「"先生→児童への一斉の声かけ"が多く、子ども本人が話したいときに話せない状態に陥り、

表 「オンライン朝の会」のよかった点と困った点

よかった点	・参加することで、慣れ親しんだ顔が見られるのはうれしく思った ・普段の「ひだまりのおうち」で過ごしている子どもの状態を知ることができた ・親子共に自粛中の規則正しい生活リズムづくりのきっかけになった ・先生やお友だちの声が聞けたり、会話したり、皆で同じことで笑い合ったり、人と会えない自粛中にサポートしてくれる方がいることや、参加できる場所があるということが自粛中の支えになった ・「オンライン朝の会」の間は、子どものそばから離れても罪悪感がなく済んだ
困った点	・電波状態が悪いときには、声が聞こえず、画面が固まってしまう ・パソコンの小さな画面では見にくい ・自宅のため、親が近くにいることで甘えモードが頻繁に出た ・オンラインだと、子どもは途中で明らかにやる気をなくしたり、好きなことをしだしたりする

本人は不服そうだった」という声である。

　今回は、子どもに大きな病状の悪化等はなく「オンライン朝の会」を行えたが、病状の変化など気になることがある場合は、訪問看護師や主治医・かかりつけ医などへつなげる役割が求められる。

緊急事態宣言解除後から現在まで

　緊急事態宣言解除後、当事業所は感染予防について徹底した見直しを行い、通所での利用希望の有無を改めて保護者に確認した。仕事や精神的な理由により「すぐに利用したい」という希望も数人からあったが、「解除2週間後の感染状況をみてから判断したい」という保護者が多数を占めた。そこで、5月末までは、数人の通所利用と併用して「オンライン朝の会」を継続した。

　その後、爆発的な感染拡大がみられなかったため、新型コロナウイルス感染対策マニュアルに沿って感染対策を検討し、本格的な通所再開を6月とした。その際、「保護者の室内への入室を制限」「食事の際は対面せずに食べる」「外出回数を減らし、外遊びの際は人混みを避けて、事業所近辺のみにする」ことを基本的なルールとした。また、子どもたちへは「咳エチケット」「手洗い方法」などを徹底している。その結果、子どもたちは現在まで、生活リズムを崩すことなく通所できている。

今回の経験を活かして
新型コロナウイルスに対処していく

1. 自粛期間の長期化に際して多職種連携で対処する

　今回の経験を通して、今後は「自粛期間が長期化した際の療育・家族支援のあり方」を考えなければならないと感じた。例えば、子ども本人への療育面では「個別で対応できる時間を設ける」こと、家族支援では感染に配慮して個別で預かるなど、「家族の休息時間の確保や精神的な

現場レポート

日々の暮らし

組織とコミュニティ

教育の現場では

私の「コロナ日記」

解説

コラム

フォローを行っていく」ことである。

重心児や医ケア児には、在宅医・訪問看護師・訪問リハビリなど多職種がかかわっている。保護者から話を聞くだけでなく、多職種と日頃から連携をとって情報交換を行い、緊急時に対応できる関係を築いていくことが大事だと感じた。

2. スタッフのモチベーションを上げる子どもたちとのかかわり

通所再開後、七夕の時期に子どもたちにお願いごとを書いてもらうために短冊を1枚渡すと、ある子は「コロナがなくなりますように」と書いた。小さな子どもでさえ、新型コロナウイルスへの恐怖を感じていることに衝撃を受けた。子どもたちには、今後も「新型コロナウイルスと共存していくこと」を理解してもらい、感染予防策などをわかりやすく伝えていきたい。

スタッフは緊急事態宣言解除後も、「人混みに行かない」「外出は必要最低限に済ませる」など、感染を防ぐ行動を継続している。そのようなある意味不自由な環境でも、スタッフはストレスを感じずにいられている。通所を再開し、子どもたちとかかわることができているからこそと実感している。

3. 限られた環境におかれた福祉事業所で大切にしたいこと

当事業所のある看護師は、入職前は病院勤務をしていた。病院は看護師の人数も多く、医療設備や医療物資も整っていたため、"感染"への危機感をそこまで感じていなかったという。

一方、当事業所のような福祉事業所は、スタッフが圧倒的に少ない。そのようななかで、病院勤務時以上に、基礎疾患のある子どもたちに感染させてはいけないとの思いが強くなった。さらに、自分が感染して仕事を休むことで事業所としての営業が難しくなってしまうなど、感染することへの危機感も強くなった。

福祉事業所は、病院と違い、人員・医療物資が少ないなかでの業務と

なる。限られた医療物資で感染を予防するには、「日頃からマスクやアルコールなどの物資を備蓄しておく必要がある」と今回のコロナウイルス対策で強く感じた。そのため、SNSでのつながりや、行政からマスクやアルコールなどを提供していただけたことがありがたかった。

4. 制限に限界がある在宅生活で感染リスクを最小限にするために

新型コロナウイルスのために、病院や施設では「面会制限」が行われている。この面会制限で、病院等では"接触の機会"を減らすことができる。一方、当事業所のような通所サービスでは、子どもは在宅生活であるため、家族が外からウイルスを持ち帰ってくる可能性があり、感染の恐れは大きくなる。しかし、生活するなかで制限することには限界がある。そのため、感染リスクを最小限にできるよう、定期的に保護者に感染予防策を伝え続ける必要があると考えている。

＊

2020年10月現在、新型コロナウイルスの感染拡大は、まだ収束が見えていない。「ひだまりのおうち」では、子どもや家族、そしてスタッフが少しでも安心して生活ができるように、今後も「つながり」を意識した支援を模索していく。

現場レポート

日々の暮らし

組織とコミュニティ

教育の現場では

私の「コロナ日記」

解説

コラム

小さな声の発信を届けたい
──ラジオパーソナリティが見たコロナ禍

fmGIG（エフエムギグ）ツナガリっちょスタジオ西宮 ラジオ「認知症介護ラプソディ」
パーソナリティ、作家、保健師、看護師
速水 ユウ

介護・医療職等の声を認知症ラジオ番組で発信

　新型コロナウイルス（以下、コロナ）感染拡大でメディアも世間も自粛ムードが強まる2020年4月初旬。パーソナリティを務めるラジオ番組で予定していたゲストの出演キャンセルを余儀なくされ、私1人でラジオで語ることとなった。社会が混乱するなかで、何か意義ある発信をしたいと考えた。小さな声の発信をモットーに毎週ラジオをやってきたのだから、今こそ不利な状況におかれている人々のために番組として役に立てるときだと感じた。当時、大手メディアではテレワークや飲食店についての報道が多く、福祉のニュースはほとんど見られなくなっていた。

1. 介護・医療職、認知症の人、家族の声の読み上げ
　第1回として、4月7日に緊急事態宣言が出る1日前から4月11日までの間、私は介護・医療職、認知症の人・家族の声をFacebookやLINE等SNSを通して集め、それらをまとめて番組で読み上げることにした。兵庫、大阪のみならず、他県の人の協力も得て、コロナ禍のなか現場はどのような状況で、何を必要としているのかを尋ねた。

介護現場では、マスクは自腹で調達、物資も人手も不足するなか、感染症対策として具体的に環境をどう整え、介護していったらよいかがわからずにいるようだった。具体的な指針もなく、現場の感染症対策は場所によってかなり差があった。というのも、介護職は、濃厚接触が避けられない仕事であり、「３密」回避が非常に難しかったからだ。

　看護職では、兵庫県の訪問看護師の声を聞くことができた。コロナ対策として、発症者が出たときのために使い捨てガウンを備え置いておくため、100円ショップのレインコートを使っている、ホテルのアメニティのキャップを活用している等を聴取した。職員にも利用者にもコロナ感染者はいないが、発生したときの対応指針をつくるために帰宅が遅くなっているという声もあった。

　番組では、物資が足りないこと、介護現場では特に感染症対策の指針を必要としていることを中心に発信した。また、コロナ感染自体より、不安を煽る報道や、コロナへの不安、認知症ケアでも新たな指針がないことが社会問題だととらえ、日本より早くからコロナ感染を経験しているヨーロッパの『新型コロナウイルス禍でメンタルヘルスを守る８つの方法（メンタルヘルスヨーロッパ）』を翻訳したものや、「不安が免疫力を下げる」ことについての研究、「中国の医学博士のコロナ禍での認知症ケアレポート」を翻訳し、日本文化に照らし合わせて紹介した。

　本ラジオは翌月の放送分を前月に１日でまとめて収録する形式であるが、少しでも早く現場の声を発信したく、４月19日にFacebookライブをしながら、５月放送分のラジオ収録を実施した。ホワイトカラーや飲食店中心で煽るばかりの報道の偏りを埋めるべく実行した、私なりの小さい報道であった。

2.『介護職の苦悩 番組で発信』との見出しで毎日新聞に掲載

　「小さな声の発信を助ける小さいメディアが社会を変えていく」——そうアメリカ留学時に女性学の先生から教わっていたものの、実際、自分のラジオのリスナーは介護・医療職等、声を発信している人たちと同

じ側の人が多く、一般社会には声が届きにくいこともわかっていた。そのようななか、新聞というメディアにもう少し福祉の内容を取り上げてもらってもよいのではと考え、私のもっている情報を伝えようと、新聞記者に電話をし始めた。

　ちょうど福祉の報道が少ないことについてなんとかしたいと考えている新聞記者に出逢うことができ、5月8日に毎日新聞朝刊の阪神版、13日に大阪全域版に『介護職の苦悩 番組で発信』という見出しで掲載された。『テレワーク無理／マスク供給止まり自前』という小見出しの欄で、「テレビでは外出自粛やテレワークなどの対策が目立ちますが、介護職はほとんど無理。聞けば聞くほど腹立たしくなります」（県内の訪問介護事業所の男性ヘルパー）、「3月に入り施設のマスクの供給が止まり、自分の身は自分で守る状況になりました。業務中もマスクは全部自前」（大阪府の介護付き有料老人ホームの男性介護福祉士）が紹介され、『介護現場に行政から情報提供の充実を』という小見出しの欄では、入浴や排泄等の介護のケアで接触が避けられないなか、どんな対策をどこまでやればよいのかわからなくて困っている状況が伝えられた。

　大阪府の通所介護施設では、利用者1人あたりの利用時間を短縮して、来所を午前と午後のグループに分け、密集を避けてはいたが、「恐怖でびびっています。やれることをやって、あとは、神様にお祈りするしかありません」と施設管理者が率直に語ったことや、兵庫県内の認知症対応型デイサービスの女性介護福祉士が「（利用者と）距離を保つのは正直難しい。特に耳の遠い方や不安な方には寄り添うようにしているので心配です…」という実際の声が引用された。生々しい苦悩の現実が、新聞記事によって明確に表現された。

3. 面会制限──地域の専門職の発信

　翌月の5月収録（6月放送）でも読み上げ発信を続けた。「面会制限」を当時の社会課題と考え、それに関する声をまとめて読み上げた。

　入院して面会ができなくなり、虐待されていないか心配で、防犯カメ

ラを設置して家族が虐待されるのを防ぎたいという声や、入所者に家族と面会させてあげられないことをつらく感じている新潟の介護医療院で働く作業療法士の声を紹介した。その施設で働くスタッフは、入所者の写真を撮って手紙を添えて家族に渡す等、工夫しているけなげなさまがとても感動的であった。

　また、感染対策をしながら自粛期間中も開けていた介護の駆け込み寺的存在のNPO法人「つどい場さくらちゃん」の代表、丸尾多重子氏に現場インタビューし、介護家族が入所者と面会できないこと、オンライン面会ばかりが推奨されるが、人と直に会うことを大切にしたいという言葉も合わせて報道した。リスナーとの共感をさらに深められるよう、挿入歌にはMISIAの「逢いたくていま」を選んだ。

　感染予防対策やクラスター発生への緊張と不安からストレスが増強し、発熱する夢をみるという介護職の声も読み上げ、介護職へのメンタルヘルスケアの必要性について取り上げた。地域の社会福祉士や保健師等の専門職の声も取り上げた。「コロナにかかわる心のケア事業を実施すれば、補助金が出るという話が国から示されているが、保健所は今、コロナ対応で手一杯だから、新しい心のケア事業をやる余裕がない」という保健師のリアルな声から、感染症と自殺が保健所の管轄になっていることについて問題提起をしたい思いがあった。

　マンションの一角で行っているデイサービスが、「マンションの住民にコロナがうつったらどうするのか」という住民の過剰反応による苦情で運営休止になっていることを嘆く奈良県の保健師の声や、コロナに感染して観察期間が終わり一般病院に行ったら受診拒否されたという人、マンションの管理会社の人から「コロナの住民に出て行ってほしい」等の相談を受けた区役所のコロナ電話相談に従事している看護師の声も紹介した。地域で広がるコロナ差別の実情そのままの声を読み上げることで伝えた。

現場レポート

日々の暮らし

組織とコミュニティ

教育の現場では

私の「コロナ日記」

解　説

コラム

4. 介護職等のなま声発信の開始

　5月からは、声の読み上げ発信に加え、介護職にZoomでのゲスト出演を依頼し、Facebookライブをしながら収録した。1人目のゲストは訪問介護事業所の介護福祉士の矢野大輝氏で、コロナ禍で通所を訪問サービスに変えていく指針が政府から出ているが、変更するならば契約書を交わさなければならないことや、通所を訪問サービスに変えるには時間と人件費がかかるので簡単にはいかないという実情を伝えてもらった。

　また、自粛で「認知症とともに生きるまちづくり」が難しくなっていることを痛感していた。そこで、停滞している日本全国のまちづくりへのヒントとなることを意図して、外出を自粛された市民が各家庭で折り鶴を折って、スーパー等の回収箱に入れに行き、その折り鶴を集めてアート作品に仕上げるという斬新な取り組み『かどま折り鶴12万羽プロジェクト』の発案者、森 安美氏（ゆめ伴プロジェクトin門真 総合プロデューサー）にゲスト出演を依頼し、離れていても心をつなごうとする熱い思いを語ってもらった。

　比較的立場の弱い職種と考えられる介護福祉士の発信を助けることをねらっていたが、その他の職種についてももっと発信してほしいという声が寄せられるようになった。そこで、その後は地域の社会福祉士、看護師にもなま声発信をしてもらった。今後も様々な職種や認知症の人・家族をゲストに迎え、コロナ時代にこそ発信をしてもらおうと考えている。

5. Re-Creationで高齢者施設に活気を

　コロナ禍で高齢者施設のレクリエーションが縮小し、自粛期間中に高齢者の心身機能低下や認知症が進んだという話をよく耳にするようになった。そこで、北海道からZoomでレクリエーション介護士の渡邊亮太氏に毎月ゲスト出演してもらい、コロナ禍でも実施しやすい、感染予防にも配慮した『ユウとレクのJOYのパンチレク』というコーナーを設けた。

また、RecreationのRe（再び）Creation（創造する）という本来の意味に着目し、コロナ時代に再び意図的に元気が出るものを産み出していこうというメッセージも込めて、『Re-Creation―恋音の処方箋』という掛詞のタイトルのラジオドラマも開始した。薬ではなくレクリエーションや音楽を処方する医師が認知症の母をもつ女性に恋をする話で、ドラマを聴くだけでレクリエーションや音楽療法について学べる内容になっている。全国で下火になっているレクリエーションを少しでも活気づけようと、フリーアナウンサーの髙橋明美氏と共に取り組んでいる。

看護師・保健師の派遣社員としての現場経験

1. コロナ電話相談と健康観察の電話対応

　ラジオパーソナリティという業務以外では、保健師の派遣社員として、主に官公庁や企業で特定保健指導や健康相談に従事していたが、自粛ムードが漂う4月頃から依頼を受ける仕事量が激減した。同じように多くの派遣の看護師にも健康診断業務の依頼が少なくなり、その人らはコロナ関連の仕事へと移行していた。

　私自身はコロナ電話業務の獲得には出遅れた。感染者が予想されているほどは増えず、区役所でのコロナ電話相談は暇すぎて辞める人が多いから、興味があるなら今が応募時だと5月下旬に友人から聞き、大阪市内のA区役所のコロナ電話相談兼濃厚接触者の健康観察業務に応募した。保健師の派遣仕事が減ったぶんを補うというよりも、大手メディアの報道にうんざりしていたため、現場でコロナについて勉強しようと考えたのだ。

　6月から1か月の契約で、A区役所の保健福祉課保健活動という母子保健の課でコロナ電話担当看護師として勤務することになった。暇だとは聞いていたが、実際の区役所での電話相談は1日1件か2件、0件の日もあった。コロナとは関係なさそうな症状で心配している人、コロナ感染を疑い、どこを受診したらいいか尋ねる人、主治医に保健所に電話し

現場レポート

日々の暮らし

組織とコミュニティ

教育の現場では

私の「コロナ日記」

解説

コラム

てから受診するように言われた等の内容が主であった。濃厚接触者の健康観察は6月半ばまで1件もなく、予防接種での検温や保健師の事務作業を手伝うのが常であった。

　やっと1件の濃厚接触者の健康観察を担当することになったが、前日の体温および当日の体温と体調を14日間毎朝尋ねるだけなので、朝9時に数分で仕事が終わる毎日であった。

2. PCR検査結果の連絡と検査場所の案内業務

　6月下旬、大阪市保健所でのPCR検査場所の案内や検査結果の連絡業務の募集について派遣会社から連絡があった。区役所での仕事を経験した看護師に優先的に声をかけているとのことだった。保健所ならより詳しくコロナについて学べるのではないかと思い、快く引き受けた。

　7月から本業務を開始した。以前は濃厚接触者であっても症状がない限り検査を受けられなかったが、ちょうど吉村府知事が症状がなくても心配な人は誰でもPCR検査を受けられるよう方針を変えたこと、また、コロナ感染者も増えていた時期であった。

●PCR検査結果の連絡業務

　7月初めはPCR検査の陰性結果の連絡業務を担当した。今度は仕事はいくらでもある状況だった。陰性の連絡は派遣の看護師から、陽性の連絡は保健所や区役所から駆り出された医師によりなされた。連絡した際に、保健所から陰性の証明書が出ないことへの不平不満を聞くことが多かった。

　感染者の名前や、「夜の街」など感染した場所等の情報をエクセルの表に入力する業務を担当した日もあった。区役所でもそうであったが、すぐに画面が固まるような古いパソコンを使用していて、せっかく入力した情報が保存できず、むだになるかもと思うときもあった。感染者の管理は基本、エクセルで行っており、専用のソフトが導入されていないことに驚いた。

●PCR検査場所の案内業務

　次に従事したPCR検査場所の案内業務には、多くの時間を費やすことになった。ここでも専用のソフトが導入されておらず、キャンセルや感染者の情報共有がうまくいかなかった。キャンセルになっている人に再度電話してしまったり、予約が二重になっていたり、検索しても該当者がみつからない等の不備な状況で、クレームが多く、体制に疑問を感じた。

　夏には感染者が減るだろうとのメディアの予想に反して、8月に入る頃には感染者数が増え、政府のGo To Travelキャンペーンが物議を醸すようになり、大阪に住む人がお盆に帰省することも敬遠されるようになった。私もお盆休みを取得したが、休み明けに仕事に戻ったところ、予想していたほど忙しくはなかった。

　8月上旬からは、新型コロナウイルス接触確認アプリCOCOAでの感染者との接触連絡により、検査を受ける人がちらほら見られるようになっていた。濃厚接触者へPCR検査キットが直接郵送されるようになったり、海外渡航者や会社から陰性証明書が求められた人などはクリニックで有料のコロナ抗体検査を受けるようになったため、無料ではあるものの保健所でPCR検査を受ける人の数は減っていった。

　9月になると、感染者数もPCR検査件数も減り、仕事中も手持ち無沙汰で時計を何度も見るような日々が続いたが、時々クラスター発生などがあり、一時的に忙しくなることもあった。コロナの感染者数に応じた人材の確保は難しいと痛感した。感染の動向や現場の動きが肌で感じられる職場なので、コロナ感染が収束するまで、続けていきたいと考えている。

現場レポート

日々の暮らし

組織とコミュニティ

教育の現場では

私の「コロナ日記」

解説

コラム

新型コロナウイルス感染と労災保険

加藤看護師社労士事務所

加藤 明子

・・

請求をしなければ補償を受けられない

2020年6月、ある記者会見が行われた。新型コロナウイルス感染症の集団感染が発生した医療機関で勤務し、自身も感染した看護師が、労災認定を受けたことを代理人の弁護士と共に記者会見で明らかにしたのだ。看護師は会見の場で「弁護士に教えてもらうまで労災手続きを知らなかった。医療従事者が1人でも多く補償を受けられるよう望む」とコメントしている[1]。

看護職が働く場は、様々な業務上の危険が伴う。職場で感染予防や健康管理の強化に努めるのは当然として、もし感染してしまったらどのような補償があるのか、その手続きなどについてご存じだろうか？ 残念ながら、筆者は何人もの看護師の方から、「仕事で感染しても、どのような補償があるのか知らない」「補償について聞ける雰囲気ではないが、不安な気持ちがある」という声を聞いた。

公的な社会保険である労働者災害補償保険（以下、労災保険）は、雇用されている立場の人が仕事中や通勤途中に起きた出来事に起因したケガ・病気・障害、あるいは死亡した場合に国が保険給付を行う制度だ。

なお、労働災害のうち、公務員が公務上受けた労働災害を「公務災害」といい、公務員災害補償法に基づく補償を受けることができる。

労災保険は被災者の請求に基づいて補償を行う「請求主義」であり、被災者が補償を希望しない場合は請求をする必要はないが、逆に請求をしない限りは、労災保険の補償を受けることはできない。もしあなたが被災した場合、あなたが請求しない限り、補償を受けることはできないのだ。だからこそ、働く人自身が知っておいてほしい、そう強く思う。

新型コロナウイルス感染症の労災補償

労災保険の補償には、主として療養補償、休業補償などがあり、亡くなった場合には遺族補償と葬祭料が給付される。私傷病に対する公的な社会保険である健康保険との違いは、労災保険の補償の対象となると療養の費用の自己負担がなく、また休業時の手当についても健康保険の傷病手当金よりも手厚い補償となっている。

新型コロナウイルス感染症の労災補償については、特別な取扱いがなされている。厚生労働省から『新型コロナウイルス感染症の労災補償における取扱いについて』[2)] が発出され、国内の医療従事者については、「患者の診療若しくは看護の業務又は介護の業務等に従事する医師、看護師、介護従事者等が新型コロナウイルスに感染した場合には、業務外で感染したことが明らかである場合を除き、原則として労災保険給付の対象となる」とされた。具体的な感染経路を特定できなくても、「患者の診療若しくは看護の業務又は介護の業務等に従事」している医療従事者等は、原則として労災保険の給付対象となる。また、この「患者の診療」における「患者」とは、新型コロナウイルスに感染した（または感染の疑いのある）患者に限定されない。

労災の手続きをしよう

　厚生労働省が発表した『新型コロナウイルス感染症に関する労災請求件数等』によると、2020年12月11日18時時点で新型コロナウイルス感染の労災申請は1,861件あり、そのうち1,472件が医療従事者等で、決定および支給決定となったのは1,041件となっている。しかしながら、この数値に表れていない、感染したけれども労災申請をしていない看護職も少なくないのではないか、と想像する。

　だからこそ、知っておいてほしい。もし、看護の業務に従事をしているあなたが、新型コロナウイルスに感染したら、労災の手続きをしよう。職場の事務部門に相談したり、勤務先の所在地を管轄する労働基準監督署の労災課でも相談ができる。労災の請求書は労働基準監督署で手に入れることができ、厚生労働省のホームページからダウンロードすることも可能だ。

　また、国は安心して医療に従事できるための支援策を講じている。厚生労働省は9月に「医療資格者の労災給付の上乗せを行う医療機関への補助」を決定、公益財団法人日本医療機能評価機構を運営機関とする「新型コロナウイルス感染症対応医療従事者支援制度」を創設した。本制度に加入している医療機関の医療従事者が新型コロナウイルス感染症に罹患した場合は、労災補償に上乗せして補償が受けられる。

　働くあなたを守る公的な社会保険をぜひ活用してほしい。

●引用文献
1）院内感染の看護師労災認定 勤務病院でクラスター, 日本経済新聞, 2020年6月9日朝刊.
2）厚生労働省：新型コロナウイルス感染症の労災補償における取扱いについて, 基補発0428第1号, 令和2年4月28日.
https://www.mhlw.go.jp/content/000626126.pdf

看護チームで嗅覚・味覚異常の定量試験などを実施

台灣衛生福利部桃園醫院 護理主任（看護部長）

陳 素里

現場レポート

日々の暮らし

組織とコミュニティ

教育の現場では

私の「コロナ日記」

解　説

コラム

　台湾保健福祉省桃園病院は1979年に設立された公立病院である。台湾北西部にある桃園市を貫く縦断道路の中心部に位置し、地域の医師や看護師の教育研修施設の役割をもつ医療センターだ。当院は質の高い医療を提供し、社会的責任を果たすことを使命としており、疾病の流行予防のベンチマーク病院となることを主なビジョンに掲げている。分院には、台湾北部地域感染症対策医療ネットワークの臨時病院として機能的な陰圧室を完備した病棟（陰圧病棟）を導入し、本院および桃園国際空港とともに「防疫トライアングル」を構成することで、流行の拡大を食い止める重責を担っている。

　規模としては、急性期病床の620床に、集中治療室・透析室・救急室などの特殊病床を加えた計1,054床を有している。医師200人、看護職員1,200人が所属し、総職員数は2,330人である。専門医療部門には、エイズケアセンター、結核予防治療センター、北部救急医療対応センター（REMOC）、医療画像解釈センター（IRC）、ホリスティック統合医療センター、義肢装具リソースセンター、腎臓病総合医療サービス、整形外科低侵襲内視鏡手術指導センター、胆道膵小腸治療内視鏡センター、がん性胸膜炎治療センターの10部門がある。

　COVID-19における台湾の世界的な疫病対策の成功は、中央政府の

リーダーシップと、全国で活躍する無数の医療従事者による妥協のない献身と犠牲のおかげであった。そのなかでも、桃園病院の総合ケア・疫病予防チームは、ウイルスを国内に持ち込まないようにするという、さらなる任務を与えられた。看護部長が率いるチームの献身的な取り組みと成功は一般の人々が知るに値する価値がある。17年前のSARS診療の経験から、流行予防プロセスは事前に準備が進められ、検疫のための空港からの避難、感染疑いの患者の収容、空港検疫の支援、検疫所の管理、武漢への航空機送迎など、桃園病院の看護師チームはそれらすべてに対応した。

感染拡大防止における看護師の動員

1. 病院での事前準備とケア

2020年1月20日に院内司令部が設置され、毎朝8〜9時に院長が議長を務める流行防止会議が開かれることになった。副院長のほか感染部・救急部・執務室および看護チーム（部長が陰圧病棟、特別病棟、救急、外来、院内急変対策チームなどを率いている）などすべての部門長が参加。流行状況の変化に応じて日々の見直しを行い、全体的な流行管理を実施した。看護チームはすべてのプロセスの円滑性と安全性を確保するうえで重要な基盤となった。

1月21日、救急医療センターでは、空港から送られてきた患者や、発熱・上気道症状のある患者を受け入れるために、屋外のスクリーニングエリア、診察エリア、待合室、隔離エリアを設置した。感染が疑われる場合は即時陰圧病棟へ送り、検査を行って病院を厳重にガードした。外来でTOCC（後述）にてCOVID-19陽性者との濃厚接触歴、感染流行国や地域への渡航が確認されれば、患者と医療者の安全を守るため直ちに救急外来に移送し、屋外スクリーニングを実施した。

看護部は3班に分けたスタッフを計画的に現場へ派遣し、2か所に分かれ緊急屋外スクリーニングをサポートした。2人の看護師が医師の診

察と検査、ゾーニング管理などに協力し、緊急看護チームはわずかな油断から集団感染が引き起こされる可能性を懸念して、清掃スタッフの指導に専念した。

また看護師は、英語・日本語・タイ語・ベトナム語・インドネシア語のTOCCカード（渡航歴：Travel history、職業：Occupation、接触歴：Contact history、人混み：Clusterの発生場所に行ったかどうかを確認するもの）、一般的な医療相談翻訳カード、多言語健康教育ポスター、健康教育リーフレットなどを用いて外国籍の人々と医療従事者とのコミュニケーションの壁を取り払ったことで、彼らをいつも感激させていた。こうして緊急看護チームは1,695人に上る患者の診察に対応した。

本院の陰圧病棟は13床、陰圧集中治療室が1床、分院の陰圧病棟は15床である。1月20日に行われた院内の流行防止会議の後、看護監督者とナースプラクティショナーが流行予防手順のルーティーンおよび動線確立を行い、看護職員の専門的なケアの研修と心理的サポートを迅速に完了させることができた。本院のほうが総合的な看護対応力が充実しているため、感染が確認された患者はまずここに入院し、状態が安定するまでケアを行ったうえで、3回のスクリーニングを経た患者を分院に移す。そこでの安全が確認できれば、分院の看護チームへの負担が軽減される。

看護管理責任者はスタッフの心理的サポートに全面的に取り組みながら看護チームを率いており、悔いのない任務完了を目指している。陰圧病棟では一人ひとりの患者をケアするために、看護師が二人一組になってお互いの防護具やケアプロセスを見直し、自分たちの安全確保に努めている。何人かの感染患者は情緒が不安定となり、自殺をほのめかす者も現れたが、リエゾンチームの働きによって、現実を冷静に受け入れられるようになり精神状態は改善していった。

重度の挿管患者のケアにも、複数の看護師が配置されており、彼らは主に患者の体位変換を補助している。そこにかけられる人手と労力の大きさは計り知れないため、看護師と医療チームがお互いに気を使い合っ

現場レポート

日々の暮らし

組織とコミュニティ

教育の現場では

私の「コロナ日記」

解説

コラム

ていた。

　COVID-19が疑われる患者と、武漢での感染が確認された患者のケアにも看護チームが全面的に関与し、8月31日時点で85人（重症3人を含む、中国による確認患者487人のうち17.45%を占め、国内最多）が入院している。当時当たり前のように聞こえていた人工呼吸器のアラーム音が、1か月以上経った今でも脳裏に長く響いているが、重症患者のリハビリケアに取り組んだことは、看護チームに大きな達成感をもたらした。

　旧正月に流行が始まってからは、流行防止の抜け穴を防ぐため、全国で初めて病棟の3分の2を事前に確保し、全病床の多床室を個室入院用に転換して、重症肺炎を患った地域の患者のために人員と物的資源を割いた。外来患者や救急患者はTOCCの確認やアセスメントに加えて、防護具一式を揃えて特別病棟に入院させスクリーニングを行い、陰性報告を受けたうえで一般病棟に転棟している。これまで、合計715人の患者に対応したが、スクリーニングを複数箇所で行うことにより感染リスクを分散したおかげで、深刻な課題に安全に対処できている。

　無制限通信のための迅速対応チーム（RRT）は、夜間・休日の病院専用の連絡窓口として、また桃園国際空港のCDCスタッフとの連絡チャネルとして活躍した。RRTは空港からの患者の移送がスムーズに行えるように、24時間連絡が可能なベッドコントロール・グループの連絡網として急遽設立されたものである。彼らはチーム全体で感染症連絡業務を担当し、内外のコミュニケーションをシームレスに処理することで、桃園病院の感染症との闘いを成功させている。さらに臨床看護実践者のストレスを低減させるため、ハイリスク患者のベッドサイド訪問やメンタルヘルスにも十分な支援を行っている。

2. 桃園国際空港での検疫・スクリーニングのサポート

　2月3日、桃園国際空港での検疫を支援するために、本院から8人の看護師を緊急要請。彼らは空港の大迷宮の中にあるいくつもの搭乗ゲー

トを通り抜け、エアブリッジの前で忙しい検疫作業を開始した（事前に空港のCDC看護師によるフライト特別訓練を受けている）。200人以上が搭乗する便に遭遇するとさらに忙しさが増し、食事もとれず水も飲めなくなった。しかし正月の期間中に対応していた空港のCDCナースたちの大変さを聞いていたので、自分たちの支援など大したことではないと感じていた。チームはそんな彼らのニーズがなくなるまでCDCをサポートし、病院へ戻った。また、この期間中はCDCから空港看護師の採用支援を依頼されていたので、副看護部長と看護師長が多忙なスケジュールの合間を縫って16人の空港看護師の採用を支援し、空港検疫のプレッシャーを和らげることができた。

3. 集中検疫における安全で温かいケア

1月31日、空港からの送迎や検査および隔離期間中の管理に至る保健チームの任務を引き受けるため、林口検疫所が設立された。看護部長は病院の看護管理者、感染の専門家、看護スタッフらを総動員してスケジュールを設定したうえで、日本や武漢に旅客機で渡航し国民の送迎を行った。151床の検疫所には、2月4日：武漢行き特別便149人、3月11日：武漢行き特別便88人、3月29日：武漢行きチャーター便153人、4月18日：海軍の敦睦艦隊150人、5月30～31日：インド・南アフリカ行き事業者95人、の5組が受け入れられ、計630人・868回の検査が行われた。

さらに4月23日、楊梅検疫所に40床が設置されて84人の居住者が入院した。これまで1,000人以上が収容されており、うち15例が心理的ケアの支援を必要とし、手厚い医療を受けるために桃園病院へ移送された。こうして私たちの医療サービスは引き続き国民を守ることになった。

4. 海外にいる国民を飛行機で台湾へ移送

2月、台湾保健福祉省は飛行機で国民を迎えに行くボランティアの医師や看護師を募集し、計画通りに適切な人員を配置して任務を遂行する

現場レポート

日々の暮らし

組織とコミュニティ

教育の現場では

私の「コロナ日記」

解説

コラム

ようになった。当院のスタッフは日本の横浜と中国の武漢に派遣され、日本ではクルーズ船「ダイヤモンド・プリンセス号」から19人を帰還させる任務に就いた。引き取りは順調に進んだが、検査で感染が確認された1人の患者が治療のために入院していたことが確認された。

武漢での任務は困難に満ちていた。入国時、スタッフ全員が機外へ出る前から防護具のフルセットを着用していたが、迅速な対応を要する緊急事態にもかかわらず、極めて煩雑な手続きを必要とし、長い時間を経たうえでようやく帰還者を飛行機に乗せるための協力を得られた。大変な作業だったが、飛行機に乗ったスタッフ全員が最大限の忍耐力を発揮したことは、国を挙げて称賛された。

5. 3回にわたる武漢からのチャーター便の受け入れ

2月3日、武漢からのチャーター便への検疫を行うため9人のスタッフを空港に派遣するとともに、病院では陰圧病棟の空きベッド数を確認し受け入れ準備を進めた。帰還者が滞在する宿泊施設のグループ分けを行う際、看護師は隔離施設の割り当てに関する規制や調整を1つずつ説明した。防護具のせいでコミュニケーションが非常に困難であり、大声で話さなければならない。回送車の1台1台に説明を行う必要があるため看護師たちは皆、声がかすれ、寒い天候にもかかわらず防護具の内側は汗で覆われた。

午前5時に検疫所から入居者を送り終えると、看護師たちは防護具を脱ぎ、互いに見て笑顔を見せた。顔にはN95マスクの跡が痛々しく残っていた。12時間にわたる激務だったが、その仕事は歴史に残るものだった。誰からも苦情は受けず、自分たちの努力に後悔はなかった。

その後も武漢からの二度目の患者受け入れや、チャーター便の空港検疫にも対応したが、幸い1人のスタッフも感染しなかった。

6. 長期療養型施設における居住型ケアへの対応

3月21日午後11時過ぎ、病院長から桃園病院の看護センターに緊急

連絡が入り、長期療養型施設の入所者の検査のために職員の派遣を要請された。直ちに看護師を派遣して25人の入所者に対応し、そのうち認知症の症状がある6人を個室がある病棟に割り当てた。介護職員の管理者はスタッフに隔離病棟で勤務する指示を与えたが、契約介護職員は恐怖心からそれを拒否した。

　看護管理責任者との話し合いの結果、看護チームはすぐに院内の介護職員に支援を働きかけ、自ら入居者の介護を行いながら介護職員に防護具の着脱方法やケア技術の指導を全面的に行った。また、隔離病棟内にいる介護職員のモチベーションを支えるため、彼らのストレスや身体的負担に気を配った。特に認知症をもつ入居者の介護の負担が大きいため、副看護部長と看護師長が毎日病棟に赴き、介護職員の話を聞いたり、励ましの声をかけたりした。看護チームは14日後にようやく無事に看護センターに戻ることができた。

7. 革新的なケア──嗅覚と味覚の定量的な試験

　2月以降、23人の海外患者に嗅覚と味覚の異常があることが確認された。患者らに詳しく問診をしても「感覚がない」「わからない」と答えるため、嗅覚や味覚の測定値を数値化することの難しさに悩んでいた看護チームは、重症度の数値化と症状の改善方法およびCOVID-19との関連性の有無を調査するためのプロジェクトを立ち上げた。

　彼らはまず、生活必需品のなかから物品を検討し、嗅覚にはコーヒーパウダー、ビネガー、ピーナツバター、香水、味覚にはレモネード、砂糖、苦味の強い漢方「黄蓮」、塩などを用意した。これらを瓶に入れ、薬用のコップ・スポイト・スプーンと合わせて検査キットを作成した。試験は次の方法で行った。

● 嗅覚試験

　目隠しをした患者に板状の嗅覚測定スケールを用いて測定する。スケールの長さは30cmで、15cmの位置に目盛りがある。物品が30cmの位置に来たときに匂いがすれば0ポイントで正常、15cmの位置まで

現場レポート

日々の暮らし

組織とコミュニティ

教育の現場では

私の「コロナ日記」

解　説

コラム

来たときに匂いがすれば１ポイントで軽度、鼻腔内で匂えば２ポイントで中等度、匂いがない場合は３ポイントで重度の嗅覚異常と判定する。

● **味覚テスト**

　何を食べたか正しく言える場合は０ポイントで正常、甘味・酸味・苦味・塩味を区別できるが何を食べたかがわからない場合は１ポイントで軽度、２種類の味が区別できないか正しくない場合は２ポイントで中等度、すべての味が区別できない場合は３ポイントで重度の味覚異常と判定する。

　これらを集計した結果、患者のウイルス負荷が減少すると嗅覚や味覚の症状も改善することがわかった。患者は試験によって症状の改善を把握でき、医療チームにケア情報を提供することもできる。

政府による支援

　2020年1月20日に対応を開始してから現在に至るまで、当院の看護が日々しっかりと行われているかどうか、あらゆる側面から徹底的に検証してきた。度重なる緊急任務（夜中でさえ何度も繰り返し要請された）と、常に高い感染リスクを伴うケア業務を通じて、私たちは看護師としての危機管理能力を十分に発揮できたと思う。看護スタッフ全員が感染拡大との闘いに対し恐れずに向き合い、一人ひとりが責任をもって取り組んだ。私たちは患者の回復と病院や政府に貢献できたことを誇りに思い、名誉に感じている。

　また、政府による医療従事者への全面的な支援に感謝している。病院で働く医師には１日10,000元（執筆当時の換算で約36,000円）、看護職員には８時間勤務ごとに10,000元、チャーター便に同乗、もしくは空港検疫に携わる看護職には８時間ごとに5,000元（同約18,000円）、医師には１回10,000元の補助が支給された。

"We must be strong !" と
自分たちに言い聞かせる医師

看護師・医療通訳、マレーシア在住

米村 知紗

現場レポート

日々の暮らし

組織とコミュニティ

教育の現場では

私の「コロナ日記」

解説

コラム

　東南アジアに位置する小さな国、マレーシア。宗教も文化も異なる、マレー系、中華系、インド系の民族が共存する国。また、世界中の企業が工場を構え、数千人を超える日本人も駐在している。南国の比較的のんびりとしたこの国でも例外なく新型コロナウイルス感染症による多大な被害・影響が出た。

　マレーシアにて医療通訳として医療に携わる立場から、マレーシア国内の新型コロナウイルス感染症の状況についてレポートする。

発生と国の対策

1. 国内での初症例と感染拡大のきっかけ

　2020年1月上旬、中国での感染者数が増加するなか、マレーシアで報道される新型コロナウイルス感染症に関する情報は不確かなものが多く、混乱している状況であった。国の方針・対策なども明確でなく、不安が募るばかり。そのようななか、1月11日に中国で感染者初となる死亡例が報告され、その2日後の1月13日には中国国外での初の感染者が隣国タイで報告された。それを機に、各空港、国境でのサーモグラフィによるスクリーニングが導入された。

中国正月の前日となる1月24日、マレーシアで最初の新型コロナウイルス感染者が報告された。この最初の症例に関連して、その後も数人の感染者が報告されるが、いずれも中国国籍、輸入例であった。1月25日時点では、大型連休となる中国正月を控えていたものの、国は依然として中国からの旅行者も受け入れていた。

　その2週間後に国内での感染者が報告され、それをきっかけに散発的に感染者が増えていく。2月末には、マレーシアで働く、インドネシアと日本に渡航歴のある41歳の日本人女性が国内で24症例目となる感染者として報告。この24症例目の看護にあたっていた看護学生、同室者も感染していることが判明したことはニュースとなって報道されている。このニュースの後の国内では、日本人というだけで、公共の場で嫌がらせを受ける人もいた。

　マレーシアでの感染者数が急増したきっかけとなったのは、2月27日から3月1日までの4日間行われていたイスラム教のイベント「Tablighi Jamaat」であった。このイベントは、国内外から16,000人もの参加者がマレーシアの首都クアラルンプール近郊にあるモスクに一堂に会した大集会であった。1,500人はカナダ、オーストラリア、ナイジェリア、インドなどの海外からの参加者であり、そのなかには中国・韓国といった新型コロナウイルス感染者数の多い国からの参加者もいた。そのため、参加者からマレーシア国内の各州への感染が急速に広まった。国内の感染拡大だけにとどまらず、ブルネイ、カンボジア、インドネシア、タイ、シンガポール、フィリピン、ベトナムなどの近隣諸国へも感染拡大する結果をもたらした。

2. 政治的危機と対応の遅れ

　国内でも散発的に感染者が報告されていたにもかかわらず、政府から国民へのアドバイスは、公衆の場に出ることを極力控えること、公衆の場に出るときはマスクを着用することのみであった。国の対応策の遅れの原因としていちばん大きいのは、同時期に起きていた政治的危機であ

ると考えられている。また、厚生省の新型コロナウイルス感染症に対する危機防御の認識が低かったためといえる。

国内が混乱している最中の2月24日、94歳の元首相マハティールが辞任、1週間後の3月1日、ムヒディンが新首相として就任する。こうした政治的背景が、新型コロナウイルス感染症に対する対応を遅らせたともいえる。

新政権開始と同時期に、前述したイスラム教のイベント参加者からの感染拡大が明確となり、政府は3月13日、宗教的なイベントや集会、結婚式などを含めた人が集まるイベントをすべて禁止する措置を発令する。

3. 新政権と活動制限令

国内初となる、新型コロナウイルス感染者の死亡が報告された翌日の3月18日、感染者数は553人に到達し、新首相が活動制限令（Movement Control Order：以下、MCO）を実施した。当初は、3月18日から14日間の予定であったが、感染者数の増加が収まらず、4月10日には感染者数4,346人まで増加、死亡者数も70人となり、MCOを4月28日まで延長することとなる。

州をまたぐ交通の規制、日用品の買い出しは1家族につき1人のみの外出とし、18歳未満の子どもの外出は禁止となった。すべての行政機関も業務を停止し、活動が許可されたのは病院、クリニック、スーパーマーケット、ガソリンスタンドなどの生活に最低限必要な業務のみ。それ以外はオフィスへの出勤も禁止され、交通機関の主要な場所には警察による検問所が設けられ、1台の車に2人以上が乗車しているだけで止められるという状況だった。

また、活動時間も朝7時から午後8時までと定められ、それを超えて外出していたり、隣人と立ち話をすることすらままならない状況であった。

4. 活動制限令による感染者数の減少と制限の緩和

一時は東南アジアで最悪の感染者数となったマレーシアだが、MCO

現場レポート

日々の暮らし

組織とコミュニティ

教育の現場では

私の「コロナ日記」

解説

コラム

中の厳しい制限により、1日に報告される新規感染者数が減少し、5月4日、ほとんどすべてのビジネス再開の許可が下りる。1日の新規感染者数が10人以下という目標を達成した6月10日、政府は活動制限から回復期（Recovery Movement Control Order：以下、RMCO）へと緩和に舵を切った。7月からは学校も再開している。

　その後、各所でクラスターが発生することがあったため、RMCOは2020年12月31日まで延長された。

医療従事者の挑戦と貢献、被害の状況

1. 新型コロナウイルス感染症対応の中枢機関

　マレーシアでは感染の疑いがある場合やPCR検査、感染者の入院治療の対応病院として、政府の病院のみ（公立病院［Government Hospital］：以下、GH）が指定されている。

　当初は、PCR検査もGHしか対応しておらず、感染の疑いのある患者は、どこの国籍であろうとGHに搬送される仕組みであった。しかし、感染者数の増加とともに、感染者の追跡調査にて検査対象者が増加したため、国の検査機関では間に合わず、政府以外の検査機関や私立病院、クリニックでも検査のみ対応可能となっている。現在は、各クリニック、私立病院などで検査を受け、陽性になった患者の隔離、入院・治療はすべてGHにて行われている。

　私は最前線での医療には携わっていないため、現場レポートとしてマレーシアで作成されたドキュメンタリーを紹介することで、最前線で新型コロナウイルス感染患者のケアにあたる医療従事者の挑戦と葛藤、そして自己犠牲のうえに成り立つ貢献について紹介する。

2. ICUから埋葬まで：ある患者の闘病

　20年以上の医療貢献の歴史あるGHのICUで、そこで働く医師や看護師たちにとって「患者の死」に対面することは日常的なことである。し

かし、経験豊富なイスマール医師でも、新型コロナウイルスに感染した患者が迎える臨終の場面は、いたたまれない哀しさを抑えることができないと言う。なぜなら、患者は、愛する人も家族もなく、たった1人で旅立つ。唯一、その臨終に立ち会うのは、患者の闘病に最善のサポートをしたスタッフのみ。

ICUに入室している患者のケアに入る際は、幾重もの防護服に身を包む。そのときから、見えない敵との闘いに気が抜けない。少しの隙間も設けず、的確なステップを踏んで、スタッフどうしが助け合いながら完全装備する。準備が整ったら、入室前に祈りを捧げる。彼らの想いのなかには、患者を救いたい気持ち、患者を助けるために犠牲にしている自身の家族への感謝、今日も無事に業務が遂行できることを祈る気持ちなど、様々だと思う。

病室に入る前に医師が自分たちに言い聞かせるように放ったひと言が印象に残る。「We must be strong!」（我々は強い！）新型コロナウイルス感染患者の家族へは、日々の情報をすべてビデオコールで知らせている。面会が禁止されている家族や愛する人と患者との連帯感を少しでもサポートできるよう、どんなに忙しくても、重篤な状況でもこの努力を怠らない。

この日の症例は、カマル氏。ICUの個室にたった1人で寝かされているカマル氏は、イスラム系の40代と思われる男性。酸素マスクをしており、明らかに呼吸状態が苦しそうである。

イスマール医師が、ビデオコールでカマル氏の奥さんに呼びかける。「マリアンさん、ご主人のカマルさんの病状が悪化しています。呼吸状態が悪化しているので、挿管する必要があります」「これ以上の悪化を防ぐためです」。そして、医師はカマル氏に画面を見せ、「カマルさん、奥さんですよ！」と声をかける。画面越しに対面した家族は、苦しそうなカマル氏の状態を見て、声を押し殺して泣いているのだろうか。何も聞こえない。画面に向けてカマル氏は何度も何度もうなずく。そして、やっとのことで声を絞り出したその言葉は、「オーケー、オーケー、大丈

現場レポート

日々の暮らし

組織とコミュニティ

教育の現場では

私の「コロナ日記」

解　説

コラム

夫」。家族を思い、多くの伝えたい思いが、呼吸すらままならないカマル氏にとって、この3つの言葉となって発信されたのだろう。そしてこれが、カマル氏が発した最後の言葉となる。その後、挿管されたカマル氏は一度は安静するものの、数日後に帰らぬ人となる。たった1人で、機械的なICUの1室で、家族や愛する人に囲まれることなく。

　遺体は、家族へ渡されることなく、白い布で幾重にも包まれ、消毒され、白い納体袋に二重に入れられ、さらに消毒が施される。棺に入れられる前に、全身防護服に身を包んだイスラム教の導師が礼拝。そこに立ち会うのは、カマル氏の闘病を全力でサポートしたイスマール医師とスタッフのみ。礼拝が終わると、墓地に搬送されて埋葬。すべての儀式が、ものものしい雰囲気で、防護服に身を包んだ人たちのみで執り行われている現状。愛する人の最期に、手を握りしめることも、言葉をかけることも許されない、孤独な最期。

　イスマール医師は言う。「ICUでの死は、イベントではないプロセスである。患者の死に向き合うということは、自分を含めたすべての医療従事者にとってのチャレンジである。患者が臨終を迎えたとき、または迎えそうなとき、患者の家族に連絡すると、必ず聞かれる言葉は『会いに行ってもいいか』。泣き崩れる人、電話口で叫ぶ人もいる。その悲しみや思いは、痛いほどわかる、しかし、我々は知っている。彼らがここに立ち会えないということを」。

　ICUでは日常的な患者の死。しかし、新型コロナウイルス感染患者の死は、その日常とはかけ離れたものである。孤独な最期であり、患者自身、そして家族にはもちろんのこと、医療従事者にとっても耐え難い大きな悲しみと無力感をもたらすことは容易に察することができる。

3. 新型コロナウイルス感染者とその家族を支えたもの

　感染者が経験した闘病生活の現状や、感染者の家族についてのレポートを紹介する。

●勤務中に自身が感染した医師

　中華系のマーク医師は、勤務中に新型コロナウイルスに感染。幸い症状は軽く、一般の隔離病棟で23日間の治療の末、回復し、退院する。マーク医師は、入院生活を振り返り、以下のように述べている。

　「PCR検査が陽性となって初めて頭に浮かんだのは、妻と2人の子どもたちのこと。自身の身に絶対に何かあってはいけないと。隔離・治療中はただただ漠然と、死にたくないと思っていた。不安でしょうがない、そんなとき心の支えとなったのは、担当医のタヤラン先生。毎日電話をくれ、症状の確認をしたり、十分な説明をしてくれた。ある日、僕が、『そう言えば、おいしいコーヒーをしばらく飲んでないなぁ』とこぼしたことがある。すると翌日、1杯のコーヒーが病室に送られてきた。日常であれば大したことはない些細な気遣いは、そのときの僕の大きな支えとなった。僕がコロナ闘病経験から学んだいちばんのこと、それは思いやり。僕自身ももっと思いやりのある親切な人間になりたいと思う」と、少しはにかんだような笑顔で話すのが印象的だった。

　マーク医師を担当したのは、インド系のタヤラン医師。「患者が、どんなに強い人であろうと、どの立場や地位の人であろうと、このようなパンデミックの状況では、心理的・社会的なサポートが大変重要である」と述べている。

●警察官の夫を亡くした妻

　アイザさんは、感染流行地域でいろいろな業務に携わっていた警察官のご主人をコロナ感染によって失う。

　「主人は、コロナに関連する様々な業務を遂行していました。かぜ症状がみられ、感染が確認されました。彼は言っていました、『自分にはおそらくそれほど残された時間はなさそうだ』と。そして、発症から10日後、最後の息を引き取りました。そのときの悲しみや気持ちを、誰に話していいのかわからない。そんななか、主人を担当してくれたチームの皆さんが心理的サポートをしてくださった。だから、今の私がここにいます。皆さんに、大変感謝しています」。

現場レポート

日々の暮らし

組織とコミュニティ

教育の現場では

私の「コロナ日記」

解説

コラム

深い傷と希望

　治療薬もワクチンも開発されていない新型のウイルスに感染したとき、患者の頭には「死」ということが必ずよぎる。感染者やその家族に対する医療行為は身体的なものだけではなく、精神的・心理的なサポートが大きな柱となっていることが理解できる。

　それとは反対に、ある男性は、感染が発覚し入院中に、自身と家族の写真がSNSなどで公開され、世間の誹謗中傷の対象になっていることを知る。年をとった両親や妻、幼い子どもたちまでもが見も知らない人たちの非難の的となっている事実は、病状が回復した今も心に深い傷となって残っている。

　新型で前例のないウイルスに対して、人々は不安や恐怖心を抱えながら暮らしている。防御するためのワクチンや治療薬もまだ開発されていない。見えない敵はどこに潜んでいるのかすらわからない。人々が抱える恐怖心が、悲しいことに感染した人やその家族への誹謗中傷となってしまう事実は、どこの国でも起きていることだろう。こうした被害にあう人の数は、感染者数の何倍にもなっていることも忘れてはならないと感じる。

　また、新型コロナウイルス感染症の被害は、感染者数に表されているだけではない。ロックダウン中に職を失い、家族を養うことが困難となってしまった人たち、非日常的な環境に適応できず、精神的なストレスを抱える大人や子どもたちがいる。

　一方、困っている人たちを助けるボランティア団体で働く人々がいて、人々の身体的・精神的な健康の障害に対してサポートする医療機関で働く人々もいる。防護服が足りないとき、PPE作成の手助けをしたマレーシアのファッションデザイナーグループもいた。このように、新型コロナウイルスとの闘いには、人々がそれぞれかかわれる形で参戦することで大きな成果をもたらすと考える。超えられない困難はないと信じて、世界中の人々が協力して終息を目指していく必要があるだろう。

現場レポート

日々の暮らし

組織とコミュニティ

教育の現場では

私の「コロナ日記」

解説

コラム

＊

　最前線で働く医療従事者の方の献身、それを支えるご家族の方々に深い尊敬の念を示すとともに、感染によって命を落とされた方々とそのご家族様に深いご冥福をお祈り申し上げます。

　また、新型コロナウイルス感染症によって困難に直面している皆様が、その困難を乗り越え、笑顔が戻る日が来ることを信じております。世界中で1日も早い収束・終息が来る日を願います。そして、このレポートが、パンデミックの状況下でマレーシアという小さな国がたどってきた1つの記録として残す機会をいただけましたことを深く感謝いたします。

●参考文献

1）在マレーシア日本国大使館：【新型コロナウイルス】情報.
　　https://www.my.emb-japan.go.jp/itpr_ja/newinfo_20032020B.html

2）Asita Elengoe : COVID-19 Outbreak in Malaysia.
　　https://ophrp.org/journal/view.php?number=559

3）Covid-19 in Malaysia, Kini News Lab, Malaysiakini.
　　https://newslab.malaysiakini.com/covid-19/en

4）Malaysian Gazette: Dari ICU ke Liang Lahad（From ICU to the Grave）.
　　https://www.youtube.com/watch?v=8x_seAQfBIA

5）We gave Covid-19 survivors a surprise reunion | #REUNITED by R.AGE.
　　https://www.youtube.com/watch?v=zdl394vQ90U

6）Ain Umaira Md Shah et al. : COVID-19 outbreak in Malaysia: Actions taken by the Malaysian government.
　　https://www.sciencedirect.com/science/article/pii/S1201971220304008

7）COVID-19 pandemic in Malaysia.
　　https://en.wikipedia.org/wiki/COVID-19_pandemic_in_Malaysia

インドとミャンマーにおける COVID-19拡大の状況と対応

UNAIDS Myanmar（国連合同エイズ計画ミャンマー国事務所）Strategic Information Adviser ／前 WHO SEARO（世界保健機関東南アジア地域事務所）Technical Officer（Nursing and Midwifery）

神田 美希子

　筆者は2020年5月末にWHO SEARO（世界保健機関東南アジア地域事務所）（インド、ニューデリー）を退職し、同年6月よりUNAIDS Myanmar（国連合同エイズ計画ミャンマー国事務所）（ミャンマー、ヤンゴン）に所属している。COVID-19の拡大と、それに伴う国際旅客線発着に制限のあるなか、4月末にインドから日本へ帰国し、日本でのテレワークを経て、8月末にミャンマーに渡航した。本稿では筆者が経験した各国の感染拡大の様子や対策および所属機関での活動などを共有したい。

インド（ニューデリー）での生活および WHO SEAROにおける勤務

1. COVID-19の拡大と対策

　インドでは2020年3月上旬より新規感染者数が増え始め、3月25日よりロックダウンに入った（フェーズ1：3/25〜4/14、フェーズ2：4/15〜5/3）。すべての公共交通機関（バス、地下鉄）とタクシーが運休となり、日用必需品の購入や通院以外の外出は禁止となった。

　住宅地区の入口には車止めが設置され、車での外出には州政府発行の通行許可証の携行が必要となり、筆者のように車をもたない者は徒歩圏

内での生活を余儀なくされた。一時は生活必要物資がマーケットから消えたこともあったが、次第に落ち着きを取り戻していった。

　インド政府はロックダウンに先駆け、3月23日に予行という名の外出禁止日を設けた。モディ首相はことごとに、国民へのテレビ演説を行った。インド国民に対し理解を求めるとともに鼓舞するこのスピーチは、ロックダウンフェーズの節目など折に触れて行われるようになった。筆者の居住地区は外国人が多く住む比較的裕福かつ安全な地区であったため混乱は見られず、メディアで流れる、バスターミナルに人々が殺到する様子や警察が外出者を取り締まる様子などはどこか遠くのことのようにも思えた。

2. WHO東南アジア地域事務所（SEARO）での業務

　事務所はロックダウンと前後して3月下旬よりクリティカルスタッフと呼ばれるごく限られた職員以外はテレワークを開始し、すべての出張および対面式のミーティングは規模を問わず中止になった。地域事務所はWHO本部と協働し各種ガイドラインの策定にかかわるとともに、東南アジア11か国におけるCOVID-19への対応について各国事務所をサポートする役割を担った。看護および助産担当のテクニカルオフィサーであった筆者は、部署を通じ各国における母子保健プログラムの①感染防止および対策に関するガイドライン策定のサポート、②必須サービスが継続して提供されるための仕組みづくりに携わった。また、情報が限られていた当時（2020年4〜5月）、各国で発行されたガイドライン等を共有できるプラットフォームをつくり、情報共有できるようサポートした。

　COVID-19への対応と並行して、4月7日の世界保健デー（World Health Day）に関する業務を担当した。WHO憲章が制定された日である世界保健デーは例年決められたテーマのもと、イベントの開催や啓発活動が大々的に行われる。2020年は「看護師・助産師の国際年」（後述）に制定されたことにちなみ、「看護師と助産師をサポートしよう」という

現場レポート

日々の暮らし

組織とコミュニティ

教育の現場では

私の「コロナ日記」

解説

コラム

テーマのもと、当初はイベントの開催を予定していた。しかし、感染拡大に伴い、最終的にはweb上でのフォトコンテストの実施等となった[1]。

　5月末の退職に向け、COVID-19の対応と並行して業務整理や引き継ぎ、事務手続きなどに追われたが、日本からのテレワークという状況は、時差を除けば結果的にはそれほどの困難を感じることはなかった。上司や同僚に直接会うことなく退職となったことは心残りではあるが、同じ国連というシステムの同じ東南アジア地域にいるため、いずれ再会できることを願っている。

ミャンマー（ヤンゴン）での生活および
UNAIDS ミャンマー国事務所における勤務

1. COVID-19の拡大と対策

　ミャンマーは2020年3月24日に初の感染者が確認されて以来、8月下旬までは新規感染者数が0〜2人/日、全死亡者数が6人と非常に少なく推移し、政府は一時はセミロックダウンから制限を緩めた。しかし、西部ラカイン州を発端として、9月中旬より市中感染が急増し、ミャンマーの最大都市であるヤンゴン（推計人口850万人）では日々1,000人前後の新規感染者が確認されるようになった。政府は自宅待機（Stay at home）やヤンゴン市内の移動制限などを行い、再度セミロックダウンとなった。新規感染者数は依然として横ばいであるが（11月下旬時点）、11月初旬の国家選挙活動も相まって、徐々に経済活動を復活させることを目的に、一部の建設工事や店舗の再開を許可した。

　元来脆弱な保健医療システムにパンデミックが与える影響は甚大であると想像するが、実際にどの程度医療がひっ迫しているかなどの情報を得ることは、そもそも情報が存在するか否かを含め非常に難しく、不明である。

2. UNAIDSミャンマー国事務所に着任して

　筆者は当初、6月1日の着任に合わせてミャンマーに渡航する予定であったが、国際旅客線発着の制限により、8月末に国連が運航する人道支援航空サービスにて渡航した。ビザに加え、出発前1週間の自主隔離証明書や72時間前までに発行されたPCR検査の陰性証明書の携行が求められ、渡航後は政府指定のホテルに2週間の完全隔離となった。

　事務所の出勤体制は、当初より、ミャンマー政府の通達およびミャンマー国内に事務所をもつ国連機関で構成されるUNCT（UN country team）での話し合いをもとに、完全なテレワークから50％の職員の出勤まで、感染状況に合わせ柔軟な対応が求められた。しかし、UNCTが10月1日よりオフィスの運用を非常事態モードに変更して以降、ほぼ完全なテレワークに移行し、9月中旬に隔離が終了した筆者は事務所に出勤することのないまま2020年の年末を迎えた。新しい仕事を覚え慣れることに加え、同僚はもとよりミャンマー保健・スポーツ省のHIV/AIDSプログラム担当者、他の国連機関、NGO、そしてドナーと直接会うことなくプログラムを遂行することの難しさを痛感した。どんなにテクノロジーが進歩しようとも、対面することで生まれる共感や雑談、メールを送るまでもない些細なことの情報共有の大切さを実感するとともに、細やかに伝達をしてくれる上司や同僚に感謝している。

　事務所で共有された情報の一部であるが、ミャンマー国内のHIV/AIDSプログラムはセミロックダウンにより予防活動や治療が滞るなどの影響を受けたが、コミュニティネットワークの活用により必要最低限のサービスの提供は行われたとのことであった。その一方、これまで試行段階にあった複数月分のHIV治療薬の処方を行うMMD（multi-month dispensing）が実用化されるなど、プログラムが進歩するという側面もあった。また、HIV/AIDSプログラムの受益者であるセックスワーカーの人々はセミロックダウンにより収入を得ることができなくなり、彼らの生活をどのようにサポートするかということも課題となった。

　国連機関の国事務所は、このような地域に根差した課題の特定および

現場レポート

日々の暮らし

組織とコミュニティ

教育の現場では

私の「コロナ日記」

解説

コラム

取り組みを継続し、今後はCOVID-19が与えた疫学的かつ社会経済的影響など、長期的なモニタリングと評価に重点的に取り組む必要があると考える。

非常時に「外国人」として母国語のわからない国で生活するということ

　COVID-19のパンデミックのなか、インド、日本およびミャンマーと3か国で生活したことから見えてきたものは、タイムリーかつ正確な情報がいかに重要であるかということである。日本では努力をせずとも新規感染者数から政府の対応、市民生活に及ぼす影響とその対応など常に新しい情報を得ることができ、正確性についてもある程度の信頼をもとに活用することができる。インドでは非常時に限らず、日常生活において英語での情報が入手しやすく、ニュースなどで報道されるレベルの最新情報を得ることができた。一部のヒンズー語でしか得られない情報についても、直後に英訳を得られるなど、生活の維持および今後の予測について十分な情報がわかり、それをもとに生活することができた。

　一方、ミャンマーでは英語の情報は限られ、保健・スポーツ省が発出する新規感染者数や行動制限の内容などの必要最低限の情報もビルマ語を英訳した形で得ていた。例えば、行動制限の詳細な内容についてはあいまいなものもあるなど、情報の信頼性に疑問をもつこともあった。また、国内各地で何が起きているのか、政府における対応について何が検討されているのかなどの情報を入手することはほぼ困難であった。今回のような非常時かつ状況が日々刻々と変化していくなか、最も有用であったのは在留日本国大使館からの情報であった。新規感染者数や政府の通達、日本への退避便の予定など、細やかかつ正確な情報提供は大変役に立った。

　また、信頼できる現地の人および日本人ネットワークとのつながりは非常に重要であることも実感した。平時は現地の状況とは一線を画し、

好きなように生活を維持することができたとしても、非常時では現地社会のルールで生活することが強いられる。その際、不明な情報を確認したり、相談することができる現地の人の存在と、その人々のサポートはとてもありがたいものであった。

COVID-19パンデミックにより明らかになった看護の現状と、今後に向けての期待

看護師と助産師は母子保健から高齢者のケアに至るまで、全人口が必要としている保健医療ニーズを満たすため、極めて重要な役割を果たしており、多くの場合、プライマリケアの窓口であるとともに、時として唯一のサービス提供者である。2030年までにUHC（ユニバーサル・ヘルス・カバレッジ）＊を達成するためには、全世界で看護師と助産師の拡充が必要であるというのは世界の共通認識である。そして、2020年「看護師・助産師の国際年」は、看護師と助産師の働きと専門性を認識し、さらなるニーズに応えるために看護・助産への投資を訴えるものである。2020年4月の世界保健デーに発行されたState of World's Nursing Report（SOWNレポート）[2]は看護職に関する基本的な情報（数、地域分布、性別、教育のタイプ、就業環境）を加盟国からのデータをもとに分析し、看護職の現状およびUHC達成へ向けた方向性を示した世界で初めてのレポートである。

2020年はCOVID-19パンデミックにより、奇しくも看護がこれまで以上に注目される年となった。看護を含む保健医療人材がひっ迫している状況、PPEが十分に提供されず、看護師が感染のリスクにさらされている状況、また感染防止のためのIPC（Infection Prevention and

---

＊ UHC（ユニバーサル・ヘルス・カバレッジ）：すべての人が適切な予防、治療、リハビリ等の保健医療サービスを、支払い可能な費用で受けられる状態。2005年の世界保健総会で提唱され、2015年制定のSDGs（持続可能な開発目標）で、UHCは2030年までに達成されるべきターゲットの1つとなった。

現場レポート

日々の暮らし

組織とコミュニティ

教育の現場では

私の「コロナ日記」

解説

コラム

Control）の重要性、適正な労働時間の確保および賃金を含む労働環境の改善、看護職をはじめ COVID-19 の対応にあたる医療従事者とその家族に対する差別や偏見など、あらゆる課題が示された一方、看護の専門性や役割、そして人々の健康への貢献が再認識された一面もあった。これらの報道は、SOWN レポートが示唆するところと共通する部分が多く、特に以下の分野において今後強化が必要とされている。

　①看護職および彼らを取り巻く環境に関する質の高いデータの集積
　　と分析能力の強化
　②適切な看護教育と継続教育
　③安全、健康かつ満足の得られる労働条件への改善
　④看護のリーダーシップと管理能力の強化

　これらはどの国にも当てはまるものであり、看護・助産へのさらなる投資の必要性を訴えていくことは、今回のパンデミックへの対応、そして今後起こり得る次なるパンデミックへの備えとして、保健医療システムの強化につながるものと考える。そして、それを実現するのは看護師および助産師自身だと信じている。

　●引用文献
1）World Health Organization : World Health Day 2020. Support nurses and midwives. https://www.who.int/southeastasia/news/events/world-health-day/world-health-day-2020
2）World Health Organization : State of the World's Nursing Report-2020. https://www.who.int/publications/i/item/9789240003279

活躍するブラジルの看護師

在ブラジル日本国大使館 参事官兼医務官、医学博士、ICD

岡本 洋幸

現在、COVID-19 は世界各国で蔓延し、医療従事者の負担は重いものになっている。筆者のいるブラジルは、2020年9月16日時点で累計感染者数 4,382,263 人、死亡者数 133,119 人と世界で第 3 位の感染者数、死亡者数となっている。8 月 25 日時点の首都ブラジリアの職業別医療従事者の感染者数は 5,296 人、感染率は 57％である。

以下、ブラジリアの 3 病院の看護師からの聞き取り内容を紹介する。

HRAN 公立コロナ指定病院
―― 当地の COVID-19 指定公立病院

パンデミックに直面したときのこと、初めてこの感染症について聞いたときのこと――それは遠いことのように思える。3 月 6 日、感染症の疑いのある最初の患者が入院して以来、不安な日々が続き、私の人生は突然変わってしまった。新しい現実に対処するため、ただ毎日業務に追われ、疲れ果て、新型コロナウイルス（以下、コロナ）以外のことを考える時間も余裕もなくなった。家族と離ればなれになり、友だちと会って一緒に過ごすというような社会的生活もなくなった。

そんななか、私たちの同僚が COVID-19 で死亡した。自分自身を含め、誰でも彼と同じ目にあう可能性があることを考え、非常に苦しい日々を過ごした。しかし、皆で力を合わせて 1 つになり、亡くなった同

療のためにも、できる限り多くの患者さんを治療することが私たちの使命と考え、心を込めた対応をしている。

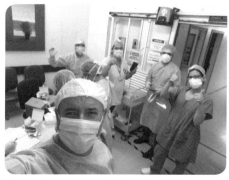

HRAN公立コロナ指定病院

私たち医療者は、誰からも差別を受けることなく、多くの人から力とサポートだけを得てきた。退院していく一人ひとりの患者さんは、私たちにとって勝利（victoria）の証なのだ。

あれから6か月が過ぎ、私たちがやってきたことすべてに価値があったと思う。今、私は、自分が選んだこの職業に誇りをもって、「看護は人生に変化をもたらす」と言える。神に感謝します。

〈聴取者（書面インタビュー）：Carlos Vaugrand Sousa Farias（疫学部長、看護師）〉

HFA軍病院——ボルソナーロ大統領がコロナの検査をした病院

3月17日、最初のCOVID-19患者が入院した。医療スタッフはコロナの知識もなく、非常に不安だった。自分自身の感染リスクや家族にうつすリスクがあった。その後、防護服の使用法などの訓練を行い、安心感が増した。

テレワークやコロナ感染、精神的ストレスなどにより、医療スタッフの30％が病院を離れている状態で、6・7月には37％になったときもあった。そのため、他の州の人材支援を受けている。残っているスタッフに仕事が集中し、家族への対応ができなくなることもある。そのストレスで離職した人もいる。

先週、40代の看護師が1人、COVID-19で亡くなった。本日、葬儀が

行われる。

医療スタッフの子どもが、子どもどうしの遊びに呼ばれなくなるなどの差別がある。地方では、感染したと噂のあった家に、投石されるケースもあった。

私の所属するチームは非常に困難な状態に直面しているが、必ず乗り切れる

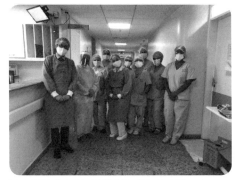

岡本医務官とHFA軍病院感染症病棟スタッフ

と信じている。前例のないこの困難な状況は、世界全体で私たち看護師の存在意義を証明することになるだろう。日本ではどうだかわからないが、ブラジルでは、患者は医師のほうばかり見ていて、看護師の重要性に気づいていない。看護師の勤務時間は長く、給料も安い。

しかし、コロナ感染で入院し、隔離された場合、主な対応を行うのは看護師である。今回のパンデミックで初めて、患者は看護師の重要性に気づいてくれた。今までなかったことだ。その点はよかったと思う。

〈聴取者（書面インタビュー）：Rosana Trojan（中佐、看護部長、勤務歴26年）、Paula Silva do Nascimento（少尉、コロナ病棟ICU担当、勤務歴10年）〉

私立サンタルジア病院──当地の代表的な私立病院

サンタルジア病院は、コロナ感染者受け入れの最高の病院であると考えている。コロナ対応ICUが16床、加えて専用病床が28床ある。救急部も、コロナ用と通常用に分かれている。

最初の感染患者が出たのは3月20日だった。とても難しい状況であり、マスコミが騒いだこともあって病院中がパニックになった。それと同時に、医療者としての責任感から、COVID-19の最前線に自分はいるんだという意識も強かった。対応チームが結成され、そこには心理学者

現場レポート

日々の暮らし

組織とコミュニティ

教育の現場では

私の「コロナ日記」

解　説

コラム

や感染委員会も加わった。週1回、防護
服の使用方法の訓練なども行った。

　当院では、今までに看護師1人、技術
者3人が感染した。感染対策の改善点
がどこにあるのか、常に考えている。相
変わらず厳しい環境であり、皆、心理的
に弱っているが、互いに励まし合ってい
る。私たち自身の存在意義を証明するこ
とが重要だと考える。

　私自身についていえば、気づかずに自
分が感染してしまい、家族にうつしてし

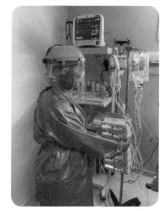

サンタルジア病院

まうことが怖かった。家族と離れ、自宅に帰らない選択をした仲間もい
る。また、過度のストレスで倒れないため、コロナの危険性を煽ること
の多いテレビは観ないようにした。そして、自分の使命を尽くせたこと
に意識をもっていくようにしている。

　多くの患者は、看護師しか頼る人がいないと考えてくれており、その
家族も自分たちを信用してくれている。そう考えると、翌日も勤務する
勇気が湧いてくる。

　先週、病院内で火災が発生した。多くの困難があったが、この困難に
よりチームとしての連帯感が強化されることにもなった。

　──日本の看護師の皆さんへ
　　　日々、知識を求め、訓練を受けてください。
　　　自分の命をいちばん大切にしてください。
　　　そのうえで、相手を助けてください。
　　　愛情をもってください。
　　　何かを行うときはベストを尽くしてください。

〈聴取者：Cláudia Ferreira Victor Nazaré（Diretora Regional de Relaciona-
mento；地方リレーションシップディレクター）、Ana Beatriz（Gerente de Enfer-
magem do Hospital Santa Luzia；サンタルジア病院看護部長）、Mayara de
Araújo Gilson（Coordenadora de Enfermagem das UTIs Adulto；大人のICU
看護コーディネーター）、Selma Souza Lima（Enfermeira da UTI COVID-19；
COVID-19のICU看護師）〉

＊

　7月31日、在ブラジル日本国大使館は、PAHO（汎米保健機構）およ
びブラジル保健省と日本の新型コロナウイルス感染症対策を紹介する専
門家会議をオンラインで実施した。筆者も、川崎市健康安全研究所の岡
部所長、国立国際医療研究センターの大曲病院長と共に出席した。今ま
では、このように遠くの国と手を取り合うことは難しかったが、今回の
ケースのように互いに協力し合うことができることがわかった。
　世界中に蔓延したCOVID-19の医療現場は、多くの看護師たちの支え
により成り立っている。看護師の皆様方に感謝するとともに、ブラジル
の看護師から日本の看護師の皆様へのエールになれば幸いである。

●参考文献

1）岡本洋幸，大曲貴夫：平時の医療体制等ブラジルの保健事情と対コロナウイルス
　感染者対応の態勢，その実績と今後の見込み，ラテンアメリカ時報，2020年秋号
　（No.1432），2020.
2）在ブラジル日本国大使館：日本の新型コロナウイルス対策に関するウエビナーの開
　催．https://www.br.emb-japan.go.jp/itpr_ja/11_000001_00184.html
3）Situação Epidemiológica do Distrito Federal, Boletim Epidemiologico, No.176,
　2020.8.25.
　http://www.saude.df.gov.br/wp-conteudo/uploads/2020/03/Boletim-COVID_
　DF_25_AGO.pdf

現場レポート

日々の暮らし

組織とコミュニティ

教育の現場では

私の「コロナ日記」

解説

コラム

「悪夢よ、覚めてくれ」と
日々祈るしかできない医療者
——ボリビアにおける感染症の現状と対応

国際協力機構（JICA）青年海外協力隊 ボリビア派遣

伊東 千尋

JICA青年海外協力隊として南米ボリビアで働く

2019年4月、私は国際協力機構（JICA）青年海外協力隊として、日本の裏側にあるボリビアに到着した。公用語であるスペイン語も十分に話せない私に、看護師として何ができるのか。たった2年のボランティア期間で、何もできずに帰ることになるだろうと、そう思った。私自身、ボランティアに参加したこと自体、周囲の熱い気持ちで参加した協力隊の隊員と比較するとはるかに冷めた気持ちで参加していたように思う。正直、看護師だし、仕事を辞めて2年くらい海外にいても、日本に帰ってくれば職に就けないことなんてないだろうし、ちょっと違う世界でも見てみようといった軽い気持ちだった。

しかし、ボリビアで所属する病院に着いたとき、多くの看護師が仕事の手を止めて、私の自己紹介の場に足を運び、歓迎してくれた。言葉もしゃべれない若者に何も期待していないのかと思っていたが、そうではなかった。私には前任としてその病院でボランティアをしていた隊員がおり、その人の功績が大きいのだなと感じた。そして、前任の方のよう

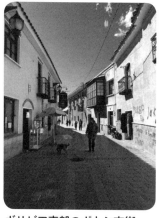
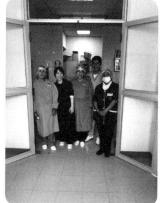

ボリビア南部のポトシ市街　　ICUの同僚

現場レポート

日々の暮らし

組織とコミュニティ

教育の現場では

私の「コロナ日記」

解　説

コラム

に何かをしてくれることが期待されているのだと感じた。

　ボランティアとしての仕事を始めると、専門職の有用性を大きく感じた。もちろん言葉は片言で、医療者や患者が言っていることの半分がわかればよいほうだった。しかし、日本で使用していた薬剤やカタカナで使われていた医療用語には共通点が多く、日本で培ってきた医療知識でカバーできることも多かった。また、言葉がわからなくても、処置やケアの流れは理解でき、ある程度戦力になるスタッフとして働くことができた。

　徐々に日常業務をこなすようになると、看護師たちのケアの方法や物品管理など気になる点が多数出てきた。しかし、定着した方法を変えるには、ボリビア人スタッフと意見交換をしながら業務改善をしなければならない。意見交換となると、どうしても語学力・言語力が不足し、うまく伝えられないことが多く、「もっとこうしたらこの患者の状態はよくなるだろうに」と日々思いながら働いていると、その患者が亡くなるということが何例かあった。

　所属先の医療スタッフにとっては、いつも通り治療やケアをして、それでも助からない患者たちは、そこでできる最善の治療・ケアを受け

ても助けられなかった患者に位置づけられる。だから、その患者たちが亡くなったところで、治療やケアが奏効しなかった、ただ、それだけのことである。しかし、私にとってはまったく違った。私はそこでできる以上の最善のケアを知っているのに、うまく表現できないから、現地スタッフがするケアを継続しておこう、私が働いているときだけ私が患者たちに最善のケアをしよう、ということを続けてしまった結果、その患者たちは亡くなってしまったのだ。私がもっとちゃんとスタッフに伝えられていれば、スタッフを先導し、動かすことができていれば、その患者たちは死ななくてもよかったかもしれないのに、とつらい気持ちが募り、私自身がその患者たちを殺してしまったという思いさえ芽生えた。

　私が看護師として経験を積んできた日本の大学病院と比べて、物もお金もない、医療・看護の知識も十分ではない、そして仕事に対する考え方も文化も違う国で、日本での日常的な医療現場でのケアを当てはめようとしても、その国の医療が普通と思って働いているボリビア人には到底理解してもらえない——そんな痛烈な無力感に襲われた。

新型コロナウイルス蔓延で感じたこと

　今回の新型コロナウイルスの蔓延により、全世界の医療者が、私がボリビアで抱いたような無力感に苛まれたのではないだろうか。自分に知識があるのに、言葉の壁や資源の不足、文化や考え方の違いでうまく介入できなかった私のボリビアでの無力感とは少し違うかもしれないが、私がボランティア開始当初、仕事に関する「非日常」に対処しようとしてもうまくできず、ただ「非日常」が「日常」になるように身を委ねるしかできなかった無力感と似ているように思う。

　突然現れた未知のウイルスが、徐々に世界中に広まり、時に重症化し、人々を死に至らしめる。患者を救おうにも、薬もない、医療器材も十分にない、病院のベッドも不足している、治療やケアに関する知識も確立していない。このような状況のなか、患者はもちろんであるが、その患

者を救おうと奮闘する医療者たちは悶々としたつらい日々を過ごしている。

しかし、ボリビアで新型コロナウイルスが蔓延する前に日本へ帰国した私にとって、ボリビアでの蔓延の状況については、日本にいて日本で得られる情報からでしか想像することはできない。

ここで、私が帰国せずに、ボリビアで新型コロナウイルス感染患者と向き合う日本人看護師だったと仮定して、考えてみる。私は何を感じただろうか——感染を防ぐための装備も十分になく、自分が感染する可能性が高いなかで、多くの患者が新型コロナウイルス感染症に苦しみ、亡くなっていく姿を目にしただろう。近しい医療スタッフが感染し、自分自身も感染し重症化すれば、この国の医療では助からないかもしれない。症状が軽ければ気づかずに他人にうつしてしまうかもしれない。そんな恐怖を感じながら働いていただろう。

次に、世界中の多くの医療者のように、無力感に苛まれただろう。感染症に苦しむ患者に何もしてあげられない。情報が不十分であり、感染の恐怖と闘う一般市民や他の医療者を励ますことも難しい。医療にアクセスできない貧困層の人々や田舎に暮らす人々に至っては、かかわることすら難しく、軽症でも救えないこともある。また、防疫政策としての国のロックダウンにより、新型コロナウイルスに間接的に苦しめられている経済的に困窮した人々も救うことができない。

私がボリビアにいたら、その状況に対して何ができただろうか——根拠が明確で最も簡単にできたことは、一般的な感染防御策を確実に定着させることであろう。実際、私の所属していた病院では、感染症に対する標準予防策が遵守されていたとはいえなかった。私は日本に帰国する直前まで、このウイルスの拡大は正しい感染防御策を定着させるための好機だとさえ考えており、感染防御に関する研修を実施する日程まで決めていた。実際には、私の研修は実現しなかったのであるが、これを機に正しい方法で感染防御ができるようになっていることを願うばかりである。

現場レポート

日々の暮らし

組織とコミュニティ

教育の現場では

私の「コロナ日記」

解説

コラム

また、正しい情報を拡散することの難しさを感じた。新型コロナウイルスは未知のものであり、絶対に正しい情報というのは多くはないのかもしれないが、それでも情報源が明確な正しい情報を得て、彼らが理解できる言葉に訳すことで、彼らの知識の幅を広げてあげられたかもしれない。

ボリビアの新型コロナウイルス感染症に対する現状

ボリビアでは2020年3月に、国内で初の新型コロナウイルス感染者が確認された。その後、感染者数は増え続け、8月末時点で感染者数115,968人、死亡者数は4,966人と発表されている。しかし実際は、ボリビアでの全死亡者数は1〜8月の間ですでに50,000人を超えている。過去4年、ボリビアでの年間総死亡者数は50,000〜52,000人程度であるため、コロナ感染による死亡者数は4,966人とされているが、実際は全死亡者数のなかに、確定診断は受けていないが新型コロナウイルス感染症による死亡者が一定数含まれていると考えられる。医療にアクセスできない田舎の人々や貧しい人々は検査を受けることもできず、自宅や田舎の病院で亡くなっており、新型コロナウイルス感染者数・死亡者数に計上されていないのだろう。

また、ボリビアでは新型コロナウイルス感染者が入院できる医療施設の病床数は2,500床に満たず、重症化しても入院すらできない現状がある。医療施設以外での死亡者は死因を特定することが難しいことも、死亡者数が少なく発表されている要因であろう。

ボリビアに比べて約10倍の人口を擁する日本の感染者数は、2020年8月末時点で67,865人、死亡者数1,279人である。日本では、ボリビアと比較すると容易に医療にアクセスでき、院外死亡でも死因を特定するための警察介入もあるので、ある程度正確な統計がとられていると考えると、新型コロナウイルス感染症がボリビアにどれほど甚大な影響を与えているかは想像にたやすい。

ボリビアでは当初、新型コロナウイルス感染症は、地球の裏側で起きた大きな災害のような感覚だった。「中国で新しい病気がはやっていると聞くが、あなたの家族や友人は大丈夫なのか」と多くのボリビア人が心配してくれた。しかし、アルゼンチンやブラジルなど南米地域で感染者が出ると、ボリビアでも身近に危機を感じ始めた。私の病院でも、新型コロナウイルスに関する研修や勉強会が多く催されるようになった。しかし、実際に初の感染者が国内で確認されると、医療者は戦々恐々とした。一度かかると治らない病気だとか、感染者は全員死んでしまうのだとか、反対に抗マラリア薬が効くから大丈夫だとか、私が住んでいた標高の高い地域では感染症は蔓延しないから大丈夫だとか、根拠の不明確な情報が医療者の間でも言われ始めた。私がある程度信頼できる情報を得て、看護師たちに予防策やこの感染症の死亡率などを伝えると、「あなたが感染を怖くないなら、あなたがすべての患者に対応すればよい。私はまだ死にたくない」と言われた。

　ボリビアでは防疫政策として、国全体をロックダウンし、国際線の運航はボリビア人の帰国便を除いて打ち切られた。都市間移動も禁止され、生活必需品の買い物のための外出も週1回のみとなった。外出可能時間にも制約があり、看護師たちもこの時間にしか外に出られないため、私の所属していた病院ではもともと3交代勤務だったものが、24時間制の1交代勤務となった。そのほかにも防疫政策はあるが、ここでは割愛する。

　経済的には、もともと豊かな生活をしている人が多いわけではない国であり、新型コロナウイルスに間接的に苦しめられている人々は非常に多い。貧困層が多い地域では、お金がないために食べていくことができずに困窮している人もいる。また、生活苦や感染への恐怖から、一般市民だけでなく医療者も含め、うつ病を発症する人も多く、精神疾患も問題となっているとのことであった。

現場レポート

日々の暮らし

組織とコミュニティ

教育の現場では

私の「コロナ日記」

解説

コラム

ウイルス蔓延下でのボリビア人看護師たちの奮闘

　私は、新型コロナウイルスが蔓延する前に日本に帰国したため、実際に医療者がどのような恐怖のなかで闘っているのかは、現地の同僚とのメールなどの文面から憶測するしかない部分が多い。ボリビア全体の看護師たちの状況はわからないが、私の所属していた病院の状況を同僚に聞くと、多くの医療者が新型コロナウイルスに感染し、次は自分かとびくびくしながらも働き続けているそうである。また、家族に感染させないために、自宅に戻ることもできず、24時間勤務で疲れた身体を十分に休めることもできないスタッフも多いとのことであった。

　どんなに注意していても、院内でも新型コロナウイルス感染症で亡くなる医療者がいたり、家族が感染して亡くなったりする人もいる。感染症に対する恐怖のなか、患者の治療やケアにあたるが、ただ重症化していく患者に何をしてあげることもできず、無力感に苛まれながら、日々できるケアをするしかない現状に憔悴している。スタッフの感染を予防する資材もなく、有り合わせのものでなんとか手づくりをして、それを活用するしかないのが現状であるとのことであった。

　もともと医療物資が少なく、複数の国から人工呼吸器や医療資材、マスクやガウンなどの感染防護具が寄付されている。それでも需要と供給は釣り合わず、不足している現状は変わりない。また、人工呼吸器などの医療機器は扱うための専門的な知識が必要であり、扱うことのできる医療者がいるところに供給されなければ意味をなさない。したがって、寄付された医療機器はある程度先進的な治療が提供できる病院に限られ、田舎の小さな病院に入院している患者は寄付の恩恵を受けることができない。物資の提供があっても、配分が難しいのが事実である。

　ボリビアはカトリック教徒が9割を占める国である。同僚に現状を聞いたところ、「家族を守ってください。そしてすべてを終わらせてください」と神に対して日々祈っている、と言う。「現状はまるで悪夢を見ているようで、早く目が覚めて、亡くなった人も今まで苦しかったこと

もすべてなかったことにならないのかと毎日考える。とにかく私たちは無力だ」と返信をくれた。科学的な根拠を元に治療やケアを遂行するべき医療者であっても、神に祈り、「悪夢よ、覚めてくれ」と日々祈るしかできないのがボリビアの現状なのだと、その看護師の言葉で危機をありありと感じた。

＊

　日本に比べてはるかに感染者が多くいるなかで、ボリビアの看護師たちは日々恐怖やつらさ、無力感と闘いながら、なんとか医療者として自分を奮い立たせ、仕事を続けている。神に祈るしかない壮絶な現場で闘う彼らに、私は日本人として、彼らの友人として、何をなすべきなのかを考えながらも、地球の裏側から何もできずただ近況を伝え合うことしかできていない。同じ看護師として、日本の病院で感染から守られた環境で働く私は、ボリビアの同僚たちの状況をどこまで理解してあげられるのか。

　全世界の人々が少なからずこのウイルスによって影響を受け、感染という直接的なものに限らず、間接的にもつらい思いをしている。日本も例外ではなく、金銭的に豊かな国であっても、今回のパンデミックで多大な損害を受けている。しかし、自分が苦しんでいたとしても、それ以上に苦しんでいる人がいる限り、彼らの状況を理解しようと努め、ほんのわずかな援助でも手を差し伸べることが重要なのではないかと思う。

現場レポート

日々の暮らし

組織とコミュニティ

教育の現場では

私の「コロナ日記」

解説

コラム

地球の反対側にいる仲間と
いつかまた抱擁を
──パラグアイでの活動を振り返る

青年海外協力隊 2018 年度 2 次隊 パラグアイ派遣
丸田 美穂

　2020年3月7日土曜日、パラグアイで初の新型コロナウイルスが確認された。私はそのとき、国際協力機構（JICA）の青年海外協力隊の看護師として2018年9月からパラグアイに派遣され、約1年半が経過しようとしていた。

　パラグアイはちょうど日本の反対側にある、国土面積が日本と同じくらいの国である。南米の真ん中に位置し、ブラジル、アルゼンチン、ボリビアに囲まれた内陸国である。実際に私がパラグアイで直面した新型コロナウイルス感染症について、ここに記録する。

新型コロナウイルス感染症に対する
パラグアイ政府の初動

　パラグアイにおいて初の感染者が確認されたとき、すでに日本やヨーロッパ、北米では感染拡大が大きな問題になっていた。また、隣国のブラジルで2月26日に、アルゼンチンでは3月3日に感染者が一足先に確認されていた。誰もがパラグアイにウイルスの脅威がやってくるのも時

間の問題だと思っていた。

　パラグアイ政府は国内初の感染者確認後、週明けには大統領の命令によりすべてのイベントや集会の中止、大学までのすべての教育機関の休校を決定した。さらに3月16日、国内感染者が7人となった時点で緊急事態宣言が発令され、夜間の外出制限（午後8時～翌午前4時）が開始となった。内陸国であるパラグアイは国境検問所が42か所あるが、続々と国境検問所が封鎖され、3月18日から国際空港も閉鎖されるとの報道がされた。

　日々更新される国の政策や次々と出される大統領令で、パラグアイ国内に混乱と不安が拡がっていった。しかし、周辺国に比べてパラグアイの初動の対応はとても早く、感染の拡がりも遅かった。政府からは適切な感染対策や予防が呼びかけられていたが、様々なデマや民間療法に関する情報が拡がり、私の元にもパラグアイの友人たちから毎日たくさんの信憑性が薄い情報が届いた。

配属先・家族健康ユニットにおける取り組み

　私が青年海外協力隊員として配属されていたのは、家族健康ユニット（以下、ユニット）という医療機関である。医師1人、歯科医師1人、助産師・看護師15人、事務・清掃3人の合計20人のスタッフで運営しており、入院病床は有していない。日本でいうと、診療所兼保健所のような場所である。人口約6,000人の市内で、医療機関はこの家族健康ユニット1つとさらに小さな無医診療所1つ、さらに伝統療法を行う薬草師と呼ばれる家が1軒のみで、入院病床がある大きな病院は隣市まで行かなければならない。ちなみに、当時パラグアイにおいて人口10万人あたりのICU病床数は2.28床であった（2020年8月26日のデータでは6.24床と、3月よりは増えている）。日本の13.5床と比較するととても医療体制が十分であるとはいえない。農村部などの田舎では医師がすぐに駆けつけられない場所もあるため、看護師の業務範囲は日本に比べて

広い。

　そのようなところにもし感染者が出てしまったら、と私を含め、ユニットのスタッフ全員が不安に駆られた。市民の多くは市内で農業に従事しているが、その多くは県庁所在地である隣市に働きに行っており、ユニットのスタッフも半分は隣市から通勤していた。さらに、首都アスンシオンやブラジル国境の市まで物を仕入れに行く市民も数多くいる。そのような人の流れがあるなかで国内全体に感染が拡がってしまうのではないか、と同僚たちと話していた。しかし、すぐに公共交通機関はストップし、市を行き来するのにも制限が設けられるようになった。

　私たちスタッフは、住民たちが間違った情報に振り回されていることがとても心配だったが、人を集めて知識を伝えることはできず、厚生省からは2週間、住民たちの訪問も禁止と言い渡されてしまった。そこで、私たちは30秒の予防啓発動画を作成することとした。パラグアイを含め多くのラテンアメリカで普及しているSNSアプリで、その動画を配信するためである。私たちは、「新型コロナウイルス感染症の症状」「マスクの正しいつけ方」「正しい手洗い」「安全な情報の収集方法」など様々なテーマで動画を作成し、住民に拡散した。

　毎月、日付を決めて行っていた生活習慣病患者向けの薬の無料処方も、診察なしで継続処方することとなり、受け渡しの際も窓を隔てて感染対策を十分に行った。隣市の国立病院からはユニットスタッフ用にN95マスクの配布があったが、なかにはつけ方がわからないスタッフもおり、PPEの着脱方法などを確認する必要があった。

　スタッフも日々不安を感じながら、勤務を続けていた。そんななか、不必要にユニットを受診しようとする住民や、予防行動に欠ける住民も多く、スタッフはその対応に追われ、ピリピリとした空気が流れた。

一変した文化や生活と差別

　多くのラテンアメリカ諸国と同じく、パラグアイの挨拶では抱擁と頬

にキスをする。また、パラグアイには、テレレと呼ばれるマテ茶を1つのコップで回し飲みする文化がある。テレビの報道で、それらをやめるよう呼びかけられた。挨拶は肘をぶつけ合ったり会釈したりする方法に変化し、マテ茶セットは1人1つとなった。都市部では感染の可能性が高く、すぐに身近な問題になったため、おそらく習慣が変化したのだと考えられる。しかし、私の住んでいた農村部では、習慣の変化はあまりすぐに起こらなかったのが事実である。

パラグアイでは、医療機関で働くスタッフでもそれまではマスクをつけて勤務している者は多くなかったが、現在ではすべてのスタッフがマスク着用を義務付けられているという。医療者の感染対策に対する意識や知識はとても向上したと考える。

パラグアイには多くの日系人がおり、それまで差別を感じることはなかったが、新型コロナウイルス感染症が南米で確認されて以降、アジア人差別が聞かれるようになった。私も路線バスに乗らなければならないことがあり、その際チケット売りの担当者に、「ウイルスがうつるから話したくない」と顔をしかめられることがあった。それまではパラグアイ国内でそのような対応をされることがなかったため、とてもショックだった。しかし、協力隊員が派遣されている国のなかには、さらにひどい差別を受けたところもあると聞いている。

緊急一時帰国

パラグアイで初めての感染者が確認されたときは、まさか全世界の日本人の協力隊員が全員日本に一時帰国する事態になるとは、正直考えていなかった。ましてや、こんなに世界の状況が変わってしまうなんて、考えてもみなかった。

緊急一時帰国の噂が全世界の隊員の間で流れ始めたのは3月14日頃だったと記憶している。現在は発展途上国の田舎町でも通信環境がかなり整い、世界中の隊員どうしでやり取りできてとても便利な時代だ。

現場レポート

日々の暮らし

組織とコミュニティ

教育の現場では

私の「コロナ日記」

解説

コラム

しかし、今回の状況において、私にとってはそれが裏目に出たと感じている。本当か嘘かわからない情報が飛び交い、国によって当然対応は変わってくるのに、ほかの国の対応と比べてしまうのである。事務所からの知らせに一喜一憂したり、知らせを待つのに、もやもや・いらいらして落ち着かなさが終始続いて、夜もなかなか寝つけなかった。

　パラグアイ隊員である私たちが日本への一時帰国の決定をJICA事務所から言い渡されたのは3月17日である。知らせが来たときは、覚悟していたはずなのにただ涙が流れた。当然のように残り半年間続くと思っていた生活が突然終わることになってしまった。ホストファミリーには、日本より感染者も少なく、厳しい対策がとられているパラグアイのほうが安全だから帰らないで、と言われ、そのときはそうだと感じた。しかし、今まで実際に見てきたパラグアイの医療事情から、もし感染してしまったら、適切な治療をしてもらえるだろうか、という不安も感じた。それと同時に、ユニットにて看護師スタッフとして1年半働いてきた私は、やはり同僚たちと一緒にこの危機を乗り越えたいという気持ちもあった。このように様々な気持ちが渦巻いて、気持ちの整理はまったくつかなかった。

　国内では市の行き来が制限されており、公共交通機関の運行がなくなると言われていた。パラグアイには鉄道や地下鉄がないため、国内の交通手段は車かバスしかない。JICA事務所の尽力のおかげでいくつものグループに分かれ、専用車が各任地にピックアップに来てくれて、首都まで順次上京することになった。なかには首都から車で8時間以上かかる任地もある。

　帰国便も5つのグループに分かれて、別々の日程で帰国のスケジュールが組まれた。私は第4グループで、当初は27日出国の予定であった。しかし、日々変わるパラグアイ政府の対策により、航空便の運航停止の可能性が発表される。大幅にスケジュールは前倒しとなり、22日の便で出国となる。第4グループである私たちの航空便を最後に、すべての航空会社の運航が一時中止となり、第5グループの隊員たちは首都にて

1週間以上足止めを食うことになった。出国当日、宿泊先から空港まで向かう車内で見た首都アスンシオン市内の風景は、忘れることができない。2週間前まで活気にあふれていた街には人影がなく、店も閉じており、ゴーストタウンとなっていた。

　一時帰国が決定し、帰国するまでは、毎日がとにかく不安だった。私は出国までの度重なるスケジュール変更に一喜一憂し、またすぐにパラグアイに帰ってこられるという気持ちと、もうずっと帰ってこられないのではないかという気持ちが行き来して、1日に何度も泣いてしまうような状態だった。そのたびに、辛抱強く励ましの言葉をかけてくれたホストファミリーや同僚たちにはとても感謝している。

帰国後のパラグアイの状況と同僚たちの取り組み

　ここからは、帰国後に同僚たちとのやり取りで把握してきたパラグアイの状況を記す。4月に入ると、市の行き来の制限がさらに厳しくなった。本来、ユニットの営業時間は7：00〜15：00であるが、この時期には夜勤も含めたシフトを組み、市の中心を走る国道に検問所をつくり、警察・市役所と協力してモニタリングを行っていた（**図1**）。水際対策として、検温と問診をすべての通行者に行うためである。さらに市独自の取り組みとして、各地区に検問所を設置し、健康観察して予防行動を呼びかけている。

　多くの市民が市外で働いていたため、生活困窮する住民が多くなったという。毎週末に各地区を回り、感染対策を行いつつ炊き出しを行う。また、生活必需品セットと呼ばれる、衛生用品（トイレットペーパー等）と保存食（乾麺、缶詰、パン等）の詰め合わせを困窮世帯ごとに配布する市独自の活動に協力しているユニットスタッフもいた。

　8月中旬に市内でついに1人の感染者が確認されたが、大きな混乱はなく、感染は拡がらず食い止められている。9月現在でも屋内での集会

現場レポート

日々の暮らし

組織とコミュニティ

教育の現場では

私の「コロナ日記」

解説

コラム

はできないため、各地区を巡回し、感染症予防対策を呼びかけるワークショップを行っているようだ（**図2**）。パラグアイ国内においては地域による差はあるが、引き続き行動制限が行われている。9月1日現在の感染者数は676人で、合計18,338人、累計死亡者数358人である。他の南米諸国に比べると感染率は低くなっている。

　日本に帰国してから、同僚たちの上記の取り組みをリアルタイムで見てきた。一緒に活動できない、共に困難を乗り越えられないもどかしさを感じつつも、地球の反対側でがんばっている彼らに勇気も与えられている。一緒に活動していた日々には見られなかったような彼らの底力を知り、また一緒に働きたいなと思う気持ちも湧き上がる。帰国して、任期中にパラグアイに戻れる希望がどんどんなくなっていくなかでも、彼らが毎日のようにくれるメッセージに励まされ、いつかまた、パラグアイに戻って彼らと抱擁できる日が来ることを願っている。

＊

　新型コロナウイルスの猛威は一国にとどまらず、世界中で大きな問題となった。地球上のすべての人にとって他人事ではない出来事である。今こそ、誰もが世界中の人のおかれた状況を想像できるのではないだろうか。

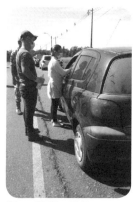
図1　検問の様子

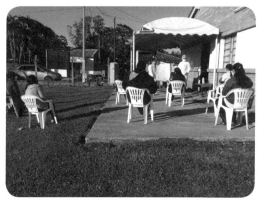
図2　住民に向けた感染症予防対策ワークショップ

このウイルスによって失ったことは大きいが、得られたことも少なくない。世界を行き来するのが難しい今だからこそ、お互いに理解し合ってつながれることもあるのではないかと感じる。私自身も予期せぬ帰国により、つながった縁が多くあり、パラグアイで出会った大切な縁もより深めることができたと感じている。今回日本に緊急一時帰国し、看護師としてパラグアイの同僚たちと最前線で活動できなかったことは心残りであるが、日本に帰国してからも日本で私にできることをしようと、看護職である自分をみつめ直す機会になった。これからも1人の看護職として自分にできることをやっていこうと思う。

●参考文献

1）厚生労働省医政局：ICU 等の病床に関する国際比較について（令和2年5月6日）.
　　https://www.mhlw.go.jp/content/10900000/000627782.pdf
2）Ministerio de salud pubrica y bienestar social : Monitoreo de Fases.
　　https://www.mspbs.gov.py/monitoreo-fases-covid19.html
3）Ministerio de salud pubrica y bienestar social : Coronavirus/COVID-19 en Paraguay, Reporte al 31 de marzo de 2020.
　　http://vigisalud.gov.py/page/#vista_boletines_covid19.html

現場レポート

日々の暮らし

組織とコミュニティ

教育の現場では

私の「コロナ日記」

解　説

コラム

父上・母上様、野戦病院のような感染症病棟で働くことになりました。

ロンドン大学附属病院 看護師長兼脳神経系看護専門看護師

ロッシ 真由美

イギリスで看護師になる

　看護師になって3年が経った頃、看護師としての将来——キャリア形成を考えるようになった。ちょうど仕事にも慣れ、いろいろと責任がある業務も任されるようになってきた頃だ。しかし毎日が同じことの繰り返しで、特にこれといった趣味もなく、仕事と家を往復する毎日がとても退屈で、若い私には何か物足りなかったのかもしれない。25歳のとき、友人に誘われて参加したとある起業セミナーで、講師から「自分の5年・10年後の将来が想像できるか？」と問われたとき、何も未来予想図が頭に浮かんでこなかったことを、今でもよく覚えている。せっかく"何か"を変えたくて参加したイベントだったのだが、大したアイデアもなく結局はルーティーンのように繰り返す毎日を過ごすのみだった。

　そんなとき、ある休日にネットサーフィンをしながら起業のアイデアを模索していると、ふと目に止まった"看護留学"という文字が、カメラのフラッシュを当てたように鮮明な記憶として頭の中に焼きついてしまった。だけど当時の自分の周りには海外留学をしたような人もいない

し、英語も話せない自分が海外で看護師をしようなんて、まだ思いもよらなかった。

　小学生の頃に英会話を習っていたけど、学生時代にはまったくと言っていいほど役に立っていなかった。しかし、それをきっかけに本格的な勉強を始めて、徐々に英会話が上達するにつれ、外国人ときちんと会話することがとても楽しくなり、単調だった日々に変化が訪れ、世界が広がっていくのを感じた。病院で辞書を片手に片言の英語でフィリピン人の患者さんに通訳をしたこともあった。そうした積み重ねを経て、だんだんと海外で看護師として働いてみたいと思うようになったのだった。

　だが、フルタイムの仕事をもちながら英語を勉強することは、看護師の国家試験を受けるより遥かにハードだった。英語圏で看護留学を受け入れている国はアメリカ、カナダ、イギリス、オーストラリア、ニュージーランドで、ヨーロッパ文化に興味がある私は、英語教師がイギリス人だったこともあり、ロンドンへ留学することにした。

　その後、イギリスで看護師免許を取得した。ロンドン大学附属病院（1834年開院、病床数約700床、スタッフ約8,200人、看護職員約4,000人）に勤務しながら大学で専門看護師のトレーニングを修了し、現在は脳神経系看護専門看護師／看護師長として働いている。

　海外の病院で勤務していても、基本の看護は万国共通である。異なるのは世界各国様々な国から訪れる患者を看護し、国際色豊かなスタッフと共に働くことくらい。また様々な人種や出生地、国、性別、職業、収入、宗教などを背景にもつ人々に対して、あくまで"個人"を尊重する姿勢に「これが看護の本質だ」と感じている。

イタリアで「アジア人差別」に遭う

　2019年の冬、中国で初めて新型コロナウイルス感染症が確認され、感染が武漢で拡がったとき、ヨーロッパではまだまだ対岸の火事の認識で、まさか世界中を巻き込むパンデミックになるとは思いもよらなかっ

現場レポート

日々の暮らし

組織とコミュニティ

教育の現場では

私の「コロナ日記」

解説

コラム

た。世界中のどこの国も同じような意識だっただろう。連日のニュース
で武漢の様子を見ていたが、突然倒れてそのまま亡くなる人や、感染を
懸念してなのか路上の遺体を放置している映像を観て、ただただ恐怖を
感じていた。

　年が明けて1〜2月頃、ヨーロッパ各地で感染者についての報告がぽ
つりぽつりとニュースで流れるようになってきた。私はちょうど2月
半ばにイタリアのモデナ（後に感染による多数の死者を出した地域）へ
週末旅行をしていた。イタリアでは「中国人旅行客がウイルスを国内に
持ち込んだ」との報道があってから、アジア人＝中国人と見なされるこ
とが増えていて、滞在中にイギリス人の夫と歩いていた日本人の私に対
して「コロナ！」と罵声を浴びせたり、こちらを見るなりあからさまに
スカーフで顔を隠すといった差別も受けた。フランスでも同様にアジア
人に対する嫌がらせが頻発しており、Twitterでは"# Je Ne Suis Pas
Un Virus"（「私はウイルスじゃない」）がトレンドの上位にあがるほど
だった。

　そんな状況でも、ヨーロッパ全体では中国に比べればまだまだ感染患
者は少なく、各国の病院はなんとか対応ができるレベルだった。

　3月の中旬、日本でのダイヤモンド・プリンセス号におけるクラスター
発生のニュースが連日流れていた。ヨーロッパではベルギーとイタリ
アで多くの感染者と死者が出ていて、すでに医療崩壊が起きている状態
だった。イギリスもいつロックダウンになってもおかしくない状況だが、
政府にははっきりとした方針がなかった。

　勤務する病院ではすでにICUやコロナ感染症病棟で働くスタッフに対
してPCR検査が毎週行われるようになっており、私は常に陰性だった
ので、膵臓がんで闘病中の父を見舞いに一時帰国を強行した。日本行き
の飛行機はガラガラで、30人前後の乗客数だった。いつもならたくさん
の旅行客で賑わっている羽田空港はほぼ無人で、ものすごく静かな様子
が不思議な感覚だった。

　3月末まで滞在し、無事にイギリスに帰国したが、その際に空港で

PCR検査を受けることも2週間の隔離も必要なく、到着翌日には職場に復帰した。その後1週間もしないうちにICUのベッドが感染患者で満床となり、4月10日前後には重症患者数が全国的にピークを迎えた。国内の各病院では、手術や外来診療、予定されていた入院を急遽取り止めて病棟を閉鎖して感染病棟がつくられ、ロンドン郊外には実質上の野戦病院である"NHSナイチンゲール病院ロンドン"が開院した。

　あまりに急激な患者の増加とロックダウン政策によって、臨床現場はその前例のない状況にパニック状態に陥った。深刻な報道を目にして不安になった日本の両親や妹から連日LINEでメッセージが送られてきていたが、心配をかけたくなかったため、自分がコロナ感染症病棟で勤務していることは黙っていた。

　未曾有の緊急事態に直面していた政府が頻繁に対応方針を変更するため、病棟のスタッフにも朝令暮改で指示をするしかなかったが、スタッフたちは皆、使命感に燃えて結束し、この難局をなんとか乗り越えようと、疲れた身体を酷使しながら一生懸命に手探りで対応にあたってくれていた。通常はアメリカやドイツなどから輸入していた人工呼吸器やCPAP（経鼻的持続陽圧呼吸療法）装置が徐々に不足しはじめたため、隣接する大学の生体医用工学部が自動車メーカーと連携して製作したものを利用したりもした。幸いなことに医療防護具は十分な備蓄があったが、輸入した物品には基準を満たしていないと思われる粗悪品が多かった。危険を感じながらも使用するしかないため、ガウンや手袋は二重にし、袖口はテープでグルグル巻きにしたりして、できる限りの工夫をした。

タブレット越しに聞いた家族の悲痛

　やがて院内でも感染が拡がり始め、ついに病棟のスタッフにも感染者が出るようになった。閉鎖となった病棟のスタッフは集中治療室やコロナ感染症病棟へ応援のため異動になったが、慣れない環境とすでに溜

現場レポート

日々の暮らし

組織とコミュニティ

教育の現場では

私の「コロナ日記」

解説

コラム

まっていた「コロナ疲れ」によって、多くのスタッフが燃え尽き症候群一歩手前の状態に陥り、体調不良を訴え始めた。それも無理はない……毎日誰かしら患者がコロナ感染で亡くなっていて、ピーク時には1日に40人もの命が奪われていたのだ。まさに野戦病院さながらである。集中治療室へ異動になったスタッフにはすぐさまICUトレーニングを受けさせて、1人に対してヘルプの病棟看護師を2人つけるといった方針に変えていった。それでも看護師の数が絶対的に足りず、看護学生や外国人でイギリス看護師免許を取得する前の研修生、さらには定年退職した看護師まで臨時で雇用し、簡単なトレーニングを受けさせて現場に出すまでして、ようやくひっ迫状況から抜け出すことができた。

　この頃のスタッフの多くは「看護師としての使命」を全うしようという気力だけで乗り切っていた感があった。自分自身も感染する危険が最も高い環境で、重く暑い防護服を着用し、息苦しいFFP3マスクをつけ、人工呼吸器など多数の医療機器につながれた患者の体位変換を6〜8人がかりで行う。1人につき1日2回、腹臥位にしてこの状態を15分ほど続ける。同様の患者が30〜40人もいるのだから、体力的にも精神的にも疲労が限界を超えてしまうのは当然だ。特に中堅看護師は自分の仕事だけでなく、ヘルプに来てくれた他病棟のスタッフや学生の面倒もみなくてはならず、より大変だっただろう。

　さらにこの未知の病気に対しては、自分たちの知識や経験をもとに最大限の能力を発揮できないというディレンマもあった。そして何より、亡くなる患者の家族に対しケアを十分にできないことも精神的な負担になっていた。希望者にはタブレット端末を介して患者の最期に立ち会っていただくこともあったが、泣き叫ぶ家族の声が端末を通して聞こえてくると、本当にいたたまれなくなった。患者が亡くなったことを家族に告げる医師が、電話の前で大きなため息をついている光景を毎日のように目にするようなことが、もう当たり前になっていた。

使命感と燃え尽き

　こうしたなか、当院ではスタッフの負担を減らすために30人のチームを5組編成し、1週間ごとのローテーションを組んだ。スタッフには週1回のPCR検査と政府のガイドラインに沿ったリスクアセスメントが義務づけられた。なかには恐怖感からかコロナ感染症病棟で働くのを拒否する者もいたため、このリスクアセスメントには不公平なく仕事を割り振るうえでリスクのある者と低い者を明確に示す意味合いもあった。

　例えば持病のある看護師や、コロナ感染の疑いがあるようなハイリスクな看護師はコロナ感染症病棟で働くことはできないし、感染経路が不明なまま医療従事者間で拡大して医療崩壊になるようなことは絶対に避けなければならない。毎日ギリギリの人数で重症患者に対応し、本来なら検査入院や予定手術をするはずだった患者のフォローアップも医師と共に同時進行で行わなければならず、多くのスタッフは疲労困憊の状態だった。これに対して病院は、精神科の医師の協力を得てスタッフのカウンセリングを行ったり、アロマセラピー用品を配布したり、長距離通勤のスタッフや家族内で感染があり帰宅困難なスタッフのために近くのホテルを借り上げて、宿泊やラウンジで休憩がとれるようにしてくれた。これらは皆にとってとても助けになった。

　また、病院内では十分なコミュニケーションをとることが非常に重要である。当院では院長や看護部長から全職員に毎日配信されるメールによって、コロナ対策やスタッフへのサポートサービスについてのこと細かな状況が説明されるほか、週1回のオンラインミーティングには全職員が参加できるため、心配ごとや質問、改善要求などをそこで共有することができる。常にスタッフの声を重要視する姿勢を示すことで、病院全体が大きなチームとしてコロナに立ち向かっていくのだという意識づけや、互いがサポートし合うことにつながったと思う。

　だが、そうしたサポートと個々の使命感に支えられた現場のスタッフたちは、終始笑顔でいながらも、ロックダウンという特殊な状況と終わ

現場レポート

日々の暮らし

組織とコミュニティ

教育の現場では

私の「コロナ日記」

解説

コラム

りの見えない感染症との闘いに、常に強いストレスにさらされていた。感情を表に出さず苦痛や不安を溜め込んでしまう人もいるため、ミーティングやメールでのやりとりだけでは、彼らの精神状態をなかなか把握することはできない。そこで私は、そうしたスタッフとはなるべく一緒にランチや休憩をとるように心がけていた。お茶を飲みながらリラックスして何気ない会話をしていると、その人が精神的に不安定になっていることがわかるときがある。いち早くそれに気がつきケアができれば、悪化を最小限に食い止めることにもつながるだろう。また、各病棟の師長たちはスタッフを時差出勤にしたり、疲れていそうな者には有給休暇を取得させるなどの工夫もしていた。

「最高の患者中心の看護」を目指す

こうしてパンデミックの「第1波」をどうにか乗り越え、短い夏が過ぎてしまった後に「第2波」が到来し、4週間のロックダウンが再び始まった。夏の間に気が緩んだ人々が羽目を外した結果なのか、10月頃から感染者数と死亡率が再び上昇してしまったのだ。医療従事者にはこの2度目のロックダウンは「起こるべくして起こった」と考える人が多く、国民全体に予防知識を伝えることがいかに難しいかを実感している。ヨーロッパではこれから、1年のなかで家族と共に過ごす最も大切なクリスマスを迎える。すでに2度目のロックダウンは解除されていて、今大勢の人がショッピングに出かけ、繁華街は通常通りの賑わいをみせている。しかし、この状況に年明けの「第3波」を危惧する医療従事者は多い。

世界中がコロナ対策に辟易し、連日のニュースでは多くの有識者が「コロナワクチンこそが唯一、この暗く長いトンネルを抜け出す道標だ」と話している。イギリスでは2020年5月より、オックスフォード大学のジェンナー研究所とアストラゼネカ製薬が国内で大規模なコロナワクチンの治験を開始しており、当院もこの治験の主要機関として参加して

いた。第2波によるロックダウン明けの12月2日には、イギリスのボリス・ジョンソン首相が世界に先駆け、ファイザー製薬とビオンテック製薬のコロナワクチンの緊急使用を、MHRA（イギリスの医薬品・医療製品規制庁）と共に承認した。

　これは特殊なワクチンであり、取り扱いも通常のインフルエンザワクチンなどとは異なるため、当院でもその実用のための準備を着々と進めてきた。報道後はスタッフのトレーニングなどが早急に始まり、私はワクチン接種の責任者の1人に任命され、いつでもすぐに接種が開始できるよう準備に入ったところだ。通常業務に加えて、さらに忙しい日々が続いている。

　看護管理職として、これまで常にスタッフと共に「患者中心の看護」を行ってたが、最強のチームがあってこそ「最高の患者中心の看護」ができる。パンデミックの渦中であっても、スタッフ個々の意見を尊重しながらチームの結束を高めてきたが、今後もそれは変わらず、組織のリーダーとしてスタッフのロールモデルとなり、モチベーションを高める存在を目指し、精進していこうと思っている。

＊

　新型コロナウイルス感染症で亡くなったすべての方のご冥福をお祈りするとともに、帰国がかなわない娘より、遠く日本で闘病中の父と、ひとり看病に奔走している母にこの文章を捧げたい。

現場レポート

日々の暮らし

組織とコミュニティ

教育の現場では

私の「コロナ日記」

解説

コラム

医療機関における感染対策

聖路加国際病院 QI センター感染管理室 マネジャー

坂本 史衣

2020年1月に新型コロナウイルス感染症（COVID-19）の国内感染が初めて確認されてから間もなく1年が過ぎようとしている。この原稿を執筆している2021年1月4日現在、日本では第3波と呼ばれる感染者数の増加が起きている。医療機関や介護施設での集団感染（クラスター）も連日発生しており、珍しいことではなくなった。

ただし、いわゆる第1波を被った春頃と違うのは、COVID-19の疫学・臨床情報や経験値の蓄積によって、この感染症を制御する知恵を多くの医療機関がすでにもっているということだ。だからといって、それが容易なわけではないが。本稿では、これまでに明らかになったこれらの情報をもとに、医療機関において実践することが勧められるCOVID-19の感染対策を紹介する。今後の知見により、推奨が変わる可能性があることは了承いただきたい。

感染対策を構築するうえで押さえておきたい
COVID-19の特徴

医療機関で行う感染対策を考えるうえで、押さえておいたほうがよいCOVID-19の疫学的・臨床的特徴は以下の通りである。

1. 発症前に感染性を発揮する[1]

無症状感染者は、発症前の時期にある（Pre-symptomatic）感染者

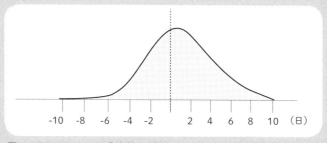

図1　COVID-19の感染性の推移　　（引用文献1をもとに作成）

表1　COVID-19の症状

最もよく見られる症状	発熱、咳、息苦しさ
その他の症状	喉の痛み、関節痛・筋肉痛、倦怠感、においや味がわからない、鼻水・鼻づまり、結膜炎、頭痛、下痢、嘔気・嘔吐

（引用文献3-6, 12をもとに作成）

と、感染後も発症しない（Asymtomatic）感染者に大別される[2]。二次感染例の40～45％は、発症前の感染者から感染していると推計されている。また、感染性のピークは発症約3日前から5日後頃までと考えられている（**図1**）[1]。

2. 症状は非特異的であり、極めて軽微な場合がある[3-6]

COVID-19の症状は感冒やインフルエンザに似ており、軽微な場合もあるため、早期発見が難しい（**表1**）。筆者が勤務する病院では、例えば、咽頭痛や鼻汁のみ、あるいは37℃を少し超える程度の微熱が1～2日みられた後に解熱するといった、極めて軽症の医療従事者がCOVID-19の確定診断を受けている。

3. 主要な感染経路は飛沫感染、次いで接触感染であるが、一定の条件下で空気感染が起こり得る[2]

●飛沫感染

COVID-19の主要な感染経路は飛沫感染である。飛沫（Droplet）の

現場レポート

日々の暮らし

組織とコミュニティ

教育の現場では

私の「コロナ日記」

解説

コラム

定義は定まっていないが、感染制御の領域では、通常は水分を多く含む粒子径5μm以上の微粒子を指す。ただし、この解釈も今後変わる可能性がある。

　飛沫は呼吸、発声、咳やくしゃみの際に鼻や口から放出され、放物線を描くように正面に飛び、比較的短時間で地面に落ちる。大部分は発生源から1〜2メートル以内に落下するとされているが、声量や気流などの条件により、それよりも長い距離を飛ぶこともある。感染者と向き合っている場合や、感染者との距離が近く、そこに滞在する時間が長いほど、ウイルスを含む飛沫による粘膜汚染や吸入で感染するリスクが高まる。

●接触感染

　ウイルスで汚染された手指で顔の粘膜に触れることにより感染する経路である。ウイルスが活性を維持したまま生活環境の表面に残存する時間はわかっていないが、汚染されたモノや環境表面を介した接触感染は、飛沫感染と比べると効率的な感染経路とはいえない。アメリカ疾病予防管理センター（CDC）も、モノや環境表面を介した接触感染は通常起こりづらいとしている。ただし、流行期において感染者が集まりやすい医療機関では、モノや環境表面がウイルスで汚染される可能性は、生活環境に比べると高いと考えられる。

●空気感染

　新型コロナウイルス（SARS-CoV-2）は、結核菌や麻疹ウイルスのように長距離を長時間浮遊することにより感染するとは考えられていない。しかし、換気の悪い閉鎖空間に感染者が比較的長い時間（30分から数時間以上）滞在する場合には、感染者から放出されるエアロゾルあるいはマイクロ飛沫などと呼ばれるウイルスを含む微粒子が空気中に滞留し、これを吸い込むことで感染する場合がある。医療機関では、エアロゾルを大量に発生させる手技（エアロゾル産生手技）の際に空気感染のリスクが高まると考えられている[7]（**表2**）。

表2 エアロゾル産生手技

- ●開放式気管吸引　●喀痰誘発　●心肺蘇生　●気管挿管・抜管
- ●非侵襲的換気療法　●気管支鏡　●用手換気

　※以下はエアロゾル産生手技かどうか見解が定まっていない

- ●ネブライザー療法　●高流量式鼻カニュラ酸素療法

　　　　　　　　　　　　　　　　　（引用文献7をもとに作成）

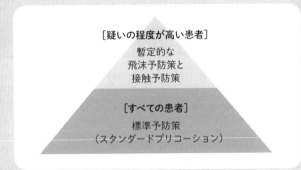

［疑いの程度が高い患者］
暫定的な
飛沫予防策と
接触予防策

［すべての患者］
標準予防策
（スタンダードプリコーション）

**図2　疑似症例または確定症例であることが判明する前に
　　　行う二層の感染対策**

疑似症・確定症例であることが判明する前の対策

　どの医療機関にもCOVID-19の患者が受診または入院する可能性がある。したがって、日常的に標準予防策（スタンダードプリコーション）に加え、リスク評価に基づく暫定的な飛沫・接触予防策から成る二層の感染対策を講じることが勧められる（図2）。

　核酸増幅法等を用いた検査の臨床的な感度には限界があるため、陰性と判定された患者を「非感染者」と考え、無防備に接することは、感染のリスクが生じるため勧められない。

1. 標準予防策

　標準予防策とは、既知および未知の病原体の伝播を防ぐために医療現

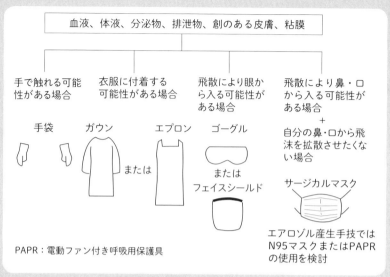

図3　標準予防策における個人防護具の選択基準

場での実施が推奨される基本的な感染対策であり、10項目程度の具体策から構成される[8]。このなかでも、COVID-19対策として、手指衛生と個人防護具の選択、および安全な着脱が特に重要である。

● **手指衛生**

世界保健機関（WHO）は、①患者との接触前、②清潔・無菌操作の前、③血液・体液曝露リスクの後、④患者との接触後、⑤患者周辺環境との接触後、という5つの瞬間に手指衛生を行うことを推奨している[9]。

医療従事者の平均的な手指衛生実施率は40％以下と報告されている[10]。実施率を可能な限り100％に近づけることが、COVID-19の接触感染の予防につながる。実施率向上のための対策については参考文献に解説を譲る[11]。

● **個人防護具**

飛沫および接触感染を防ぐには、体液曝露が生じる部位や程度に応じて個人防護具を選択（**図3**）し、安全な方法で脱ぎ着することが重要である。

流行地域では、以下の対策を標準的に実施する必要性を検討する。

・エアロゾル産生手技（表2）において、サージカルマスクの代わりにN95マスクまたは電動ファン付き呼吸用保護具（Powered Air-Purifying Respirator：PAPR）を使用すること[12]
・分娩時あるいは酩酊等により大声を出す患者に対応する際に、患者のマスク着用の有無にかかわらず、眼の保護具を使用することに加え、サージカルマスクの代わりにN95マスクまたはPAPRを使用すること
・食事介助や嚥下訓練のように、マスクをつけていない患者の顔の近くに比較的長い時間滞在するケアを行う場合に、眼の保護具を併用すること

●ユニバーサルマスキング

　標準予防策には含まれないが、無症状あるいは症状が軽微な感染者からの飛沫の拡散を防ぐために、人が互いに近づく場合にサージカルマスク（日常生活においては布製マスクも可）を着用するユニバーサルマスキングもCOVID-19対策の一環として推奨されている[13]。

2. 暫定的な飛沫および接触予防策

　すべての外来および入院患者に対し、COVID-19の疑わしさの程度を評価し、否定できない場合は速やかに飛沫予防策および接触予防策を開始することを検討する。

●外来における感染対策

　流行地域では患者に対する不利益がない限り、電話やオンラインによる診療や処方箋の発行を活用し、不急の受診機会を減らす。

　受診を要する患者に対して、COVID-19が否定できない症状や濃厚接触歴がある場合の受診の方法について、医療機関のホームページや掲示物等で周知する。これに加え、各外来受付などで問診票などを用いて症状等を確認する。一過性の軽微な症状や二峰性の発熱を認める患者もいるため、受診当日だけでなく、受診日から過去7〜10日以内（感染性期間）の症状についても確認すると、感染者を見落とすリスクを減らすこ

表3　検査検体採取時に使用する個人防護具

	サージカル マスク	眼の保護具	N95マスク またはPAPR	ガウン	手袋
上気道検体（鼻 咽頭拭い液等）	○	○		○	○
唾液	○				○
エアロゾル産生 手技（気道吸引、 下気道検体）		○	○	○	○

PAPR：電動ファン付き呼吸用保護具　　　　　　　　（引用文献14をもとに作成）

とができる。

　COVID-19を疑う患者は、いったん他の患者から離れた場所に誘導し、診察や検査は個室内で行う。患者がマスクを着用していない／できない場合、医療従事者はサージカルマスクに加え、ゴーグルやフェイスシールドなどの眼の保護具を着用する。患者に触れる場合は、手袋を着用するのが望ましい。また、医療従事者の上腕や身体が患者に触れる場合は、ガウンの着用が望ましい。

　検査検体を採取する場合は、曝露の程度に応じた個人防護具を使用する[14]（表3）。患者や医療従事者が触れた環境表面は、界面活性剤またはアルコールを含む環境消毒用クロス等で清拭消毒する。

●**病棟における感染対策**

　入院患者についても、入院時と入院中の症状を注意深く観察する。疑わしい症状がみられた場合は、個室に収容するのが望ましい。複数の疑似症患者を同室にすることは、感染者と非感染者が同室となる可能性があることから勧められない。疑いの程度が高い患者には、次項で紹介するCOVID-19対策を行う。

　筆者が勤務する病院では、疑いの程度に応じて二通りのCOVID-19対策を実施している。こうすべきというものではないが、1つの取り組み例として示す（表4）。

表4 疑いの程度に応じたCOVID-19対策の例

COVID-19の疑い濃厚または検査確定：通称「COVID-19 FULL」対策	COVID-19の可能性は低いが否定できず：通称「COVID-19飛沫」対策
エアロゾル産生手技を実施する患者は以下を着用して対応 ・N95マスク ・フェイスシールドまたはゴーグル ・ガウン ・手袋 ・キャップ	以下を着用して対応 ・サージカルマスク ・ビニールエプロン ・手袋 ・フェイスシールドまたはゴーグル エアロゾル産生手技を実施する場合は以下を追加 ・N95マスク
エアロゾル産生手技を実施しない患者は以下を着用して対応 ・サージカルマスク ・フェイスシールドまたはゴーグル ・ガウン ・手袋 ・キャップ	

（聖路加国際病院）

現場レポート

日々の暮らし

組織とコミュニティ

教育の現場では

私の「コロナ日記」

解説

コラム

疑似症例・確定症例であることが判明した後の対策

1. 病室と個人防護具

　疑似症および確定患者は個室に収容し、標準予防策に飛沫予防策と接触予防策を追加する。確定例はコホーティングも可能である。陰圧室である必要はないとされている。

　医療従事者は入室のたびに、サージカルマスク（エアロゾル産生手技を実施する場合はN95マスクまたはPAPR）、手袋、ガウン、ゴーグルまたはフェイスシールドを着用する。毛髪が眼にかかる場合などは、不用意に顔に触れるのを防ぐため、キャップを追加することを検討する。個人防護具が不足する場合の対応については、一般社団法人職業感染制御研究会が詳しく紹介している[15]。

2. ゾーニング

　感染者を収容するエリアは、ゾーニングを行うことが推奨される（図

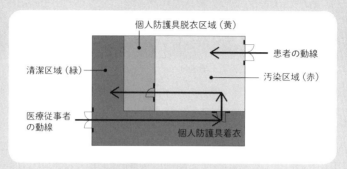

個人防護具脱衣区域（黄）

清潔区域（緑）

患者の動線

汚染区域（赤）

医療従事者
の動線

個人防護具着衣

図4　ゾーニングの考え方

4）。ゾーニングでは、通常、エリアを汚染区域（赤）、清潔区域（緑）、個人防護具脱衣区域（黄）の3つに区分することで、エリアを出入りする患者、医療従事者、モノが交差することにより病原体が拡散するのを防ぐ。

感染者が汚染区域に入る際は、独立したルートを通るのが理想的である。それが難しい場合は、人と接触する機会が少ないルートを選択する。また、医療従事者が利用するルートは、清潔から汚染に向かって一方通行であることが望ましい[15]。

3. その他の対策

食器類やリネン類は80℃・10分間の熱水処理を行う。リネンはビニール袋や水溶性ランドリーバッグに密閉して搬送する。ディスポーザブル食器を使用する必要はないが、配膳や下膳に伴う患者との接触機会を減らすことにつながるのであれば導入を検討する。

また、患者に不利益がない範囲で、入室の機会を最小限にとどめる工夫（タブレット端末の利用など）を行う。

4. 濃厚接触者となった患者への対応

濃厚接触者となった患者がいる場合、検査を実施して陰性であった場合でも、発症するリスクは残る。したがって、最終接触から潜伏期間が過ぎるまでは、病室の移動等により他の患者と接触することを避けるほ

うが安全である。

職員の健康管理

　無症状あるいは症状が軽微な職員が、病院で起こる集団感染（クラスター）の発端となることがある。これを防ぐために、次のような対策を講じることが勧められる。

・無症状の時期に感染性を発揮することや、食事、休憩、着替えなどの際のマスクを着用しない近距離での会話に感染のリスクがあることを周知する。

・職員食堂、休憩室、医局、ロッカールーム等で飲食等を行う場合は、飛沫感染が生じないように利用時間や人数を制限するなどの対応を行う。

・COVID-19が疑われる症状について毎日確認し、体調不良の際には勤務しない体制を整える。COVID-19が否定できない症状がみられた場合は、検査結果によらず、感染性期間は就業停止とすることが最も安全である。これが難しい場合は、就業継続を認める症状やその際の感染対策（例えばマスクを常時着用し、ハイリスクの患者を担当しないなど）を決めておく。

・濃厚接触者となった職員は、検査の有無・結果によらず、感染者との最終接触日から潜伏期間が過ぎるまでは就業停止とするのが安全である。

＊

　医療現場ではCOVID-19に遭遇する可能性が高い。新興感染症ではあるが、感染対策の基本は古くから知られている標準予防策である。それに加え、全外来および入院患者、職員がCOVID-19である可能性を常に疑うことが重要である。検査による陰性証明は不可能であるため、感染を疑ったら速やかに飛沫予防策および接触予防策を開始し、感染性期間はそれを継続することや、濃厚接触者の隔離を潜伏期間の間は継続すること、さらに、食堂や休憩室等において職員がマスクをせずに接触する機会を可能な限り減らすことなどが医療関連感染を防ぐポイントとなる。

現場レポート

日々の暮らし

組織とコミュニティ

教育の現場では

私の「コロナ日記」

解説

コラム

●引用文献

1) He, X. et al. : Temporal dynamics in viral shedding and transmissibility of COVID-19, Nat Med, 26（5）: 672-675, 2020.

2) Center for Disease Control and Prevention : How COVID-19 Spreads.
https://www.cdc.gov/coronavirus/2019-ncov/prevent-getting-sick/how-covid-spreads.html

3) Chen, P.N. et al. : Epidemiological and clinical characteristics of 99 cases of 2019 novel coronavirus pneumonia in Wuhan, China: a descriptive study, Lancet, 395（10223）: 507-513, 2020.

4) Wang, D. et al. : Clinical characteristics of 138 hospitalized patients with 2019 novel coronavirus-infected pneumonia in Wuhan, China, JAMA, 323（11）: 1061-1069, 2020.

5) Zhang, J. et al. : Clinical characteristics of 140 patients infected with SARS-CoV-2 in Wuhan, China, Allergy, 75（7）: 1730-1741, 2020.

6) Guan, W. et al. : Clinical characteristics of coronavirus disease 2019 in China, N Engl J Med, 382（18）: 1708-1720, 2020.

7) World Health Organization : Transmission of SARS-CoV-2: implications for infection prevention precautions : Scientific Brief.
https://www.who.int/news-room/commentaries/detail/transmission-of-sars-cov-2-implications-for-infection-prevention-precautions

8) The Healthcare Infection Control Practices Advisory Committee : 2007 Guideline for Isolation Precautions: Preventing Transmission of Infectious Agents in Healthcare Settings.
https://www.cdc.gov/infectioncontrol/guidelines/isolation/index.html

9) World Health Organization : WHO Guidelines on Hand Hygiene in Health Care : First Global Patient Safety Challenge : Clean Care is Safer Care, World Health Organization, 2009.
https://apps.who.int/iris/bitstream/handle/10665/44102/9789241597906_eng.pdf;jsessionid=C957C99F9C6E196AA864463929E0E6F2?sequence=1

10) World Health Organization : Evidence for Hand Hygiene Guidelines.
https://www.who.int/gpsc/tools/faqs/evidence_hand_hygiene/en/

11) 坂本史衣：手指衛生モニタリング―本当の実施率を把握し改善するには，日本環境感染学会誌，32（1）: 1-5，2017.

12) Center for Disease Control and Prevention : Coronavirus Disease 2019 (COVID-19).
https://www.cdc.gov/coronavirus/2019-ncov/hcp/infection-control-faq.html

13) Klompas, M. et al. : Universal masking in hospitals in the Covid-19 era, N Engl J Med, 382（21）: e63, 2020.

14) 国立感染症研究所感染症疫学センター：新型コロナウイルス感染症に対する感染管理，2020年6月2日改訂版.
https://www.niid.go.jp/niid/images/epi/corona/2019nCoV-01-200602tbl.pdf

15) 一般社団法人職業感染制御研究会：N95/DS2マスク除染と再利用に関する情報公開ページ．http://jrgoicp.umin.ac.jp/index_ppewg_n95decon.html

ナースのコロナ禍に関する メンタルヘルスサポート

和洋女子大学看護学部 准教授／精神看護専門看護師

寺岡 征太郎

現場レポート

日々の暮らし

組織とコミュニティ

教育の現場では

私の「コロナ日記」

解 説

コラム

　新型コロナウイルスの流行がメンタルヘルスに及ぼす影響は甚大で、流行開始当初よりそのダメージの大きさが危惧されていた[1]。これまでに公表された論文等では、新型コロナウイルス感染症に対応した医療従事者の多くがうつ、不安、不眠、バーンアウト（燃え尽き）など、メンタルヘルスにダメージを負っている状況が明らかにされている[2]。

　私は2020年4月より、東京都看護協会新型コロナウイルス感染症対策プロジェクト会議にメンタルヘルスサポートのアドバイザーとして参画する機会を得ているが、その活動を通しても、新型コロナウイルス感染症に対応するナースの多くが、メンタルヘルスの不調を自覚している状況を目の当たりにした。なかには、不眠や抑うつなどがあっても職場には知られたくない、この忙しい状況で休んではいられない、といった思いをもち、メンタルヘルスの不調を自覚しながらも懸命に業務に従事し続けるナースもいた。

　私は、メンタルヘルスへの影響は必至だと認識しながらも、十分なサポート体制がなく、「感染したらどうしよう」と戦々恐々としながら働き続けるナースへのメンタルヘルスサポートのあり方について答えを導き出せずにいたが、精神看護専門看護師の仲間との情報共有や、ナースへの個別面談、クラスターとなった施設の看護管理者との対話を少しずつ繰り返しながら、コロナ禍においてナースのメンタルヘルスを支える

表1　新型コロナウイルス感染症に対応するナースから聞かれた声（一例）

- 専門病棟に配属され、直接的に陽性患者の対応をすることになったが、配置基準が不明瞭なため、配置に納得できない
- 陽性患者の対応から外してほしいと思っているが、看護師なのだから我慢しなければならない、と耐えている
- 医師や管理者は陽性患者には直接かかわろうとせず、離れたところで指示を出すだけ……患者を避けているように感じてしまい、不公平感や理不尽さを感じる
- 管理者に大変さをわかってもらえず、悔しい
- 自身が感染してしまったときのことを考えると、眠れない
- 自宅に病弱な家族がいるので離れて暮らすことになったため、毎日が孤独
- 眠れないし、食欲もないが、交代要員がいないこともわかっているので、無理して働くしかないと割り切っている
- 毎日業務量が多く、疲労困憊状態

意味を一つひとつ確認していった。本稿では、それらの経験を踏まえ、ナースのコロナ禍に関するメンタルヘルスサポートについて考えていきたい。

新型コロナウイルス感染症に対応する ナースから聞かれた声

　クラスターとなった施設のナース等から聞かれた声を**表1**にまとめた。状況の個別性があるため、一概には言えないが、共通していたのはこういった声を訴える先がなく（あるいは、訴える先はあっても表出することを躊躇していた）、それぞれのナースが悶々と耐え忍んでいた、ということのように思う。特に、新型コロナウイルス感染症に対応する専門病棟へのナースの配置基準が、「若いから」「独身だから」といった理由だけのように感じられ、そういった不明瞭な配置基準に納得できない、と怒りを交えながら話してくれたナースは、それでも感染症看護を実践する機会だとポジティブにとらえ直そうと努力していた。しかし、このような納得できない思いはのちに、組織内の人間関係の軋轢を生む

表2　メンタルヘルスへの影響要因

①常に付きまとう不安・恐怖　　④長期にわたって続くストレス
②満たされない承認欲求　　　　⑤ナースとしてのアイデンティティの揺らぎ
③経験したことのない孤独・孤立

現場レポート

日々の暮らし

組織とコミュニティ

教育の現場では

私の「コロナ日記」

解説

コラム

こととなり、それがメンタルヘルスに多大な影響を及ぼすことにもなる。

　重要なのは、表1のような声を、組織のなかでオープンに話し合えることができるかどうか、だと思われる。コロナ禍で組織全体が緊張状態にあり、様々な情報が錯綜し、組織も混乱していたため致し方なかった、と済ませるのではなく、この経験を今後につなげるために、メンタルヘルスサポートの課題を整理する必要がある。

ナースのメンタルヘルスへの影響要因

　コロナ禍において、休日返上で勤務にあたったナースも少なくはない。当然、自分の時間を自分のために使って余暇を楽しむといった余裕もなく、日々のストレスが蓄積されていくため、メンタルヘルスに不調をきたしやすい。前述したナースの声をもとに、ここではメンタルヘルスへの影響要因について考えたい。メンタルヘルスへの影響要因として考えられる内容を表2にまとめた。

1. 常に付きまとう不安・恐怖

　安全な感覚や安心感をもって働くということ自体が難しくなった。絶対に感染しない、大丈夫だ、という保証はなく、徹底的に予防策を講じていたとしても、心のなかでは常に不安や恐怖を抱えながら勤務することになるため、ストレスが蓄積されていく。

2. 満たされない承認欲求

　仕事でつらいことがあれば、そのことを信頼できる家族や友人に相談

したり、グチとして吐き出したりすることもできる。そして、それなり
に乗り越えることもできる。

　しかし、新型コロナウイルス感染症に対応しているということは、個
人情報保護の観点からも、また余計な詮索を受けたくないという思いも
相まって、そのことを他者に伝えることができない。そのため、新型コ
ロナウイルス感染症に対応しているという体験を表現する機会が極端に
少なくなる。このように実際に体験していることを表出する機会がない
ことは、承認欲求が満たされない状況を生む場合もある。

3. 経験したことのない孤独・孤立

　家族と一時的に離れて暮らす、実家に帰省しにくくなった、という状
況のほか、勤務後のスタッフどうしのプライベートな交流も制限される
ようになり、必然的に孤独を感じる機会が増えた。

4. 長期にわたって続くストレス

　先々の見通しが立てにくく、新型コロナウイルス感染症への対応がし
ばらく続くことが想定される。流行初期に比べると、多少は心構えがで
きたり、長期にわたる対応への備えができつつあるが、それでもこのよ
うなストレスフルな状態が一時的ではなく、数か月、年単位で続くといっ
た事態はメンタルヘルスへの影響が大きい。

5. ナースとしてのアイデンティティの揺らぎ

　新型コロナウイルス感染症に関しては、限られた資源や非常に少ない
情報のなかで対応するしかなく、通常の医療や看護を提供することが難
しい状況があった。このような最善を尽くすことができない場面に直
面し、罪悪感や恥の感覚を抱き、心理的苦痛を負うことを「道徳的負傷」
という。陽性患者に十分なケアが提供できなかったこと、看取りの場面
で家族へのケアが行き届かず、家族につらい思いをさせてしまったこと
などに、ナース自身も深く傷ついた。

この心の傷はこの後、長く続いていくことになり、ナースとしてのアイデンティティが揺さぶられる。このようなアイデンティティの揺らぎは、ナースとしての成長を促進する一方、サポートのありようによってはナースのメンタルヘルスに大きな影響を及ぼす。場合によってはバーンアウトから離職へと進んでいくこともある。

　以上のような影響要因が複雑に絡み合うなかで、ナースのメンタルヘルス不調が深刻化していくという状況があった。

メンタルヘルスサポートを行う際に必要な配慮

　次に、メンタルヘルスサポートを行う際に必要な配慮について述べたい。私は、新型コロナウイルス感染症陽性患者のケアを担当するナース、濃厚接触者となり自宅待機することになったナース、感染症に罹患したナースなどへの個別面接を行ったが、どの場合も、まずそのナースにみられる様々なストレス反応をていねいに確認し、ナースが体験していること、体験したことをありのままに受け止めるところから出発するように心がけた。特に、ナースから表出される不安や恐怖については、私がとらえたものと、ナース本人がとらえるそれとがずれることのないように、ナース自身による描写をていねいに受け止めるように意識した。

　難しかったのは、マスクやフェイスシールドなどによって普段よりもコミュニケーションがとりにくい状況下での個別面談となり、ナースの表情や振る舞い方といった視覚情報がいつもより少ないため、ナースの真意が十分に汲み取れないように感じたことである。直接的な対面が難しい場合には、メールや電話、オンラインツールを積極的に活用したコミュニケーションが有効だった。

　ナースとの対話でよく出てくるのが、不全感や罪悪感だった。道徳的負傷として前述した内容と重複するが、それまで当たり前に行っていたケアが実践できなくなったことに、患者への申し訳なさや強い不全感を

抱いていることが話題にあがった。なかには、明らかにナース自身がメンタルヘルスの深刻な課題を抱えているにもかかわらず、自身のことよりも患者や患者家族へのケアを優先しようとするナースもいた。勤務終了後もオン・オフのスイッチが切り替えられず、24時間、常に自分以外の誰かのことを考え続けている状況のため、ナース自身もまったく休養がとれない。面談では、ナース自身が、自分のために使える時間をどのように捻出できるか、自分のための時間をいかに心地よく過ごせるか（リラクセーション）、といったテーマの対話を取り入れたが、新型コロナウイルス感染症で大変なのに、自分が楽しんだり心地よさを感じるのは申し訳ない、といった思考からの脱却がはかれず、お互いにもやもやすることが多かったのも事実である。

メンタルヘルスサポートの仕組みづくり

ナースを守るための人的環境の整備（**図**）も課題である。ナースを取り囲む環境には、看護管理者をはじめ、経験豊かな先輩、感染対策チーム

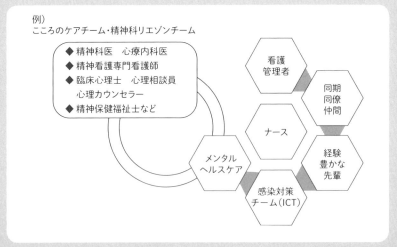

図　ナースを守るための人的環境（リソース）

（ICT）などがいる。新型コロナウイルス感染症への対応においては、不安や恐怖、様々な心理的反応とその影響への対応が必要とされるため、そのメンタルヘルスサポートを担当する専門スタッフの配置が望ましい。専門スタッフとは、精神科医や精神看護専門看護師、臨床心理士などで、既存の精神科リエゾンチームがその役割を担っているところもある。施設内にそういった専門スタッフの配置が難しいといった場合は、施設外でもよいので、メンタルヘルスサポートについて相談ができる場を予めみつけておくとよい。

＊

　以上、本稿では新型コロナウイルス感染症に対応するナースの声をもとに、ナースのメンタルヘルスへの影響要因について検討した。そして、私の拙い経験から、メンタルヘルスサポートを行ううえでの配慮やその仕組みづくりについて述べた。これらは長期的な視点で取り組んでいく必要があり、サポートのあり方については学術団体等が公表しているガイドライン[3-5]を参考にすることができる。

　コロナ禍でのナースに対するメンタルヘルスサポートをより充実したものへと発展させるには、流行初期からこれまでにかけての経験の集積が必須だと思われる。手探りで実践してきたメンタルヘルスサポートの評価が喫緊の課題である。

●引用・参考文献

1）Shigemura, J. et al. : Public responses to the novel 2019 coronavirus (2019-nCoV) in Japan: Mental health consequences and target populations, Psychiatry Clin Neurosci, 74（4）: 281-282, 2020.
　このレターの論文概要（日本語）は一般社団法人日本精神保健看護学会のホームページで公開されている。
　https://www.japmhn.jp/wp-content/uploads/2020/04/200416.pdf

2）Salazar de Pablo, G. et al. : Impact of coronavirus syndromes on physical and mental health of health care workers: Systematic review and meta-analysis, J Affect Disord, 275 : 48-57, 2020.

3）日本精神科看護協会：新型コロナウイルス感染症対応指針（2020.7.10改訂）.
　http://www.jpna.jp/images/pdf/JPNA_COVID-19_guideline_20200710.pdf

現場レポート

日々の暮らし

組織とコミュニティ

教育の現場では

私の「コロナ日記」

解説

コラム

4) 日本精神神経学会ほか：新型コロナウイルス感染症（COVID-19）流行下におけるメンタルヘルス対策指針 第1版.
https://www.jspn.or.jp/uploads/uploads/files/activity/COVID-19_20200625.pdf

5) 日本専門看護師協議会：新型コロナウイルス感染に関するメンタルヘルスの情報〜看護職に起こりやすいストレス反応や対応 Ver.1.
http://jpncns.org/covid-19/index.html

6) 緊急時のメンタルヘルスと心理社会的サポート（MHPSS）に関する機関間常設委員会（IASC）リファレンス・グループ：新型コロナウイルス流行時のこころのケア Version 1.5, 2020年3月.

「新型コロナウイルス（感染症）」の用語表記について

　本書は106本のレポートおよび14本の解説・コラムを掲載しています。感染症・感染管理の専門家から、感染症指定医療機関・特定機能病院、地域の中核病院、クリニック、高齢者施設、訪問看護などの現場の方、各種団体の代表、そして教員・学生まで、様々なキャリア・背景をもつ、10代から70代まで幅広い年代の方に執筆いただきました。

　そのため、ある事柄を表すために用いる語句は、人によって様々です。例えば「新型コロナウイルス」「新型コロナウイルス感染症」について、ある人は「SARS-CoV-2」「COVID-19」と言い、別の人は「新型コロナウイルス」と、さらに別の人は「コロナ」と記しています。防護具についても同様に、「個人防護具」「防護具」「感染防護具」「PPE」など多様な表記が使われています。

　本来であれば一冊の本の中では用語を統一するべきですが、語句の選択にはその人の属性や「その人らしさ」が表れていると考え、本書ではあえて統一せず、執筆者が記したままにしています。

memo

欧文略語一覧

BCP ················Business Continuity Planning ▶ 事業継続計画

CDC················Centers for Disease Control and Prevention ▶ アメリカ疾病予防管理センター

COVID-19········Coronavirus Disease 2019 ▶ 2019年に発生した新型コロナウイルス感染症

DMAT ·············Disaster Medical Assistance Team ▶ 災害派遣医療チーム

DPAT··············Disaster Psychiatric Assistance Team ▶ 災害派遣精神医療チーム

ECMO·············Extracorporeal Membrane Oxygenation ▶ 体外式膜型人工肺

GCU················Growing Care Unit ▶ 継続保育室、回復治療室、発育支援室

HCU·················High Care Unit ▶ 高度治療室

ICT ··················Information and Communications Technology ▶ 情報通信技術

ICT··················Infection Control Team ▶ 感染制御 / 対策チーム

ICU ·················Intensive Care Unit ▶ 集中治療室

MHPSS ···········Mental Health and Psychosocial Support ▶ 精神保健・心理社会的支援

NICU···············Neonatal Intensive Care Unit ▶ 新生児特定集中治療室

NPPV··············Noninvasive Positive Pressure Ventilation ▶ 非侵襲的陽圧喚起法

PCR ················Polymerase Chain Reaction ▶ ポリメラーゼ連鎖反応

PHEIC ············Public Health Emergency of International Concern ▶ 国際的に懸念される公衆衛生上の緊急事態

PPE ················Personal Protective Equipment ▶ 個人防護具

SARS-CoV-2 ····Severe Acute Respiratory Syndrome Coronavirus 2 ▶ 新型コロナウイルス

SCU ················Stroke Care Unit ▶ 脳卒中集中治療室

WHO················World Health Organization ▶ 世界保健機関

日々の暮らし ··········

不安を抱えながら最前線で
懸命に働くスタッフを守る

水戸済生会総合病院 COVID-19病棟 看護課長
中島 道子

　新型コロナウイルス感染症（COVID-19）が世界中で猛威を振るっている。多くの医療現場において、感染予防対策や感染症患者への対応など様々な場面で、私たち看護職はこの感染症に向き合っていかなければならない状況が続いている。

　このような状況のなかで、新型コロナウイルス感染症に関するマネジメントに苦慮したことは多いが、先の見えない不安のなか、物資の安定的な供給が行われるように調整を行い、また自分たちの働く環境等を、メンタルヘルス支援も含めてマネジメントし、感染が収束しないなかで活躍している看護師に感銘を受ける場面がたくさんあった。

「帰宅しない」という選択

　当院は、茨城県中央部の急性期医療を担う中核病院である。新型コロナウイルス感染症患者の増加とともに、重点医療機関として重症患者の受け入れが開始になったと同時に、全個室病棟を感染症専用病棟とし、看護師が早急に配置された。この最前線で活躍している看護師が、日常生活においてコロナ禍の影響を大きく受けたと感じた事例が数多くみられた。

例えば、家族がいる自宅に帰れなくなった看護師がいた。私は20代のその看護師から、感染症専用病棟に配属されたその日に、「宿泊できるところはないですか」との相談を受けた。彼女は、両親・姉妹と同居していること、感染症専用病棟への配属が決定されたことを家族に相談したこと、家族へのもしもの感染が否定できないことを不安に思っていること、家族からも少なからず反対されたことなどを話してくれた。私はすぐに看護部長に相談し、帰宅できない看護師のために一時滞在できるスペースを院内に確保してもらった。

感染症専用病棟に配属された看護師たちは、感染症患者の看護と病院内施設での生活を繰り返す毎日で、ストレスが増していることが考えられた。県看護協会からも、医療従事者の宿泊施設を準備しているというお知らせがあったが、その看護師はその後ホテルで過ごし、1か月後には一人暮らしを始めた。

彼女だけではなく、誹謗中傷を恐れて帰宅しない、家族に感染させないために帰宅しないなど、「帰宅しない」という選択をする看護師が少なくなかった。自宅に帰らず懸命に働く看護師たちが、新型コロナウイルス感染症に立ち向かい、職務遂行している姿に感動した。

スタッフからの初めての体調不良・発熱の連絡

当院では、2020年4月の新型コロナウイルス感染症患者受け入れ時から、組織として個人へのセルフケア指導を行っている。同僚のサポートも受けながら、各自、感染症の知識や技術の継続的な習得に至っている。

新型コロナウイルス感染症の収束の気配がみられない9月上旬のこと。一人暮らしをしている看護師より、「何か普段と違う」という体調不良の連絡があった。発熱をしていると言う。スタッフからの初めての体調不良の連絡、そして発熱。「職業感染なのだろうか」――私は心に強い不安を覚えた。「このスタッフを守らなければ」という思いで、院内の関係各所に連絡し、すぐにPCR検査と医師の診察を手配した。そしてそ

のスタッフに、検査結果が出るまで自宅待機であることと、解熱後の職場復帰の目安を説明した。

　家族のもとに帰れず1人で過ごし、家族の反対を押し切って新型コロナウイルス感染症の看護を全うし、もしかすると自分が感染しているかもしれないという思いを抱えながら1人で不安を抱え過ごしていたそのスタッフのことを考えると、涙が流れてきた。「何をしてあげたらいいのだろう」「どんな支援をしていこう」と、様々なことを考えながら、検査結果が出るまでの時間がとても長く感じられた。

　感染症患者を担当する看護師として、一人ひとりが積極的に自己の身体や心の調子を知り、対処するような行動も、時間の経過とともにできるようになっていると感じていた時期だった。新型コロナウイルス感染症患者が増えるとともに不安が高まるなか、個人のセルフケアを大切にしてもらえるように休暇を十分に付与し、勤務調整をしてきた。感染症は、感染症という疾病そのものだけではなく、「不安」という感染症、さらには「嫌悪」や「差別」という感染症を起こすということが指摘されている。不安の増大には、これらのことも関連している可能性があると感じた。

　このスタッフのPCR検査の結果は陰性だった。スタッフに電話連絡したところ、はじめは暗い声での返答だったのに、結果を伝えた途端、急に明るい声に変わった。その変わりようにとてもかわいらしさを感じ、私の心からも一気に不安が払拭されたのを鮮明に覚えている。彼女を不安な気持ちのまま1人にさせてしまったことを後悔する私に、彼女は「すぐにでも働けます」と言ってくれた。「ありがとう」という気持ちを伝え、疲労感もあるだろうから少し休暇をとっては、と提案したが、体調不良が落ち着くと、またいつものように看護に携わってくれた。

　彼女が職業感染していたら、私の病棟はみんな感染してしまっているという不安と責任を感じていたが、幸いにも大事に至らなかった。さらに、継続的に防護服の着脱訓練を行ったり、感染症の知識習得など努力を日々惜しまずにしてくれていることに感謝するばかりである。スタッ

フたちは、新型コロナウイルス感染症に対する不安や恐れ、偏見や差別
など、社会的なストレスを受けながらも、元気に看護をしてくれている。

看護管理者としての役割を果たすために

　2020年の年明けから新型コロナウイルス感染症の発生が報じられ
た。保健・医療・介護の現場で働く看護職は、新型コロナウイルス感染
症の最前線で活動を行っている。皆、自身への感染の不安や、自らが媒
介者となって家族や身近な人々に感染させてしまうのではないかという
懸念を抱いている。医療の現場を支える専門職としての責任や使命感と
のはざまで悩みながらも、それぞれが最善を尽くし、看護業務にあたっ
ている。

　看護職は、業務上の感染防止対策をとるだけではなく、日常生活でも
行動制限を受け入れ、さらに大切な家族を守るために「自宅に帰らない」
選択をすることなどを余儀なくされている。このような看護職が一部
ではあってもいることを忘れないでほしい。新型コロナウイルス感染症
患者に対応していることによる外部からの心ない言葉や態度によって、
「不安」を抱く看護職は多い。残念なことだが、このようなことは、看護
職が働く場で、新型コロナウイルス感染症が収束に向かうまでは繰り返
し起こるだろうと考えられる。

　新型コロナウイルスの感染拡大・蔓延の長期化により、医療崩壊も懸
念されている。医療の現場では、組織全体で懸命に感染症患者に対応す
るとともに、院内感染を防ぐため感染防止対策に取り組んでいる。私は
感染症専用病棟の看護管理者として、最前線に立つ看護職へのよりよい
支援方法を模索し続け、看護職がもつ可能性を最大限に発揮し、この感
染症が収束を迎える日まで、看護管理者としての役割を果たしていける
ように努めていきたいと心から思う。

現場レポート

日々の暮らし

組織とコミュニティ

教育の現場では

私の「コロナ日記」

解説

コラム

医療従事者であると同時に
一生活者でもある看護師たちの
日々の暮らしへの影響

聖マリアンナ医科大学病院 救命救急センター 看護師長

熊木 孝代

　新型コロナウイルスの感染拡大により、世間では日々この感染症と闘う医療従事者に感謝を示す一方で、自分たちの生活圏内に病院からウイルスを持ち込むのではないかと恐れるがゆえの、医療従事者やその家族に対する偏見・差別がみられ、大きな社会問題になっている。当院職員も例外ではなく、そのような世間の心ない対応に傷ついている看護師が大勢いる。ここでは、医療従事者であるとともに、一生活者でもある看護師の思いについて、私が聞き取りを行った内容の一端を紹介する。

子ども関連のイベントへの参加ができず、
残念でならない
──女性看護師、40代。夫、14歳と12歳の子どもの4人家族

　患者に最も身近で接する職業なので、新型コロナウイルスを持ち込まない、持ち出さない、拡げない、という「3ない」が大切である。そのため、私生活にも制限が生じる。好きなところに行けず、会合にも参加できない。原則、病院以外、どこにも行けないと感じている。ストレス解消ができないのである。

「3密」を避けてと思っても、換気している場所と言われても、ちゃんと換気されているかは不明だ。そのため結局、休日もただ家にいるだけである。スポーツをしている中学3年の長男は、中学最後の試合があったのだが、応援に行くことはできなかった。それは、学校の保護者は、私が病院で働いていて、コロナの感染者を看ているのを知っているからだ。周囲の目も考えて、断念した。それはとても残念な経験だった。

　部活などの送り迎えなどもできなくなり、周囲に配慮をしなくてはいけなくなった。仕事を続けるには、自分だけではなく、夫と子どもにも健康管理が求められる。マスクの着用、「3密」の回避はもとより、家庭内でもいろいろ気をつけて行動している。例えば、食事をつくるときには、マスクをしている。家族で食事をするときも、同じテーブルで、全員で食事をしないようにしている。それぞれが少し離れたところで食べたり、時間をずらしたり、食べながら「おいしいね」などと会話することができないけれど、それも仕方がないと考えている。

　勤務している病院がテレビ取材を受け、それが放送されると、個人防護具（PPE）などで顔が映っていなくてもママ友などはすぐに気づき、「テレビ見たよ。大丈夫？」と連絡をくれる。実際の映像を見て、こんなことをしているのかと心配されることや、本当に感染していないのか、家庭内へ持ち込んでいないかなど気にかけてくる人がいる。子どもたちにも病院の仕事の話はしていないので、いろいろな人に聞かれても、子どもたちも困ってしまう日々が続いている。子どもに関するイベントへの参加はほとんどできず、夫へ頼むこととなり、中学最後のイベントも参加できず残念でならない。

　人によっては、怖いからといって誰とも遊ばせないという家庭の話も聞く。でも、社会性を育むことや体力をつけることも子どもの成長にとっては欠かせない。感染予防を徹底したうえで、近所の公園で遊ばせてもいいのではないだろうか。お菓子は袋からみんなで取ったりせず、小分けされたものを買って食べる。食べる前には手洗いをし、おしゃべりするときはマスクをするなど、リスクを回避する工夫を教えてほし

現場レポート　日々の暮らし　組織とコミュニティ　教育の現場では　私の「コロナ日記」　解説　コラム

い。いつまでも制限や自粛だけでは過ごせないからだ。看護師として対応しているからという理由でその子どもがほかのお子さんと遊べない世の中にならないために、遊ぶときの注意や対応方法をきちんと教育すべきだと思う。手洗いと消毒方法やマナーを教えていくことが家庭での教育で重要だと考えている。

両親から一緒に生活することを嫌がられるとは思ってもみなかった
──女性看護師、50代。80代の両親と同居

　2月の新型コロナウイルス感染者の受け入れ時には、救命スタッフとして他のスタッフと共に対応を行っていた。実践することに不安もなく看護を行っていたが、当院がテレビ取材を受けて放送されると、両親はPPEで防御しながらも看護していることに不安を感じた。

　世の中の高齢者への感染リスクについてニュースや新聞などで情報が入れば入るほど、両親は私が現場で仕事をしていることに対して不安が募り、だんだん自宅で生活することが困難になってきた。ある日、「高齢だから、いつ罹患するかわからないから、自宅での同居生活はやめてほしい」と両親から言われてしまった。自身も精神的に不安な状況は続いていて、仕事をどうしていくか迷い、考えた。まさか両親から一緒に生活することを嫌がられるとは思ってもみなかった。自分の仕事を理解してもらいたくても、世の中のニュースは高齢者へ危険を訴えている。自らの選択を迫られた。

　職場では、直接ケアは避けて間接的な介助を行うこととし、自宅で両親との同居生活をあきらめて、寮の一室を借りて生活することを決めた。終わりのない新型コロナウイルスとの闘いとともに生活が一変し、寮での一人暮らしが始まった。一人暮らしはさびしく、寮生活なので寮と病院の行き来のみで1日が終わる。どこにも行けない。家族で食事をすることもなくなり、1人での食事では会話の相手もいない。孤独である。

離れて生活しているため、両親の体調も気になる。両親がいつ病院の患者のように新型コロナウイルスに罹患するのではないかと心配が絶えない生活が続いている。

コロナ病棟のユニホームで院内差別を受ける。使命感だけでやり続けることは難しい
——女性看護師。新型コロナウイルス専用病棟で勤務

　新型コロナウイルスの対応を行うスタッフは、院内でクリーニングできるユニホームを使用している。新型コロナウイルス専用病棟専用のユニホームを支給されて専用の更衣室で着替えていたが、自分のユニホームに着替え、今まで自分が利用していた更衣室に私物を取りに行った。更衣室ですれ違っただけなのに、コロナ対応を行っているスタッフとわかったためか、肩に触れたわけでもないのにすれ違い際に肩を払われてしまった。

　看護師の同期にもコロナ対応担当なのかを確認され、ユニホームだけで院内で差別を受けるようになる。悲しかった。使命感だけではやり続けることのできない孤独な瞬間である。なんで自分たちだけがこのような扱いをされるのかと思うこともあった。

　きちんとガウン装着やアルコール消毒の徹底を行い、業務終了後はシャワーを浴びてから自分のユニホームに着替えている。手は荒れて、ガウンやN95マスクのゴムで鼻も首も皮膚がガサガサになっているこの状況で、さらなる差別を受け、心も荒んでしまっている。

妊婦の妹の身体を考え、子どもを保育園に通わせることを断念
——女性看護師、30代。夫、2歳の子ども、自分の両親と同居

　妹の出産が近く、里帰りをしている。妊婦のため、新型コロナウイルス

現場レポート

日々の暮らし

組織とコミュニティ

教育の現場では

私の「コロナ日記」

解説

コラム

を絶対持ち帰ってはいけない。しかし、周囲のスタッフはみんな新型コロナウイルス専用病棟で働いている。もし持ち帰ったら大変なことになる。子どもも保育園でほかの子からうつったら困る。どうしようかと考え、決断する。

　子どもを保育園に通わせることをあきらめよう。今は妹の身体をいちばん大事にする時期だと思い、子どもを自宅で過ごさせることとした。2歳の子に我慢をさせなくてはいけないが、仕事を休むわけにはいかないので、日中は母と過ごしてもらうこととした。ストレスが増大することはわかっていた。イヤイヤ期の2歳である。怒ってはいけないと思いつつも、つい怒る日々が続く。

　休みの日はできるだけ一緒に遊ぶようにして、時間帯をみつけて公園に連れていったり、動画を見せたりと、生活に工夫が必要となった。家族の協力がないとできない日々である。子どもはお友だちと遊びたい時期で、子どもの発達には欠かせない保育園を断念しなくてはならなかった。

　母も2歳児と1日過ごすとなると、かなり体力消耗が心配である。子どもは夜に寝なくなった。心が不安定で寝不足となっても、仕事には行かなくてはいけない。子どもを思いっきり遊ばせたい。走り回って遊ばせたい。しかし、コロナは容赦なく、いつか第2波は来る。

　妹は出産を終え、無事に赤ちゃんが生まれた。妹の出産後、子どもを保育園に通わせるか迷ったが、母は妹たちの世話をしなくてはならないし、自分には仕事がある。まだコロナは収束していないので不安を抱えながらも、保育園に通わせることを決めた。通わせたくはないが、体温や症状に気をつけながら、日々生活を送っている。

仕事で生じたストレスの
コーピング方略を模索中

さいたま赤十字病院高度救命救急センター HCU 急性・重症患者看護専門看護師

古厩 智美
ふるまや

現場レポート

日々の暮らし

組織とコミュニティ

教育の現場では

私の「コロナ日記」

解　説

コラム

　2020年4月の緊急事態宣言発出から5か月が経過し、時の流れの速さを感じているが、私にとって大変苦しい期間であった。しかし、その苦しいなかで様々な支えがあった。今回の執筆にあたり振り返ったことで、私自身の生活や価値観への影響を改めて認識した。

　私の勤務している施設（以下、当院）は、埼玉県の人口密集地域にある高度救命救急センター・総合周産期医療センターを有する638床の高度急性期病院である。全国初の24時間365日稼働のドクターカー事業も展開している。今回のCOVID-19パンデミック以降、当院では、2月の中国・武漢市からの帰国邦人の健康管理のための赤十字救護員派遣に始まり、診療機能維持を目的とした感染対策の組織化拡充と運用、診療対応体制や職員対応（勤務体制の整備、自宅以外の宿泊場所確保・提供、心理的サポート等）、教育研修体制の変更と調整が継続的に行われている。

　私は、高度救命救急センター5部署のうちの1部署、HCUに勤務している。HCUは、侵襲度の高い手術患者の術後管理や、最重症管理が必要な患者の長期的な集中治療ケアが必要になった場合のケア提供場所である。COVID-19患者は、ICUに2床、HCUに1床、救急病棟に1床ある陰（陽）圧室と1病棟で受け入れている。一般病棟以外の3ユニットは、COVID-19患者とそれ以外の患者の両方のケアを行っている。

COVID-19流行で生じたストレス

　やはり仕事面での変化と影響は大きかった。

　当院の専門・認定看護師会に所属するメンバーは、例年、新入職員対象のフィジカルアセスメント研修を行っている。今年度の展開方法について、日々変わる感染管理情報に合わせて組み直しを複数回行った。臨機応変の必要性は頭ではわかっているものの、実際に行うとかなりエネルギーを費やすことを体感した。

　HCUでは、新年度が少し過ぎてから人事異動があり、新人を受け入れながらチーム構築を仕切り直した。緊急事態宣言が発令された前後では、予定手術患者の入室制限をした時期もあったが、6月には通常通りの受け入れが再開となり、少ないながらもCOVID-19患者の受け入れも行う必要があった。手指消毒剤やN95マスクなどのPPEの入荷が困難となり、在庫が底をつくかもしれないという情報が耳に入った。私自身の役割として、集中ケア認定看護師である看護師長と協働し、最新情報やガイドラインを病棟・病院側に提示し、対策を検討するように心がけたが、日々変化する情報に振り回されるような感覚があった。

　普段は仕事について家族に話すことはほとんどなかったが、先述のPPEが品薄となったときにその話をした。COVID-19患者の対応をした医療従事者への巷での誹謗中傷などの情報を目にしたり、耳にしたりした。これら仕事で生じたストレスへのコーピングがCOVID-19流行によってとれなくなった影響は大きかった。私のこれまでのコーピング方略は情動焦点型（感情にアプローチすることを重視し、つらいと感じる気持ちを解消させてストレスをコントロールする）で、人が密集する場所でのことがほとんどであった。仕事では、臨機応変を無理矢理にでも行っていたが、ストレスコーピングまで無理矢理変えるのは非常につらかった。そして10年ほど症状のなかった過敏性腸症候群（IBS）が再発し、それまで何をやっても減らなかった体重が減った。

今回の経験で改めて認識した支えと変化

　このようにストレス解消が難しくなっていたが、一方で様々な支えを得ていることに気づかされた。

1. これまで構築してきた信頼・底力を実感

　臨機応変に対応することはエネルギーを消耗すると個人的に体感していたが、HCUスタッフは迅速に、そして自律的に、いつでもCOVID-19患者の受け入れができるように陰圧室を作り変え、マニュアル作成を行った。現在［執筆時］では昨年度以上に入室数が増え、侵襲度の高い術後患者やICUから移動してきた重症度の高い患者のケアもいつも通り行っている。

　予定手術患者の受け入れを再開した際に、外科医の口からこぼれた「なんという安心感」という当部署への感想は、チームリーダーやメンバーたちがこれまで築き上げてきた信頼と底力によるものだと実感した。

2. 家族の支え

　夫や息子は、私の仕事に対して何も言うことはない。息子は、准看護師であった祖母（私の母）に時々連絡を入れて、私の体調について伝えていたようだ。母と久しぶりに会った際にひと言「大丈夫なの？」とだけ聞かれたが、それ以上はなかった。家族で過ごす時間が増えたので、断捨離を行ったり、散歩がてら地元の飲食店を開拓した。

3. WebやSNSの利便性を再認識

　学術集会がweb開催になり、最新の知識を移動時間をかけずに得られる利便性を体感した。リアルに参加する学術集会では、大先輩や諸先生方に直接ご指導をいただける大きなメリットはあるが、学術集会参加のハードルが下がったという印象が大きい。

　SNSでは、先述した医療従事者への誹謗中傷などの情報も目にした

が、普段から有益な医療情報を発信している諸先生方が継続して情報発信してくれたので、COVID-19情報も入手できた。また、全国で最前線にいる多くの医療従事者の方々や医療従事者を応援してくれる人々とのSNSでのゆるいつながりも支えになった。さらに、新たに地域の議員とのつながりもできた。

4. 病院外の支え

　全国91施設ある日本赤十字社関連病院の専門看護師の会に所属する急性・重症患者看護専門看護師のメンバーや、埼玉クリティカルケアネットワークミーティングという県内の医療者交流の場を提供する会のメンバーの方々には、ガイドラインには掲載されない細かなケア方法について相談する機会をいただき、大変助かった。

　仕事以外では、新宿モデルの1施設であるCOVID-19患者専用病棟で勤務していた友人と、緊急事態宣言解除後3か月ぶりに再会し、お互いの無事を直に確認したときは本当にうれしかった。職場以外でグチを言い合うという単純なことが支えになると同時に、他施設での状況を知る貴重な機会となった。

　パーソナルトレーニングジムでのトレーニング継続は、運動による抑うつ解消という数多くの研究成果を体感する結果となった。当該施設へは、加齢に伴う膝関節痛発症を契機に通い始め、肩関節周囲炎で激痛が走るようなコンディションでも的確なトレーニングプログラムを提供してくれている。緊急事態宣言発令前後にスポーツジムでのクラスターがいくつか報告されていた。当該施設はプロアスリートも利用されていたため、私が感染媒介者となったらという不安もあった。しかし、感染対策を万全にして営業を継続してくれたので、IBS再燃による体力低下も、仕事に大きな支障をきたさない程度で済んだ。

5. 他分野の工夫に目を向ける

　COVID-19の院内感染で減収となった病院で、イベントが激減した

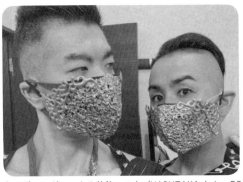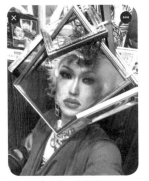

左：グルーガンによる装飾マスク（YASUTAKA さん、OSAMU さん）／ 右：芸術的なフェイスシールドを自作されているテマンダさん

図　工夫を凝らしたマスク、フェイスシールド

DJ の方が「科学の力を駆使して」と題した web 配信イベントを企画し、病院に寄付を行っているというエピソードが目に入った。初めての取り組みを早急に企画できるそのパワーに驚いた。

　緊急事態宣言解除後は、飲食店等の感染対策はより詳細に講じられていた。友人の紹介で知ったお店やダンサーの方々は、感染対策用のマスクやフェイスシールドに楽しく美しい工夫を凝らしていた（**図**）。それを目にしたとき、私には楽しむという余裕がないほどに精神的にダメージを受けていたことに改めて気づかされた。それからは筋トレだけでなく、より休息や休養をとるように心がけるようになった。

　一方、サービス提供側の最大限の対策を利用者・消費者として守ること、そのサービスを購入して応援することも、私にできる恩返しだと思っている。

＊

　緊急事態宣言解除から約 4 か月が経過したが、いまだ新たなストレスコーピング方略を模索中である。行動変容ステージモデルでいうと、関心期にあるのかもしれない。新しい日常にしていく変化の種は、目の前にたくさんあることがわかった。体調が少しずつ上向きになっているので、徐々に具体的な変化のための行動が起こせそうである。

自分が感染し、
他者にうつしたらと思うと
不安で外出できない

元・兵庫県立大学看護学部教授
水谷 信子

外出自粛で生活は一変

　2020年3月3日、私が入居している高齢者施設がある市内で新型コロナウイルスの感染者が初めて確認され、施設では保健所からの指導に基づき、不要不急の外出自粛と面会制限が強化された。私は、この施設に入居して7年目の元・老人看護学を教えていた大学教員である。2月までは非常勤として時々、講義や研究会などに出かけ、趣味の絵画教室や教会のミサなどにも参加し、外出することの多い日々を過ごしていた。しかし、新型コロナウイルスによる外出自粛で、生活は一変した。

　この施設は、一般居室（入居時自立）111室、介護居室58室の介護付き有料老人ホームで、一般居室の元気な高齢者は、私と同じように、外出自粛のため、街での買い物、趣味の教室、美術館めぐり、旅行など、活動的な生活や社会参加の機会を失った。そして、施設内は、外部の演者や講師を招いてのイベント・各種教室が中止になり、スタッフや入居者はマスク姿、廊下やラウンジには人影がなくなり、ピリピリした雰囲気に変化した。

緊急事態宣言と見えない恐怖、健康の二次被害

　中国での新型コロナウイルスによる感染拡大は急速に進み、欧米諸国にも拡大し、日本でも３月下旬頃から感染拡大が深刻化した。４月７日には東京、大阪、福岡など７都府県に緊急事態宣言が出され、16日には全国に拡大された。緊急事態宣言は、諸外国のように罰則を伴う外出規制や休業命令を伴うものではなかった。それでも多くの人々が外出を控え、新型コロナウイルスの感染は一時沈静化した（第１波）。

　この時期、私は自室で、連日伝えられる感染拡大のニュースに危機感を覚えながら、感染症のウイルスは自分の眼で確かめることができないだけに、「見えない恐怖」のなか、巣ごもりの生活を続けていた。自炊をしているので、外出は週に１回、送迎バスで近くのスーパーに行き、メモした食材を短時間に購入し、配達してもらった。帰りのバスの待ち時間までは、スーパーの近くの神社の人気のない境内を散歩し、自室でスケッチをして、友人に送った。教会のミサは、毎週ライブ配信されるYouTubeを視聴し、運動不足対策として、自室で１日２回、30分間、ラジオ体操、太極拳、スクワットなどを実施していた。

　感染防止による外出自粛が続くなか、高齢者を中心に、会話の減少によるストレスや不安の増加が、日常の緊張感、気分や意欲の落ち込み、睡眠の質の低下など、認知機能への悪影響につながる健康の「二次被害」が危惧されている。私の施設でも、外出の自粛や人との接触を控える生活が長引き、身体を動かしたり、人と会話をしたりする機会が減り、入居者の心身の活力が低下する「フレイル（虚弱）」や要介護度が進むことが心配されている。

　例えば、送迎バスで時々一緒になる80代のＳさんは、２月頃までは、１人で買い物にも出かけ、帰りのバスの中で購入した品物についての会話ができていた。しかし、３月に入り、外出が自由にできなくなり、外部の講師とのビリヤード、入居者との卓球や、時々訪ねてくる友人と一緒に麻雀やカラオケを楽しむことができなくなった。その後、玄関前でス

現場レポート

日々の暮らし

組織とコミュニティ

教育の現場では

私の「コロナ日記」

解説

コラム

タッフと話している姿を見かけたが、とても険しい顔つきで、いらいらした様子であった。6月に大浴場で久しぶりに出会ったときは、話のつじつまが合わなくなっていた。その後、自室で転倒され、数日後、隣接する病院の外来で車椅子に乗っているSさんを見かけた。

また、外部講師による太極拳教室で、いつも自分から声をかけてこられる元気な90代のOさんは、最近エレベーターでお会いしたが、マスク姿の私が認識できないのか、ぼんやりと黙ってうつむき、シルバーカーを押す足元もおぼつかなくなっていた。

緊急事態宣言解除と新しい生活様式

5月21日、大阪・京都・兵庫の3府県の緊急事態宣言が解除され、施設の感染予防の一部緩和が6月に伝えられた。面会については事前予約で、一般居室は10:00〜16:00まで1時間程度で2人まで、介護居室は10:00〜11:00、14:00〜15:00まで、30分以内、週1回、居室のみである。不要不急の外出は避け、やむを得ず外出する場合はマスク着用のうえ、混雑時間を避けて、計画的かつ短時間、人との間隔は「2メートル以上」空けること、という内容である。

絵画教室の仲間から、教室が6月から再開されるという電話があり、また、教会のミサも感染防止対策をとりながら段階的に再開されることがメールで伝えられた。しかし、高齢者施設に住む私の場合、電車に乗ったり絵画教室や教会のミサなど「3密（密閉、密集、密接）」の感染リスクの高い場所に行くことは、「万が一感染し、ほかの方にうつしたら」と思うと、不安で、しばらく参加はできないと返事をした。

今回、外出できず自室に引きこもるなかで、いかに日常的な人々の動きと出会いが、私たちの生きる意欲を高めているのか、改めて認識した。当分は、外出は週1回、食材購入のためにスーパーに行くのみで、教会のミサは配信されるYouTubeを視聴することにした。仕事はオンライン会議で開催されることになったので、急遽、ビデオ会議アプリ

Zoomの使い方を学習した。「新しい生活様式」を取り入れ、社会とのつながりを維持して暮らそうと考えている。

隣接病院で感染症発生!!

　7月に入り、新型コロナウイルス感染が首都圏、近畿圏を中心に増加傾向にあり（第2波）、兵庫県でも感染者数が急増、近隣の学校でも感染者が発生した。

　7月29日、隣接する病院の20代の職員が新型コロナウイルスに感染していることが伝えられ、戦慄を覚えた。この病院には施設の入居者の多くが受診しており、私も入居以来、内科と眼科の疾患で通院している。保健所の調査を受け、病院の濃厚接触者9人ならびに要健康観察者15人、合計24人の職員に対してPCR検査が行われ、24人全員が陰性と確認されて、院内感染でないと判断された。そして、緊急事態宣言解除後の6月に一部緩和されていた外出自粛や面会制限が再度強化され、8月からビデオ通話面会が始まった。

　先日、施設側との話し合いの会で、ある入居者の方が「コロナでいちばん気になっていることは、自分が買い物で外出し、感染しているかわからない状態で数日過ごし、誰かにうつすこと。施設で"クラスター（感染者集団）"を発生してしまうのではないかと思うと、恐ろしくて外へ出られないでいる」と訴えていた。施設側は、ワクチンや治療薬が確立するまでは、まだまだ長い道のりで、一人ひとりが「コロナと共存」するという新しい生活様式が求められていることを説明していた。

＊

　9月に入り、全国的に新規感染者数は緩やかに下降しているが、インフルエンザの流行期に入る秋以降は、新型コロナウイルスとの同時流行が懸念される。私たちの不安と緊張感は続いているが、"正しく恐れ"、状況を判断し、冷静に適切に行動していきたいと考える。

現場レポート

日々の暮らし

組織とコミュニティ

教育の現場では

私の「コロナ日記」

解説

コラム

モデルと看護師、二刀流の働き方
——コロナ禍で感じたこと

ロリータモデル、看護師
青木 美沙子

看護師とロリータモデルを兼業しているわけ

　私は看護師の免許を取得して17年目になる。看護師としては、大学病院に5年間勤めた後、ずっと訪問看護師として働いている。

　看護学生時代から、看護師以外にも仕事をしている。ロリータモデルだ。つまり、看護師とロリータモデルの二刀流で働いているのである。

　看護師の仕事は資格職であり、求人も必ずあり、わりと副業もできると思う。私のまわりにも、YouTuber兼ナース、アイドル兼ナース、ライター兼ナース、スポーツ選手兼ナースなど、二刀流で働いている方がたくさんいる。

　1つの仕事を極めることも大切だけど、副業で様々な仕事を兼業する働き方もめずらしくない現代、興味があることにいろいろ挑戦してみるのも大切だと思う。

　私がなぜ看護師とロリータモデルを兼業しているかというと、1つは、まったく違う仕事をすることで自分の考え方の幅を広げたいから。もう1つは、安定した収入が安定した生活につながる、そして好きな仕事が

できるからである。

モデルをしていることにバッシングも

　二刀流で働くことに関しては賛否両論があるが、コロナ禍で改めて思ったことや、変わったことなどを記していきたい。

　コロナ流行前の私の働き方は、月の8割がモデルで、2割が看護師だった。ロリータファッションは海外でも、日本の文化、カワイイカルチャーとして人気が高く、特に5年ほど前からは中国で大人気である。私は外務省委嘱の「カワイイ大使」として、ロリータファッション普及活動や日本に興味をもってもらう活動のため、25か国50都市以上の国と地域を歴訪した。海外イベントも多く、毎週のように海外に行く生活をしていたため、必然的にナースの仕事を減らしていた。ナースの仕事は何歳になってもできる仕事だけど、モデルの仕事は需要がないとできないし、浮き沈みが激しく安定しているものではないので、モデルの仕事を優先してやっていたからだ。

　しかし、コロナ禍で働き方が逆転した。海外イベントはもちろん、日本でのイベントもほとんど中止になり、ロリータモデルの仕事が激減したのである。いつまでこの状態が続くのか……テレビをつければ、今日の感染者数は○人だったとか、医療従事者への差別などのニュースが報道されていて、気持ちがどんどん落ち込んだ。私のSNSにも、「モデルなんかやらないで、早くコロナの病院で働いたら？」「あなたと同じ看護師が闘っているのに、あなたはロリータ服を着て楽しんでるの？」などのコメントがあった。

モデル中心の働き方から、看護師の仕事中心に

　モデルも看護師も私にとってはとても大切な仕事なのだが、なかなか理解されない現実もある。いろいろな意味でとても不安な生活だった

が、コロナ禍で看護師という仕事に救われた。

　私は性格的に、忙しく仕事をすることで充実を感じるタイプなので、ロリータモデルの仕事がほとんどなくなったときに、看護師の仕事をたくさんした。もちろん、生活をするためにはお金も必要なので、看護師は安定した収入が得られるという理由もある。それに、万年人手不足な仕事なので、必ず求人もある。そのようなわけで、自粛期間中はほとんど看護師の仕事をしていた。訪問看護の仕事は、在宅で生活している方の自宅に行くので、自分がコロナに感染しないよう細心の注意を払った。

看護師の仕事は私の人生にとって
なくてはならないもの

　モデルと看護師は真逆の仕事だと思われがちだが、「誰かに元気を与える」という意味では共通点もあると思う。私は誰かのために自分ができることをしたいし、それが仕事のやりがいにつながる。コロナ禍でモデルの仕事が激減し、不安だった気持ちを看護師の仕事が救ってくれた。

　看護学生時代は、レポートが多くて国試もあり、大変な看護師の道よりも、モデルの仕事のほうがちやほやされ、カワイイ洋服が着れて楽しくて、看護師を何度も辞めたいと思ったけど、今回のことで、資格を取っておいて本当によかったと改めて感じた。ライフスタイルや時代によって働き方も変えてもよいし、自分で働き方を選択できる看護師は、私の人生にとってなくてはならないもの。

　コロナ禍で看護師のイメージがキツイ、キタナイ、キケンなどと悪く見えてしまっているのがとても悲しい。もちろん、大変な立場で働いている方もたくさんいる。その方々のためにも、看護師のイメージを悪くしたくない。

　やりがいだけでは働けない状況にある方もいるかもしれない。でも、安定した仕事をもつことで、別のやりたい仕事ができたり、夢を追うことができたりもする。今回のコロナ禍を経験して、私は二刀流で働

いていて本当によかったと感じた。働き方が多様化している現代、やり
たいことがあれば、看護師と何かの二刀流で働いてみることもオススメ
したい。

　まだまだ医療従事者にとっては大変な状況が続くと思う。微力かも
しれないが、できるだけ看護師のイメージを上げていき、看護師になり
たいと思う方々が増えるように、私にできるやり方で情報発信していき
たい。

現場レポート

日々の暮らし

組織とコミュニティ

教育の現場では

私の「コロナ日記」

解説

コラム

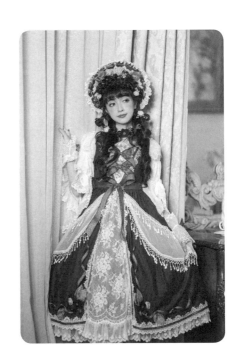

コロナ禍でのドメスティック・バイオレンス被害

聖路加国際大学大学院修士課程ウィメンズ・助産学専攻 上級実践コース 2 年*1、
同専攻 教授*2

加藤 雛子*1、**片岡 弥恵子***2

ドメスティック・バイオレンスとは

ドメスティック・バイオレンス（Domestic Violence：DV）は、「配偶者や恋人など親密な関係にある、又はあった者の暴力」と定義されている[1]。WHOの報告によると、世界中の女性の3人に1人がDV被害を経験しており[2]、DVは世界規模の問題であるといえる。日本においても、女性の3人に1人が配偶者やパートナーからなんらかの暴力を受けたことがあり[1]、毎年100人程度*が配偶者からの殺人の被害（未遂も含む）にあっていることから[3]、DVは日本でも深刻な社会問題である。

DV被害の関連要因としては、ジェンダーの不平等、女性の教育レベルやエンパワーメントの程度が低い、家庭での意思決定力が弱い、人口統計学的要因として女性やパートナーの年齢が低い（15～24歳）、子どもの数が多い（3人以上）ことが報告されている[4]。また、家族や友人からの社会的支援の少ないことも要因として指摘されている[5]。

---

*「100 人程度」は男女合計だが、女性が多い。

新型コロナウイルス感染拡大と DV 被害者支援

　2019年11月、中華人民共和国湖北省武漢市において新型コロナウイルス感染症が確認され、2020年1月30日、WHO は「国際的に懸念される公衆衛生上の緊急事態（PHEIC）」を宣言した。日本においては、4月7日に緊急事態宣言が7都府県に発令され、4月16日には全国に拡大された。

　緊急事態宣言による外出自粛、感染拡大防止策に伴う経済の悪化は、家族の状況や関係性にも多大なる影響を及ぼし、家庭内の子どもの虐待やDVの悪化、件数の増加が報告され始めた[6]。全国女性シェルターネットは「新型コロナウイルス対策状況下における DV・児童虐待防止に関する要望書」を厚生労働省へ提出し、緊急の状況下においても DV や虐待の相談窓口を継続すること、シェルターや保護施設の体制整備、保護期間の延長、DV被害者が申し出た場合の援助金の給付、生活保護の適用の拡大などについて要望した[6]。

災害時のDV

　これまでも災害・非常事態での虐待やDV被害の増加は経験されており、配偶者からの暴力事案の認知件数では、2010〜2011年にかけては477件増加しているのに対し、2011〜2012年にかけては9,621件の増加が報告されており、2011年に発生した東日本大震災後に激増していることがわかる[7]。

　極限な状況下では、恐怖心・不安感を抱くとともに、心理状態が不安定となり、被害を拒絶すること・訴えることが困難となる。さらに、連帯・協力や非常事態というプレッシャー、支援する立場という優位な力関係の存在により、DV被害者は我慢を強いられることとなり、声をあげることをより困難にさせる。また、個人情報が開示され流出することで、DV被害者を保護することが困難となる。

現場レポート

日々の暮らし

組織とコミュニティ

教育の現場では

私の「コロナ日記」

解説

コラム

以上の災害によってもたらされた影響が、災害以前から存在する構造的な差別や格差、家父長制的な考え方を増強させ、それがDV被害を増加・悪化させることにつながったと考えられている[8]。

　国外においても、2010年のハイチ地震後では、被災後のDV被害は増加し、被害女性の健康状態の増悪傾向が報告された[9]。ハリケーン・カトリーナにおける調査では、ハリケーンによるストレッサーが多いほどDV被害のリスクが増加することが示唆されており、DV被害がハリケーン被害後のうつ病やPTSD発症と関連していることが報告されている[10]。

　災害時は、女性の脆弱性が増幅する、および男性の優位性が増強する、女性や子どもの脆弱性の表面化・可視化によって標的とされやすくなる、性別・ジェンダーに基づく規範が強まり女性の客体化が進む、性に基づく暴力への許容度が高まる、災害対応に関する意思決定の場に女性が参画できず女性の声が届かない、などの要因が複雑に絡まり合い、経済的にも社会的にも弱い立場にある女性がDVの標的になりやすいことが指摘されている[8]。

コロナ禍での家庭内の暴力の状況

　日本において、今回の新型コロナウイルス感染拡大と外出自粛など感染防止措置のなかで、実際に家庭内でどのようなことが起こっていたかについて、現場の支援者の声を聞いた。

○新型コロナウイルスへ感染することに対する恐怖心や外出自粛措置によって、DV被害者からの継続相談は逆に減少した。それは、夫が自宅にいることで女性が相談行動を起こしにくい状況があると考えられる。また、コロナ禍において家庭の厳しい経済状況を経験したことで、家を出たり、離婚した後の経済的な不安が大きくなり、暴力から逃げる決断を妨げる状況になった。

○新型コロナウイルス感染拡大後、シングルマザーの経済的困窮を訴え

るニュース等が放映されたことで、経済的困窮への恐怖心・不安な気持ちをさらに増強させ、また周りからの差別的な目におびえ、暴力から逃げるという決断ができない状況となっている。

○外出自粛措置に伴い自宅内で過ごす時間が増えたことにより、言葉による暴力では収まらず身体的な暴力が増加している。また、夫・パートナーが自宅で過ごす時間が長くなったことで、外出自粛のなかでも女性を家から追い出すという暴力がみられるようになっている。DV相談件数をみると、昨年の年間DV相談件数の1.3倍の数となっており、この増加は、コロナ禍の影響であることが予測されている。相談内容で多いのは、上記に示した男性の在宅勤務に伴い女性が外に出されるという被害である。

○特に、表現活動や自営飲食店を仕事とする男性からの暴力が増えている。経済活動への影響が大きいがゆえにストレスを抱えており、そのストレスが女性（妻）への身体的暴力につながる。また、女性が帰宅すると、寝床に食べ物やお酒をこぼす、部屋をめちゃくちゃにする等の被害もみられる。

○法律相談や福祉事務所の紹介、警察への届出等の支援が必要となる緊急な対応が求められる被害が明らかに増加している。

○これまで隠れていたDVが、新型コロナウイルス感染拡大に伴い生活状況・経済状況が変化したことで表に出てきたという状況が見受けられる。小さな被害であったものが大きな被害へと変化しつつある。

＊

新型コロナウイルス感染拡大により、DVをはじめとする家庭内の暴力は増加し、さらに被害者は支援を受けにくい状況になっている。このような状況のなか、看護職は被害者の声に耳を傾け、できる限り相談しやすい環境を整える必要がある。さらに、女性の安全が守られる新しい支援の形を模索していかなくてはならない。

●引用文献

1）内閣府男女共同参画局：男女間における暴力に関する調査報告書〈概要版〉，
　2018.
　https://www.gender.go.jp/policy/no_violence/e-vaw/chousa/pdf/
　h29danjokan-gaiyo.pdf

2）World Health Organization：Violence against women：intimate partner and
　sexual violence against women：intimate partner and sexual violence have
　serious short- and long-term physical, mental and sexual and reproductive
　health problems for survivors：fact sheet, 2017.
　https://apps.who.int/iris/handle/10665/112325

3）警視庁生活安全局生活安全企画課刑事局捜査第一課（2020）：令和元年における
　ストーカー事案及び配偶者からの暴力事案等への対応状況について.
　http://www.npa.go.jp/safetylife/seianki/stalker/R1_STDVkouhoushiryou.pdf

4）Shamu, S. et al.：Factors associated with past year physical and sexual intimate
　partner violence against women in Zimbabwe: results from a national cluster-
　based cross-sectional survey, Glob Health Action, 11（sup3）: 1625594, 2019.

5）Rodriguez, E. et al.：The relation of family violence, employment status, welfare
　benefits, and alcohol drinking in the United States, West J Med, 174（5）: 317-
　323, 2001.

6）特定非営利活動法人全国女性シェルターネット：新型コロナウイルス対策状況下
　における DV・児童虐待防止に関する要望書，2020.
　https://nwsnet.or.jp/images/PDF/2.2.0PDF/20200330.pdf

7）警察庁：平成 25 年版警察白書，2013.
　https://www.npa.go.jp/hakusyo/h25/index.html

8）東日本大震災女性支援ネットワーク：東日本大震災「災害・復興時における女性
　と子どもへの暴力」に関する調査報告書，2015.
　http://risetogetherjp.org/wordpress/wp-content/uploads/2015/12/
　bouryokuchosa4.pdf

9）Doris, W.C. et al.：Violence and abuse of internally displaced women survivors
　of the 2010 Haiti earthquake, Int J Public Health, 61（8）: 981-992, 2016.

10）Julie, A. et al.：Intimate partner violence and Hurricane Katrina: Predictors and
　associated mental health outcomes, Violence Vict, 25（5）: 588-603, 2010.

組織とコミュニティ......

- ●職能団体
- ●各種団体
- ●学術団体

日本看護協会の取り組み

公益社団法人日本看護協会健康政策部

　我々の生活に、大きな影響を及ぼし続ける新型コロナウイルス感染症（COVID-19）。感染症を受け入れる医療機関をはじめ、看護・医療・介護の現場が大きな負担にさらされているのは、周知の通りである。

　現状については、ご存じのように医療施設をはじめ、訪問看護や介護施設においても感染症患者受け入れのための対応に追われ、疲弊している状況が続く。

　医療機関では、感染症患者受け入れのための人員配置の再調整に多くの困難を伴い、看護職は、自身が感染するのではないかというリスクを常に抱えながら業務に従事している。訪問看護では、合併症をもつ在宅療養者が多く、常に重症化リスクと隣り合わせとなり、介護施設では、施設内感染拡大を防止するため、感染管理にかかわる看護師の業務負担が急増した。また、保健所では、少ない人数で積極的な疫学調査をはじめ感染拡大防止に取り組み、業務がひっ迫している。

　個人防護具は、医療機関、訪問看護ステーション、介護施設共に不足が顕著であり、十分な感染症防止策をとれない状況が続き、医療資材も、感染症患者を受け入れる医療機関だけではなく、すべての施設において不足が目立っている状況があった。

本稿は、2020 年 12 月末時点での情報に基づく。年明けの「緊急事態宣言」以降については含まれない。

これら難しい問題の解決に向けて、日本看護協会（以下、本会）では、早期に国や関係省庁へ要望書を提出し、同時に看護職に対する相談窓口の設置、復職支援など、様々な取り組みを進めた。

国等への要望書の提出

● 最前線の看護職へ積極的支援を

　2020年2月28日〜7月8日にかけて、安倍晋三内閣総理大臣、加藤勝信厚生労働大臣や西村康稔内閣府特命担当大臣（経済財政政策）、厚生労働省・文部科学省の各局などに29件の要望書を提出した。

　主なものとしては、4月15日に、妊娠中の看護職員の休業に伴う代替職員の確保について、および代替職員を雇用した場合の諸経費について、補助金の支給を要望した。同日、新型コロナウイルス感染症対応を行っている看護職への危険手当を支給すること、さらに、看護職が帰宅せずホテル等に宿泊した場合に当該看護職に対して1泊につき15,000円を上限に宿泊費の補助を行うこと、を要望した。

　4月21日には、新型コロナウイルス感染症の患者を受け入れる医療機関において、不安を抱えながら勤務する看護職をはじめとする医療従事者が希望した場合、PCR検査を実施し、その費用を公費で負担することなどを求めた。

　5月18日には、全国医学部長病院長会議などと連名で安倍総理らに要望書を提出し、最前線で医療・看護にあたる看護職の支援策として、特殊勤務手当（危険手当）などの相応の手当ての支給を求めた。

　7月8日には、加藤厚生労働大臣に、新型コロナウイルス感染症に関する保健所の体制整備および職員への慰労金の支給に関する要望書と、医療機関や訪問看護ステーションへの経営支援を求める要望書をそれぞれ提出した。

　いくつかの要望が実現の運びとなった。妊娠中の看護職が安心して継続できる体制づくりに関する要望では、男女雇用機会均等法の告示改正

により、医師または助産師の指導があった場合には、妊娠中の女性労働者に対し、作業の制限、出勤の制限等の必要な措置が義務付けられた。

また、第二次補正予算において、医療従事者等に対する慰労金の支給が決まった。

潜在看護職員復職支援

● 約2,200人の復職者が軽症者宿泊施設などに就業

新型コロナウイルスによる感染の拡大に伴い、看護職の就業が求められる場所も、医療・介護現場のほかに保育所や学童保育、小中学校、新型コロナウイルス感染症に関する電話相談など多岐にわたっている。本会では、これらの看護ニーズに対応するために看護職の確保と復職支援に早々に着手した。

2月28日、厚生労働省「新型コロナウイルス感染症防止のための学校の臨時休業に関連しての看護職員の確保について（依頼）」の通知を受け、国、都道府県、都道府県看護協会と連携し、「看護職人材確保における関係機関の連携体制」を構築した。

3月2日には、本会から都道府県看護協会へ、看護職の確保について都道府県からの要請に応じ、ナースセンターの職業紹介による確保等について協力を依頼した。

4月7日の緊急事態宣言発令を受け、翌8日には、中央ナースセンターからeナースセンター求職登録者・届出制度登録者約5万人の看護職に復職依頼のメールをいっせいに送信した。反響は大きく、メール送信直後より、「少しでも役に立ちたい」との声が多数寄せられた。

5月25日時点での都道府県ナースセンターへの相談や問い合わせ件数は、看護職5,853件、病院・施設684件、その他の施設433件となった。結果、求職者2,770人、求人数1,224人の新規登録があり、ていねいなマッチングのうえ、1,284人を施設や病院に紹介し、うち778人が「軽症者宿泊施設」「病院」「新型コロナウイルス感染症対策関連の相談対

現場レポート

日々の暮らし

組織とコミュニティ

教育の現場では

私の「コロナ日記」

解説

コラム

表1　看護職の確保の状況

ナースセンターでの求職・求人実績

相談・問合せ数（人）	看護職	10,255
	施設	1,647
	その他	560
求職者数（人）		4,681
求人数（人）		3,828
紹介数（人）		3,053
就業者数（人）		**2,196**

■就業者の就業場所

コロナ関連の相談対応コールセンター（人）	513
軽症者宿泊施設（人）	1,136
病院（人）	58
診療所（人）	6
その他の入所施設（人）	49
その他施設（人）	434

（2020年12月28日時点 ナースセンター実績）

応コールセンター」などで活躍した。このときの求人充足率は、63.6％に上った。

　5月下旬以降、求職者数、求人数、紹介人数、就業者数のいずれも増加のペースは緩やかになっており、5月25日の緊急事態宣言解除後、流行が一時的ではあるが全国的に収まってきている状況と整合した。

　しかし、8月は、求職者数、求人数、紹介人数、就業者数のいずれもそれまでより増加のペースが2〜3倍程度増え、各都道府県における看護職確保の必要性やその取り組みを反映する結果となっている。9月に入りやや緩やかになった増加ペースは、11月中旬以降、上がってきている。

　12月28日現在、求職者数4,681人、求人数3,828人で、施設や病院に紹介した3,053人のうち2,196人が就業し、求人充足率は57.4％となっている（**表1**）。

　潜在看護職員の復職支援は、現在も継続して取り組んでいる。

看護職の相談窓口の設置

●相談対応──不安を覚えながら取り組む現状が浮き彫りに

　本会は、復職支援を行うだけではなく、保健・医療・福祉の最前線で感染予防やケアにあたる現職の看護職を対象に、総合相談窓口を設けた。

　4月6日、看護職を対象にした「新型コロナウイルス感染予防窓口」を

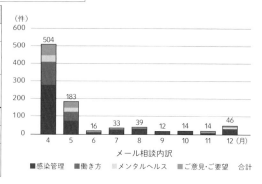

相談件数：861件（2020年12月31日時点）		
相談区分	**件数**	
感染管理	358	
働き方*1 （4/20〜5/31）	169	
メンタルヘルス （4/20〜5/31）	68	
（11/26〜）	12	
ご意見・ご要望*2	135	
感染予防相談窓口 （清瀬4/6〜20）	119	

＊1 働き方：6月1日以降は、同労働政策部「ナースのはたらく時間・相談窓口」にて対応。
＊2 ご意見・ご要望：5月1日より、「その他」を「ご意見・ご要望」に変更した。原則、5月1日以降は、「ご意見・ご要望」は返信せず収受のみ。

図 「新型コロナウイルス感染症に関する看護職の相談窓口」メール相談件数

開設し、メール相談を始めた。4月20日からは、相談内容を①感染管理、②働き方、③メンタルヘルス、④ご意見・ご要望、の4項目に拡充し、「新型コロナウイルス感染症に関する看護職の相談窓口」を開設。これらの相談窓口に、12月31日までに合計861件の相談が寄せられた（**図**）。

　相談者の背景は、大学病院や一般病院をはじめ、高齢者施設、訪問看護ステーション、身体障がい者施設、診療所、精神科病院など様々であった。感染予防だけではなく、働き方やメンタルヘルスについても相談が多く、不安を覚えながらも職務を全うする看護職の身体的、精神的な負担が浮き彫りになった。

　5月下旬までは相談件数が増え続け、現場の混乱が伝わってきたが、6月以降は徐々に件数が減り、10月末までは落ち着きをみせていた。相談には、専門的な知識をもつ感染管理認定看護師や社会保険労務士、精神看護専門看護師が対応した。

広報活動

●記者会見

　4月3日に本会内で記者会見を行い、会長の福井トシ子から現状の説明や国民、看護職へのメッセージ、本会の取り組みを伝えた。4月22日には、日本記者クラブでweb中継にて記者会見を実施し、医療現場の現状、本会の取り組みについて情報を発信した。特に医療現場の現状では、訪問看護や介護施設の現状、防護関連用具の不足、看護提供体制や看護職のメンタルヘルスの現状、医療従事者の差別・偏見などについて報告した。これらについては、本会公式ホームページで動画配信中である。

●ハッシュタグキャンペーン「#Nursing Now_いま私にできること」

　看護職を支え、日本の医療を守るためのハッシュタグ（#）キャンペーン「#Nursing Now_いま私にできること」を実施した。多くのツイートから元気をもらい、明日の活力にしてほしいとの願いが込められている。

情報発信・情報提供

●公式ホームページなどにて情報発信

　新型コロナウイルス感染症予防および対策についての情報を、本会公式ホームページやSNSにて発信した（**表2**）。

●相談窓口のFAQを迅速にまとめ、ホームページにて提供

　総合相談窓口での相談内容を踏まえ、感染症管理下における看護提供体制の整備やマネジメントに必要な情報をまとめて、本会ホームページにて提供した[*]。

---

[*] 日本看護協会「新型コロナウイルス感染症関連情報」
　https://www.nurse.or.jp/nursing/practice/covid_19/

現場レポート

日々の暮らし

組織とコミュニティ

教育の現場では

私の「コロナ日記」

解説

コラム

表2 日本看護協会公式ホームページなどにて情報発信した主な内容

感染予防および対策に関する資料・動画の公表	・感染管理の基本（資料） ・新型コロナウイルス感染症への対応の実際（動画）（個人防護具の着脱、検体採取、3密を避ける実践例、ベッドサイドで行うケア、感染症対策とトリアージ）
看護管理者に向けた情報提供	・新型コロナウイルス感染症への対応（マネジメント）
周産期に携わる看護職に向けた情報提供	・周産期FAQ（分娩取り扱い施設の感染管理、働き方等） ・相談窓口 ・国・関連団体発出情報の共有
訪問看護ステーションで働く看護職に向けた情報提供	・訪問看護に関連した情報提供（感染予防、報酬） ・相談窓口 ・国の発出情報の共有
新型コロナウイルス感染症に対応する看護職の活動紹介	・看護職たちは何を考え、どう判断し動いたのか。各領域で格闘する看護職たちの活躍をシリーズで紹介

その他

●個人防護具（PPE）の配布

　企業などからご寄付いただいたPPE（マスク、ガウン、フェイスシールド）などは、都道府県看護協会を通じて医療機関などに配布した。今後も必要なところに、都道府県看護協会を通じて届ける予定である。

さらなる感染拡大防止に向けて

　新型コロナウイルス感染症の拡大・蔓延下における取り組みを踏まえ、今後の社会のあり方についての本会からの提言は、次の通りである。

　1.「新しい生活様式」が広がる社会に

　2. 感染が拡大しても対応できる医療提供体制確保を

　3. 感染拡大を限りなく抑止し安全・安心な社会を

　4. 誰もが心身ともに健康で活躍できる社会に

この提言を受けて、看護職が国民の「新しい生活様式」を支えるために特に必要なのは、①平時からのリスクコミュニケーション、②国民の健康的な生活への貢献、③生活と治療・療養の両立支援、④住民の健康を支える看護モデルの確立、と考える。

　これらの実現に向け、有事を見据えた安定的な医療提供体制の確保が急務であり、①効率的な人員確保や看護職の資格管理体制の構築によるリスクに強い看護提供体制の確立、②PCR検査実施を含めた医療従事者の安全確保、③医療機関、訪問看護ステーション等の経営支援、が重要となる。また、感染拡大防止の鍵となるのは、保健所機能の強化や専門性の高い看護職の活躍である。

　本会は引き続き、誰もが心身ともに健康で活躍できる社会を目指し、メンタルヘルスケア体制の強化および社会における看護職への正しい理解と経済的な評価を通して医療従事者を守り、医療崩壊を防ぐ所存である。

現場レポート

日々の暮らし

組織とコミュニティ

教育の現場では

私の「コロナ日記」

解説

コラム

日本助産師会の取り組み

公益社団法人日本助産師会 会長／上智大学総合人間科学部看護学科 教授

島田 真理恵

　新型コロナウイルス感染拡大に伴い、母子保健の現場にも様々な影響があったことは言うまでもない。日本助産師会（以下、本会）では、助産師の活動およびその支援対象である女性とその家族の状況に対応して様々な活動を行った。ここでは、2020年3〜8月までの状況を振り返る。

新型コロナウイルス感染拡大が
全国に拡大しつつあった時期——3月

　2月下旬頃から各地で、新型コロナウイルス感染拡大に伴い、様々な社会的活動の中止・延期がなされるようになった。本会も年度末の対面での理事会等を中止するなかで、5月末に愛媛県で開催予定であった総会および日本助産師学会の開催方針について、連日検討した。対面ではない状況で総会を行うことは、本会始まって以来と考えられたが、感染拡大は今後1〜2か月で収束しないと予想されたこと、総会・学会参加による会員間の感染があってはならないと考え、オンラインでの開催を決定した。

　また、地域・病院での妊産婦および育児中の母親向けの健康教育（両親学級、育児支援クラス等）や、新生児訪問等の地域の訪問活動が次々

と中止となった。そのため、相談先のない妊産婦、母親が増加し、マスコミ等でも妊産婦や子育て中の母親の不安の増大が報道される状況となった。

　地域で活動する助産師は、妊産婦やその母親を支援したい気持ちはあっても、これらの事業の中止により支援がままならない状況となった。また、ケアを実施する際の感染防止への対応に追われることとなった。さらには、行政からの委託事業がすべて中止となり、仕事がなくなる者も出てくるに至った。

　このような状況に対応するため、会長メッセージ「『地域の女性ならびに母子とその家族の健康を守るために』COVID-19（新型コロナウイルス感染症）感染拡大阻止・感染予防について」を各都道府県助産師会に送付した。

緊急事態宣言が発出されていた時期——4〜5月

　感染が全国に拡大し、緊急事態宣言が発出される状況のなか、本会では様々な対応に追われた。ここでは主な2つの事項について報告する。

1. 妊産婦や育児中の母親への対応

　コロナ禍のなか、孤立し、不安が増大している妊産婦や育児中の母親への支援が必要と考えた。まず、厚生労働大臣あてに新型コロナウイルスの感染防止に対応した母子保健事業として、オンラインを利用した母親学級・両親学級等の健康教育の開催、オンライン新生児訪問等の個別指導実施の指示、環境整備、ならびに予算措置等を講ずることを要望した。要望内容はすぐに予算化されることが決定した。

　加えて厚生労働省は、妊産婦への緊急対応として、4月29日〜5月6日の8日間、「妊産婦の方向けの相談ダイヤル」を開設することを決定し、本会に協力の要請があった。この期間、本会会員である助産師（23人）が霞が関の庁舎で全国からの電話相談に応じた。相談件数は832件

に及んだ。相談者は妊婦が最も多く、相談内容は、自身の感染への不安や妊婦健診受診に関する相談、今後の仕事について等であり、妊婦が多くの不安を抱えて生活している実態が明らかとなった。

相談ダイヤル開設や電話相談の実施状況については、テレビのニュース番組や新聞等で報道された。また、この相談件数の多さから、本会においても臨時電話相談を開設した。

2. 助産師活動に際しての感染防止対策

助産師活動に際しての感染防止対策を周知するため、厚生労働省や関連諸団体からの感染防止対策等に関する情報は、タイムリーに都道府県助産師会に提供した。

また、助産所部会に向けて、妊産婦健康診査時の感染防止対策案を提示した。さらには、新生児訪問等の訪問事業を実施する際の具体的な感染防止対策を示したPowerPoint資料等も各都道府県助産師会に向けて発信した。

緊急事態宣言が発出された時期には、各地域の医療施設でのクラスター感染が連日報道され、産科医療施設では感染防止のために家族の面会や立ち合い分娩が中止された。この状況に鑑み、「分娩取り扱い助産所における妊産婦さまやご家族への周知対応について」を各都道県助産師会に送付した。

この文書は、本会として考える感染防止対策であって、強制力はないが、当面の間、助産所での家族立ち合い分娩や夫・家族の面会および妊婦健診時の家族同伴を原則中止する方針を示したものであった。この方針については会員の間でも様々な意見があり、本会としても助産所ならではのアットホームな雰囲気での出産ケアができない状況を生み出すものとの認識は十分あった。そして、この方針に従うことはせず、独自の方針を打ち出す都道府県助産師会もみられた。しかし、助産所が地域の産科医療施設と大きく異なる管理方針で妊産婦管理を行い、クラスターが発生すれば、社会的信用を著しく失うことが予想されたため、医療機

関の感染防止対策と齟齬がないようにすることが必要と考え、本会としてはこの方針を打ち出したのであった。

　なお、夫や家族の立ち会い分娩ができないことを補充するケアとして、いくつかの助産所ではリモートでの立ち合い分娩を試行した。SNSのビデオ機能を使用して、助産所と家庭をつなぎ、夫や家族は画面を介してではあるが、産婦を励まし、児の出生の場面を共有するのである。このリモートでの立ち会い分娩については、きょうだいはいつも生活している場で、緊張することなく、出産の場面に立ち会うことができるメリットもあり、産婦や家族の満足度も高いため、立ち合い分娩における新たな選択肢として、今後も活用できるものであることが確認できた。新型コロナウイルス感染拡大は、生活上の様々な制限を余儀なくされる状況を生み出してはいるが、その状況に応じた柔軟な対応を模索すると、意外な方策が得られるよい例と考えられる。

　また、この時期には、分娩取り扱い施設内の感染防止対策として、分娩を控える全妊婦に対してPCR検査を実施することが検討された。そして、陽性妊婦に対しては症状の有無にかかわらず、経腟分娩時の処置・ケアに伴う医療者等への院内感染を防止するため、帝王切開術を行い、出生した新生児は感染防止のため2週間以上の母子分離を行う方針の施設および都道府県が散見されるようになった。

　本会としては、妊婦に感染が疑われる場合には、分娩を予定している産婦人科医療機関や保健所に迷わず相談することを推奨するが、妊婦全例に対する検査の実施等については、PCR検査の精度の問題や実施するために新たに生じる様々な体制の問題、および検査結果から生じる母子の安全への危惧等に鑑みると、全妊婦に対するPCR検査の施行は支持しない方針を決定した。私たち助産師は、どんなときでも、誰のために行う助産活動なのかを忘れずに活動方針を決めていくべきと考える。

現場レポート

日々の暮らし

組織とコミュニティ

教育の現場では

私の「コロナ日記」

解説

コラム

緊急事態宣言解除から8月末まで

　緊急事態宣言解除後は、各都道府県の感染状況は大きく異なることから、各地域の状況に応じた助産所の感染防止対策を打ち出し、活動してほしい旨を全国に発信し、助産所での家族立ち合い分娩や夫・家族の面会および妊婦健診時の家族同伴を原則中止する方針については、取り下げを行った。

　また、様々なところから寄せられていた新型コロナウイルス感染症に関する情報を整理し、本会として各助産師会で参考としてほしい感染防止対策の提示や、分娩時の標準予防策（スタンダードプリコーション）を解説する動画の提供等を行った。

　現在は、「新しい生活様式」での生活が続き、社会活動が制限されるなかでも、会としての歩みを止めることはしてはならないと考え、オンデマンドの研修会の提供や、よりタイムリーな情報発信を可能にするためのホームページの刷新および国への要望活動等を精力的に進めている。

　コロナ禍のなか、今後、妊産婦や子育て中の母親の不安に対応するためには、地域での訪問活動の強化等の寄り添い支援が重要となってくると考える。これまでの体験を活かした活動をよりいっそう、展開していきたい。

日本赤十字社の取り組み

日本赤十字社

現場レポート

日々の暮らし

組織とコミュニティ

教育の現場では

私の「コロナ日記」

解　説

コラム

救護班の活動——初動対応、クルーズ船への派遣等

1. 初動

　日本赤十字社（以下、日赤）では、政府の新型コロナウイルス感染症対策本部設置に合わせ、2020年1月30日に日本赤十字社新型コロナウイルス感染症対策本部を設置した。政府の動向を把握しつつ、日赤内の関係部局間で情報共有を密に行うことを基本方針として確認し、活動を開始した。

2. クルーズ船への赤十字救護班、日本DMAT等の派遣

　2月10日、厚生労働省からの要請を受け、同日から3月1日まで、横浜港に停泊中のクルーズ船「ダイヤモンド・プリンセス号」に、赤十字救護班や日本DMAT（国の災害派遣医療チーム）として、延べ28の赤十字病院から延べ142人の医療スタッフを派遣した（**図1**）。

3. クルーズ船内での救護活動

　船内に派遣された赤十字救護班は、同船内に設置された医療対策本部の指揮のもとで、乗客乗員の医療・健康管理を行うメディカルセンターの支援活動を担い、JMAT（日本医師会災害医療チーム）、DPAT（災害

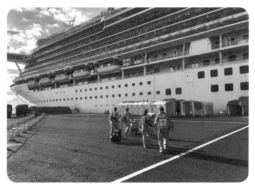

**図1　クルーズ船への赤十字救護班、日本DMAT
等の派遣**
（© 日本赤十字社）

派遣精神医療チーム）、自衛隊などと連携して業務に従事した。赤十字
救護班は、概ね３日間ごとに交代し、乗客すべての下船が完了するまで
支援活動を展開した。

　なお、乗客乗員の大部分を外国籍の方が占めることから、赤十字救護
班として、海外派遣活動経験のある職員を積極的に派遣し、その語学能
力を活かして円滑な支援活動を展開した。

4. クルーズ船内での「こころのケア」

　日本赤十字社は、災害救護活動の１つとして、災害時に被災者に対す
る「こころのケア」を行っている。クルーズ船内の活動においても「こ
ころのケア指導者資格」[*1]を有する看護師を派遣し、乗客乗員に対する
ケアを実施するとともに、国際赤十字・赤新月社連盟と中国紅十字会香
港支部の協力を得て、日本語、英語および中国語で作成したパンフレッ
トを配布した。

[*1]「こころのケア指導者資格」は、災害時に被災者に対して「こころのケア」を行うスタッフ
　への指導や「こころのケア」の普及・向上にあたる者に対する日本赤十字社における資格で
　ある。2020年５月13日現在、全国で769人が「こころのケア指導者」として活動している。

5. 活動中の感染予防について

　クルーズ船内は感染リスクの高い状況にあるため、海外での感染症対応の従事経験など豊富な知見をもつ赤十字病院の感染症専門医をアドバイザーとし、医療スタッフの船内における活動のサポートを行うとともに、同アドバイザー監修のもと、船内活動の対応方針を策定した。

　このような対策が奏功し、派遣された140人を超えるスタッフすべてが本感染症に感染することなく活動を終了した。

6. その他

　厚生労働省からの要請に基づき、2月7日から3月6日まで、中国湖北省武漢市からのチャーター便による帰国者およびクルーズ船の下船者の一時滞在施設（埼玉県和光市）へ、延べ18の赤十字病院から延べ113人の医療スタッフ等を派遣した。

赤十字病院における活動

1. 赤十字病院における感染者の受け入れ

　感染症指定医療機関の施設をはじめとして、全国91の赤十字病院の

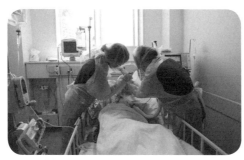

図2　武蔵野赤十字病院での感染者対応の様子

(©Atsushi Shibuya / 日本赤十字社)

---

*2 2020年9月1日現在、感染者（陽性者）については累計で1,689人が赤十字病院に入院した（同日現在の在院患者数：212人）。

約7割で入院患者を受け入れ[*2]、約4割の施設で帰国者・接触者外来での対応を行っている（**図2**）。

2. 病院における感染者の受け入れ体制の構築

　感染者受け入れの病床確保のため、一般病床や一部の外来診療の稼働休止、入院・予定手術の延期などをしたうえで、院内感染防止の措置を行い、必要な病床の確保に努めている。

　また、新型コロナウイルスに感染した患者への対応には通常よりも多くの人手がかかるため、感染症病棟以外の医療スタッフを新型コロナウイルス感染症対応に投入している。

3. 医療スタッフの抱える負担と対応

　防護服を着用しながらの診療による医療スタッフの身体的負担は大きく、さらに感染リスクに対する心理的な負担も大きい。そのため、院内での職員のサポート体制の強化を進めるとともに、職員の心のケアに配意している。また、対応にあたる職員の心身の疲労軽減のため、施設の状況によって、宿泊施設の確保や、一勤務の労働時間短縮措置（勤務免除）を講じている。

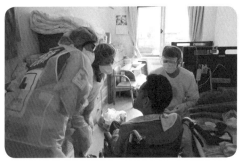

図3　社会福祉施設への支援の様子
（©Atsushi Shibuya/ 日本赤十字社）

4. 赤十字病院による社会福祉施設への支援

　軽症者を収容する宿泊施設や障害者施設の医学的管理のため、16の赤十字病院から医師・看護師を派遣した（**図3**）。

　また、4月下旬、北海道の民間の障害者支援施設において入所者・職員に新型コロナウイルスの感染が確認された。しかしながら、知的障害などがある入所者が入院生活を送ることは大きなストレスとなり、症状を悪化させる恐れがあるため、重症者以外は施設にとどまることとなった。これを受け、北見赤十字病院は、近隣の置戸赤十字病院、小清水赤十字病院と共に医療チームを結成し、同施設への往診という形での診療活動および医学的管理を実施した。医療チームは交代で宿泊しながらウイルスを抑え込み、入所者の命を守った。

血液事業における危機と対応

1. 献血者の減少

　新型コロナウイルスのため、外出自粛や献血協力団体からの献血協力辞退の申し出が増加したこと等により、献血者の減少が顕著になり、一時期、血液の確保に深刻な事態が生じる恐れもあった。しかし、ホームページや報道機関を通じた献血への協力の呼びかけによって、危機的な状況は回避できた。

　今後も状況を注視しながら、行政機関や関係団体とのいっそうの連携強化、特に「献血予約」の推進を呼びかける献血推進広報などに取り組むこととしている。

2. 献血会場における感染予防の取り組み

　献血会場等におけるウイルス感染を予防し、安全かつ安心な献血環境を保持する観点から、職員の健康管理を徹底するとともに、ウイルス感染の可能性のある方の献血会場への入場を制限するなど、各種対策に取り組んでいる。

日本赤十字社が運営する社会福祉施設での対応

　日本赤十字社は、地域のニーズに応え、社会福祉施設を各地で運営している。現下の情勢に対応して、高齢者や乳幼児、障害者に必要とされる福祉サービスの提供と感染防止対策との均衡をはかりながら、緊急事態宣言下においても継続必要事業と認められている入所事業については通常通りの事業継続に努めるとともに、通所事業については、所管行政との調整のうえ、休止または縮小を行うことにより、感染リスクの低減をはかっている。また、各施設においては、オンライン面会の導入など、入所者のストレスを軽減する工夫を凝らした取り組みを展開している。

赤十字ボランティア・青少年赤十字の活動

1. マスクや衛生資材の代替品の作製
　日本赤十字社に所属する赤十字ボランティアは、各地域や活動内容によって奉仕団を組織し、日頃から地域のニーズに応じた活動を行っている。

　感染を予防するためのマスクが入手困難となったなか、各奉仕団が布マスクづくりに取り組み、137団の奉仕団が74,409枚を作製（2020年11月末現在）、地域の方々や学校を通して児童や生徒へ配布した。また、医療用エプロンやフェイスシールド等、感染防御に必要な衛生資材の代替品を作製し、赤十字の医療施設へ贈った。

2. 青少年赤十字メンバーによる活動
　"3つの感染症"（後述）を学んだ青少年赤十字メンバーがポスターやうちわを作成し、差別予防の啓発を呼びかけ、また医療従事者へのメッセージを作成し届けた（図4）。

　外出自粛期間中には、これまでの青少年赤十字で行った活動を動画にまとめSNSに掲載した。さらに、献血促進の広報動画を作成し、血液セ

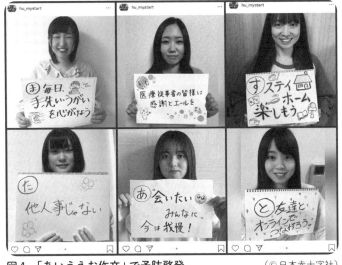

図4 「あいうえお作文」で予防啓発　　　　　　　　（© 日本赤十字社）

ンターのホームページとSNSで公開した。

国際赤十字との連携

1. 国際赤十字への資金援助

　世界に192社ある赤十字・赤新月社のうち、150社以上が、新型コロナウイルス感染症という共通の課題に対して、各国の状況に応じて活動を進めている。こうした活動を支えるため、国際赤十字・赤新月社連盟が発出した緊急救援アピール（総額約500億円、2020年5月28日現在）に対し、日本赤十字社として1,000万円を拠出した。

2. カナダ赤十字社からの支援受け入れ

　カナダ赤十字社は、カナダ政府からの協力要請に基づき、クルーズ船「ダイヤモンド・プリンセス号」で新型コロナウイルスに感染もしくは感染疑い等により日本国内の医療機関等に移送されたカナダ人の支援を

実施することになった。在日カナダ大使館の協力団体としての活動であったが、カナダ赤十字社は日本赤十字社とも情報共有や協力体制を構築した。

　日本赤十字社は、来日したカナダ赤十字社職員の受け入れのサポート、クルーズ船における活動や、通訳業務（カナダ大使館における電話でのサポートおよび書類の翻訳）のサポートを実施した。予期せず、また、言葉も通じにくい外国で入院措置となった患者とその家族のほとんどは、多くの不安を抱える状態にあり、このような外国人に対する支援形態は、今後も起こる可能性があるものであった。

3. 姉妹社からの医療物資の提供

　中国紅十字会、台湾赤十字組織、シンガポール赤十字社より、マスクやフェイスシールド、防護ガウンなどの医療物資の寄付をいただいた。赤十字病院における医療物資の在庫のひっ迫に対し、国際赤十字のネットワーク・協力体制を活かすことができた。

差別偏見を防ぐための
職員および一般向けの情報発信

1.「コロナ３つの顔」ガイドの作成

　新型コロナウイルス関連の業務に従事する職員・家族の心理的・社会的影響を軽減することを目的として、第１の感染症である「病気そのもの」のほかに、「不安と恐れ」「嫌悪・偏見・差別」という「３つの感染症」への対応を、日赤職員の制作チームが"ガイド"としてまとめ、一般向けガイド（「新型コロナウイルスの３つの顔を知ろう〜負のスパイラルを断ち切るために」［以下、「コロナ３つの顔」ガイド］、絵本アニメーション）、医療従事者向けガイド、青少年赤十字指導者向け教材等を作成した。そしてこれらを日本赤十字社のホームページで公開し、周知した（詳細はp.548を参照）。

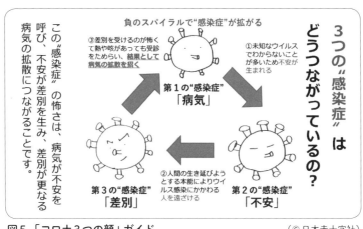

現場レポート

日々の暮らし

組織とコミュニティ

教育の現場では

私の「コロナ日記」

解説

コラム

図5 「コロナ３つの顔」ガイド　　　　　　　　　　　　（©日本赤十字社）

　「コロナ３つの顔」ガイド（**図5**）は、全国の企業、団体、自治体等で幅広く活用された。また、より幅広い年齢層にわかりやすく「３つの感染症」を伝えるために制作した絵本アニメーション「ウイルスの次にやってくるもの」の再生回数は、公開から11週間で220万回を超えた（2020年7月10日現在）。

2. 青少年赤十字指導者向け教材の活用

　日本赤十字社は、全国に351万人以上いる青少年赤十字メンバーが学べるよう、指導者向けに、「コロナ３つの顔」ガイドの振り返りシートを作成した。この教材は、「気づき」「考え」「実行」するところまで意識的に学ぶことができるのが特徴で、文部科学省や全国の教育委員会等を通じて広く周知された。

　また、日本赤十字社の支部では、教材を使用して学生を対象にオンライン講座を実施した。手洗いの大切さや「３つの感染症」について学び、新型コロナウイルスに対して、今、何ができるかを一緒に考えた。

感染症がもたらす
心理・社会的影響の啓発

諏訪赤十字病院 臨床心理課長 /
国際赤十字・赤新月社連盟心理社会センター 心のケア登録専門家

森光 玲雄

　災害の種類にかかわらず、緊急事態がもたらす心理・社会的な影響は広範囲かつ、その範囲は医療的なそれを凌ぐことが知られている（**図1**）。しかし現実の緊急支援においては、救命や医療対応等の「目に見える」ダメージの対応に社会の意識が集中し、被災住民の心理・社会的なニーズへの対応は遅れがちであった[1]。COVID-19においても、こうした過去の緊急支援の歴史と同様のパターンが見て取れた。当初から病気そのものの予防は繰り返し叫ばれ、公衆衛生や医学的視点から感染制御に関

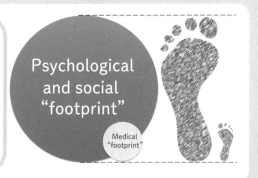

災害等の緊急事態が社会に与える影響を考えるとき、心理・社会的な影響は、医療的なそれをはるかに上回る。

罹患患者数に比して、社会のあらゆる階層の人々が様々な形で影響を受ける感染症アウトブレイク時にはこの傾向はさらに強まる。

Psychological
and social
"footprint"

Medical
"footprint"

図1　災害がもたらす心理・社会的影響
（Shultz, J.M. et al. : Behavioral Health Awareness Training for Terrorism and Disasters, Disaster Epidemiology & Extreme Event Preparedness (DEEP) Center, 2003 をもとに筆者が改変）

する議論も盛んであった。しかし、未知なるものを恐れる心理が生み出す不安の集団伝播や差別偏見によって生まれる社会の分断については、ほとんど警鐘が鳴らされておらず、これに対する啓発が急務であった。

こうした社会情勢を受け、日本赤十字社（以下、日赤）では感染症がもたらす心理・社会的影響について広く国民の皆様に知ってもらおうと、絵本ガイド「新型コロナウイルスの3つの顔を知ろう〜負のスパイラルを断ち切るために」[2]（以下、「コロナ3つの顔」ガイド）を中心に啓発活動に取り組んだ。そこで本稿では、ガイド監修の立場から、ガイドのねらいや製作経緯を振り返るとともに、取り組みの反響について報告する。

誰がどんな情報を必要としていたか

「コロナ3つの顔」ガイドを用いた啓発は、日赤が展開した新型コロナウイルス緊急支援活動の一環であり、心理・社会的影響を和らげるための包括的な情報発信プロジェクトの一部であった。まず、プロジェクトでは「立場や状況により必要な情報は異なる」という発想のもと、情報を届けるべき対象を、①感染リスクとの距離（近いか遠いか）、②サイズ（個人か集団か）、の2軸で大まかに分類し、それぞれの対象が経験しがちな心境やリスクを踏まえたうえで、当事者や周囲の人間に役立つ心構えと対処法について啓発活動を展開した（**図2**参照）。つまり、ガイド作成の第一歩は「COVID-19で誰がどのようなストレスの影響を受けているか」を分析することであり、「コロナ3つの顔」ガイドも、一般の方々がさらされやすい心理・社会的なストレッサーという視点から、誰もが経験する不安や誹謗中傷の問題をピックアップしたことから始まったのである。

組織づくりがこうした包括的啓発活動を可能にした、という点も追記しておきたい。日赤では、COVID-19の流行初期から、新型コロナウイルス感染症対策本部の中に、緊急時のMHPSS（メンタルヘルスおよび心理・社会的支援）に特化したワーキンググループを設置した。チーム

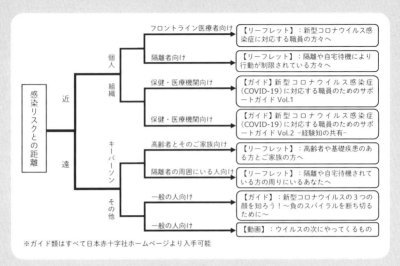

図2 日本赤十字社による対象別COVID-19啓発活動

には、国内外で災害時の心のケアや感染症対応に従事した臨床心理士や医師、看護師、エボラウイルス病などの海外支援に詳しい本社担当者らを配置し、製作チームと広報チームが両輪となって取り組むことで、啓発プロジェクトが進んだ。

恐いのは「病気」だけではない
——3つの感染症概念のねらい

思えば、COVID-19の流行初期から、パンデミックがもたらす心理・社会的影響は明らかであった。食料品やトイレットペーパーの買い占めが社会現象化したり、クルーズ船で感染者対応をした医療者がばい菌扱いされたりするなど、すでに不安や差別のサインは目に見える形となって表れていた。また日々更新される新規感染者数のニュースが国民の不安をさらに煽り、恐怖心が「集団潔癖心理」を作り出し、差別の温床の役割を果たしているように感じられた。一刻も早く、広く一般の方々に

「病気そのものの予防も大切だけれど、ほかにも気をつけなければいけないことがある」とわかりやすく伝える必要があった。

　その根幹を担ったのが「ウイルスは"3つの感染症"を引き起こす」という考え方であり、これら3つの感染症が相互につながり合って「負のスパイラル」を引き起こすという啓発手法である。つまり、啓発の基本設計として

　・第1の感染症＝「病気そのもの」（生物学的感染症）
　・第2の感染症＝「不安と恐れ」（心理的感染症）
　・第3の感染症＝「嫌悪・偏見・差別」（社会的感染症）

と定義し、COVID-19でやっかいなのは「病気」だけではなく、未知のウイルスであることから「不安」が生じ、その不安がウイルスと関連づく人間への「差別」を招き、差別を受ける恐れが拡がると受診控えを誘発するなどして、結果として「病気」がさらに拡がると警鐘を鳴らした。

　そう、勘のいい方はもうお気づきかもしれない。「3つの感染症」モデルは、緊急時に起こりがちな「生物－心理－社会」的な影響（図1を参照）を「感染症」というキーワードを用いて、わかりやすく解説しなおしたものである。繰り返すようだが、緊急時には「目に見える」ニーズに比べ、心理・社会的なニーズへの対応は遅れがちである。こうした発想から、恐いのは病気だけではなく、不安に支配されて自分自身を守る力が奪われてしまったり、誹謗中傷や差別によって人と人との信頼関係が崩れていってしまうことも問題であると伝え、対応を呼びかけた。

ガイドの広がりと反響

　「コロナ3つの顔」ガイドは、そのリリース以来、各種団体やメディアによって拡散され、多くの人のもとに届くことになった。とりわけ、教育領域では学校現場での子どもたちへの人権教育の素材として、地方自治体や国の立場からは「差別防止」の啓発キャンペーンに積極的に引用されるなど、感染症がもたらす差別偏見への社会認識を向上させること

に大きな役割を果たしたと考えられる。

　最後に、本ガイドを用いた啓発メッセージが多方面で活用され、世間から評価された要因について考察してみたい。要因としては3つほど考えられるだろう。

　第1に啓発のタイミングが非常に早期だったことがあげられる。日赤が「3つの感染症」概念を用いて偏見・差別の問題を含んだ心理・社会的影響の啓発を始めたのは2020年3月10日のことで、まずは保健医療従事者の心の健康を守ることを目的とした。これはWHOによるCOVID-19パンデミック宣言が発令される前日のことであり、一般向け「コロナ3つの顔」ガイドの発出時期もまた、国内の感染拡大のステージとしては極めて早期のものだった（**図3**）。

　第2に、「3つの感染症」モデルを用いて今起きている脅威を的確かつわかりやすく描写したことが、多くの方々の「腹落ち」につながったと考えられる。とりわけ、病気を恐れる感覚が人を遠ざけ分断を生むと「第3の感染症（嫌悪・偏見・差別）」にも明確に警鐘を鳴らしたこと

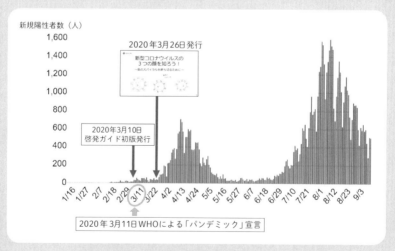

図3 「3つの感染症」概念を用いた啓発のタイミング
（厚生労働省：新型コロナウイルス感染症について 国内の発生状況など, 2020をもとに作成.
https://www.mhlw.go.jp/stf/covid-19/kokunainohasseijoukyou.html#h2_1）

は、3月当時に顕在化しつつあった嫌悪感の広がりや誹謗中傷の世相を的確に表現し、多くの人の共感を得たと思われる。未知の感染症だったからこそ、起きていること・これから起こり得るリスクについてタイムリーに解説することで、過度な不安の暴走に歯止めをかけることができたのではないか。

第3に、社会全体が無力感と恐れに包まれていた時期に、「あなたにもできることがある」「闘うすべがある」と人々を鼓舞したことは、ガイドが受け入れられた最大の理由ではなかっただろうか。日常が一変し、ワクチンもなく、密を避けマスクや手洗いくらいしか対処法がないという状況は、人々を絶望させたはずである。そうしたなか、各自の持ち場で負のスパイラルを断ち切るためにそれぞれが貢献できることがあると"Weメッセージ"で協力を呼びかけたことは、一人ひとりのストレスに反発しようとする力を呼び覚まし、COVID-19との前向きな向き合い方を模索するきっかけをもたらしたのではないか。啓発が単なる情報提供を越えて、情報の受け手をエンパワーすべきものであることを、COVID-19対応を通して学ぶ機会となった。

●引用文献
1）Shultz, J.M. : Perspectives on disaster public health and disaster behavioral health integration, Disaster Health, 2（2）: 69-74, 2014.
2）森光玲雄 監修：新型コロナウイルスの3つの顔を知ろう！〜負のスパイラルを断ち切るために, 日本赤十字社新型コロナウイルス感染症対策本部, 2020.
http://www.jrc.or.jp/activity/saigai/news/200326_006124.html

現場レポート

日々の暮らし

組織とコミュニティ

教育の現場では

私の「コロナ日記」

解説

コラム

日本訪問看護財団の取り組み

公益財団法人日本訪問看護財団 常務理事

佐藤 美穂子

　日本訪問看護財団（以下、当財団）は、新型コロナウイルス感染症の流行に際し、直営訪問看護ステーションの情報と国の情報を収集しながら、特に、訪問看護従事者への相談支援、情報発信、web調査、国への要望、感染防護具支援プロジェクトに取り組んだ。以下に具体的な活動内容について述べる。

無料電話およびメール・ファックス相談

　当財団は、当該感染症の職場内集団感染を避けるために、時差出勤や在宅勤務、web会議活用等で「3密」を避ける業務体制をとりつつ、月水金の無料電話と、メール・ファックス相談業務を続けてきた。

　2020年2月初旬から「訪問看護利用者に感染症が発生したらどうするか」などの相談を受けるようになった。その後、当該感染症に対する不安は募り、日を追って相談件数が増えてきた。濃厚接触者や当該感染症が発生した場合の休業あるいは業務縮小、スタッフの自宅待機期間をどうするか、訪問を断られた場合の対応をどうするかなどの相談が寄せられた。3〜4月にかけては、感染防護具や消毒剤の入手困難を訴えるなどの電話が多かった。5月以降は、PCR検査を受けたいなどの相談、当該感染症に関する臨時的対応や財政支援等の活用に関する相談ととも

に、濃厚接触者発生の際の対応などの相談を受けている。

ホームページでの訪問看護従事者に向けた情報発信

国からは当該感染症の施策に関する通知が頻回に発出されているが、訪問看護ステーションから、自分たちに必要な情報を整理して伝えてほしいとの声があった。そこで、当財団ホームページ内にバナー「訪問看護に従事する皆さまへ〜新型コロナウイルス感染症対策のお知らせ」を作成し、表に示すような関連情報や厚生労働省等のサイトを紹介している。

緊急 web 調査の実施

全国的な実態を把握するために、当財団会員に対して、新型コロナウイルス感染症に関する緊急アンケート（web調査）を実施した。その回答結果を取りまとめて、ホームページに掲載するとともに、国や関係団体、マスコミに提供した。

表 「訪問看護に従事する皆さまへ〜新型コロナウイルス感染症対策のお知らせ」掲載内容（2020年3月〜）

第1報：新型コロナウイルス感染症に関する訪問看護従事者の対応例（3月6日）
第2報：20分未満の訪問看護の算定等（3月9日）
第3報：運営に関する情報（3月26日）
第4報：軽症者の宿泊・自宅療養（4月10日）
第5報：電話対応・特別管理加算の臨時的報酬（4月25日）
第6報：財団web調査結果・公費（5月8日）
第7報：概算前払い、感染症対策とこころのケア等（6月1日）
第8報：新型コロナウイルス感染症緊急包括支援事業等（7月9日）
第9報：PCR検査等の適用と、訪問看護の職場における新型コロナウイルス感染症への感染予防、健康管理等について（8月24日）
第10報：冬期の新型コロナウイルス感染症をはじめとする感染拡大に備えた対策について（12月16日）

（日本訪問看護財団ホームページ）

現場レポート

日々の暮らし

組織とコミュニティ

教育の現場では

私の「コロナ日記」

解説

コラム

1. 第1弾：4月16〜24日web調査（回答：424訪問看護ステーション）

● 感染防護具：84.7％が不足と回答しており、入手困難な状況があった。

● 訪問看護回数：52.4％が減少したと回答した。減少した理由で最も多いのは家族・利用者の意思が50.0％、次に医師やケアマネジャーからの依頼の減少、リハビリテーションを主としたケアの減少であった。

● BCP（事業継続計画）：BCPを作成していたのは58.3％で、訪問看護ステーションが休業した場合、利用者を引き受ける他事業所を決めているのはわずか13.4％であった。今後、さらに近隣・行政等との連携が重要と思われた。

　調査結果は厚生労働省に提供し、NHKの「首都圏ネットワーク」やNHK大阪支局制作のニュース番組にてデータが放映された。

2. 第2弾：6月15〜22日web調査（回答：374訪問看護ステーション）

● 利用者の感染症（疑い含む）および濃厚接触者の発生：ありとの回答は9.4％であった。

● 感染症の疑い者等宅への訪問：訪問したと回答した事業所は5.3％だった。利用者の症状は発熱、咳、痰、倦怠感や呼吸苦であった。

● 感染防護具：ほとんどの事業所で感染防護具は入手困難であり、レインコートやごみ袋・入浴キャップを活用していた。フェイスシールドの手づくり例もあった。

● 訪問看護師の感染症（疑い含む）および濃厚接触者の発生：ありとの回答は5.8％だった。スタッフに業務を休ませた平均日数は11.8日で、PCR検査を迅速に受けられたのは11.7％だった。訪問看護師自身が罹患するリスクは高く、感染拡大防止の観点から必要時に迅速に検査が受けられる体制が必要である。

● スタッフのメンタルストレスの訴え：ありとの回答は48.9％だった。ストレスの理由としては、感染症への恐怖心に次いで、感染防護具不足による不安があった。感染防護具の整備はメンタルストレスの軽減

に影響が大きい。一方で、管理者はスタッフの感染症に対する積極的な学び、乗り切ろうとする意思、周りへの気遣いなど、前向きな姿勢を感じていた。

●経営状況：2020年4月の経営状況を前年同月と比較した結果、感染症の影響で43.9%が赤字との回答であった。人件費への補助金や損失への給付金を約半数が希望していた。厚生労働省の臨時的措置については、利用していないと回答した事業所が59.4%あった。当財団においてホームページを通して情報提供する必要性を実感した。

●電話対応等による報酬算定：訪問の代わりに電話対応等による報酬算定を希望する事業所は11.8%であった。有効な手段であり、平時も報酬としてほしいという希望もみられた。With コロナ時代においては、必要な訪問看護を確保しつつ、ビデオ通話、web会議、SNSなどを利用し、「3密」を避けての情報共有、直行・直帰などの働き方が求められる。そして、それに伴う労務管理やサービスの質管理が重要である。

3. 第3弾：9月11～25日web調査（回答：149訪問看護ステーション）

●利用者数と訪問回数：2020年4～8月と前年同月との比較では、全体的に増加傾向にあった。

●感染者（疑い含む）等の発生：利用者の発生は22.1%、訪問看護ステーションのスタッフは9.4%となっていた。

●経営に及ぼす影響：2020年4～8月と前年同月との比較では、「変化はほとんどない、または1割以上増加」が約70%あり、「1～3割減少」より上回っていた。

●国の施策の臨時的対応や臨時的包括支援事業の活用：制度上規定された定期的な会議の柔軟な取り扱いは35.6%が活用していた。慰労金支給事業は53.0%が利用（申請）していた。支援策の手続き簡略化を66.4%が希望していた。

政府や厚生労働省に対する要望書提出

1) 厚生労働省保険局医療課に対し、臨時的措置として精神科訪問看護基本療養費の届出基準に係る研修のweb配信と電話対応の評価を要望した（4月6日）。その結果、web研修が認められ、6月末に開始し、大変好評である。また、4月24日付け通知で臨時的に電話対応等の報酬算定が可能となった。
2) 自民党看護問題小委員会に対し、感染防護具や消毒薬等の訪問看護ステーションへの配布を要望した（4月10日）。
3) 厚生労働省医政局、同保険局、同老健局に対し、訪問看護ステーションの運営支援、感染防護具等の入手、電話等による訪問看護の臨時的対応などを要望した（日本看護協会、全国訪問看護事業協会、当財団の連名、4月20日）。
4) 厚生労働省医政局、同老健局に対し、感染防護具の配布、感染対応を行う訪問看護費の加算等を要望した（日本看護協会との連名、5月18日）。現在は都道府県・政令市等に感染防護具の入手相談ができるようになっている。
5) 平口 洋 自由民主党厚生労働部会長（当時）に、訪問看護ステーションの財政支援を要望した（日本看護連盟との連名、7月13日）。

日本訪問看護財団感染防護具支援プロジェクト

　当財団は日本訪問看護認定看護師協議会と共に、日本財団に感染防護具の不足を訴えていた。「COVID-19在宅医療・介護現場支援プロジェクト」（p.560参照）からも日本財団へ支援を求めていたが、日本財団・メットライフ生命保険株式会社の感染防護具購入・配布を目的とした助成金（総額7,000万円）を当財団が受けて実施することになった（5月29日）。

　マスクなどの品薄と資材高騰のなか、幸いにも購入・保管・配送ので

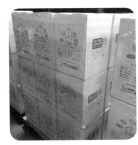 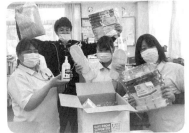

図　感染防護具セット（左）と受け取った事業所の様子（右）

きる会社を手配することができ、感染防護具4,000セットの契約が成立した（7月20日）。早速申し込みフォームを作成し、当財団ホームページへ掲載するとともに、感染防護具の着脱の仕方に関するチラシ・動画を制作会社に協力して作成した。当該プロジェクト事務局の吉江様には、セット内容や事前・事後アンケート調査の作成にかかわっていただいた。

　7月末より配布を開始し（**図**）、担当者を配置して申込者のチェックをしながら進めている。全国23か所の訪問看護ステーションを協力団体として、10セット程度の備蓄を依頼している。当財団ホームページにステーション名を掲載することになり、支援ネットワークも拡がりつつある。日本財団担当者をはじめ関係者にはweb会議に出席していただき、事業の進捗状況を共有している。

今後の活動

　当該感染症軽症患者の自宅療養も増えており、回復に向けて感染管理を徹底する必要がある。また、訪問看護利用者の感染防止と重症化予防が大変重要で、訪問看護ステーションをはじめ在宅ケアチームの力量がいっそう発揮されなければならない。差別的な雰囲気を許さない思いやりある職場・地域社会の実現に向けて、今後も、当財団では総力をあげて訪問看護等在宅ケアの現場を支えていく方針である。

在宅医療・介護現場で働く専門職有志による取り組み

COVID-19在宅医療・介護現場支援プロジェクト

岩本 大希[*1]、吉江 悟[*2]、黒沢 勝彦[*3]、天野 博[*4]

　「COVID-19在宅医療・介護現場支援プロジェクト」は、新型コロナウイルスの流行を受け、2020年4月以降、訪問看護師をはじめ在宅医療・介護の現場で働く専門職有志によって開始された。活動は現在進行形であり、社会情勢を踏まえながら今後とも可変的に活動を展開していく予定である。

　本項では、これまでに取り組んだ活動（いずれも現在進行形）のうち、①訪問看護事業所向け対応ガイド、②在宅医療・介護チームへの感染防護具配布、③介護場面での飛沫の見える化（動画撮影）、④リーフレット作成、の4点について紹介する。

訪問看護事業所向け対応ガイド[1]

　2020年1〜2月頃から業界団体より新型コロナウイルスへの対応に関する情報発信はされていたものの、具体的に看護実践としてどのよう

[*1]ウィル訪問看護ステーション江戸川、[*2]訪問看護ステーションビュートゾルフ柏、
[*3]LIC訪問看護リハビリステーション、[*4]みのり訪問看護ステーション

COVID-19在宅医療・介護現場支援プロジェクトウェブサイト
https://covid19hc.info/

にすべきか（例：感染防護具着用の判断基準、運営の変更、職員の扱いなど）や、緊急事態宣言下の活動についてなど具体的な部分に言及されているものは当時まだ見当たらず、対応困難な事項が発生し得る可能性が高まっていることを受け、自分たち自身で情報をまとめる必要があった。

　そこで、同じ志をもち、自ら看護実践者であり管理者・経営者でもある全国の訪問看護事業所の10人ほどの有志グループがまとまり、現場発信としてのガイド（案）の作成にとりかかった。目的は、公的な組織・部署から参考になるガイドラインが出るまでの間の空白の時期に、不安のないように"つなぎ"の役割を果たすこととした。

　作成にあたっては、①内容が多少粗くとも早期に公表し、随時更新をする、②読んだ当日から使える実務的記述レベルとする、③可能な限り根拠を求める、とした。すべてweb上の共有ドキュメント上で作成し、更新や進捗を明らかにしつつ、各自の仕事の合間にチャットによる議論を回しながら、10日前後で形づくった。そして、まだ校正が粗い段階であったが、すべての人がアクセス・ダウンロードできる形式にし、4月3日、SNSを中心に公開した。

　公開直後から全国の訪問看護師や専門家たちからコメントがあり、それをすぐに反映して更新していくことを続けていった。最終的にwebサイトへ移行したが、それまでに約1,280のアクティブなアクセスがあった。たいていの場合、1ステーション1アカウントからのアクセス（ダウンロード）であると仮定するならば、約1,000か所の事業所で活用されたと考えられる。また、これらの個別事業所から、地域の連絡会・協議会で印刷して共有してよいかとの連絡も併せてあったことから、これらの約1,000か所の事業所を通じてその地域に拡散がはかられたと考えられる。

　その後、特設webサイトを立ち上げ、不安定でアクセスしにくいwebドキュメントからそちらへ移行した。併せて、有志グループの事業所および日本看護協会の感染管理認定看護師にもこのガイドをレビューして

もらい、精度を高めることができた。Web サイトとなったことで日本看護協会のホームページにも被リンクしてもらうことになり、多くの方にガイドが届く体制が整っていった。

（岩本大希）

在宅医療・介護チームへの感染防護具配布

　上記の対応ガイド作成を進めていくなかで、大きな課題があった。ガイドの作成が始まった4月当初、感染防護具がほとんど入手できないという状況だった。ウイルスの特性もまだ明らかになっておらず慎重な対応が求められる一方で、サージカルマスク、ガウン、手指消毒剤といった資材が入手できず、ガイドに沿った対応ができないという困難を抱えていた。また、本来は同じような状況下であれば同じ装備でケアにあたるべきところが、事業所によって装備に差があることにも難しさを感じていた。

　この状況に対して、感染防護具を事業所単位ではなく、感染の疑われる在宅療養者を支える多職種チーム単位で配布することを構想した。当初は有志で資材を購入し、感染者等に1週間対応できる感染防護具のパッケージを試行的に100箱作成した。在宅医療・介護に携わる各職種の訪問頻度は療養者の状況により大きく変化するが、今回の目安として、訪問看護師またはホームヘルパーが1日2回、医師が週に1〜2回訪問する想定をした。

　しかし有志の活動だけでは用意できる箱数に限界があったところ、4月から話し合いを続けていた日本訪問看護財団による「感染防護具支援プロジェクト」（p.558参照）が開始されることとなり、同財団の協力のもと、計4,000箱の無償配布が可能となった。

（吉江 悟）

介護場面での飛沫の見える化（動画撮影）

　訪問診療や訪問看護・介護の現場で実際に陽性者や濃厚接触者への対

応が始まった。感染防護具の着用基準や脱着方法は、各所からリリースされていたリーフレットや動画などで徐々に周知されていた。しかしながら、実際に現場で従事する医療・介護スタッフにとって、目に見えないウイルスに対しての心理的不安やストレスは決して小さなものではなかったと考えられる。特にエアロゾルに対しての対策、感染防護具の選択には地域や施設などによって差異があった。「正しく恐れ、適切に対応する」をさらに確実にするために、より詳しい見解や対策が必要な時期だった。

　資材供給の最初の箱詰めが終わった頃、有志の１人である長嶺由衣子医師（東京医科歯科大学）の声かけにより、在宅医療・介護現場での飛沫やエアロゾルを見える化する動画収録が進められた。カトウ光研株式会社の協力により、在宅現場での具体的なシチュエーションが再現された。日常的に行われる会話や療養者に接近して行われる様々なケアのなかで、飛沫やエアロゾル発生の量や頻度が目に見える形で示された。また、改めて換気の重要性やその効果を確認できる内容となった。

　この動画は、上記の対応ガイドにおいても、具体的な見解や方向性を決定する貴重な材料となった。何より現場の医療介護従事者が、さらなる不安をもたずにケアにあたれるものとなったといえる。

　全国的な新型コロナウイルスの流行で、在宅における「訪問控え」が顕在化していることが問題となるなかで、まずケアにあたる私たちが「正しく恐れ、適切に対応する」ことが求められる。専門職であり１人の人でもある医療・介護従事者が、リスクを視覚的に理解し、回避の工夫ができる意味はとても大きいと思う。この動画を用いた介護職向けの研修が千葉県流山市で始まっている。今後、他の地域でも活用していただきたい。

（黒沢勝彦）

リーフレット作成

　前述の対応ガイド（案）がweb上で公開された頃、有志のメンバーは

現場レポート

日々の暮らし

組織とコミュニティ

教育の現場では

私の「コロナ日記」

解説

コラム

SNSを利用して日々情報交換をしていた。どのメンバーも現場での実践者や管理者、経営者であり、自分たちの困りごととして、新しい知見を共有したり、意見を交換したりしていた。目前に迫る脅威とどのように対峙したらよいかという現場で直面している切迫感のあるニーズがあったためだ。

　リーフレット作成の皮切りとなったのは、4月中旬のweb会議であった。そこには有志の看護師や医師が参加したが、今後進むべき方向性として次の着想を得た。新型コロナウイルスの対応は一部、単体の事業所で取り組む問題ではなく、地域単位で人・モノ・情報を統合していくことが最善ではないかという仮説である。

　リーフレットの作成は、情報の整理と活用という観点から有用と考えられた。感染防護具の使用を想定している在宅ケアチームの職種は医師や看護師、介護職などの地域の在宅ケアチームであり、コンセプトとして直感的で、シンプルで、一目見て共通理解の促進が可能なツールであることをメンバー間で合意した。

　リーフレット作成にあたっては、看護師のみならず、医師、介護福祉士、出版関係者、学識経験者、イラストレーターなど、医療職に限らず、非医療職の有志も含めた複合的なメンバーが関与した。

　現在、リーフレットは感染予防の標準的な知識（手洗いや感染防護具の着脱方法など）の整理と、ケア場面別（食事介助、排泄介助など）の区分、感染経路別（飛沫感染、接触感染など）の区分をクロスする形で整理され、コンセプトを反映した形で現場に届く計画になっている。

（天野 博）

●引用文献
1）岩本大希：訪問看護ステーションにおける新型コロナウイルス（COVID-19）への対応と取り組み, 日本在宅ケア学会誌, 24（1）：29-36, 2020.

全国訪問看護事業協会の取り組み

一般社団法人全国訪問看護事業協会 事務局長

清崎 由美子

現場レポート

日々の暮らし

組織とコミュニティ

教育の現場では

私の「コロナ日記」

解説

コラム

　新型コロナウイルスの感染拡大が地域医療の現場に大きな影響を及ぼすなかで、訪問看護ステーションでは利用者やそのご家族と訪問看護ステーションのスタッフの安全に配慮しながら、訪問看護事業を継続している。全国訪問看護事業協会（以下、当協会）では、コロナ禍における在宅療養ニーズに対応するためには訪問看護従事者の安全確保および在宅療養者への支援の継続が必要不可欠であるとの認識から、以下の内容の活動・対応を行った。

新型コロナウイルス感染症対策への支援を厚生労働省に要望

　『新型コロナウイルス感染症対応における訪問看護に関する要望書』を日本看護協会、日本訪問看護財団と共に、2020年4月20日に厚生労働省老健局長・保険局長・医政局長あてに提出した。

　要望内容の1点目は、報酬算定にかかる基準および要件等の臨時的対応として、「訪問看護利用者に対して、電話や通信機器等により支援を実施した場合の報酬算定を可能とすること」「訪問看護事業所の変更に伴う事務手続きの柔軟な対応や猶予を可能にすること」である。

2点目は、訪問看護従事者の確保および事業所の存続支援として、「防護具等の感染対策費用に対する一時給付金の支給」「持続化給付金・特例措置における税制及び社会保険料の納付猶予の適用」「訪問看護に特化した情報の一元化による提供」である。

　3点目は、衛生材料および防護具等の安定供給として、「衛生材料や防護具等（具体的に列記）の安定的で確実な供給体制の整備」である。

　その結果、要望内容の1つであった、看護職員が電話等で病状確認や療養指導等を行った場合の訪問看護費・訪問看護療養費の算定等について通知[1,2]の発出につながった。

訪問看護従事者に向けた情報提供

　訪問看護ステーションにおける新型コロナウイルス感染症対策にかかわる情報提供として、当協会ホームページに「新型コロナウイルス感染対策の特設ページ」を開設した[3]。"スタッフが感染しないこと、利用者が感染しないこと、家族が感染しないことを目指して"をテーマに、厚生労働省などから連日発出される新型コロナウイルス感染症対策にかかわる通知のなかから、訪問看護ステーションに必要なものを抽出し、「基本的な考え方」「感染予防」「感染したもしくは疑いのある場合」「QA」「厚生労働省 事務連絡等」に分類して掲載した。

　また、訪問看護事業所で新型コロナウイルス感染症の予防や対応について検討し、平時から準備をしたり、事業所としての対策に取り組めるよう、冊子「新型コロナウイルス感染症対策訪問看護ステーションで取り組みましょう」を作成し、特設ページに掲載した[4]（図）。この冊子に掲載しているステップ1からステップ4に従って感染予防や対策について検討し実践することで、事業所体制を整備することができる。

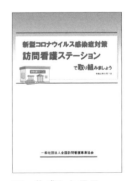

図　作成した冊子

また、参考資料として「スタッフ及びその家族に感染が疑われる場合の対応」「利用者や家族等に感染が疑われる場合の対応」「指定感染症としての対応」「訪問トリアージ」「代替となる個人用防護具」「災害対策の応用」も掲載されており、実用的な内容になっている。

訪問介護職員・訪問サービス利用者向けの情報提供

厚生労働省老健局からの委託を受け、訪問介護職員と訪問サービス利用者向けに、新型コロナウイルス感染症の対策をわかりやすくまとめた「訪問介護職員等のための感染防止対策動画」を作成し、厚生労働省のYouTubeに公開した。具体的な内容を表1に示す。

表1 「訪問介護職員等のための感染防止対策動画」の内容

『訪問介護職員のための　そうだったのか！ 感染対策』

●あなたが利用者宅にウイルスをもちこまないために（5月1日公開）

① 利用者宅に到着	⑤ 部屋の換気をする
② 玄関に入る	⑥ 体温測定をする
③ 手洗いをする	⑦ 鼻がかゆくなったら……
④ 挨拶をする	

●あなたと利用者がウイルスをやりとりしないために（5月1日公開）

① 食事の準備をするとき	④ 口腔ケアをするとき
② 食事介助をするとき	⑤ 排泄介助をするとき
③ 食事中にむせた時の対応	⑥ 片付けをするとき

●あなたがウイルスをもちださないために（5月1日公開）

① 記録をする	④ 上着を着る
② エプロンを脱ぐ	⑤ 水を飲みたくなったら……
③ 帰る前	

『訪問サービスを受ける方のための　そうだったのか！ 感染対策』

●あなたがウイルスをうけとらない、わたさないために（5月29日公開）

① いつ手を洗うの	③ サービスを受けるとき
② サービスを受けるまえ	④ 訪問してもらうのが怖いと思ったとき

（厚生労働省 YouTube）

現場レポート

日々の暮らし

組織とコミュニティ

教育の現場では

私の「コロナ日記」

解　説

コラム

衛生材料・防護具等の会員優先販売・提供

　当協会の賛助会員企業の協力により、感染予防のための衛生材料や防護具の会員優先販売や物品提供を行った。具体的には、マスク、手袋、アルコール消毒液、エプロン、組立式使い捨てフェイスガード、非接触式電子温度計、手指消毒剤については会員専用ページで販売し、除菌清掃シートは無料配布した。防護具などが手に入りにくい時期のこれらの提供は、訪問看護ステーションにとって大きな支援につながった。

研修のあり方の検討とオンライン研修の開始

　当協会では新型コロナウイルス感染拡大防止のため、2020年度に開催を予定していた集合型研修を中止または延期し、一部の研修をオンラインで実施することが決まった。第1弾として、9月30日に「精神科訪問看護研修会～精神科訪問看護基本療養費算定要件となる研修会」のオンライン配信を開始した。プログラムの講義動画をすべて視聴し、各講義のアンケートに回答することで研修修了となる。講義は合計約20時間で、動画は受講開始から3か月間、パソコンやタブレット、スマートフォンからいつでも視聴可能であり、学習できる時間・環境に合わせて自分のペースで受講できる。また、動画は何度でも見ることが可能であり、繰り返し視聴して理解を深めることができる。修了証は研修受講終了後にホームページからダウンロードでき、受講から修了証の発行までがスムーズに行えるのが特徴である。

　当協会では今後も、オンラインでの研修会の開催を予定している（表2）。新型コロナウイルス感染症の影響で、各地で集合型研修が中止となっているなか、訪問看護師にとって必要な研修をオンラインで開催する。当協会ホームページ[5]で開催情報の案内や申込受付をしているので、新しい形による研修会参加にトライしてほしい。

表2　全国訪問看護事業協会で予定しているオンライン研修の一例

- ●訪問看護師基礎研修会〜訪問看護の第一歩
- ●訪問看護新任管理者研修会Ⅰ〜これだけは知っておきたい管理者業務
- ●訪問看護新任管理者研修会Ⅱ〜経営管理の基本
- ●訪問看護ターミナルケア集中講座〜訪問看護が支える在宅ターミナルケア
- ●介護報酬改定研修会

*

　新型コロナウイルス感染症の爆発的な感染拡大や緊急事態宣言など、未曾有の事態に直面し、当協会では、混乱しながらも、適切で迅速な会員サービスの提供とともに、事務局職員の健康を守るための対応に追われた2020年度上半期であった。しかし、大変ななかでも、皆が前向きに取り組み、web会議やオンライン研修会など新しい形による事業展開につなげることができたことは大きな成果といえる。これからも訪問看護を支える団体として、訪問看護ステーションの活動支援に尽力していきたい。

●引用文献

1) 厚生労働省老健局：新型コロナウイルス感染症に係る介護サービス事業所の人員基準等の臨時的な取扱いについて（第10報），令和2年4月24日.
2) 厚生労働省保険局：新型コロナウイルス感染症に係る診療報酬上の臨時的な取扱いについて（その14），令和2年4月24日.
3) 全国訪問看護事業協会：新型コロナウイルス感染対策の特設ページ〜スタッフが感染しないこと，利用者が感染しないこと，家族が感染しないことを目指して.
https://www.zenhokan.or.jp/new/information/corona/
4) 全国訪問看護事業協会：新型コロナウイルス感染症対策 訪問看護ステーションで取り組みましょう，2020.
https://www.zenhokan.or.jp/wp-content/uploads/corona-st.pdf
5) 全国訪問看護事業協会ホームページ https://www.zenhokan.or.jp/

現場レポート

日々の暮らし

組織とコミュニティ

教育の現場では

私の「コロナ日記」

解説

コラム

コロナ禍における多職種間連携

「日本財団在宅看護センター」起業家育成事業の仲間たちによる連携と実践

日本財団 在宅看護ネットワーク

山﨑 衣織[*1]、石川 麗子[*2]、佐伯 聡子[*3]、坂下 聡美[*4]、城戸 麻衣子[*5]

日本財団在宅看護ネットワークのITを活用した連携

　笹川保健財団が2014年に開始した在宅看護センターを起業する看護師の育成研修受講者は今年度受講者を含め108人となり、2020年9月現在、72人が25都道府県で看護小規模多機能型居宅介護事業所5か所を含む84事業所を経営し、緩やかな連携をもっている。当財団は数年来、各種連絡や各事業所間の情報交換のため、"Chatwork"（LINE様のコミュニケーションツール）を導入している。

　新型コロナウイルス感染症（以下、コロナ）が広がり、情報が錯綜するなか、PPE等資材補給が危惧された頃、切迫した在宅看護センター経営者の1人、石川麗子氏から、コロナ対策web会議開催の呼びかけがなされた。初回会議（4月5日）[1)]では初めてZoomを使用する参加者もいたが、9月現在、すでに9回を数えるweb会議が実施されている（図）。参加者数は不定、最大24人、1回約2時間程度、訪問途中の車を止めての

[*1] 笹川保健財団、[*2] 一般社団法人 街のイスキア 代表理事、[*3] 一般社団法人 在宅看護センター彩り 代表理事、[*4] 一般社団法人 在宅看護センター北九州 代表理事、[*5] 一般社団法人 ライフナビゲート 管理者

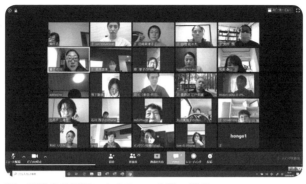

図　起業家看護師によるZoom会議の様子

参加もある。できるかぎり財団スタッフが参加し、記録、まとめをネットワーク内で回覧する。初回会議からの緊急対応策のまとめと図は、財団ホームページ公開後、1か月で約2万回以上閲覧され、現在も時に質問やコメントがある。現場の試行錯誤からの対応策は、同様の問題を抱える関係者の共感を得やすく、実践しやすく持続可能で経済性があると理解されているのであろう。

　地域包括ケアシステムの中核を担う在宅医療でも、殊に在宅／訪問看護は緊急時にこそ存在意義が見える。本稿では、一起業家看護師が働きかけて起動した緊急時型連携の一端を紹介する。　　　　　　（山﨑衣織）

起業家看護師連携のきっかけ

　コロナが拡大し始めた2020年2〜3月、一訪問看護ステーション管理者として、どう対応すべきか、頭を抱える日々となった。感染者・死亡者数の増加、感染防護具のひっ迫するなか、スタッフへの冷静正確な指示、必要資材の確保、雑多な情報を取捨選択し、適正に理解し、判断し、指示することが通常以上に求められた。

　1人で悩んでいても埒が明かない。全国各地の日本財団在宅看護センター仲間との情報共有ができれば、何かよいヒント、解決策が得られな

いか、と思い至った。初回Zoom会議（4月5日）の参加者全員が、一管理者一経営者としての共通の問題を抱える同志であることを率直に告げ、真摯な意見交換が有意義だと実感した。当初の目的だった資材確保への助言、感染対策マニュアル作成も有用だった。加えて、管理者のみが抱えるプレッシャーを和らげ、各自各様の緊迫状況をどう乗り切るかの道筋も見えるなど、予想外の力と勇気も得た。想定される最悪の状況に対する心構えもできた。さらに、全国の日本財団在宅看護センター仲間と定期会議をもち、対策を講じられるとの連帯感がスタッフに安心をもたらしたことも大きい。

　一事業所ができる対応は限られるが、志を同じくする仲間とのつながりは、確実かつ安心できる感染対策の1つであると痛感する。（石川麗子）

訪問看護ステーション間の連携

1. 動機──なぜ、事業所間の連携？

　コロナパンデミックが現実のものとなれば、小規模な一事業所での対応は不可能と危惧を抱いたのが2020年2月頃。仮に1スタッフでも感染すれば、最低2週間の事務所一時閉鎖で、その間の利用者への不利益を避けるには、他事業所に代理訪問を依頼できる互助関係の構築が必要……と考えついた。それが可能なら、一事業所が一時的に機能中断しても、医療処置を要する利用者の入院を避け、結果として医療崩壊を防ぎ、地域住民の安心につながると考えた。

　刻々と事態が切迫するなか、他事業所との交渉を開始した。幸運にも、近隣の開設後20年以上の老舗事業所「スター訪問看護ステーション」と「はみんぐ訪問看護ステーション」との連携がかない、危惧したコロナ拡大への対策の第一歩を踏み出せた。

2. 複数事業所連携への道

　近隣の経験ある2ステーションとの連携で、一事業所の閉鎖が生じて

も臨機応変な対応が可能となった。利用者の不安は大きく軽減され、同時に明確な応援体制がスタッフの不安を軽減し、モチベーション低下を回避した。結果として、緊急事態宣言下でも、コロナ対策を含む各手技や記録を冷静に徹底できた。加えて、地域関係者間で情報や必要資材調達、感染予防対策の共有が実行できた。

さらに、地域全体の連携をはかるため、老舗ステーションの先導による埼玉県訪問看護ステーション協会浦和与野班の事業所間連携を提案した結果、4月末には19事業所が参加する体制が構築された。実際にスムーズに起動できるかとの課題はあるが、地域全体の相談・連帯が可能となり、各管理者のメンタルヘルスケアにもつながった。

人々が住み慣れた場所で安心して暮らし続けるには、地域に24時間365日稼働する訪問/在宅看護事業所が複数存在し、互いに連携していることが望ましいということを、コロナという災いによって気づかされた。

（佐伯聡子）

医療・リハビリとの連携

1. 遠隔診療による医師との協働

コロナ感染拡大を機に、初診から使用可能となった遠隔診療（オンライン診療）について報告する。

遠隔診療では、利用者宅に入った看護師がタブレット等を通じて医師とつながり、病態や状況を報告し、医師からの指示に基づいて処置を行う。相互フィードバックを行うことになるため、平素から在宅看護のあり方やその専門性と看護手技について理解し、十分に意思疎通ができる医師との関係が極めて重要であり、緊急時にはさらに効果的なコミュニケーション力が必要だと実感している。2020年8月現在、遠隔診療を介して連携している医師は2人、利用者は約10人となった。

遠隔診療での看護は、直接診察できない医師に代わって、生命の状態を把握する必要があるが、そのためには迅速かつ深い観察力と的確な判

断力が求められる。私どもの事業所はスタッフ数16人とそれほど大規模ではないものの、スタッフの対処能力にばらつきがあるため、平素から、看護スキル向上やコミュニケーション力、効果的連携法などの研修参加を奨励している。緊急事態を想定して、さらに強化する必要があると考えている。

2. リハビリ職との連携

感染拡大のため、引きこもりがちな利用者には訪問リハビリが重要である。一方で、リハビリスタッフの感染への不安によるサービス中断を防ぐため、リハビリスタッフに対する感染予防対策の指導に加え、訪問リハビリ前に看護師による利用者の状態確認を行った。この事前サポートにより、リハビリスタッフが安心して機能訓練ができ、家族にも歓迎されている。ただし、看護師の対応力には限界があり、広範な連携体制が必要なことは否めない。

(坂下聡美)

介護事業所との連携

1. グループホーム連携

コロナは、地方都市の在宅療養者にも大きな不安を抱かせた。当事業所と契約中のグループホームでも感染を危惧する声や質問が職員間で多々あったため、笹川保健財団から支給された感染予防パンフレットやポスターを届けるとともに、事業所看護師が標準予防策(スタンダードプリコーション)、正しいマスク使用とマスクの取り扱い方法、多数者が触れる手すりやドアノブ、床、PCキーボードの消毒等、環境整備の方法を説明し、施設スタッフの不安解消をはかった。

2. 訪問介護事業所連携

訪問看護利用者に漠然と不安が高まった頃、コロナが拡がっても、生活基盤である掃除・洗濯・買物支援が継続されれば、病気や障がいが

あっても在宅療養継続は可能、というより継続すべき、と考えた。上記経験もあったが、なじみのヘルパーが、いつもと様子が違うことに気づくことが極めて重要なことから、同一利用者を担当するヘルパー（事業所）に対し、感染予防対策の指導に加え、自覚・他覚症状や暮らしぶりの詳細な観察と密な電話連絡を徹底するよう依頼した。看護師の週1回の訪問時にも、ヘルパーから細かな観察結果を聞き取り、ケアマネジャーとの連携も重視した。さらに、コロナ疑いの事態を想定した訪問看護師によるアセスメント、主治医への報告体制も構築した。

　看護師の訪問頻度が少ない利用者では特に、ケアにかかわる家族やヘルパーとの情報共有を密にし、3密回避と換気、スタンダードプリコーション、うがい、アルコール消毒の指導と徹底が感染予防に結び付いていると実感している。

　今後来るだろう第2波にも第3波にも、引き続き利用者とその身近に存在する介護者、介護事業所をはじめ支援チームに対して、説明、解説、助言を通じ、"ONE TEAM"で在宅療養生活を支えたい。

（城戸麻衣子）

●引用文献
1) 笹川保健財団：活動レポート【コロナ対策】訪問看護ステーションが今できること，2020年4月8日.
　　https://www.shf.or.jp/information/8026

現場レポート　日々の暮らし　組織とコミュニティ　教育の現場では　私の「コロナ日記」　解説　コラム

マギーズ東京の取り組み

マギーズ東京 センター長
秋山 正子

緊急事態宣言が発令される前の活動

　マギーズ東京は、がんになった人とその家族や友人など、がんに影響を受けるすべての人が自分の力を取り戻せるように、予約なしで気軽にふらっと訪れて、がんに詳しい友人のような看護師・臨床心理士などに安心して話せる場である。相談支援のほかに、平日には無料で参加できるリラクセーション、食事と栄養、ストレスマネジメントなどの様々なグループプログラムを開催したり、月1回土曜日の午後に見学会（オープンマギーズ）を開催していた。

　新型コロナウイルスの感染拡大に対応し、2020年3月から、感染対策として来訪者へ入室前の手洗いやマスクの着用をお願いして、相談支援等を継続していた。しかし、緊急事態宣言発令とともに、対面での相談や各種グループプログラムはすべて休止せざるを得なかった。感染拡大は先が見えなく、大きな衝撃ではあったが、マギーズ東京の活動をどのように継続していくか、できる方法は何か、緊急事態宣言発令を前にスタッフたちと検討した。

緊急事態宣言発令中の活動

　対面での相談支援はできなかったが、すぐに電話やメールによる相談支援に切り替えた。センターにかかってくる電話には1〜2人のスタッフが対応、メールでの問合せ等には在宅勤務のスタッフ1人が対応することにした。センターの電話回線が埋まった場合は、在宅スタッフへ電話が転送されるように調整した。

　また、グループプログラムは、Zoomを利用してオンラインにより順次、再開した。見学会「オープンマギーズ」も5月16日にオンラインで初開催し、25人の参加があった。さらに、イギリス、香港、スペインなどの世界のマギーズセンターとオンラインで国際ネットワーク会議を開催し、コロナ禍における活動のあり方などの情報交換ができた。

　緊急事態宣言発令中は対面での相談支援はできなかったが、電話やメール、オンラインなどを利用し、対面での支援と同様に、看護師・臨床心理士などが"医療の知識のある友人"のようにがんを経験された方と家族や友人などの話を聴き、一人ひとりを大切にしてかかわる支援を続けたことで、本人や家族などが自分の力を取り戻すことができたようだった。ただ、マギーズ東京の大きな特徴である建築と環境のもつ力を、電話やメールでの対応では発揮できず、改めて日頃の活動のなかで、この建築という要素やそこに準備された空気感の重要性を認識した。

緊急事態宣言解除後の活動

　東京も含め全国の緊急事態宣言が解除されたことに伴い、休止していたセンターでの相談支援やグループプログラムを段階的に再開した。

　これまでは常時、近隣病院からのボランティア看護師たちが活動に参加してくれていたのだが、この時期は勤務施設からボランティア活動への許可が出なかったため、私を含め3人で活動を再開することになった。マギーズ東京のコンセプトである「予約なしで来訪しての対面相談」は

できなかったが、相談人数を限定し、電話やメールによる予約制にした。時間は従来どおり10〜16時とし、私ともう1人のスタッフがセンターでの対面による相談支援と電話相談を担当した。もう1人のスタッフは、緊急事態宣言発令中に引き続き、在宅で電話相談、メール相談、そして要望に応じてオンライン相談も受けるようにした。

　マギーズ東京では、"withコロナ"時代に安心して利用していただけるよう、センターでは十分な感染防止対策をとっている。一方、オンラインサポートを開始したことで、マギーズ東京へのアクセス方法が多様になった。利用者から「コロナで病院内の行動も制限されていますが、オンラインプログラムで皆さんのお顔と近況報告が聞け、がんばろうという気持ちを後押ししてくれます」という声をいただき、私たちの励みにもなった。オンラインの強みは、遠くからでも参加可能なこと。遠くはカナダからの参加もあり、可能性の拡がりも感じた。

"Withコロナ"時代のマギーズ東京の活動

1. 相談支援活動

　6月頃から対面の相談も徐々に増え、1日の相談者は12〜15人と、予約枠がほぼ埋まる状況が続くようになった。

　また新たに11月からは、江東区および品川区の委託事業として、月に1回ずつ「がんの夜間相談窓口」（ナイトマギーズ）をオープンした（江東区は第1金曜日、品川区は第3金曜日、午後6〜8時）。近隣病院からのボランティア看護師も、この頃になると許可がおりる施設も出てきており、ボランティアの協力を得ながら、"withコロナ"時代のマギーズ東京の相談支援活動は安定してきた。

2. マギーズ流サポート研修

　マギーズ東京ではこれまで、全国でがん相談に携わる人へ向けて「マギーズ流サポート研修」を開催してきた。「入門編」の受講者から、「ぜ

ひフォローアップも！」との求めがあったのだが、なかなか開催にこぎ
つけられなかった。しかし、センターのオンライン活動が広がってきた
こともあり、9月に初の「フォローアップ研修」をオンラインで開催し、
多くの参加者と情報交換・交流ができた。

　「入門編」の研修も時期をみて再開を検討していたが、集合研修や長
距離移動が困難な状況が続き、マギーズ東京に来て体感していただくこ
とが難しいため、こちらも12月にオンライン研修で再開したところで
ある。"Withコロナ"時代のマギーズ東京の活動は、これまでと形は変
わるが、多くの方からの貴重な支援をいただきながら、新しい方法で運
営を継続している。

＊

　マギーズ東京の相談支援は、私が長年携わってきた訪問看護と共通す
る部分がある。訪問看護の利用者には、訪問看護師がいない間も安心し
て過ごせるように、その人が本来もっている（はずの）力を見抜き、引
き出すというかかわり方になる。このことは、マギーズ東京の「がんに
影響を受けるすべての人が、自分の力を取り戻せるように、安心して話
せる場」を提供するというコンセプトと共通している。また、訪問看護
師は病気の話だけではなく、相手の関心事に合わせて話をしながら関係
性を築き、ケアにつなげていく。対話を通して、相手の背景なども見え
てくる。これは、相談支援を行うときに必要とされる、人との向き合い
方でもある。

　"Withコロナ"時代、コロナとの共生といっても、先が見えず、健康面
も含めて人々の不安は消えないことだろう。殊にがん療養中の方や高齢
の一人暮らしの方などは、「外へ出るのも不安」と引きこもってしまい、
体力低下につながる例も散見する。一方、自分の暮らし方を振り返る機
会にして、自分で工夫して感染予防をしながらフレイルを予防する活動
を始めた人もいる。マイナス面をしっかり見据えながら、マイナスをプ
ラスに転じていく思考は、患者力、いや人間力を引き出していくケアに
つながるのではないだろうか。

現場レポート

日々の暮らし

組織とコミュニティ

教育の現場では

私の「コロナ日記」

解説

コラム

高齢者施設で働くスタッフを
サポートするための
研究者有志による情報発信

高齢者ケアのために新型コロナウイルス対応情報を発信する会
山川 みやえ[*1]、**深堀 浩樹**[*2]、**酒井 郁子**[*3]、**山本 則子**[*4]

霧の中をさまよう高齢者施設のスタッフたち

　あたかも戦時中のように物々しい空気に包まれた2020年4月の出来事を振り返ると、当時、自分たちの看護師としての役割を再認識し、老年看護学を専門としている者の責任を痛感していたと思う。そしてとにかく考え、すぐに動いた。この「すぐに動く」ということがとても重要であり、結果として今回の取り組みを有用なものにすることができたのだ。

　2020年4月16日に政府から緊急事態宣言が出たものの、それ以前からすでに医療現場では危機感を募らせていた。私たち教員も、はじめは普段とは違う生活への準備をしなくてはならず、オンライン実習や講義の準備などに追われ余裕がなかったのだが、高齢者施設でクラスターが発生した報道を目にして、かかわりのある高齢者施設のスタッフたちのことを思い浮かべた。新型コロナウイルス感染症は高齢者や持病のある

[*1] 大阪大学大学院医学系研究科 准教授、[*2] 慶應義塾大学看護医療学部 教授、[*3] 千葉大学大学院看護学研究科 教授、[*4] 東京大学大学院医学系研究科 教授

人が重症化しやすいとの情報があり、その両方を併せ持つ人々が入居する施設はいったいどうなるのか、漠然とした恐怖が押し寄せてきた。実際、現場では相当な混乱が起こり、個人防護具が不足していて、仮にそうした道具が揃ったとしても効果的な使用方法がわからない。「マスクはいつ外すの？」「陽性者が出たらスタッフはどのように行動すればいいの？」「もしクラスターなんて起こったら、メディアに晒し者にされるのでは？」といった実際上の課題に対処するすべがほとんどなかった。

　高齢者施設の運営側にしてみれば、方策がないなかで、とにかく感染を抑えなくては、という気持ちだっただろう。4月には千葉県の高齢者施設で集団感染が起こり、4人の入居者が亡くなったというニュースがあった。現場の詳細はわからないが、おそらく職員たちは霧の中を方向もわからずに歩き回り、気づけば崖から落ちてしまっていたような状況だったのではないかと想像する。普段からインフルエンザウイルスやノロウイルスへの対策は行っていたはずだが、急性期の状態とは違い、入居者の体調が病院よりは安定しているにもかかわらず、「感染症にかかってすぐに死ぬ」ことは施設の日常とあまりにもかけ離れており、防護服やゴーグルといったものは、そこでの生活にそぐわないものだったのだろう。

　そうした修羅場に必死な思いで対処していた施設の外側では、「感染症を蔓延させた」というレッテル貼りが横行するようなことも、実際にあった。施設側は晒し者にされることを恐れて、「とにかく絶対に新型コロナウイルス感染者を出してはいけない」というプレッシャーに追い詰められていた。こうして、本来は入居者が安心して楽しく暮らせる大事な施設が、一転して社会から隔絶された場所に変わってしまったのだ。新型コロナウイルス感染症の恐ろしさは、高齢者を死の危険に追いやっただけではない。それは、高齢者施設を入居者が家族にも会えず、外出もできない、社会から孤絶した場所に変えてしまったのだ。

とにかく「速く」

　「高齢者ケアのために新型コロナウイルス対応情報を発信する会」の取り組みは、そんな閉塞感が漂うなかで、「何かしなくては」という思いをもった者たちの気持ちが寄り合って始まった。看護教員の1人がFacebookを通じてCDC（アメリカ疾病管理予防センター）が作成した高齢者施設におけるケアの備えについてのガイドラインを紹介し、その日本語訳の所在について交わされた会話がきっかけだった。そのやり取りを読んだ別の教員が、あっという間に老年看護を専門とする教員に声をかけて有志グループをつくり、「とにかく早く」高齢者施設に勤める人たちが不安なく感染管理に向けた行動ができるようにすることを目指して動いた。また、その背景には、「高齢者ケア施設用の相談窓口を設けたいが、どういう形にすればよいだろうか」という関係機関からの非公式の相談があったこともあり、とにかく何かすぐにアクションしなくては、という思いもあった。

　私たちの動きを時系列で示すと**図1**のようになる。こうしてみると改めて、思い立ってから行動に移し、発信するまでの期間の短さがわかる。この間、有志メンバーは自分たちの大学の仕事、新型コロナウイルス感染症に関連して舞い込んだ新しいタスク（発熱外来や相談業務）をそれぞれにこなしていた。私生活でも学校や保育所が閉鎖されたことなどにより、仕事との両立が大変なメンバーもいた。すでに手一杯な状況でもあったのだが、それでも「やろう」と思い、実際にできてしまったのは、「どうにかしたい」という気持ちはもちろん、周囲のサポートや意思決定の方法など様々な要素があった。それらは「簡単な公開ツールを選択した」「協力者が多かった」「意思決定が早かった」という3つに集約できる。

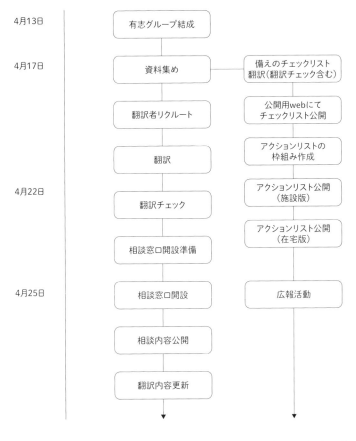

4月13日	有志グループ結成	
4月17日	資料集め	備えのチェックリスト翻訳（翻訳チェック含む）
	翻訳者リクルート	公開用webにてチェックリスト公開
	翻訳	アクションリストの枠組み作成
4月22日	翻訳チェック	アクションリスト公開（施設版）
	相談窓口開設準備	アクションリスト公開（在宅版）
4月25日	相談窓口開設	広報活動
	相談内容公開	
	翻訳内容更新	

図1 「高齢者ケアのために新型コロナウイルス対応情報を発信する会」の動き

既存のツールを活用する

　まず、私たちが最初に発信したコンテンツは、"Coronavirus Disease 2019（COVID-19）Preparedness Checklist for Nursing Homes and Other Long-Term Care Settings"（新型コロナウイルス感染症［COVID-19］老人ホームやその他の長期ケア施設における備えのチェックリスト）とい

うCDCの資料だった。場面別の詳細なアクションリストをすぐに出すことはできなかったので、まずは使えそうなものを有志メンバーで議論し、この資料から取り上げることにしたのだ。

これは有志グループ結成後わずか4日でウェブ上に公開した。ホームページを作成しプロバイダー契約するといった時間や手間を省いて、とにかく誰でも見ることができ、オペレーションが容易なものであることを重視したことから、私たちは「note」というメディアプラットフォームを利用することにした。noteは誰もが個人やグループで発信したいものを手軽に公開・共有できる無料のサービスで、近年各方面での評判も高い。また、看護教員の多くがそうであるように、自らプログラム言語を駆使して自由自在に独自メディアを立ち上げられるような者が有志メンバーにはいなかったので、こうしたツールを用いたのは正解だった。SNSの活用も考えたが、相互コミュニケーションを密にしたいわけではなく、あくまで発信することがメインだというニーズにも沿った選択だった。

noteの投稿にはページのシンボルとなるイラストを挿入できるので、有志メンバーの紹介で若手のイラストレーターに素敵なイラストを制作してもらった。「施設の職員が高齢者を守るだけでなく、高齢者自身も自

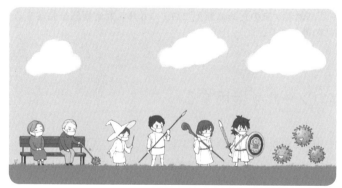

図2　noteに活用している「高齢者ケアのために新型コロナウイルス対応情報を発信する会」のイラスト（酒井奈穂氏による）

分を守るすべを身に付けてほしい」という私たちの意図を伝えると、「おじいさんがウイルスをつついている」という場面を絵にしてくれて、図2のような素敵なものがあっという間にできあがった。こうしたプロの仕事に、私たちのモチベーションがさらに高まったのは言うまでもない。

協力者たちの力

イラストレーターのほかにもたくさんの協力者がいた。日本の資料は全般的な感染管理方法に焦点が当たっていて、高齢者施設に特化したものがほとんどなかったが、海外の政府機関や研究機関は対応が早く、すでに多くの知見を積極的に発信していた。私たちはCDCのほか、NHS（イギリス国民保健サービス）、AMDA（アメリカの慢性期、長期ケアの学会）、WHO（世界保健機関）を中心に参考とすべき文献リストを作成し、高齢者施設の場面別アクションリストの枠組みをつくり、その資料の翻訳を看護教員や実践者で英語力のある人たちに依頼した。

具体的には、東京大学高齢者在宅長期ケア／緩和ケア看護学教室、慶應義塾大学看護医療学部、千葉大学看護学研究科の関係メンバーを中心に、有志メンバーとつながりのある人をリクルートした。同時に、翻訳したものをチェックする役割も必要で、各方面に当たった。ありがたかったのは、誰一人として依頼を断られることがなかったことだ。受け入れてもらえる翻訳量は異なったが、一様に「何かお役に立てれば」という言葉とともに快諾を得られた。有事の際に緩くでも想いを共有できる人たちがいるというのは、研究者であってもやはり自分が看護職として利用者に寄り添う気持ちがあるからかもしれない。こういうときにこそ、職能の力が発揮されるのだということを実感しつつ、翻訳作業の進行を見ながらアクションリストの作成を進めていった。

高齢者施設版のアクションリストは、有志メンバーの1人である山本則子先生（東京大学）を中心に作成した。「この歳で徹夜するなんて」という言葉とともに、あっという間にたたき台が送られてきて、それを

現場レポート

日々の暮らし

組織とコミュニティ

教育の現場では

私の「コロナ日記」

解説

コラム

有志メンバーで確認しながら完成した。グループの結成から10日目のことだった。その間に翻訳した文献数は20以上、すべてを合わせると200ページを超える分量だった。当初は便宜的に「マニュアル」と呼んでいたのだが、それではスタッフの行動につながりにくく、他の機関から出ているマニュアルのなかに埋もれてしまうことを危惧し、とにかくすぐに動けるようにと「アクションリスト」と冠した。noteでの公開から2週間で1万件以上のアクセスがあり、有志メンバーとかかわりのある高齢者施設スタッフからも、「ごみの捨て方さえわからなかったし、とてもありがたかった」「実際にこの通りにやってみた」という反響を受け取った。

　その後も私たちの取り組みは続いた。アクションリストに書かれていることを実際の現場で試してみたところ、うまくいかなかったり疑問が生じたりすることを想定し、noteの中に相談窓口をつくった。回答をする人材を揃える必要があったため、有志メンバーが知る施設管理、感染管理、高齢者ケアのスペシャリストたちに声をかけた。そこでも、誰もが申し入れを快諾してくれた。つくづく協力者の力で成り立っている取り組みである。相談が殺到しないように、「アクションリストを実施したうえで」という注意書きとともに相談の受け付けを開始した。1つの質問に対しては、一両日中に回答を出し、相談者が納得したことを確認してからその相談を終了とした。やり取りにはGoogleフォームを用い、noteからリンクできるようにした。相談内容は有志メンバーどうしで閲覧できるようにし、相談を振り分ける担当者を置くことで、非常にスムーズな形で相談をこなすことができた。さらに一連のやり取りは、相談者の許可を得たうえで、他の人と共有できるよう公開した。

速さ、公正さ、楽しさ

　今回の取り組みのいちばんのポイントは、意思決定のスピードの速さである。有志メンバーはweb上のコミュニケーショングループでつな

がっており、わからないことがあればそこで質問したり、作業を分担したり、確認したりした。話が流れがちなグループチャットでも、4人くらいだと誰かがまた確認するという形で効率的に進められた。物事の進行を常に把握し、状況に合わせてそれぞれが考え、動ける体制が維持できたので、ほぼタイムリーに意思決定が可能だった。

　物事を状況に合わせて瞬時に意思決定していくことの重要性は、このコロナ禍によって十分に実感ができたといえる。世界的な大流行の最中で唯一、感染拡大を最小限に食い止めることができた台湾で、デジタル担当大臣を務めるオードリー・タン（唐鳳）氏は、自分たちの成功要因を「fast（速さ）」「fair（公平さ）」「fun（楽しさ）」だと分析している。国の政策と今回の私たちの取り組みは規模でこそ異なるが、どちらも「速い」ことを重視した。これに加え、誰もが利用できて、いろいろな人の意見を取り入れ、楽しさの要素を加味できれば、さらに多くの現場に深く浸透していくに違いない。

　改めて、協力してくださった方々に深くお礼申し上げます。

> ●在宅ケア、高齢者住まい・施設における新型コロナ
> ウイルス対応情報
> https://note.com/covid_19_kickout

重症患者のケアに使える
実践ガイドを緊急作成

一般社団法人日本クリティカルケア看護学会 理事 / 一般社団法人日本集中治療医学会 理事 / 札幌市立大学看護学部成人看護学（急性期）教授

卯野木 健

看護師のための「実践ガイド」をつくる

　COVID-19が重要な医療に関する問題であることは、2020年2月頃から認識していた。私が住む北海道は第1波が最も早く到来し、2月28日には緊急事態宣言が出されている。2年前に現場の看護師から教員へ転職したのだが、もし病院で働いていれば、感染対策や様々な基準作成、資機材の確保、スタッフのトレーニングで多忙を極めていたであろう。でも、現在の自分の立ち位置で何ができるか、まだ漠然としていた。

　日本クリティカルケア看護学会の理事となってからも、まだ2年の経験しかなくヒヨッコである。それでも漠然と考えていたのは、学会を通じて現場の看護師を応援できないだろうかということだった。また、ちょうど日本集中治療医学会の理事にも着任したところで、そちらでは3月26日の段階で、すでに医師らがオーストラリアとニュージーランドのクリティカルケア団体であるANZICSのCOVID-19に関するガイドラインを翻訳し、公開していた。さらに、理学療法士が中心となって作成された海外ガイドラインの翻訳版も3月23日に公開されていた。

　そこで、海外のCOVID-19に関する看護のガイドラインを翻訳しよう

と考えついたのだが、いくら検索してもみつからない。いろいろなサイトを見てわかったのは、個別の情報があちこちに散乱していることだった。また、多くの有用な情報は英語だったので、これでは現場で患者を看ながらマニュアルの準備をする看護師には扱いづらい。よし、ならば、それらを集めて整理した「COVID-19 重症患者看護実践ガイド」（以下、「実践ガイド」）をつくろうと思い、日本クリティカルケア看護学会の理事会メーリングリストでワーキンググループの編成を提案したのが3月30日の早朝である。幸い、即座に全理事から賛同を得ることができたため、4月1日から人選を始め、手あげをしてくれた数人の理事に加え、会員から選抜した6人のメンバーが揃った。

2週間で完成させる

　取り組むにあたって、最も重視したのはとにかくスピードである。重症患者はどんどん増えて地域的にも拡がりをみせている。そこで「内容を充実させるよりは、公開を優先すること」を方針とした。全体の項目立ては私ともう1人のメンバーがある程度作成していたので、さらに提案があったものをそれらに追加した。執筆分担は一応決めるが、知識があれば担当外でも記述してよいことにした。互いに気づいた誤りなどは各人が修正するというラフなルールである。

　文書作成には、Google ドキュメントをメンバー間の共通プラットフォームとして利用した。以前にも使ったことはあったのだが、1つの文書に複数の者がリアルタイムで同時に書き込む機能がこんなに便利なものだとは思わなかった。コメント機能を使えば、文中の特定の箇所について簡単なディスカッションができるし、ほかの人の文章に手を入れたときに、それがわかるよう修正履歴も残せる。振り返ると、作業中はメンバー間で電子メールのやり取りを一度も行わなかった。そうした便利さについてはまだまだ語りたいところだが……このあたりでやめておこう。

重要なのは、誤った記述をしないことだ。COVID-19を巡っては、世界中の専門家が手探りで医療を提供している段階である。情報の取捨選択をしなければ、様々なガイドラインなどの公式な情報との間で矛盾を生み、「実践ガイド」を見た看護師がSARS-CoV-2（新型コロナウイルス）に曝露する機会を増やしてしまう恐れもある。そこで、取り上げる情報は厚生労働省、WHOやCDCなどの公的機関の情報、学会等が出版している公式なガイドライン、査読を経た論文を基準とした。

　また、例えば非侵襲的陽圧換気法（NPPV）は禁忌なのかどうかなど、医師の間でも様々な意見があるものも見られた。そうした場合は両論を併記し、現場の医師がどちらの判断を下した場合でも、看護上の注意点がわかるようにした。つまり、あくまでデバイスは医師が選択し、看護師はどちらでも対応可能なようにする形式をとった。そしてその前提として、医師にそのデバイスを使用する予定があるかどうか確認しておくことを推奨した。集中治療はチーム医療であり、なにも看護師だけで判断をしなくてもよいのだ。さらに言えば、「自分たちだけが知っておけばよい」という問題でもないため、「臨床工学技士と予め相談する」などの記述も各所に散りばめられている。実際にNPPV機器1つとっても、フィルターの位置や機能によっては誤った使い方で内部が汚染され使えなくなることがあるため、事前の確認が大切なのである。

　こうして作業を進め、個人防護具から始まり、呼吸管理、物品の消毒、終末期ケアまで幅広く網羅する26ページの大作（?）が最終的にできあがった。山形大学の中根正樹教授（救急医学）にご厚意で内容を確認していただき、修正を加え、理事会で承認を得るというプロセスを経て、4月12日に「COVID-19重症患者看護実践ガイドver 1.0」として公開することができた。開始から2週間もかからなかったことになる。

　この「実践ガイド」は非常に好評で、様々な方から直接連絡をいただいた。またこの後、日本クリティカルケア看護学会の国際交流委員会が翻訳・編集した「ICU経験のない看護師のための重症患者管理クイックガイド日本語版ver.1」が公開されている。

看護学会と医学会の連携

1.「ICUにおけるCOVID-19患者に対する看護Q&A」の作成

　さて、これで終わりかといえば、そうではない。日本集中治療医学会の評議員からも「何かできることはないか？」という声がかかった。その時点でまだ作成途上だった「実践ガイド」は叙述的な形式のため読みにくさもあることから、Q&Aを作成する価値があるだろうと判断した。

　そこで理事会補佐である公立陶生病院の濱本実也さんにリーダーをお願いし、同じく理事会補佐である山口大学医学系研究科の立野淳子さんと私がアドバイザーとして貢献することにした。立野さんは「実践ガイド」の執筆者でもある。メンバーは評議員を中心に声がけし、足りない部分は紹介された会員に手伝ってもらった。もちろん、使ったのはGoogleドキュメントである。13人でQ&Aを作成し、理事会の議を経て、4月24日に「ICUにおけるCOVID-19患者に対する看護Q&A ver 1.0」(以下、「Q&A」)として公開した。こちらも「実践ガイド」に負けず劣らず素早い公開であった。

2. 看護師のPPE着用に関する英文雑誌への論文投稿

　私も執筆者も大忙しである。加えて、海外における個人防護具（PPE）使用の実態調査も日本集中治療医学会が行うことになったため、アンケートの翻訳やデータ収集などの仕事もこなすことになった。こちらも多くの会員の方々が自発的に参加してくれ、日本と世界の使用実態を比較するうえで貴重なデータとなった。

　また、看護師はPPE着用時に耐え難い暑さを感じやすい（おそらく活動量が多いためだろう）ことが明らかになり、その知見を英文雑誌へ論文投稿することになった。通常1人で行うこうした論文作成を、背景担当、抄録担当、分析と作図担当、文献収集担当などに分担することで、とてもスムーズに完成させることができた。

3. 看護学会と医学会の連携

　実のところ、こうした共同作業で得た成果を2つの学会で別々に発行すると非常に効率が悪い。「あちらにはアレが書いてあるから、こちらはコレを書こう」といった感じになるし、執筆可能な限られたメンバーを両方の学会で重複して依頼してしまうことにもなる。そこで、COVID-19に関する一連の対応は、両学会で協力して行うことが日本集中治療医学会の西田 修 理事長、日本クリティカルケア看護学会の中村美鈴 代表理事の間で決定された。こうした学会どうしの連携は、COVID-19に対応するうえで極めて重要なことである。

　「実践ガイド」は広い範囲をカバーすることよりも、早い公開のほうを優先したため、患者が超急性期を過ぎた後、例えば気管切開術後の管理などに関しての記述が含まれていなかった。また、世界中で多くの論文が報告され続けており、患者管理の方法にも変化があった。加えて、患者の管理のみでなく、スタッフの配置やメンタルヘルスサポートといった課題が生まれていたことから、当初より第2版（ver 2.0）の作成を想定していた。「Q&A」のほうもさらに質問事項を増やし、新たな課題に対する回答・考え方を示そうと考えていたので、これらの作業は2つの学会が共同して行い、それぞれの「ver.2.0」が両学会の合同で公開された。

コロナ禍で変わる「研究学会」の役割

　こうした一連の動きからは、多くのことを学んだ。研究学会といえば、年に一度学術集会が開かれ、大勢が集まって個々の研究を発表したり、聞いたり、人と会ったりするような「お祭り」が中心だと感じていたところがある。しかし、今回の活動を通して、研究学会＝学術集会ではなく、学術的な情報を社会に向けて発信し、政策に関与して教育的な活動を行い、現場のスタッフを支えるためにあるのだということを明確に意識することができた。今後は学術集会のあり方も変わることが余儀なく

されるであろうし、「学会は何をしてくれるところなのか？」と常に社会から問われ続けることになっていくだろう。それに対し、私たち専門家は明確な答えをもっておく必要がある。

　もう1つの大きな学びは、この一連の無償の仕事に対して、多忙を極めるなかにもかかわらず臨床現場で働く多くの看護師たちが、自ら手あげして引き受けてくれたことだ。これらの人々の支えがあってこそ、互いが学び合い、現場に貢献することができる。その確信を強く抱くことができた。

　COVID-19と対峙する日々はこれからも続くが、私たちは多くの医療スタッフの協力を得て様々な課題への対処を重ね、その都度新しい何かを学び、共有していくことができるだろう。

●一般社団法人日本クリティカルケア看護学会
ガイドライン一覧
https://www.jaccn.jp/guide/index.html

日本災害看護学会における COVID-19災害プロジェクト

一般社団法人日本災害看護学会 理事長／福井大学医学部看護学科 教授

酒井 明子

　未知の感染症が確認されるたび、社会的影響の大きなものとなる可能性は常に危惧されてきたが、2019年11月に中国・武漢市を中心に発生した新型コロナウイルス感染症（以下、COVID-19）は事実、世界的に流行が拡大し、生命と生活を脅かすいわば大規模災害となった。感染症には国境がなく、さらに新たな感染症が今後もどこからやってくるかわからない。しかも、感染症は歴史上、戦争を超える犠牲をもたらしてきた。そして、人々が最も懸念していることは、COVID-19対策に追われる病院・地域における大規模災害発生、同時対応型複合災害である。これは爆発的な感染拡大につながる。

　地球規模のCOVID-19による危機は予断を許さない状況である。COVID-19の影響を受けて、病院、診療所、助産所などの施設、訪問看護ステーション、重症化リスクの高い高齢者のケアを実施している福祉施設や介護サービス、障がい児や障がい者施設、保育所や学校等、あらゆる地域の現場で緊張状態が続いている。患者や利用者側も受診やサービス利用を控えざるを得なくなっている。中小規模の施設・事業所では、閉鎖も相次いでいる。また、感染者や医療従事者への心ない誹謗中傷などによる身体的・精神的な負担も深刻化している。

　このように、地球規模で蔓延し社会に甚大な影響を及ぼすCOVID-19

に対しては、気を緩めず、人々の命と尊厳を守るための創造的対策を講じる必要がある。そのためには、刻々と変化する状況に応じてスピード感をもった対策を講じていかねばならない。さらに、災害看護を専門とする学会としてはCOVID-19のように致死性を有する感染症による大惨事を少しでも防ぐため、長期的な視点で知識の蓄積を行っていかねばならない。しかし、COVID-19は未知の部分が多く、今後どのような状態で感染拡大するか正確な予測はできない。

また、徹底的に感染症のない社会を目指す努力は、経済にダメージを与え、自殺や孤独死の増加など悲劇の連鎖を生む。一方で、共生することも心身的・経済的に多様な痛みを伴う。したがって、まずは個人個人が感染しない、感染させないための基本的な知識を身に付ける努力を積み重ねていくことが重要となる。

これらのことから本学会では、一人ひとりが感染するリスクを下げて、個人レベル、家族レベル、病院・施設レベル、地域レベル、地球レベルで、日頃から考えられる感染予防対策や、感染拡大最中に発生する同時対応型複合災害に対応するための方策を検討すべく、COVID-19災害プロジェクトを立ち上げた。

COVID-19災害プロジェクトの目的と組織構造

1. 目的と事業

我々はCOVID-19を大規模災害と位置付け、災害多発時代を迎えていることを前提に人々の命と暮らしを守る新たな取り組みを考えていかねばならない。初期のプロジェクトの目的は、状況が刻々と変化するなかで感染症の知識の普及を定期的に行いながら、地域で利用可能な資源に関する情報をタイムリーに発信し続けることとした。

長期的な目的としては、初期の段階で得た知識や長期的な視点で得た新たな知見をもとに、地域に根ざした知の蓄積を行うことである。知の蓄積に関しては、「地を這うような現場における知」、地域住民と共に

表1　災害看護の定義

> 災害看護とは、災害が及ぼす生命（いのち）や健康生活への被害を極力少なくし、生活する力を整えられるようにする活動である。その活動は刻々と変化する災害現場の変化やその時に生じる地域のニーズに応えるものである。それは災害前の備えから、災害時、災害発生後も行われる。看護の対象となるのは人々であり、コミュニティ、並びに社会を含む。災害に関する看護独自の知識や技術を体系的に用いるのはもちろん、他職種との連携は不可欠である。

（日本災害看護学会，2018）

表2　COVID-19災害プロジェクトで行う事業

①新型コロナウイルス感染症に関する知識の普及
②新型コロナウイルス感染症に関する情報提供
③新型コロナウイルス感染症における風評被害対策
④新型コロナウイルス感染症患者および看護者への支援
⑤自身で身を守ることができない方々への個別対応・在宅対応
⑥世界的な感染爆発状況における国際的ネットワーク
⑦感染者および支援者への心理的支援
⑧新型コロナウイルス感染症における自然災害への備え

紡ぐ「現場での活動を通して状況に応じて対応できる知」がより重要である。そこで、**表1**に示す災害看護の定義をもとに検討した。そして、COVID-19災害プロジェクトで行う事業を**表2**に示す8つとした。

2. 組織構造

　プロジェクトを円滑に進めるためには組織構造が重要である。この構造は、COVID-19による新しい変化に対応できるよう、力動的かつ可変的であることが望ましい。COVID-19は我々の発想の固着化を防ぎ、迅速に柔軟に別の考えを取り込み、情報を取捨選択していつでも変化できる準備をしておくことを求めているようである。つまり、常に状況に応じた軌道修正を迅速に行わねばならない。

　このため、本学会の理事長、副理事長、感染専門の理事がプロジェクトの方向付けおよび決定を行える構造とした。不確実な状況下で方針を実行に移すとき、当然のことながら、その予定と実績の間にギャップが

生じる。この場合、組織全体への透明性を確保する必要がある。よって、方針を検討する際は常設の委員会活動を基盤とするが、緊急時には柔軟に対応できることを考慮した仕組みとした。

　本学会の特徴は、学術的な活動と現場活動の双方を重視している点にある。本プロジェクトでは、学会の特徴を活かし、地域活動に根ざす「学会認証：まちの減災ナース指導者」、災害時に対応する「ネットワーク活動委員会」、災害看護の未来を考える「若手アカデミープロジェクト」のメンバーが現場活動を行いつつ、まず必要なマニュアル作成に取りかかった。メンバーの決定は、メンバーを統括する担当理事が行った。日常的に現場で活動しているメンバーであるため、それぞれの持ち味を活かしたマニュアル作成が可能となった。

　このように、本プロジェクトは学会の既存の委員会と有機的つながりをもって連携することが可能な組織となっている（図）。検討内容は学会ホームページで迅速に公開するようにした。公開に際しては、理事長、

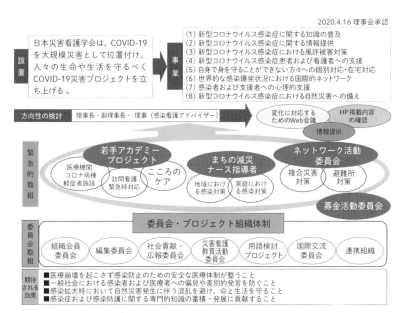

図　COVID-19災害プロジェクトの概要

副理事長、感染専門の理事が内容を確認している。

プロジェクト活動内容

1. 現場活動から見出したガイドライン・マニュアルの作成

　先に述べたように、本学会は現場における実践を重要視している。メンバーは新型コロナウイルスの感染拡大時には病院、診療所、福祉施設、教育機関など自施設の対応に追われるなかで、帰国者・接触者相談センターやこころのケア相談窓口、軽症者施設の運営などと並行してマニュアル作成を行った。具体的には、感染者や医療従事者への誹謗中傷や偏見等に対するこころのケアパンフレット、軽症者施設モデルの作成等である。家に帰れない医療従事者や、配偶者や子どもなどと別居生活をしている感染者がいるなか、学会としては偏見に苦しむ人々の声を吸い上げ、支えていきたいと考えた。軽症者施設モデルでは、それぞれが活動している施設での対応を「福井モデル」「神戸モデル」のように提示し、なぜそのような看護が必要か、その根拠を含めて説明し、活用しやすい内容とした。

　このほか、感染専門家による標準予防策に関する情報提供も行った。マスク・手袋の正しい装着方法、感染リスクが潜んでいるところ、感染者との接触後は必ず石鹸を使って20秒以上手洗いを行うことの徹底など、具体的な内容を示した。

2. ネットワーク活動委員会による災害時における感染予防

　ネットワーク活動委員会は、国内災害時の看護ニーズの調査および知見の蓄積のため、ネットワーク活動調査、調整部による国内災害の常時モニタリングおよび状況に応じた調査活動、国内災害の直後に必要とされる先遣隊による調査および支援活動の役割を担っている。

　この先遣隊活動は学会にとって重要なものである。大規模な災害が発生した場合、災害看護の専門家として現地に入り、看護ニーズ等の情報

収集とアセスメントを行い、必要な看護支援を明確にする。つまり、国内の災害時の看護ニーズについて調査・情報収集を行い、そのデータを蓄積し、災害看護の知識の構築に貢献するのである。

今回のCOVID-19においては、日頃の現場活動で得た知識をもとに、感染拡大時における災害発生を考慮した避難のあり方および病院支援に関するマニュアル作成を行った。

3. まちの減災ナース指導者による地域における感染予防

「学会認証：まちの減災ナース指導者」とは、地域や学校・職場等における減災に関する研修会や訓練等で、看護の視点を踏まえた知識や技術の普及を行う「まちの減災ナース」を育成するためのリーダーとなる看護職である。

災害看護教育活動委員会の取り組みとして、まちの減災ナース指導者が、自身の生活圏内での地域に密着した防災減災活動と合わせて、感染症対策に関するマニュアルを被災地の支援者の目線で作成した。例えば、避難所を担当する行政職を対象とする感染予防マニュアルでは、行政職自身の感染予防について、感染源、感染経路、感染防止の観点から基本的な知識を含めて解説した。また、保育園や小学校の感染予防対策として、保育士、養護教員、教員が子どもたちにどのように対応するかについて説明した。その他、地域防災・自主防災組織の感染予防対策、病院看護職の自宅における感染予防対策、在宅母子の感染予防対策、中規模事業所の感染予防対策に関するマニュアルを作成した。

4. 若手アカデミープロジェクトによる未来につながる提言

若手アカデミープロジェクトは、災害と災害看護の未来への見解および事業などを検討し本学会理事会へ提言すること、若手の教育・研究・実践家のネットワークを形成し、自律的に運営しながら災害看護の未来に貢献することを目的として活動している。若手とは45歳未満の修士課程修了者またはそれと同等の者で、災害看護に関する教育・研究者お

現場レポート

日々の暮らし

組織とコミュニティ

教育の現場では

私の「コロナ日記」

解説

コラム

および専門看護師等の実践家であり、未来の災害看護の課題に取り組む意欲のある人々で構成されている。

若手アカデミープロジェクトでは、罹患前後を通したセルフケアガイド基本編・外国人編・妊婦編・高齢者編、訪問看護や介護福祉施設での看護マニュアルを作成した。

5. 常設委員会におけるその他の取り組み

本学会は、編集委員会、組織会員委員会、ネットワーク活動委員会、社会貢献・広報委員会、国際交流委員会、災害看護教育活動委員会、募金活動委員会、そして時限的な各種プロジェクトを設置している。

編集委員会では、COVID-19災害プロジェクト特別企画を立案した。組織会員委員会は、「複合災害への対応―自然災害と新型コロナウイルス感染症への対応」として、情報交換会を企画した。社会貢献・広報委員会では、ホームページへの掲載とニュースレターの発行を行った。災害看護教育活動委員会では、教育セミナーを企画した。国際交流委員会では、海外におけるCOVID-19対応に関する情報収集および国際共同研究を模索している。募金活動委員会では緊急募金を開始した。その他、国内外の感染状況データ整理、Q＆A作成、皆様からの声への対応（専門家からの情報提供等）を行っている。

今後の取り組み

今後は、緊急的取り組み段階で作成したガイドラインやマニュアルの更新を重ねていく予定である。長期的には、今後の知の蓄積に向けて社会生活の安定状況などを注意深くとらえながら、地域密着型の新しい知・アイデアを深めて、必要時に社会に提言していきたい。

具体的には以下の点について検討予定である。
①学術的成果を現実の世界に活かすためのネットワークづくり

本学会では、新型コロナウイルスの感染拡大を大規模災害と位置付け

活動を行っているが、今後は災害と認定するための定義が必要である。また、知となる研究の成果は現実の世界に活かしていかねばならない。そのためには、他学会および災害関連団体との連携が重要である。

②災害時の避難への提言

　命を守るためには様々な形の避難のあり方を考えておくことが重要であること、避難所はもともと被災して傷ついた人々が避難するには劣悪な環境であることについて問題提起を行い、避難所環境の改善が急務であることを提言する。

③教育格差・支援格差に対するシステム構築

　災害時や新型コロナウイルスの感染拡大時における教育格差・支援格差、人権が守られていない現状に対して、タイムリーな情報提供や物資の提供体制、教育システムの構築を検討する必要がある。また脆弱性のある方々への備えとして、平時からの支援体制の構築は重要である。

④継続的なケア体制の構築

　新型コロナウイルスの感染拡大により、在宅での認知症の悪化や身体機能の低下が増加している現状から、在宅療養をされている方々への継続的なケア体制の構築が急がれる。また、病院および軽症者施設における感染対策、遺族ケア、地域における他職種連携の実際と課題を検討する。

⑤風評被害・偏見への対策

　新型コロナウイルス感染者およびCOVID-19対応を実施している医療者への偏見という問題に対する啓発運動、および医療関係者へのケアなどについて検討する。

⑥国際的な情報交換とネットワークの形成

　COVID-19に関連して国際的な視点で情報交換を行い、国際協同研究を行う。

＊

　農耕定住社会への本格的な移行は文明を育む一方で、私たち人類に多くの試練をもたらした。その1つが感染症である。農耕の開始は人類にとって環境を一変させた。環境が変化すれば、一時的な不適応が起き

る。変化の程度が大きいほど、あるいは変化の速度が速いほど不適応の幅も大きくなる[1]。

　COVID-19拡大により、我々は急激な変化への適応や対処に苦慮するようになった。世界規模で人類は移動の自由が制限され、自粛生活が続き、「3密」を避けた生活様式への変化と、それに伴う様々な苦痛を体験している。感染症流行のパターンは、人々の交流のパターンによって規定されると言われ、人と接触しないことが求められているが、人との交流を避けることはこれまでの命と暮らしを守る行動の概念とは大きく異なるものである。一方で、致死性のある感染症との共生を探るためのアイデアには多くの人々の知を必要とし、新たな知識や技術の創出や新たな社会を切り拓こうとするネットワークが求められている。感染拡大を予防しながら新たな災害対策についてなんらかの打つ手を考えるときに、個人や家族、地域の生活の視点をベースにした我々の看護の知識や技術を結集し、他分野や他職種と連携することが、この難関を克服する鍵となるといえる。本学会の試行錯誤は続いていく。

●引用文献
1）　山本太郎：感染症と文明―共生への道，岩波新書，2011.

日本看護倫理学会の取り組み

一般社団法人日本看護倫理学会 課題検討委員会

太田 勝正[*1]、小野 美喜[*2]、勝原 裕美子[*3]、小西 恵美子[*4]、八代 利香[*5]

　日本看護倫理学会の設立は2008年6月であり、13年目となる2020年6月には「一般社団法人」として新たなスタートをきった。課題検討委員会は、学会の目的の1つである「看護倫理に関する提言を行う」ためのタスクフォースとして2018年に立ち上げ、2019年1月には「認定看護師教育基準カリキュラムの共通科目「看護倫理」の名称変更に対する声明」を日本看護協会に送達した。

　今般の新型コロナウイルス感染症（以下、COVID-19）を取り巻く様々な問題は、まさに「倫理的問題」であり、2020年3月には委員会で検討を始め、同年4月に「新型コロナウイルスと闘う医療従事者に敬意を」[1]の声明文を発表した。声明文の発表後に2件のマスコミからの取材に対応したほか、報道で紹介されるなどの反響があった。同年5月には、会員を対象にメール配信にて緊急調査を行い、その結果を学会ホームページに掲載した[2, 3]。COVID-19に立ち向かう看護専門職者としての苦悩や葛藤に心動かされるとともに、多くの課題が示された。

[*1]東都大学沼津ヒューマンケア学部開設準備室 教授、[*2]大分県立看護科学大学 教授、[*3]オフィスKATSUHARA 代表、[*4]鹿児島大学医学部 客員研究員、[*5]鹿児島大学学術研究院医歯学域医学系 教授

現場レポート

日々の暮らし

組織とコミュニティ

教育の現場では

私の「コロナ日記」

解説

コラム

声明文の発表に至った経緯（現場の声等）

　感染症対策に追われる現場の混乱、患者を受け入れたことで起こる心ない誹謗中傷、自分たち自身や家族に及ぶ身の危険などの声が聞こえるようになったのは、2020年3月初旬のことである。身体的な疲労に加え、心が折れる寸前のなかにあっても必死で現場に立つ人たちの声は、不安、恐れ、怒りに満ち、届ける先がないなかで渦巻いていた。

　人々を癒やし、ケアすることを生業とする看護の仕事なのに、敬遠され、傷つき、それでも患者を守りきろうとする人たちの現状を理解してほしい。ほかの人ができないことを仕事として行うことの尊さを伝えたい。看護職としての尊厳が脅かされている状態を放っておくわけにはいかない。声の主が会員かどうかは関係ない。倫理に焦点を当てる本学会としてなんらかの形で社会に投げかけなければと、声明文の発表（2020年4月2日）を決めた。

　声明文の発表後は、「救われた」「ありがたかった」といった現場からの声が聞かれると同時に、マスコミからも、医療従事者の現場で何が起きているのかをもっと知りたいと取材の申し込みが相次いだ。その後、「医療従事者に感謝を」というキャンペーンが、企業、自治体、SNSなど各所で始まったのは周知の通りである。

緊急調査 第1報（量的分析）

　医療機関等で新型コロナウイルス感染者のケアに懸命に取り組んでいる看護職が多くの困難に直面している状況が本学会に寄せられてきたため、学会としてまず会員である看護職が抱えている問題を明らかにし、それらを会員と共有し、今後の取り組みについての検討の手がかりを得るために緊急調査を計画した。なお、調査の目的と回答者の匿名性の保証等を会員に明確に示すことで、一般的な研究倫理審査の議を経ずにweb調査としてこの緊急調査を行うこととした。

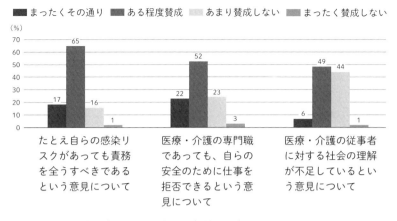

現場レポート

日々の暮らし

組織とコミュニティ

教育の現場では

私の「コロナ日記」

解　説

コラム

凡例：■まったくその通り　■ある程度賛成　■あまり賛成しない　■まったく賛成しない

図1　医療者・介助者としての今のお気持ちを教えてください（n=69）

　調査項目は、匿名性を維持できる範囲の属性、新型コロナウイルス感染者の受け入れの状況、ケアを通じて抱えている困難や心配、医療者としての使命感、今、特に求めている対応など、大きく9項目で構成した質問と、次項で報告する自由回答欄で構成し、実際に医療・介護の現場で働いている会員を対象として協力を依頼した。調査期間は、2020年5月1日から7日までの1週間とした。

　会員のうちの75人から回答が寄せられた。そのうちの病院や介護施設に勤務している69人（医療機関所属会員の15%）の回答[2]について、以下に報告する。

　新型コロナウイルス感染者の受け入れに専門職として立ち向かうなかで、自身や家族への感染リスクへの不安を抱いていた（自身84%、家族78%）。その一方で、たとえ感染リスクがあっても医療専門職者としての責務を全うすべきだと82%が答えていたが、「自らの安全のために仕事を拒否できるのでは」という回答も74%あり、大きな葛藤のなかで看護にあたっている様子が示された（**図1**）。

　「いま、強く望むもの」は、十分な数の防護具（マスクや防護衣など）の確保（96%）であり、施設・行政からの支援（74%）や厳しい勤務状況を背景にした交代要員の確保（62%）がこれに続き、危険手当を望む

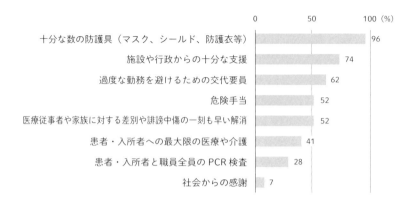

図2　いま、強く望むもの（複数回答、n＝69）

声も52%あった。また、依然として示される社会からの差別や誹謗中傷の一刻も早い解消を52%が望んでいた（**図2**）。

　新型コロナウイルス感染者のケアは、看護職をはじめとする医療専門職者がいなければ成り立たない。各医療機関では、不十分で過酷な体制のなかで医療・看護が求められており、平常時とは異なる倫理的問題が生じている。そのような緊急時における倫理的な課題にどのように答えを導けばよいか、今回の緊急調査に基づく検討が求められる。

緊急調査 第2報（質的分析）

　緊急調査の自由回答には、28人の看護職から現場の声が寄せられた。回答には、患者を守る看護職であり、部下を守る管理者であり、家族をもつ生活者でもある看護職の言葉が記されていた。現実の体験をそぎ落とさないように留意しながら内容を分析した結果、6項目に整理され、緊急調査 第2報[3]として報告した。文中の太字は項目名を示している。

　最も多かった声は「**望んでいるのは、安心・物資・人員補充・正当な待遇**」（15件）であった。看護職は『患者は守らなくてはならない、しかし自分たちの心身が守られないままでは、今の状況が長く続くことに耐

えられなくなりそう』と、十分な医療資源がない環境下で、心身の危機感を記していた。次に多かった声は「**院内や地域との連携不足、指揮命令系統不明瞭、現場への丸投げ**」（10件）である。COVID-19への知識不足や組織の指揮命令系統が整わないなかでも、現場は看護職を必要とし、看護職は丸投げされた感覚に陥っていた。また、「**医療資源は誰に優先配分されるべきか？**」（4件）と悩み、終末期やNICUでの面会制限も生じ、本来の医療・ケアが提供できない看護職の苦悩として、「**集団の感染防止と個々の患者・家族のケアと葛藤：がん・透析・臨死期・医療的ケア児等**」（3件）が記載された。さらに看護管理者にも「**看護管理者の苦悩**」（2件）があった。感染への恐怖心や家族への思いを抱くスタッフに対し、医療者としての立場を優先させざるを得なかった看護管理者の苦しみは重く、何が正しいのかと、道徳的不明瞭から抜け出せないでいるようであった。

　以上のような具体的な言葉から、十分な知見がない感染症の現場に立たされた看護職は、自身を守ることへの切実な危機を感じつつ、患者を守ることに懸命に努力していることが明らかになった。その努力をもってしても、どうしても通常の患者・家族ケアを提供できなくなるという苦悩も抱える。体制が整わない組織のなかで、直接ケアする看護職も、組織を管理する看護職も共に悩み、苦悩し、葛藤がある。この回答に見る声は、未知の予測の立たない状況下で看護職が抱える倫理的問題を示していた。

＊

　本学会の声明文の発表に始まる緊急調査から、大きく2つのことが明らかになった。1つは、看護職たちが、多くの倫理的葛藤をもちながら、なお日夜懸命に新型コロナウイルス感染者をケアしていたことである。我々は、これら看護の同僚を誇りに思うとともに、最大限の称賛と感謝を表したい。そしてもう1つ明らかになったことは、その看護職が、またその家族等が、誹謗・中傷・差別を受けているという実態である。日本人はもともと、幾多の災害や惨事のなかでも、礼儀正しく静かに助

け合い、思いやりと連帯を示してきた人々であった。このコロナ禍において、同じ日本人が示すこの不条理な実態をどう解釈したらよいのか、我々にはまだ答えが出せないでいる。しかし、社会の人々にはその実態を知り、共によく考えていただきたいと思う。知ることは、よい方向への出発点なのだから。

　COVID-19の蔓延は今後も長く続くであろう。そのなかで、看護職は人道のミッションをもって献身的に働いている。たとえその対象が、自分たちを誹謗・中傷し、差別した人であったとしても、看護職がその人を癒やし、誠心誠意ケアすることに変わりはない。

●引用文献
1）日本看護倫理学会：新型コロナウイルスと闘う医療従事者に敬意を─日本看護倫理学会声明，2020年4月2日．http://jnea.net/pdf/200403-covid.pdf
2）日本看護倫理学会：緊急調査結果速報（2020.5.8）．
http://jnea.net/pdf/200511_houkoku.pdf
3）日本看護倫理学会：COVID-19蔓延状況における医療・介護に関する緊急調査 第2報，自由回答の結果（2020.5.21）．http://jnea.net/pdf/200521_houkoku_2.pdf

「日本看護管理学会より 国民の皆さまへ」

──声明文発表の趣旨と反響

一般社団法人日本看護管理学会 理事長／北里大学病院 副院長・看護部長

別府 千恵

学術集会でCOVID-19関連の問題を共有

　2020年1月に始まった新型コロナウイルスの感染拡大が、世界の医療だけではなく、社会全体に不可逆的な変化を与えようとしている。本邦でも、2月のクルーズ船「ダイヤモンド・プリンセス号」における集団発生を機に、社会が大きく様変わりした。未知のウイルスの発生がこれほどまでに社会に不安と混乱をもたらすとは、予測もできなかった。

　日本看護管理学会は、当初から看護職へのサポートについて検討していた。しかし、3月の理事会では、混乱している現場に立つ会員に、正しい情報を発信することが必要ではないかという結論になり、COVID-19のリンク集をホームページに作成し、様々な情報を会員が閲覧できるように整えた。

　さらに、8月28・29日に開催された学術集会では、COVID-19に関連するシンポジウムや講演を急遽準備し、学会参加者と問題共有をはかった。そのときの話題は、大規模クラスターの発生病院の苦悩やコロナ病棟への看護職員の確保の困難感、新人看護師の教育の遅れ、偏見や差別に対する心のケアの実際、経営悪化についてであった。これらの問

題について学会参加者は、第三者の病院の問題ではなく、自分自身の問題であるととらえていた。

人員不足や偏見・差別のなかで
当事者である看護職が声を上げなければ

　第1波、第2波でも、人員不足や偏見・差別の問題があった。しかし、第3波になるとたびたび大規模クラスターが起きるようになり、爆発的な患者の増加とともに、スタッフの感染とそれに伴う人員不足がメディアでも話題になっていった。自治体の長や医師の団体が医療現場の疲弊と人員不足を訴えていたが、それらに違和感があり、まさに当事者である看護職が声を上げなければならないと感じた。

　2020年12月6日にwebで開催された理事会でもこのことが話題になり、「医療者の人員不足というが、感染者のベッドサイドにいるのはほとんどが看護師であり、足りないのは看護師だ」「他の職種の人は、ほとんど患者の側にはいない。そのために、様々な職種が行ってきた仕事までも引き受けざるを得なくなっている。掃除や洗濯までやらざるを得ない状況だ。看護職が看護に専念できていない」「それぞれのセクションから引き剥がして、説得や命令で人を動かしている状況だ。残った病棟でも人員は足りない」「その状況での人員不足が、看護師がコロナ病棟で働きたがらないのが原因であるというような論調に聞こえる」「差別や偏見も続いている。使命感で看護師たちは患者を看ているのに報われない」「看護師の実態がまったく伝わっていない」「看護師自身が社会に訴える必要があるのでは」と議論が白熱した。そこで、医師たちが発言することに任せず、日本看護管理学会として社会に訴えるべきではないかという結論に達した。

　誰に向けたメッセージにするかも話題になった。看護職、他の医療従事者、社会全体に向けたもの等、様々な議論があったが、最終的に国民に向けた「声明」という形で出そうということに決まった。国民に向け

る以上、取り上げてもらえないと発表してもむだである。そこで、率直に私たちの考えを伝えられる文面を作り上げ、声明「日本看護管理学会より国民の皆さまへ——ナースはコロナウイルス感染患者の最後の砦です」（表）を12月10日に発表した。

　この声明の反響は予想を超えて大きかった。厚生労働省の記者クラブにファックスで送信したときには、どこにも取り上げられなかったらどうしようかと考えていたが、新聞やネットニュース、ラジオで取り上げられ、SNSでも共有されていった。「看護管理者は、こんなことやってないで現場に来い」「文句言わずに働け」というような意見もあったが、少数であり、多くは肯定的な反応であったと感じている。

声明を発表して感じたこと

　今回の声明を発表して感じたのは、看護職の言葉はニュースリソースとして取り上げられにくいということである。看護師の仕事について医師が代弁し、社会はそれでよしとしている。複数の記者と話をする機会をもったが、「これまで病院に取材に行っても、看護師のインタビューはしてこなかった」とほとんどの記者は答えた。記者が看護師が新型コロナウイルス感染患者の看護をどのようにやっているかに興味をもたないのは、「医師の指示で看護をしている」という大きな誤解があり、医師に聞けばよいと思っているからであると感じた。したがって、記者たちは看護師がどのような仕事をしているかよりも、差別や偏見に興味をもっていた。

　言うまでもなく、新型コロナウイルス感染患者が悪化しないのは、看護職が専門的な知識を駆使して異常兆候を発見し、患者を看護しているからである。新型コロナウイルス感染下で患者の命と生活を守っているのは看護職である、という自負が私たちにはある。しかしながら、看護職がいなかったら、患者がどのような状況になっているか、私たち看護職は知っていても、社会は知らないのである。健気にがんばる優しい看

現場レポート

日々の暮らし

組織とコミュニティ

教育の現場では

私の「コロナ日記」

解説

コラム

表　声明文「日本看護管理学会より国民の皆さまへ」

日本看護管理学会より国民の皆さまへ
　　ナースはコロナウイルス感染患者の最後の砦です

　国民の皆さま、ナースが危機を迎えています。コロナウイルスに感染した患者さんの最も近くにいるのはナースです。この長期戦の中、ナースは身も心も疲弊してきています。コロナウイルス感染患者が増加すると、看護管理者は、一般の病棟を一旦閉じてコロナ対応病床にナースを移動させるしかありません。ナースたちは、今まで自分が看護してきた患者を同僚に預け、コロナ病棟に向かいます。ナースは防護服を着ているとはいえ、患者の頬に付くくらいに顔を寄せ患者の声を聞き、孤独に苦しむ患者の手を握り、時には尊厳ある死を迎えられるように寄り添います。ナースは、家族も面会できない患者の一番身近くで、患者の生命と生活を守るのです。

　私たちは、看護の専門職としての使命感で、コロナウイルス感染患者の看護にもう何ヶ月も携わっています。自分自身の感染の危険性と私生活、自分のキャリアに目を瞑り、時には自分の家族にも仕事の内容を隠し、コロナウイルスに感染した患者さんを看てきました。私たちは自分の仕事を全うするだけですので、感謝の言葉は要りません。ただ看護に専念させて欲しいのです。差別や偏見はナースに対してフェアな態度でしょうか？なぜナースたちは、看護していることを社会の中で隠し、テレビに出るときにはモザイクをかけなければならないのでしょう。これでは、潜在しているナースも復帰をためらいます。

　報道等では、ナースが足りないと言われています。防護服を着て、コロナ感染患者の病室に入る仕事の多くをナースが担っています。しかし、医療現場を守るのはナースだけではありません。チーム医療を構成する多くの職種の人々との協働体制を、取り戻す必要があると考えます。看護の仕事に専念させていただくためにも、関連職種の皆さまに、ぜひご協力をお願いいたします。

　私たちナースは、皆さまにこの長い戦いを、コロナウイルス感染患者とともに歩き続けられるように助けていただきたいのです。

　国民の皆さまにお願いいたします。
● 皆さまには、ご自分の健康と医療現場を守るため、なお一層の慎重な活動をしていただきたい。
● 医療専門職として、感染予防には留意しております。私たちを偏見の目で見ることはやめていただきたい。
● また、もしも一旦仕事から離れている私たちの仲間が、看護の仕事に戻ってこようと思うときには、周囲の方にはぜひご理解いただき、この窮状を救う意志のあるナースを温かく送り出していただきたい。

　ナースは、コロナウイルス感染患者の最後の砦です。ご協力をお願いいたします。

2020 年 12 月 10 日
一般社団法人 日本看護管理学会
理事長 別府千恵

護職としてだけではなく、「看護」という専門性に立脚した職務を果たしていることを、今後も社会にアピールする必要があると、この声明の発表を通じ、改めて感じた。

学術集会ってなんだろう？
──新型コロナウイルス感染拡大下における イベント開催のあり方

学術集会・各種イベント開催サポート会社

小島 優子（仮名）

現場レポート

日々の暮らし

組織とコミュニティ

教育の現場では

私の「コロナ日記」

解　説

コラム

　私は看護師・保健師の資格をもち、主に医療・保健・看護・福祉関係の学術集会や各種イベントの開催サポートを行っている。このたびの新型コロナウイルス感染拡大は学術集会やセミナーなどの集合型イベントにも大きな影響をもたらした。記憶が新しいうちに、感じたことや考えたことを記したい。

意思決定の難しさ

　学術集会や各種イベントを現地開催にするか、延期か、中止か、オンライン開催にするのか、といった大きな前提となる開催方針の意思決定がそもそも難しかった。その方針が決まらないと、入金済みの参加者や発表者、講師・座長、協賛企業や後援団体への対応等を決めることができず、そのぶん問い合わせも増える。

　ただ、困難な状況であることは参加者やすべての関係者に共有されており、非難されるようなことはほとんどなかった。時間をかけ、精魂を込めて準備してきた主催・運営側としては、通常開催がかなわず心が折れそうななか、労いや同情的な言葉に感謝するばかりであった。

1. 先の読めない状況のなかで、先のことを決める

　感染拡大初期の2月には、3月初旬の現地開催に向けて、政府発表に鑑みながらできる限りの感染予防対策を講じたり、関係者への連絡・告知や問い合わせ対応等に奮闘していた。その頃は大変だなと思っていたが、振り返ってみると、開催日が近いために状況はその時点と大きく変わらないであろうということが前提となっており、開催に向けた対応やスタッフの意思統一がしやすかったと感じる。

　難しいのは数か月後や1年以上後の開催判断である。学会としては「できれば現地で開催」というところからスタートし、状況によって「無理ならば延期やオンラインでの開催を検討する」ということが多いが、それは感染拡大状況や社会的な対応の必要性についての予測ができないからだ。

　経費的な問題は特に大きい。会場費を支払わないと会場が確保できないが、時間が経つとキャンセルできない（返金がない）ことがほとんどで、無用な会場費支出を避けるためには早めに会場利用の有無を判断する必要がある。オンライン開催にも思いのほか費用がかかるため、両輪での準備は経費も労力もかかってしまう。

2. 意思決定にかかわる人々、それぞれの事情や気持ち

　開催の意思決定には様々な立場の方がかかわっていて、それぞれの事情や気持ちがある。大きな方針決定は理事会決定を待つ必要があることがほとんどだが、実際に準備を進めてきた事務局とは温度差やイメージのずれがあったりして、なかなか決定できないこともあった。

　現地開催が絶望的ななかで、様々な工夫を凝らして準備してきた会を形にすべくオンラインで開催したいと考えていたある大会長も、結局は事務局スタッフの負担を考慮し、誌上発表のみにすると決断された。期待を込めて準備されてきた様子を見てきただけに、とてもせつないことだった。

　事務局スタッフが現場の方々である場合、感染症対応でまったくゆと

りがない状況であり、大学の先生方も特に4月からはオンライン授業の準備や実習調整等で大わらわであった。

　このような状況のなか、私の役割は学術集会の進捗管理と心得、事務局の皆様にあまり負担とならないように考えて提案や督促をしたつもりだが、本当はどうしたらよかったのだろうかといつも思う。

3. オンライン開催のイメージをもってもらうまでが難しい

　オンライン開催にするかどうかを検討するにも、どのようになるのかイメージができなければ検討が進まない。

　以前から時々、学術集会の開催サポートの仕事は保健師の仕事と似ている部分があるように感じていた。主体は相手であり、相手が納得して意思決定ができるよう、やりたいことや思いが実現できるよう共に考え、相手の状況に合わせて方策を提案したり説明したりする。学術集会開催、オンライン開催についても、何を大切にしたいのかを確認して開催方法を一緒に考え、実際にオンラインでの実施に触れる機会をつくり、前提がどこまで共有されているかを確認しながら、具体的な手順を説明したりしてイメージをもってもらう必要があった。さらに、例えば会議で一方的に説明するだけでは各自がイメージする内容が異なっているようで、意見の整理・調整や橋渡しが必要な場面もあり、家族間の意思決定支援のようだとも思う。

　これらの過程を私が十分実施できたとはいえないが、オンライン開催の増加により今後はイメージがもちやすくなるのかもしれない。いずれにしても、主催の方々が心配や不安を感じることなく、新しい形での準備・開催を楽しんでもらえるようにサポートしたいものである。

オンラインでの学術集会開催

1. 今、自分ができることを

　感染拡大の状況のなか、自分が専門職でありながら現場に立たないこ

現場レポート

日々の暮らし

組織とコミュニティ

教育の現場では

私の「コロナ日記」

解説

コラム

とへの後ろめたさや引け目があったが、自分ができることが巡りめぐって世の中の役に立てればと思いながら、オンライン開催の準備を進めていた。

　その後、中止も視野に入れて検討していたという学会のオンライン開催を手伝うこととなり、発表者の協力を得て無事に開催にこぎつけた。プレゼン資料が掲載され、web掲示板等で質疑応答や意見交換がなされているのを見ると、これだけのものがまったく存在しなかったかもしれないのは本当にもったいないことで、開催の場をつくる手伝いができたことをうれしく感じた。

2. 参加の不安を軽減したい

　参加者としては「オンライン」は得体がしれなくて不安であろうと思い、できるだけ安心してもらえるよう、事前にイメージしてもらえるように心がけている。「オンデマンド配信」「ライブ配信」などの言葉は、意味がわかればそれだけでイメージがつくが、言葉に慣れていない人にとってはそれを見ただけで難しそう、わからない……といった反応が出る可能性もあり、様々な背景の人々を対象に説明する難しさも感じた（こういう点も保健師っぽいと思う）。

3. しかし不安ばかりではなかった

　オンライン開催をされた学会に協力していただき、アンケートを実施した。オンライン開催と聞いてどう感じたかを尋ねると、「中止かと思っていたので、オンラインでも開催されると聞いてうれしかった」「わくわくした」「興味があった」といった声も多くあった。ネガティブな方向にばかり気をとられて心配していたが、開催に対するポジティブな気持ちがあったことにも気がつき、そのような気持ちも大切にしなければと改めて感じた。

4. ツール利用のハードルは残る

オンラインツールの利用には非常に悩んだ。特にZoomはセキュリティ問題が指摘されているなか、その手軽さから利用者が増加し、数の波に飲み込まれてしまうような気持ちがしていた。

その後、それまでに指摘されていたセキュリティ問題を解決したバージョン5.0がリリースされ、セキュリティ対策は続けられている。現在、多くの学会でZoomが利用されているが、初めての方にとってはまだまだハードルが高い。開催をサポートしたオンライン学会でも、どうしたらよいのかわからず接続しなかったという方もいた。気軽に接続が試せる機会を何度か確保できるとよいのではないだろうか。

オンライン学会への参加

私がオンライン学会に参加してみた経験から感じたこと、考えたことを以下に記す。

1. 積極的・能動的に参加できるか

オンライン開催では、多くの場合は1人でパソコン等に向かい、ログインしてページを開き、ページをクリックして興味のある演題を選択して視聴することになる。これらが思いのほか腰が重く、面倒に感じた。(行くまでの時間や費用を棚に上げて) 現地参加のほうが楽だと思ってしまう。

現地開催であれば、ひとまず会場に入れば、そのときに開催している講演やポスター発表などの知のシャワーを浴びることになるし、周囲の人々も学会に参加する雰囲気で、「参加するぞ。たくさん吸収して帰るぞ」という気分になる。しかしオンライン開催では、そのような気持ちになるまでに時間がかかる気がした。積極的・能動的に参加できるような仕掛けが必要かもしれない。少なくとも、プログラムの一覧は印刷物として手元にほしいと感じた。

同施設内の参加者が集まり、大きなスクリーンで意見交換をしながら

現場レポート

日々の暮らし

組織とコミュニティ

教育の現場では

私の「コロナ日記」

解説

コラム

視聴できてとてもよかったという報告もいただいた。そのような参加の形もおもしろそうである。

2.「いつでも見られる」の功罪

　学術集会の参加登録や演題登録は締め切り1週間前あたりからぐっと増えるが、それまではあまり増えず、必要に迫られてやっと対応する方が多いように思う（自分もそうである）。

　オンラインの強みとして、オンデマンド配信で「いつでも見られる」ことがある。遠方の方や子育て中の方なども都合をつけて視聴できるのはメリットだが、一方で「いつでも見られると思っていて、結局見なかった」につながるのではないだろうか。参加者には視聴のスケジューリングを勧めたい。

　参加者にとっては、「○日○時」と指定してもらったほうが覚悟を決めて参加できる、ということもあるのかもしれないと感じた。

学術集会とはいったい何か

　改めて、なぜ学術集会に参加するのだろうか。新しい知見を得るだけなら、ほかにも様々な方策があるのではないか。オンライン開催は距離や時間の制約が少なくなり参加しやすい側面もあるのに、現地開催を期待してしまうのはなぜか。交流が重要というならばオンラインでも交流はできるのに、実際に顔を合わせて話したいと思うのはなぜなのか。情報交換のスピード、相互性、直接性、そして積極性の喚起などがキーであるようにぼんやりと感じるが、求められているものがいったいなんなのか、まだはっきりわからずにいる。

　しかし前述のアンケートでは、「オンライン開催であっても、学術集会の本質は変わらないと感じた」という心強い回答があった。今後、さらにあり方が変わっても、そのように感じてもらえる会の実現につながるサポートができればと思う。

COVID-19と人生会議 / ACP

一般社団法人日本老年医学会倫理委員会エンドオブライフに関する小委員会 委員 /
香川県立保健医療大学保健医療学部看護学科 教授

片山 陽子

ACPとは

Advance Care Planning（以下、ACP）は、将来の医療・ケアについて、本人を人として尊重した意思決定の実現を支援するプロセスである。ACPの実践目標は、本人の意向に沿った、本人らしい人生の最終段階における医療・ケアを実現し、本人が最期まで尊厳をもって人生を全うすることができるよう支援することである。ACPの実践のために、本人と家族等と医療・ケアチームは対話を通し、本人の価値観・意向・人生の目標などを共有し、理解したうえで、意思決定のために協働することが求められる[1]。

わが国では、2018（平成30）年3月に「人生の最終段階における医療・ケアの決定プロセスに関するガイドライン」（厚生労働省）が改訂され[2]、そのなかにACPの考え方が組み込まれたことから、ACPという言葉が医療関係者を中心に認識されることとなった。また、ACPは欧米より発展してきたものであり、ACPの用語そのままでは理解しにくいことから、わが国ではその普及・啓発のため、厚生労働省は2018年11月にACPの愛称を「人生会議」と選定し、11月30日を人生の最終段階における医療やケアについて話し合う人生会議の日とした。

ACPの実践において、医療・ケア提供者はACPファシリテーターとして、本人の価値観や意向、人生の目標に一致した医療・ケアを提供す

現場レポート

日々の暮らし

組織とコミュニティ

教育の現場では

私の「コロナ日記」

解説

コラム

るために、本人、家族等、医療・ケアチームと共に、本人中心の意思表明や意思決定ができるように対話を促進する役割を担うことが求められている。

　ACPの開始時期については、日本老年医学会のACP推進に関する提言書[1]において、「人生の最終段階を見据え、がんか非がん疾患かを問わず、通院あるいは入院にて医療を受けている本人はその医療機関において開始することが望ましい。また、医療を受けていない高齢者においても、要介護認定を受ける頃までにはACPを開始することが望ましい。すでに介護施設に入所している高齢者においては、その施設において直ちにACPを開始すべきである」と提示している。本来、ACPの実践はより早期に開始することが望ましいが、各個人の状況を考慮することが必要であり、医療・ケア提供者がその開始を無理強いするものではなく、まして、医療・ケア提供者が、確認しておかなければ困るという、その都合によって、本人の準備性を無視して強制的に開始するものではない。

COVID-19流行期におけるACPの必要性

1. 自分ごととして考えたいACP

　COVID-19流行期においては、感染を拡大させないこと、医療崩壊を招かない対策が不可欠であることは言うまでもない。COVID-19の治療においては高度医療の提供に必要な医療資源の不足が懸念されている状況があるが、その懸念の払拭だけをACP実践の第一義的な理由として開始したり、暦年齢のみを基準に医療現場でトリアージし、本人の「最善の医療およびケア」を吟味することなく、本人がもつ本人にとって最善の医療・ケアを人生の最終段階まで受ける権利を侵害してはならない。

　あくまでもACPは、本人の意思を尊重し、人生を最期まで尊厳をもって生ききるために、より早期に開始することが重要であり、COVID-19の流行はその必要性をより高めた。今後、誰もがCOVID-19に罹患したり、濃厚接触者となる可能性があるため、この状況においても、より適

切に ACP を実践することは誰にとっても必要といえる。

2. COVID-19の特徴とACP

　COVID-19に罹患し肺炎を発症した場合、急激に呼吸困難や呼吸不全を伴い重症化・重篤化してしまうことがある。呼吸困難などの症状は、言語的なコミュニケーションそのものを困難にし、本人の意向を確認できなくなると推定される。また、症状が短期間のうちに悪化し、死に至る危険性もある。それらの経過等を予測しながら予め対応することは容易でなく、時間的な余裕もないなかで、医療やケアの方針を選択・決定することの困難性は高い。

　さらに、COVID-19に罹患すると、医療機関や施設などにおいて家族等との面会が制限される状況が生じており、適切にACPを実践する環境が整わない。COVID-19発症後は、本人、家族、医療・ケア提供者が時間をとりながら十分に話し合いを行うために物理的環境を整えることも、その機会を確保することも難しい。これらの背景は、より早期のACPの実践や、医療・ケア提供者が多職種で連携・協働して実施する重要性、ACPを実践する支援者を重層的に支援する必要性を高めたといえる。

　このようななか、日本老年医学会では、欧米において医療資源を公平・公正に配分する考え方として暦年齢をトリアージの指標の1つとして方針を策定したところがあること、ACPの実践がなされていない場合、本人の意思を確認したり推定することができない状況で、医療やケアの方針を家族が不安とともに決定することになり、本人を最期まで人として尊重する医療・ケアの実現が困難となることを懸念し、「新型コロナウイルス感染症（COVID-19）流行期において高齢者が最善の医療およびケアを受けるための日本老年医学会からの提言―ACP実施のタイミングを考える」[3]（以下、提言）を2020年8月に提示した。学会の性質上、提言は対象者本人を高齢者と想定して、高齢者の特性を踏まえた内容であるが、その内容の骨子は高齢者のみに適用するものではなく、どの年代においても必要なことである。

紙面の都合上、以下では本提言[3)]を抜粋して紹介し、COVID-19流行期におけるすべての成人を対象に、今このときに必要な実践として、ACPの具体的実践と家族・介護者への支援を中心にそのポイントを述べる。

COVID-19流行期におけるACPの具体的実践

提言[3)]では、COVID-19を発症した者に対して、①本人・家族との医療情報共有と積極的な意思決定支援が必要であること、②本人と家族および医療・ケア従事者とのコミュニケーションの確保が必要であること、を提示している。

1. 適切な医療情報の提供と共有

COVID-19を発症し、医療選択が必要なとき、治療や経過に関する情報を本人と家族が十分に理解できるように提供する必要がある。積極的な治療を選択した場合は、その治療で改善した場合も身体機能などに及ぼす影響について、一方、積極的な治療を選択しなかった場合は、目指すゴール、療養の場、経過、緩和ケア・エンドオブライフケアの内容に関する情報が理解できるように本人・家族と情報共有し、本人にとって最善を目指すべく意思決定を支援すべきである。

適切な医療の選択には、適切なタイミングと量の情報提供が必要である。しかしながら、本人や家族が、心身状況が不安定ななかでは、それらの情報を正しく受け取ったり、吟味できないことも多いことを看護師は理解し、本人・家族はどのように情報を理解しているかを常に確認しながら、わかりやすく説明したり、本人・家族の意思を代弁するなどの役割が求められる。

2. 積極的な意思決定支援

COVID-19は急激な症状変化が生じる可能性があり、転帰を予測する

ことの難しさは先に述べた通りである。病気への心構えがないまま医療・ケアの選択を迫られるため、その選択は難しい状況となる。時間が経過し、症状が進行すればするほど、本人が意思表明することが困難となることを勘案し、より早期から積極的に意思決定を支援することが重要である。

　しかしながら、選択・決定を迫られる本人と家族の心理的な苦痛を考え、積極的な意思決定を支援するが、選択が差し迫っている状況であっても決定を急かすことは慎みたい。看護師は、COVID-19の罹患によって本人・家族に心理的な動揺が生じ、おかれている状況の理解だけでなく、自分の思いを振り返りながら、自分が何を望むのか、なぜそう考えるのかを思い起こすことが難しくなっていることを考慮して、本人・家族の状況理解の促進と、本人の意思が伝えられるように支援する役割がある。

3. コミュニケーション確保への努力

　COVID-19流行時には、介護施設・病院などに入所・入院中の本人への面会自体が制限される場合がある。本人と家族および医療・ケア提供者とのコミュニケーション不足は、身体・心理状態に関する迅速な情報収集の遅延をきたすのみならず、ACPの実践にも支障をきたす[3]とされる。

　すでに様々な施設や病院では、電話やICT（情報通信技術）を活用するなどして、感染予防に配慮したうえで少しでもコミュニケーションをとる努力をしている。看護師は、COVID-19流行時だから仕方がないとあきらめることなく、感染予防に努めながら、コミュニケーションをとれる方法について、多様なコミュニケーションツールなども含め、最新の情報を収集しながら検討していくことが求められる。そして、本人が自分の意思を表明しにくい状態であっても、少しでも本人が示す反応に耳を傾けたり、家族等から本人の意思を知る情報を得るように努め、得た情報について記録で残すなど文書化し、その内容を意思決定を支援す

るチームで共有する。

4. 情報の共有

　COVID-19の流行時には、遠方に居住する家族が帰省できなかったり、本人・家族が発熱するなどした場合には介護等のサービスが受けられない時期が生じることもあるなど、COVID-19の影響によって通常よりも得られる情報が少ないことが推定される。だからこそ、医療・ケアチームのメンバーが個々に得た情報は、そのおのおのが本人の意思を形成する大切なピースであることをより強く認識し、共有しなければならない。

　すでにACPを実践しており、なんらかの意思を表明していた場合は、その内容を療養場所が移行しても引き継ぎ、場を超えて本人の意思をつなぎ、尊重できるようにする仕組みが必要である。本人の意思をつなぐため、地域における情報共有システムを構築するとともに、多職種チームでの連携に努め、状況が変化するたびにACPを継続して繰り返し実践しなければならない。

5. 人工呼吸器装着と離脱の意思決定支援と緩和ケア

　COVID-19が重篤化した際には、人工呼吸器の装着が必要となる場合がある。提言2.3「ガイドラインに準じた適切な人工呼吸器装着・離脱のアプローチが必要である」では、人工呼吸器の装着は医学的な判断とともに、ACPによって得られた本人の意思を尊重して行う、と提示している[3]。そして、人工呼吸器の使用を拒否する本人の明確な表明がない限り、治療効果を確認するために人工呼吸器を装着し、治療を行うことが必要であるが、医学的に適切な判断に基づき不良な転帰が明白となった場合は、本人にとって有益でなく、かつ負担となる治療を終了して看取ることは、適切な意思決定プロセスを経ることによって可能であり、本人の尊厳を守るために必要だと指摘している。また、人工呼吸器を外す際には、呼吸苦を与えることがあってはならず、苦痛を緩和する処置

や適切な安寧のケアを実施することを提示した。

　COVID-19が重篤化した際には、人工呼吸器の装着について検討する必要が生じることを想定し、これらのことをACPのプロセスにおいて、よく話し合う。

家族と介護者に対する適切なケアの提供の必要性

　COVID-19を発症した場合、エンドオブライフにおいても本人と家族からコミュニケーションの機会を奪い、大切な別れの時間と空間を奪うことがある。提言[3]では、エンドオブライフに寄り添えない家族の苦痛を理解し、極めて厳しい状況で意思決定を行い苦悩する家族に寄り添い、家族への支援ができる医療・ケア従事者の教育が必要であることも指摘している。

　このように、エンドオブライフケアに家族が参加できない場合には、悲嘆のプロセスを妨げ、喪失体験を複雑化する危惧がある。このような体験は家族自身のACPの実践にも負の影響を及ぼしかねない。その意味でも、家族や介護者に対する適切なケアの提供は、ACPの実践プロセスとして重要である。

ACPを実践する医療・ケア提供者への重層的な支援

　COVID-19の発症による影響は多大で、多岐にわたる。また、医療資源は有限であり、その資源配置も地域などにより格差があるため、本人が望む医療・ケアが実施できないこともあろう。この状況下においても、本人を人として尊重した意思決定ができるように、医療・ケア提供者は真摯な姿勢で可能な限り対応することが求められている。

　これまで述べた通り、COVID-19の流行期においてACPを実践することは、とても重要かつ不可欠であるが、予測不可能な急激な変化を伴う状況でのACPの実践は、通常よりも支援者にとって負担が大きい。感

現場レポート

日々の暮らし

組織とコミュニティ

教育の現場では

私の「コロナ日記」

解説

コラム

染リスクに向き合いながら真摯に働いているにもかかわらず、医療・ケア提供者への偏見や差別的発言が聞かれるとの報道もある。そのようななかでACPの実践をファシリテートする医療・ケア提供者もまた、本人・家族と共に苦悩しながら支援していることが多い。よりよいACPの実践を行うには、支援者である医療・ケア提供者自身も、常に重層的な支援を受けられる体制を構築することが必要である。

　医療・ケア提供者が自ら支援を受けられる体制を整えたうえで、より早期からACPを実践し、COVID-19の流行期においても本人の意思を尊重した医療・ケアを人生の最期まで受けることができるように、本人・家族と可能な限りのコミュニケーションを確保することが必要である。そして、多職種が連携・協働して、本人・家族の身体的・心理的・社会的・スピリチュアル的な苦痛を緩和しながら、質のよい対話に基づくACPの実践を行うことが求められている。

●引用文献

1）一般社団法人日本老年医学会倫理委員会「エンドオブライフケアに関する小委員会」：日本老年医学会「ACP推進に関する提言」，2019.
https://jpn-geriat-soc.or.jp/press_seminar/pdf/ACP_proposal.pdf

2）厚生労働省：「人生の最終段階における医療・ケアの決定プロセスに関するガイドライン」の改訂について，2018.
https://www.mhlw.go.jp/stf/houdou/0000197665.html

3）一般社団法人日本老年医学会倫理委員会「エンドオブライフケアに関する小委員会」新型コロナウイルス対策チーム：新型コロナウイルス感染症（COVID-19）流行期において高齢者が最善の医療およびケアを受けるための日本老年医学会からの提言―ACP実施のタイミングを考える，2020.
https://jpn-geriat-soc.or.jp/coronavirus/pdf/covid_teigen.pdf

教育の現場では・・・・・・・・

- ●大学・教員
- ●学生
- ●現任教育

教育機関への影響
── 日本看護系大学協議会の取り組み

一般社団法人日本看護系大学協議会 副代表理事／三重県立看護大学 学長

菱沼 典子

　学生と教職員が集まって授業や行事が進むことが当たり前だった教育の場で、校舎に入れない、教育ができない、研究ができないという事態が生じた。2019年度末から教育へ影響が出始め、卒業式がないまま新型コロナウイルスに直接かかわる現場へ卒業生を送り出すのは、教職員にとっては心が痛むものであった。新年度も感染状況によっては、学生が登校できない状況からの出発となった。

　日本看護系大学協議会には、看護学の教育課程を有する大学から287課程が加入（2020年5月現在）しているが、本協議会では、2020年3月から8月の間に、新型コロナウイルス感染症に特化した、学生・教職員へのメッセージ2件、緊急メッセージ1件、要望書3件を発出し、また会員校へのweb調査を3回行った。

教育の継続と看護職の輩出の確保

　3月10日に会員校に、学生へは感染防止策の注意喚起と春休み中の行動への注意、教職員へは学生に不利益が生じないよう、文部科学省、厚生労働省からの通知をリストにして周知するメッセージを出した。このなかで特に4年生に対し、海外への卒業旅行後、2週間の健康観察期間をおくこと等、医療者としての心構えを伝えた。3月31日にも新年度に

向けて、教育の継続と就職への配慮、医療者としての行動等について、メッセージを出した。

緊急メッセージは本協議会の姿勢を示したもので、①教育の継続、②看護職への応援、③必要な安全対策の強化、④看護職や家族に対するハラスメントへの抗議、⑤看護職の国家試験受験資格にかかわる規則の弾力的運用、⑥新型コロナウイルス災害から感染看護学と災害看護学を学ぶ取り組み、⑦看護系大学にかかわるすべての看護職は可能な看護活動を行おう、の7項目であり、4月15日にホームページ上で発表した。

会員校が受けた教育への影響

会員校に対し、「新型コロナウイルスの感染拡大にかかる看護系大学への影響及び対応に関する調査」を、3月10日からと、3月31日からの2回実施した。その結果はホームページで公表した[1, 2]。2回の調査の概要と、共通する項目の結果を**表**に示す。

1回目の調査では、入学試験で「特別な対応をした」が57.6%、「通常通り」が42.4%、卒業式は「変更して開催」が51.8%、「中止」が43.5%であった。入学式の予定については「変更して開催」が25.9%、「中止」が28.2%、「検討中」が43.5%であった。

2回目の調査では、2019年度中の看護師免許に係る実習について、「予定通り実施した」が75.2%、「変更して実施した」が10.3%、「一部実施できていない」が13.7%であった。助産師免許に係る実習は、70件の回答のうち92.9%が実施できていた。新学期の授業開始や学事暦を88.9%が変更し、10.3%は変更なしであった。また、学生への感染拡大防止策は、不要不急の外出の自粛を「ホームページ等で呼び掛けている」が93.2%、「教員が呼び掛けている」が67.5%だった。

実習の日程も含め、年間のカリキュラムが完成し、卒業生を送り出し、新学期を迎える時期に、行き先不透明なまま、学事暦や教育方法を変更する、感染者が発生した場合の対応を検討する、実習をどうするかを検

現場レポート

日々の暮らし

組織とコミュニティ

教育の現場では

私の「コロナ日記」

解説

コラム

表　新型コロナウイルスの感染拡大への看護系大学の対応

	第1回調査			第2回調査		
調査期間	2020年3月10日〜3月16日			2020年3月31日〜4月6日		
回収数（回収率）	85（30.0%）			117（41.3%）		
感染者が発生した場合の対応	決定 1.2%	検討中 83.5%	未検討 12.9%	決定 47.9%	検討中 45.3%	未検討 6.8%
授業への対応	対応済 8.2%	検討中 58.8%	未検討 32.9%	講義		
				変更決定 72.6%	検討中 19.7%	変更なし 7.7%
				演習		
				変更決定 49.6%	検討中 35.9%	変更なし 12.8%
実習への対応	対応済 29.4%	検討中 47.1%	未検討 22.4%	変更決定 47.9%	検討中 34.2%	変更なし 15.4%
実習施設への対応	—			対応済 29.9%	検討中 56.4%	未検討 12.8%
就職活動への影響	あり 23.5%	一部あり 36.5%	なし 38.8%	・インターンシップの中止・延期：80件（68.4%） ・就職説明会の自粛：66件（56.4%） ・移動自粛で就職試験受けられず：21件（17.9%） ・首都圏から帰宅後の外出自粛対応により、試験受けられず：9件（7.7%）		

討するという、大きな負荷が教員にかかっていた。一方、学生も、春休み中も自粛生活と自己の健康管理への責任を求められた。

　その後、国の対策や各地域における感染状況により、大学ごとの違いはあったが、多くの学生は大学構内に入ることができず、遠隔授業が実施された。これには大学の設備、教員の準備、学生側の受信環境の整備も必要であった。新入生が1日も大学構内に入れないまま、開講が遅れたところもあった。

　さらに3回目の調査として、8月4日から18日に、4年生が在籍する265校を対象に「2021年3月卒業予定の4年生における臨地実習（必修科目）についての調査」を行った。回収数は222（回収率83.8%）であっ

た。4月から7月に予定されていた4年生の実習は、各大学のカリキュラムにより、領域別実習と総合実習の総計695科目であった。そのうち「学内実習に変更」が74.1%、「内容・期間・時期等を変更して臨地で実施」が18.8%、「計画通りに実施できた」のはわずか1.9%であった[3]。

関係機関等への働きかけ

　教育を継続し看護職を輩出するためには、関係機関との連携が重要との認識の下、以下の要望書等を提出した。なお、1. と 2. については、日本私立看護系大学協会からも同様の要望等がなされた。

1. 新型コロナウイルス感染拡大に伴う看護系大学における教育の質保証と卒業生の確保への対応について［確認と要望］（文部科学省・厚生労働省あて、2020年5月1日付）[4]

　2月28日に文部科学省・厚生労働省から実習科目の取り扱いの通知があった。その内容の確認と、実習の代替教授法にかかる環境整備と就職に関する要望とを行った。

　確認事項は、①学内演習等の代替により、各大学の責任において単位を認めた場合、国家試験受験資格を認める、②届け出ていない実習場も認める、③助産師にかかる実習を代替で単位認定した場合も国家試験受験資格を認める、の3点で、これは6月に2月28日の文書が再度示され、確認できた。

　要望事項は、①遠隔授業やシミュレーション教育等の環境整備への補助、②4年生の就職活動への配慮、の2点であった。

2. 2021年度看護職採用試験・手続き等への配慮について［依頼］（2020年5月1日付）[5]

　採用側の全日本病院協会をはじめ18団体あてに、新型コロナウイルス感染症にかかる、採用試験への配慮を依頼する文書を送付した。イン

ターンシップの中止等による情報の不平等、移動自粛要請による不平等が課題（**表**参照）となっていたため、学生に不利益がないよう依頼した。

依頼内容は、①移動自粛にかかる受験機会の不平等や、web 面接等での通信環境格差による不公平が生じないこと、②説明会、インターンシップ等に代わる資料や説明の機会の確保、③健康診断書の提出を受験時に必須としない配慮、④郵送による採用にかかる書類の遅延等への柔軟な対応、の4点であった。

3. 新型コロナウイルス感染症拡大の影響により臨地実習に影響を受けた令和3年度新人看護職研修の支援に関する要望書（厚生労働省あて、2020年8月25日付）[6]

8月に実施した調査により、2020年度の4年生は、最終学年で現場に出ないまま就業する学生が多い可能性が高いことがわかった。各大学で単位を認定できる到達度は確保するが、4年生がスムーズに現場で働けるように、新人研修に例年とは異なるプログラムや配慮を求めることとした。4年生の実習状況の調査結果を示し、新人研修への予算措置を医政局長あてに要望した。

内容は、①新人看護職が研修に専念でき、経験のある看護職に過度の負担がかからないよう、人員補充と必要経費の確保、②新人看護職研修は都道府県の地域医療介護総合確保基金によって実施されるが、これに加え、国の事業として研修の必要経費を補助、③新人看護職が心身ともに健康で安心して研修に専念できるよう、医療機関での支援体制の強化を国の事業とし予算化する、の3点である。この要望については、文部科学省、日本看護協会へも報告し、連携を依頼した。

4. その他

このほか、例年提出している自民党看護問題対策議員連盟総会への要望書（2020年4月28日付）[7]に、新型コロナウイルス感染症関連で、臨地実習の代替教育への補助と、生活に困窮する学生への支援を加えた。

＊

　今、各大学では、目の前の日々の教育のために、新たな教育方法の開発・試行、特に臨地実習に関するこれまでにない取り組みをしている。このコロナ禍の経験を、看護学教育を考え直す機会ととらえ、本協議会も関連機関と協働しながら、コロナ後の教育を検討していきたい。

　なお、本文中の調査や要望書等は、すべて本協議会ホームページに掲載しているので参照されたい。

> ● 新型コロナウイルス感染症の対応と情報提供
>   https://www.janpu.or.jp/virus-info/
> ● 要望書　https://www.janpu.or.jp/activities/view/

●引用文献
1）日本看護系大学協議会：新型コロナウイルスの感染拡大にかかる看護系大学への影響及び対応に関する調査結果，2020年3月17日．https://www.janpu.or.jp/wp/wp-content/uploads/2020/03/coronavirus-cyousakekka.pdf
2）日本看護系大学協議会：新型コロナウイルスの感染拡大にかかる看護系大学への影響及び対応に関する調査結果 第2弾，2020年4月8日．https://www.janpu.or.jp/wp/wp-content/uploads/2020/04/coronavirus-cyousakekka2nd.pdf
※ 1）2）の調査結果は速報値を示したものであり、文中の数値とは異なる。
3）日本看護系大学協議会：2020年度看護系大学4年生の臨地実習科目（必修）の実施状況 調査結果報告書，2020年9月25日．
　　https://doi.org/10.32283/rep.598a3d11
4）日本看護系大学協議会：新型コロナウイルス感染拡大に伴う看護系大学における教育の質保証と卒業生の確保への対応について（確認と要望），2020年5月1日．https://www.janpu.or.jp/wp/wp-content/uploads/2020/05/JANPUyoubousyo-MEXTMHLW.pdf
5）日本看護系大学協議会：2021年度看護職採用試験・手続き等への配慮について（依頼），2020年5月1日．https://www.janpu.or.jp/wp/wp-content/uploads/2020/05/saiyouhairyoirai-JANPU.pdf
6）日本看護系大学協議会：新型コロナウイルス感染症拡大の影響により臨地実習に影響を受けた令和3年度新人看護職研修の支援に関する要望書，2020年8月25日．https://www.janpu.or.jp/wp/wp-content/uploads/2020/08/youbousyo-MHLW20200825.pdf
7）日本看護系大学協議会：要望書，2020年4月28日．https://www.janpu.or.jp/wp/wp-content/uploads/2020/04/20200428FormalReq.pdf

コロナ禍における
教育の継続とその対応

東京都内看護系大学 教員

如月 弥生（仮名）

感染拡大による大学への影響が生じ始める
［2020年2〜3月］

　海外でCOVID-19が流行し始め、日本においても徐々に拡大傾向となるなか、大学は年度末であったことから、講義への影響はほぼなかったものの、諸行事の時間短縮や中止が決定された。

　2月28日付で文部科学省・厚生労働省の事務連絡により「新型コロナウイルス感染症の発生に伴う医療関係職種等の各学校、養成所及び養成施設等の対応について」が通知され、自領域大学院において実施中であった実習は中断となった。

緊急事態宣言発出による自宅学修
──講義開始準備から講義再開後［3〜5月］

　新型コロナウイルス感染拡大に伴い、短期的な収束は見込めないことが明らかとなりつつあった3月中旬〜下旬にかけて、4月以降の講義や実習についての検討が始められた。東京都は日本国内で最も感染者が多く、動向を注視しつつ日々検討を重ねていった。

当校では幸い講義動画録画システムが完備されていたものの、その実用に向けては、新たに配信システムを構築していくことが必要であった。そして、従来の対面講義の形態から、動画配信講義となることにより、様々な検討および準備が必要となった。また、看護教育において、対面での講義や演習が中止となることは、対人援助職における教育の質の担保という点で非常に大きな課題であった。

　これまで未実施であった動画配信講義に加え、オンライン（リアルタイム）講義を行うにあたり、学生のIT活用における学修環境を確認し、課題など必要な資料は送付するなどしながら対応した。

　学生は、4月以降も感染拡大による影響のため、登校ができない状況となった。年度初めのオリエンテーションを実施し、学修環境を早急に整備した後、4月第2週目より新年度の講義が開始された。これまで学生、教員共に未経験であった動画配信による講義は、双方共に慣れるまでに多少時間を要する状況であった。

　学生、教員共に生活が一変するなかであっても、限られた時間内で膨大な内容を学修していくために過密スケジュールとなる状況は、通学時と同様であった。そのため、時間割の再編をするとともに、オンラインフォームを活用した課題提出の実施や動画視聴状況の把握により、学生の学修状況を確認していった。

「新しい生活様式」での対面授業および実習の実施
[5〜7月]

　対面授業の開始に向けて、「3密（密閉空間、密集場所、密接場面）」を避けた学修環境の整備が必要であった。学生の使用する机にパーティションが設置され、隣り合わない配置の座席表が作成された。また、より密接を避けるために、1学年1教室の使用のところ2教室を使用し、教室間中継のシステムにより2教室同時進行での講義および試験を実施することが決まった。

さらに、感染対策に関するマニュアルに基づき、徹底した感染予防対策が講じられ、学生の対面授業の再開に向けて学生および教職員へのPCR検査が実施された。そして6月より、対面を必須とする演習やグループ学習のみを対象に、対面授業が開始された。

　対面授業の際には、マスクおよびゴーグルもしくはフェイルシールドの着用を徹底した。座席は指定制にし、使用した物品等はアルコールタオルで消毒、各教室には手指消毒剤を設置した。

　登校開始当初は、「3密」を避けるように学生に対して情報提供を随時行うとともに、教員が適宜学生を見守り、指導を行っていった。また、学生および教員は、日々の体調について健康調査票の記入を必須としており、体調不良の際には無理をして登校しないようにすること、体調不良による自宅待機については欠席扱いにならないことを共有するなど、学務課や学生健康管理室と連携した対応を現在も行っている。

コロナ禍における実習の実施運営

　7月以降に臨地での実習が再開され、実習施設との調整を重ねていった。実習施設ではCOVID-19患者の診療も行っているため、立ち入り制限が設けられており、可能な範囲において感染予防対策を講じながら実習を行うこととなった。打ち合わせでは、新型コロナウイルスの感染予防として、実習期間前から人混みや会食などを避けるよう注意喚起を行うことや、日々の体調管理に留意し、体調不良時には無理をして登校することのないように、という実習前の準備から、直接的ケアの実施の要件などを話し合った。

　登校ができない場合でもオンラインでの参加を考慮したり、実習スケジュールを変更するなどの工夫をした。私の所属領域においては、高齢者が対象者となることから、実習直前まで臨地での実習の可否を検討していたが、感染者数の増加などもあり、学生は患者の受け持ちは行わず、その代わりとして学内での事例展開や外来部門のシャドーイング実習を

行った。

　対面による学内での演習・実習における課題の1つに、医療用マスクや手袋、ガウン等のPPE（個人防護具）の確保があった。6〜7月頃は、医療現場でも特に確保が困難な時期であったため、必要なPPEについては、前年度に準備した予備等を活用しながら、実習運営と教育に使用するぶんについては大学が確保することが必要であった。

第2波、第3波、そして中長期的な教育を見据えて
［8月以降］

　「新しい生活様式」にも慣れはじめ、感染者数がいったんは減少に転じたように見えても、ひとたび気を抜くと、新規感染者数、ひいては重症者数の増加につながるかもしれない不安を抱えながらも、必要な教育は継続していかなければならない。全世界的な非常事態を目の当たりにして、人が当たり前の日常を安心して生活していくことができ、感染症のみならず、病いを抱えながらもそれぞれ暮らしを継続していくことができるためには、エッセンシャルワーカーである医療者が安全で適切な医療を提供できる社会であることが必要不可欠であることを、この数か月間で改めて痛感した。いずれ医療専門職として役割を果たすべく学ぶ学生の教育は、数日、数週間では目に見えた成果としては現れないが、数年後、時には数十年後にその成果が得られるものである。未来の姿を想像しつつ、今できる限りの教育を行っていくことが教育において重要なことであると考える。

　秋から冬にかけての3年次の各論実習においては、臨床の場で五感を最大限使いながら得られる学びが非常に重要であることに鑑み、感染予防行動をとりながら、臨地での実習を行っている。病棟における受け持ち期間の短縮、直接的ケアを実施する際にも、エアロゾルが発生するような吸引、口腔ケア等は行わないなど、医療を受ける側、提供する側、共に安全な実習運営となるよう柔軟な教育体制をとることを領域内の基本

指針としている。第2波、第3波を見越し、途切れることなく確実な実習を運営することが必要であり、教員も感染に十分留意し、教育体制を整えることが重要である。

　このコロナ禍においては、既成の教育ありきではなく、いかにして現状の環境においてよりよく学ぶことができるのかを考える機会となった。それと同時に、未曾有の現状況下における感染管理の重要性や、専門職としての自覚を意識する貴重な機会となったともいえる。今後、こうした状況下での教育の効果について、中長期的な視点で評価をするだけではなく、看護師として臨床で実際の活動を行うようになってからも継続的にフォローを要することも想定しておくことが必要になるであろう。

コロナ禍転じて
意志ある学びと為す

東邦大学看護学部 教授

夏原 和美

現場レポート

日々の暮らし

組織とコミュニティ

教育の現場では

私の「コロナ日記」

解説

コラム

　2020年の10月になり、多くの大学で後期の授業が始まった。東邦大学看護学部では、演習・実習科目は対面を開始したが、講義科目は教育上対面の必要性がある場合を除き、遠隔授業を基本とする方針をとっている。春学期開始時には「LMSって何？ Google Classroom ってどこにあるの？ オンラインでも実習の単位として認められるの？」という大混乱状態だったのが嘘のように、秋学期の始まりは静かである。

　以下は、教務委員兼、FD（Faculty Development）/教育推進検討委員長として授業への対応にかかわった半年間の振り返りである。

学びを止めないために

　2020年3月30日に、大学全体で5月の大型連休明けまで対面授業開始を延期する決定がなされた。同時に、ICT（情報通信技術）を活用した遠隔授業は順次可能、実施方法は学部の判断に委ねる、という通達が来た。その後の看護学部教務委員会の動きは早かった。何通ものメールをやり取りしながら、4月2日には遠隔授業準備を開始した。この時点ではLMS（Learning Management System；e-Learning の実施に必要な学習管理システム）として Google Classroom が使える環境にある、と

いうことだけが頼りだった。

　そこに希望を見出せたのは、Google Classroomで何ができるかを探るための外部研修に参加したFD/教育推進検討委員会の教員から、「使えるようになればとても便利で、教員・学生にとって有用なツールだと思う。ただし、使い方をマスターするまでが大変で、いくつかの科目で個別に導入するには、時間も手間もかかりすぎる。学部全体で導入するなどの方向性が見えれば別だが……」という報告を2019年度の終わりに受けていたからである。まさにその方向性が見えた！　という思いで、教務委員を中心に遠隔授業対策チームを組み、一気に導入を進めていくことにした。

遠隔授業の環境を整える

　オンライン授業を行うにあたり、まず取り組んだのは学生・院生に対する遠隔授業の受講環境調査である。遠隔授業を受ける際に使用する通信機器、プリンター、Wi-Fi等の通信環境、オンライン授業に使う可能性のあるプラットフォーム（Google Classroom、Zoom、Skype、YouTube、Meetなど）の使用経験などについて尋ねた。回答率は87%だった。4月15日には集計結果を各講座長に周知し、授業準備の参考にしてもらった。

　同時に、自宅でオンライン授業を受講するのが難しそうな学生がいた場合に備えて、感染対策をとりながら大学のOA教室を使用する準備を進めていたが、結果的には個別対応で乗り切ることができた。この準備過程でわかったのは、看護学部はWi-Fiを導入はしているが、部屋によっては使えない、同時にアクセスする人数が多いと使えない、という問題があることだった。そこで、Wi-Fi環境の改善について学事課にお願いし、夏休み期間中に工事をしてもらえることになった。これで秋学期からの授業態勢の選択肢を広げることができた。

道具に慣れる

　次は、遠隔授業の道具に慣れてもらうための準備である。遠隔授業に対しての態勢を整える助けになるような教員向けの研修会をFD/教育推進検討委員会で開催することにした。研修会の講師は情報科目担当の非常勤講師にお願いできることになり、「Google Classroom、Google Hangouts Meetを利用したオンライン授業運営」研修会を4月15日に行った。開催を決めたときは対面で行うつもりでいたが、日々感染状況が深刻になり、開催数日前になって研修会もオンラインで行うという変更をせざるを得なかった。

　学内研修会の準備をしている間も、オンライン授業をいち早く開始した他大学主催のFD研修会に参加し、必要な準備や運営のコツの情報を集め、動画サイトに次々に掲載される「Google Classroomを使って△△するには」の動画を視聴しては、わかりやすい動画のリストを作成し、学生向けと教員向けのマニュアルづくりに励んだ。その際、非常にお世話になったのは、Facebookで3月30日に作成された「新型コロナ休講で、大学教員は何をすべきかについて知恵と情報を共有するグループ」である（現在は改名し、「新型コロナのインパクトを受け、大学教員は何をすべきか、何をしたいかについて知恵と情報を共有するグループ」となっている）。このグループの存在について教えてくれたのは、他大学のFD大好き仲間だったのだが、こんなに多くの教職員が学生の学びを止めないために努力をしているのだ、ということが投稿の多さからも見えて、非常に勇気をもらえた。

全員でヘルプデスク

　研修会は開いたものの、「まずはやってみよう！　と思ってもらう」ことを目標としたものだったので、実際の運用にあたっては様々な疑問点が出てくることが予想された。そこで、4月21日にメールでのヘルプデ

スクの立ち上げを行った。

　ヘルプデスクといっても専門の担当を置くわけではなく、学部一斉メールで発信し、解決方法を知っている人が返信する方法である。「困ったら声をおかけください。一緒に考えます。教職員の助け合いで乗り切りましょう」というスタンスで始めたが、「困ったら聞ける」という安心感があったせいか、相談件数は予想より随分少なかった。「解決しました」メールが1週間経過しても発信されない場合は、教務委員会として解決に動くことになっていたが、そうなる前に、なんらかの解決策をみつけることができたようだった。

　このヘルプデスクは、6月8日の医学メディアセンターLMSヘルプデスク開設を受け、活動を終えた。

合言葉は「寛容に！」

　一連の取り組みで大事にしたのは、助け合いの雰囲気とともに、きちんとやることができなくても目をつぶる「寛容さ」である。教員には、ついつい完成度の高さを求めてしまいがちなところがある。それを自覚し、目的が「学生の学びを止めない」にあることを忘れないよう意識してもらうようにした。その一環として、遠隔授業についての学生への文書には、受講方法の説明の前に、以下のメッセージを入れ、教職員にも周知した。

　このような取り組みは、学生だけでなく教員にとっても、職員にとっても初めてのことです。大事な心構えとして伝えたいことは、以下の通りです。

　・困ったら「助けて！」と言おう。

　・誰かの「助けて！」には「どうしたの？」と一緒に考えよう。

　いちばん大事なのは自らの学びを止めないことです。そのために使えるものはなんでも（友だちも教職員も）使おう、失敗したら違うやり方でやってみよう、でよいと思います。

　今まで以上に学生自らの、主体的な、意志をもった授業へのかかわりが要求さ

れます。看護学部のディプロマポリシーの1つである「主体的に、学修研鑽を積む姿勢を身に付けている」を意識して取り組んでください。

セルフマネジメント能力向上のためのチャンス

このようにして取り組んだ遠隔授業について、6月29日締切で「春学期の遠隔授業に関する調査」を行った（回収率76%）。対応できない問題があるかどうかの把握を中心に、自由記述欄を設けたところ、学生からは実に多様な声が寄せられた。

同じ状況でも受け手である学生の解釈は両極端であることを知ってもらうために、あえて整理せず、すべての自由記載を含む結果を教職員に共有した。秋学期の授業体制については、細かなルールを定めることはせず、「問題があることがわかった場合は、個々の科目の事情を踏まえて教員と学生とのコミュニケーションを積極的にはかることで解決してください」と呼びかけることにした。春学期の「助けて！」「どうしたの？」を続け、困っている状態をセルフマネジメント能力向上のための機会ととらえてほしかったからである。

＊

幸いなことに、「学生による授業改善のためのアンケート」の春学期の集計結果は、2019年度に比べて平均点が高い結果となった。特に、「私は授業に意欲的に取り組んだ（事前・事後学習、課題等を含む）」の伸びが目立つ。遠隔授業となった結果、自分で取り組んだ（取り組まざるを得なかった）というコミット感が評価にも反映されたことがうかがえる。とはいえ、「よく混乱を乗り切ったよね！」という高揚感が上乗せされている可能性もある。コロナ禍のなかで見えた、学生の意志ある学びの力を、さらなる環境整備、教育マネジメントの取り組みで支えていきたい。

現場レポート

日々の暮らし

組織とコミュニティ

教育の現場では

私の「コロナ日記」

解説

コラム

コロナ禍における「学びの場」を守るために

福山平成大学看護学部看護学科 学部長・教授

木宮 高代

　2020年（令和2）年の年明け早々に「新型コロナウイルス感染症」のことがニュースで取り上げられ始め、3月には新型コロナウイルス対策の特別措置法が成立した。4月7日には東京都、埼玉県、千葉県、神奈川県、大阪府、兵庫県、福岡県に新型コロナウイルス感染症に伴う緊急事態宣言が発令された。感染拡大が続くなか、間もなくして4月16日には特別措置法に基づく緊急事態宣言を全都道府県に拡大し、その期間は5月6日まで継続されることとなった。

　この間、教育機関の現場では、卒業式や入学式の式典などの行事が次々と中止となり、皆で門出を祝うこともできなくなった。この新型コロナウイルス感染症は、瞬く間に世界全体へと伝播した。多くの当たり前の生活が失われる状況下、大学生の新しい形での学びが始まることとなった。

令和2年度の幕開けと遠隔授業の開始

　4月1日、すでに令和2年度入学式の中止が決定しているなか、新年度がスタートした。令和2年度前期の本学看護学部看護学科の動きを**表**に示す。

表　福山平成大学看護学部看護学科の令和2（2020）年度前期の動き

日付	学部の動き・授業形態など	国内・県内の動き（令和2年1〜9月）
4/3	大学ホームページに前期授業開始を5/7に延期することを掲載	・1/14、WHO 新型コロナウイルスを確認 ・1/30、WHO「国際的な緊急事態」宣言 ・2/16、第1回新型コロナウイルス感染症対策専門家会議開催 ・3/11、WHO 新型コロナウイルス感染症パンデミック宣言 ・3/24、東京五輪・パラリンピック1年程度延期決定 ・3/26、新型コロナウイルス感染症対策本部の設置 ・4/7、7都府県に緊急事態宣言発令 ・4/16、全都道府県に緊急事態宣言発令
4/4	令和2年度入学式中止	
4/6 〜 4/9	新入生・在学生オリエンテーション ┌ 学生・教職員の健康調査、感染予防、3密回避・ゼロ密、指定教室、座席指定など └ の徹底	
4/10 〜 5/6	休校期間	
5/7	オンライン教材を用いた遠隔授業開始（前期授業開始）	・5/14、広島県の緊急事態宣言解除 ・5/19、文部科学省「学びの継続」のための「学生支援緊急給付金」の決定 ・5/25、全都道府県の緊急事態宣言解除
6/15	一部科目で対面授業開始 ┌ 学生・教職員の健康調査、感染予防、3密回避・ゼロ密、指定教室、座席指定などの └ 徹底（11月現在も継続中）	・6月「新型コロナウイルス感染症緊急事態宣言の実施状況に関する報告」 ・6/28、世界の感染者1000万人超える ・6/29、世界の死者50万人超える
6/16	学内ポータルシステムを利用した学生・教職員の健康調査入力の開始（11月現在も継続中）	
8/12	前期授業終了	・8/11、世界の感染者2000万人超える ・8/28、第42回新型コロナウイルス感染症対策本部開催 ・8/28、新型コロナウイルス感染症に関する今後の取り組み報告
8/13 〜 9/15	夏季休暇 8/31、3年生臨地実習開始（一部領域は学内実習へ変更）	
9/16	後期授業開始（対面授業を標準とする）	・9/9、世界の製薬会社9社が新型コロナウイルスワクチン開発で安全最優先宣言

令和２年度の新入生・在学生オリエンテーションを終了後、５月６日までの休校期間を終え、５月７日からオンライン教材を用いた遠隔授業がスタートした。

　本学では、以前より学内ポータルシステムが導入されており、各課から学生への連絡、科目担当教員より受講者への連絡、災害時など緊急時の安否確認や連絡などに活用されていた。今回の遠隔授業に際してもこの学内ポータルシステムを通して学修内容が配信され、スムーズな遠隔授業が進行した。教員はPowerPointにナレーションをつけたり、黒板に板書しながらの授業を再現して動画にしたり、オンライン教材の作成に追われた。徐々にオンライン教材の作成にも慣れ、学生が理解しやすくするにはどうしたらよいか、集中できるようにするにはどうしたらよいかなど、教員間での情報交換や教員個々の工夫がなされた。

　オンライン教材による遠隔授業については、今後、災害時などによる長期にわたる休校期間の授業形態として実施できることを教員自身が確信できた。一方、教員の心配はよそに、学生たちのオンライン教材を用いた遠隔授業に対する順応力の高さには目を見張るものがあった。何よりも学生は自らの自律性を養うことができたようだ。

対面授業の開始

　５月25日の全都道府県緊急事態宣言解除後、本学では６月15日より一部科目による対面授業がスタートした。学生・教職員の健康調査、感染予防、３密回避・ゼロ密、指定教室、座席指定などの徹底がなされた。特に学生・教職員の健康調査は、先にも述べた学内ポータルシステムを活用した健康調査入力が導入され、毎日の入力を徹底し、11月現在も継続している。

　学内への入校時、教室への入室時にはマスク着用の徹底、手洗い・手指消毒の徹底、３密回避、換気等の感染拡大予防対策を徹底した（図）。これらの感染拡大予防対策は、11月現在も継続中である。

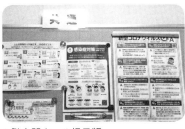
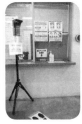
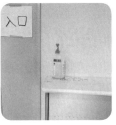

1 階玄関ホール掲示版　　　　看護学部棟玄関　　　各教室入口

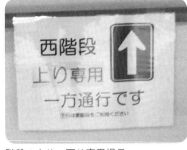
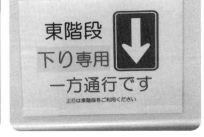

階段の上り・下り専用掲示

図　本学における様々な感染拡大予防対策

＊

　「新しい生活様式」を踏まえての大学生活のなかで、学びを継続させること、キャンパスライフを充実させること、各専門分野での学修形態など、「with コロナ」とともに新しい時代を生きる大学生の学びの形態についての取り組みが急がれている。看護専門職を目指す看護大学生が新型コロナウイルス感染症を正しく理解し行動することが何を意味するのか、その意味を伝える教員は、今まさに腕の見せどころである。

「学びを止めない」

──オンライン授業の工夫と課題

福岡県立大学看護学部 講師 / 公益社団法人福岡県看護協会 教育委員長

増満 誠

コロナ禍における教育の動向

　2020年2月28日、文部科学省と厚生労働省から「新型コロナウイルス感染症の発生に伴う医療関係職種等の各学校、養成所及び養成施設等の対応について」事務連絡があり、看護師養成所は指定規則における科目の柔軟な対応が可能となった反面、いつ収束するのか、授業や実習はどうなるのかなど見通しが立たないなか、教育方法の転換を迫られた。また6月1日の再通知では、「ICTを活用した遠隔授業等」の明記、実践事例等が紹介された。

　コロナ禍において、看護師養成所の多くは一時的に閉鎖したものの、オンライン授業に切り替えることで「学びを止めない」様々な工夫が行われた。5月末に緊急事態宣言が解除されると、感染症対策を徹底したうえで徐々に対面授業が行われるようになった。オンライン授業と対面授業のハイブリット式など、少しずつ授業の方法が変化しつつある。

オンライン授業とは何か──メリットとデメリット

　ここで、オンライン授業の一般的な種別を整理したい。オンライン、

つまりインターネットを利用した授業には、オンデマンド型とリアルタイム型がある。また、リアルタイム型には、一方向型と双方向型がある。

　オンデマンド型の場合は、LMS（Learning Management System）や学内外のサーバーやクラウドに格納されているファイルや動画視聴、YouTubeなどの動画配信サービス（限定公開）での視聴などがあり、学生にとっては好きな時間に好きなところで視聴、つまり授業を受講することができるメリットがある。

　リアルタイム（オンタイム）型では、オンライン会議システムのSkypeやZoomなどでの、一方向もしくは双方向、Google ClassroomやMicrosoft Teamsを利用してのリアルタイム授業が行われた。メリットは、時間割通りに進めることができることで、事前に録画しなくてよく、対面授業により近いため、教員への授業準備の負担が少ない。デメリットは、学生の反応がわからないことなどがある。

　また、オンライン授業をシステムとして支えるものにLMSがある。いわゆるe-Learningなどである。授業の動画や資料の閲覧、そして課題の提出、教員への質問など、授業に関するすべてのことをこのシステム内で行うことができる。LMSがコロナ禍以前から整備されている学校は、授業の展開において課題の提示や提出、教員とのやり取りをこのシステムのなかで行うことができる。しかし不十分な学校は、多くの学生が同時にアクセスすることによりダウンロード時間などの不具合が起き、その課題に関することや学生とのやり取りをメールで行うことが増加する。受講生の多い授業では進捗管理も必要であり、教員にとってはかなり煩雑な作業が強いられたとも聞く。

コロナ禍における看護基礎教育の変化

1. 社会の変化と支援

　国立情報学研究所が主催する「4月からの大学等遠隔授業に関する取組状況共有サイバーシンポジウム」では、国内外のコロナ禍における教

現場レポート

日々の暮らし

組織とコミュニティ

教育の現場では

私の「コロナ日記」

解　説

コラム

育機関を中心とした様々な取り組みが紹介されている。また、国内の通信情報回線の有限性から「データダイエット」の推奨も行われ、通信量に配慮した授業の実施・設計手法5か条として、不要なカメラオフ、映像は資料提示中心に、ネットワーク使用時間帯などを紹介している。

　そして、忘れてはならないのが、あらゆる学生に対する支援である。社会の一員である看護学生は、緊急事態宣言下や実習前の自粛期間にはアルバイトができずに経済的に厳しい状況を余儀なくされていた。学生への支援策としては、国の定額給付金のみならず、学生支援緊急給付金や奨学金の再募集、各学校独自の貸付や給付、またオンライン環境改善のための現金の貸付・給付、現物の貸与などが行われた。

　さらに、新型コロナウイルス蔓延当初より、総務省の要請により学生の多くがユーザーとなっているスマートフォンなどのキャリアによる通信容量の追加無償（無償化は8月31日まで）、オンラインシステムの教育機関への機能拡大など、あらゆる団体や企業の努力によっても私たちの「学びを止めない」環境が支援されていた。

2. 教育方法の変化と進化

　教育方法の変化を迫られた教員は、オンライン授業を通して様々な気づきを得、工夫を繰り返し、新しい教育方法・教育観を構築している。これまでの対面授業では、全体も個人も学生の反応を同時に感じ取ることができた。しかし、オンライン授業ではそれはかなわない。そこで、価値観の転換も必要であった。

　看護職であるがゆえに観察の習性があるが、学生の反応を見ようとせずにカメラに問いかけること、訴えかけるときは「カメラ目線」にすることを心がけた。一方で、カメラから離れることで教員の目線が広くとらえられるため、カメラから離れて授業することも試みた。

　学生の集中力の持続の限界に対しては、変化をつけるために参加型の問いや課題（ワークシートなど）を出し、その反応としてチャット機能やアンケート機能（フォーム）を活用して学生の反応を収集し、それを

また紹介することで様々な価値の共有を行うことができた。アンケートやテスト機能は、学生の理解度や到達度を把握するためにも活用した。また、オンデマンドなど一方的に授業を行う場合は、20分程度のコマ切れにして、思ったよりも長い「間」を活用し、学生の思考スピードを推測しながら教材を作成した。

3. 学生の声を活かした授業方法の工夫

　学生も教育環境の変化に多くの不安を抱えていた。5月の聞き取りでは、「教員により授業方法に差がある」「ネットワークの不安定さ」「課題の多さ」「課題が提出できているか」「教員のフィードバックがほしい」「友人やクラスメートと相談できない」「印刷量が多く、紙やトナー代がかさむ」「光熱費の増加」「目の疲れ」などの困りごとがあげられていた。

　一方で、「動画を何度でも見ることができ、自分のペースで学習できる」「移動時間が不要など、時間的なゆとりがある」「周囲への気遣い不要や服装・姿勢の自由な状況」「授業を受けながらの調べものが実施可能」「交通費不要」「睡眠時間の増加」など、よかった点も聞かれた。

　これらの声に対し、困りごとが改善できるよう工夫を続けた。その1つが、授業後に空コマがある場合は、そのままオンラインにして自由に会話してもらう時間を設けたことである。特に、入学後すぐにオンライン授業になり、ほぼ初対面の状況からスタートした1年生は、その時間では、はじめは緊張が強かったが、次第に打ち解け、他の授業の課題の確認や困りごとに関する内容、そして週を重ねるたびにたわいもない話ができるようになり、時間とともに雰囲気は変化していった。

4. 教員間の情報共有、ICTスキルの習得の機会と成長

　本学では、教育実践のためのICT（情報通信技術）利活用について事例紹介や情報共有などを目的としたオンライン研修「FPU ICT × Education Café」を、3〜4週間に一度の頻度で1時間程度実施している。当日参加できない教職員には後日視聴できる環境も整えている。筆者もプレゼン

ターを担当している。また、筆者が事務局スタッフを兼任している「ケアリング・アイランド大学コンソーシアム」では、マンスリーオンライン会議で、加盟大学のコロナ禍における各種対応や工夫の情報共有を行っており、よりよい学生の教育環境づくりを目指している。

5. 学生の変化と成長

　前期が終了した8月末に、再度学生に聞き取り調査を行った。受講環境は少しずつ改善されていたようであった。5月の調査であげられたよかった点に加えて、「自宅だと講義室にはないほかの教科書（書籍）や過去の資料などがあり、すぐに調べることができた」「受講スケジュールもリズムができた」との声が聞かれた。

　しかし、「対面授業や臨地実習の経験が少ないまま卒業すると、就職後『コロナ世代だから使えない』と言われるのではないか」という声が聞かれた。そこで、筆者が学生の成長した印象を伝えるとともに、そのイメージを払拭する強みを再度尋ねた。すると、「"観察力"、"推測力"、"想像力"はいっそう磨かれた」「自分で考え、相手の意図することを想像し、効率的に行動できる」「当たり前のことに感謝できる学年」「直接的な人とのつながりや時間を大切にできる」といった声が聞かれた。この言葉に学生の成長を感じるとともに、さらにその感性を強化できる教育的支援への思いを強くした。

＊

　この文章を執筆している現在は、10月からの後期の開始に向けて、学内実習と並行しながら授業準備を行っている最中である。後期も授業の多くはオンラインが中心となる教育機関も多い。システムや教員の工夫と努力により改善がはかられているが、「学びを止めない」から「新しい学びの感性と知性を拓く」に価値転換し、さらなる刺激を与えられるよう授業設計と展開をしていきたい。

　最後に、今回の執筆にあたり声を寄せてくれた増満ゼミや教養演習の皆さん、看護教師塾「かんてら」の塾生の皆さんに感謝したい。

実習代替事業としての
シミュレーション教育

福岡女学院看護大学シミュレーション教育センター 教授

藤野 ユリ子

現場レポート

日々の暮らし

組織とコミュニティ

教育の現場では

私の「コロナ日記」

解　説

コラム

日本看護シミュレーションラーニング学会
第1回学術集会の対応

　クルーズ船「ダイヤモンド・プリンセス号」のニュースが報道された2020年2月上旬、日本看護シミュレーションラーニング学会の実行委員として第1回の学術集会開催（3月1日開催）に向けて準備を進めていた。その頃は開催延期の事態になることを想定していなかったが、感染状況は日本全体へ急速に広がり、2月17日に開催延期の決定をした。この時点では6〜9月には事態は収束すると考えていた。

　しかし、4月に緊急事態宣言が発令され、学術集会開催の見通しも立たない状況となっていた。そんな時期にオンライン学術集会のテストケースについて提案があり、6月に開催することを4月20日に決定した。6月6〜13日の会期には、講演会のLIVE配信と映像のオンデマンド公開、ポスター発表や海外のゲスト参加もあり、新しい学術集会の形となった。参加者からの満足度も高く、オンライン上で集中して参加できたという評価を受けた。

　第2回は2021年2月28日開催を予定している。先が見通せない状況のなかで、現地とオンラインのハイブリッド開催ができるよう準備を

進めている。オンラインのよさは、自分の都合のよい時間にじっくりと参加できること、移動時間や経費がかからず手軽に参加できることである。一方で、現地開催は参加者との交流がはかれる利点がある。オンライン開催と現地開催のよさを活かした新しい学術集会開催のあり方を模索しながら、準備を進めている。

福岡女学院看護大学の状況

　2020年3月の卒業式は、時間を短縮し人数を制限したなかで行った。また、本学のシミュレーション教育センターで開催予定であった研修会（「新人看護師シミュレーションセミナー」「BLSプロバイダーコース」「シミュレーション指導者コース」など）は順次、開催の延期を決めた。

　4月の入学式は学生と教員のみで縮小して開催し、新入生のオリエンテーションも、次週から始まるオンライン授業に向けた説明も含めて最小限の内容で実施した。緊急事態宣言下（4〜5月）の教育は、完全オンラインであり、教員も在宅勤務のなか、前期授業は進められた。

　大学のオンライン授業は、学習管理システムのCourse Power（コースパワー）を活用し、教材配信や課題提出の機能を用いて実施した。また、動画配信にはCLEVASやYouTubeを利用、双方向の授業にはGoogle MeetやZoomを活用した。これらは以前から活用していたシステムであったが、全科目での利用となるため、教員対象の研修会を開催し、全面オンライン授業の準備を進めた。学生のWi-Fi環境に対応するために、データ容量制限やPDF資料配信を推奨することなどの学内ルールを決め、4月8日から前期授業はスタートした。

　6月からは、オンライン授業を併用しながら一部対面授業も開始した。筆者の担当科目である「コミュニケーションリテラシー」は、例年グループワークとシミュレーション学習を組み合わせて行っていた。しかし今年はすべてオンライン授業になったため、コミュニケーション場面の動画教材を作成し、ZoomとGoogleスライドを利用しながらオンライン上

のグループワーク形式で進めた。自宅学習が続く学生は、久しぶりにオンラインで同級生と交流でき、映像についてディスカッションを深めることで、様々な場面におけるコミュニケーション技法の活用を考える機会になっていた。7月には、コミュニケーション技術試験（OSCE）を実施することで、実践場面で活かせる知識技術を例年と同様に身に付けることができたと感じている。

　4月からの前期は、教育の質を保つことを考えながら、教員全体で情報収集と検討を重ねてきた。状況は刻々と変化し、新しい情報への対応を考える日々はあっという間であった。9月末からは後期がスタートする。先の見えないゴールに向かう感覚があり、大学教育や看護教育はどうあるべきか、突き付けられる課題は大きい。しかし、目の前の学生が将来看護職として働く力を身に付けるために、我々教員が最善を尽くして取り組み、新しい教育方法への転換につながることを期待したい。

福岡県看護師等養成施設における実習補完事業の取り組み

　6月に緊急事態宣言が解除され、徐々に対面授業を再開していた頃、福岡県看護職員確保対策室より、福岡県内の看護師等養成施設において実習中止が相次ぎ、学内実習を余儀なくされている状況への対応に関する相談を受けた。

　福岡県は、全国的にも新型コロナウイルス感染者数が多く、臨地実習施設の受け入れが厳しい状況にあった。また、県内には13校の看護大学に加えて38か所の看護師等養成施設があり、実習施設の確保も大変な状況である。このような状況下で、厚生労働省第二次補正予算で「新型コロナウイルス感染症の影響に伴う実習病院等負担軽減のための看護師養成施設等における実習補完事業」が盛り込まれたこともあり、県の医療指導課よりシミュレーション教育を活用した学内実習が実施できるように看護師等養成施設へ支援してほしいというものであった。

本学ではこれまで、福岡県看護師等養成施設の教員養成でシミュレーション教育の指導に携わった経緯があった。そのこともあり、養成施設の教員がシミュレーション教育の方法や指導技術を学び、学内実習へ導入するための支援をしてほしいという要望であった。

　この依頼を受け、本学では「コロナ禍での実習を乗り切ろう！ プロジェクト」を立ち上げ、「チーム福岡」として福岡県全体で教育の質を高め、お互いに支え合う体制づくりを始めた。具体的な支援内容は、①シミュレーション教育センターにおける集合研修およびオンライン研修、②e-Learningからの教材活用「実習補完パッケージ」の提供、③各施設での研修会・演習支援・個別相談である。

　第1回のキックオフセミナーは、「実習を代替するシミュレーション教育の活用」をテーマとして7月18日に開催した。各施設からの参加希望は多く集まったが、コロナ禍のため各施設の代表43人に限定した研修とした。受講できなかった教員へは、研修の映像をe-Learning配信し、オンラインで研修が受講できる体制を整えた。研修内容は、本学のシミュレーション教育導入とシナリオが掲載されている書籍『看護基礎教育におけるシミュレーション教育の導入』[1]に沿って実施した。研修会ではシミュレーション教育の基本を学びながら体験するとともに、書籍に掲載しているシナリオの活用法を紹介した。参加者の感想は、「シミュレーション教育を実施することが重荷になっていたが、やってみようという気持ちになった」など、シミュレーション教育の垣根が低くなったといった感想が多くみられた。

　e-Learningサイトからの支援は、本学の各領域が計画・実施している実習代替教材（実習要項、実習計画、記録用紙、動画教材、事例、教育用電子カルテなど）を1つの実習パッケージとして各施設の学内実習に活用できるように提供している。実習代替教材の具体的な活用方法は、定期的なオンライン研修会において提案する予定である。また、各施設での研修やオンラインでの相談なども受け付けている。すでに、いくつかの施設からの問い合わせや要望もあり、学内実習をどのように進める

か、シミュレーション教育をどのように活用したらよいのか悩んでいた施設への支援につながっていることを感じる。

9月5日に開催したオンライン研修会には40人ほどの参加があり、オンラインであっても受講者どうしが身近に感じられ、多くのヒントが得られたとの反応がある。また、研修ではグループに分かれて話す時間もあるため、他施設の状況を知る情報交換の場にもなっている。今後も定期的な研修会や個別支援を続けながら、教育の質を保ち、質の高い看護師育成のための取り組みを継続する予定である。

今後に向けて

本学では、9月からスタートした臨地実習の7〜8割は学内実習となっている。同時期に複数の施設で実施することもあり、すべて病院で実習するグループ、時間短縮の病院実習をするグループ、すべて学内実習のグループ、と異なるパターンの実習を並行することもある。

教員は、実習目標を到達するためにそれぞれの実習計画を立案し、対応に追われる日々である。学生は数年後には看護師として働く意識が高く、教員の創意工夫が詰まった学内実習から学べるものを精一杯学ぼうとしている。現在の取り組みが今後どのように影響するのか予測はつかないが、我々は教育のプロとして、「学内実習だからこそ深められる思考力やアセスメント力はこれまで以上に修得している学生である」と自信をもって言えるように、日々の教育活動に励みたい。

●引用文献
1）阿部幸恵 監修，藤野ユリ子 編：看護基礎教育におけるシミュレーション教育の導入，日本看護協会出版会，2018.

現場レポート

日々の暮らし

組織とコミュニティ

教育の現場では

私の「コロナ日記」

解説

コラム

周りの仲間の存在は大きく、「つながる」ことの大切さを実感した

福岡女学院看護大学 1 年

髙橋 向日葵

看護大学合格後に思い描いていた大学生活

　高校 3 年生の 12 月に推薦入試で看護大学に合格した。小学生の頃から看護師という夢をもっていたので、看護大学に合格し入学できることが決まったとき、とてもうれしかったことを覚えている。看護の専門分野を学ぶことは楽しみだったが、大学生のなかでも看護学生は忙しいイメージがあったため、不安を感じていたことも事実である。特に試験前や実習中、4 年生は国試で、睡眠が十分にとれないくらい大変であることは聞いていたが、そのことを覚悟したうえで看護師の道に進むことを決めていた。

　私の地元は自然豊かで、電車も通っていなかったので、初めての電車通学や、帰りに友だちと都会に行き、買い物をする生活に憧れてわくわくしていた。空きコマがあることも大学生らしく感じ、入学したら、友だちの家で女子会をして、お泊りするような日がくればよいなと思っていた。また、試験前には友だちと図書館やカフェで勉強会をするような生活を思い描いていた。そしてサークルに入り、先輩方との交流を楽し

みにしていた。高校生活と大きく変わり、大学生活は自由が多くなることに期待していたため、看護学生になることは不安よりも期待のほうが大きかった。

入学したものの、オンライン授業のみの日々

1. 入学式とオリエンテーション

　新型コロナウイルスの感染が心配されるなか、2020年4月3日、学生と先生方のみ出席の入学式が行われた。とても気持ちが引き締まり、やる気に満ちあふれていた。入学式の午後と翌週に1日だけオリエンテーションが行われたが、その後、遠隔授業が始まったため、4月は2回しか登校していない。本来より1日短縮のオリエンテーションだったため、一気に多くの内容を詰め込まれた感じだった。春休み明けで、久しぶりに頭を使った気がしたことを覚えている。特に履修登録は難しく、卒業にもかかわることなので、とても重要なことだと感じ、緊張して行った。

　このとき感じたのは、高校のときと違って自己責任がついてくるということだ。高校のときはいつも先生がサポートしてくれていたけれど、そのことが当たり前ではないことに気づいた。また、奨学金の話を聞いたとき、改めて責任感の重さを実感した。様々なオリエンテーションと手続きをした1日があっという間に終わり、友だちをつくる余裕もなく、どっと疲れた。

2. 遠隔授業に四苦八苦の毎日

　入学した1週間後に、遠隔授業が始まった。遠隔授業のパソコンのつなげ方がわからず、またしっかりと授業方法を理解していなかったのでとてもとまどったが、なんとか遠隔授業を受ける準備ができた。

　私たちの大学の遠隔授業は、LIVE授業ではなく、レジュメを見ながら理解していくような授業だった。ほとんどの授業に課題がついており、課題提出が出席の代わりとなる。授業によっては、レジュメが50枚を

現場レポート

日々の暮らし

組織とコミュニティ

教育の現場では

私の「コロナ日記」

解説

コラム

超えるものもあり、とても時間がかかった。予想していたよりも覚えることが多く、大変だった。

　最初の頃はレジュメをノートにとっていたが、時間が足りず、夜遅くまですることもあった。しかし、このやり方が自分に合っているように思えず、効率が悪いように感じた。授業の受け方、勉強の仕方がわからなかった。そこで、授業担当の先生に授業の受け方を尋ねた。また、SNSによって知った大学のサークルの先輩方にも相談した。すると、ためになるいろいろなアドバイスをくれた。アドバイスのもと授業を受けると、とても授業が受けやすくなり、理解も深まった。自分の興味をもった専門分野なので、楽しく感じることも多かった。

　しかし、遠隔授業は1日中パソコンと1対1で向き合うので、精神的にきつかった。目は疲れ、周りにはたくさんの誘惑があり、集中力が切れやすい。対面授業だと周りに仲間がいるが、遠隔授業は1人で授業を受けていくので、やる気が起きにくく、早く大学で授業を受けたいと思っていた。また、ほとんどの授業は課題提出が約1週間後なので、計画的に進めなければ溜まってしまうこともあった。大学生はもっと自由なイメージがあったが、課題に追われるような毎日だった。

　休日はアルバイトをしていたので、自分の自由な時間はほとんどなかった。新型コロナウイルスの感染拡大によって外出もできず、この先が見えないことの不安もあった。ずっと思っていたことは、「早く大学に行きたい」とうことであった。

　オンライン授業のなかで最も印象に残った授業は「英語」である。私は高校のときから英語が好きだった。動画で自己紹介をし、皆で共有したり、ビデオ通話で英会話したり、対面授業に近い感じがした。初めて話す子ばかりで緊張したけれど、コミュニケーションをとることができて楽しかった。大学に通い始めてから、英語の遠隔授業がきっかけで何人かと仲良くなることができた。

部分的に対面授業が始まる

1. 週2回の登校時の演習

　6月から週2日登校となり、自宅で遠隔授業を受けながら、大学では
ベッドメーキングやバイタルサイン測定などの演習を行った。周りに一
緒に授業を受ける人がいることがどれだけよいことなのかを実感した。
1人よりも大勢で受ける授業は、やる気も上がり、より楽しく感じた。
だんだんと友だちができ、大学生活が始まったように思えた。初めての
演習では、ベッドメーキングを行った。それぞれにたたみ方や方向が決
まっており、事前に動画を見ていたが難しかった。ペアの子たちと協力
しながら、何度も練習した。周りを見ると積極的な人が多く、とても刺
激をもらった。

　私は演習のなかで最も血圧測定が印象に残っている。血圧測定といえ
ば、病院によくある自動のものだと思っていた。しかし、手動でする血
圧測定の触診法・聴診法があることを知った。血圧測定に聴診器を使う
ことにも驚いた。血圧測定の流れをつかむことは難しかったが、なかで
も聴診法での脈の音が聞こえず、苦戦した。何度か演習があったが、3
回目の演習くらいまで音が聞こえず、悔しい思いをした。

　大学に行く限られた時間で練習するしかなかった。先生から「耳を慣
らすために何度も練習することが大切」「指の腹で聴診器を当てると、雑
音がなくなりやすい」などのアドバイスをいただき、あきらめず何度も
練習していくうちにだんだんと音が聞こえてきた。演習試験に向けて、
聴診法での音が一致しているか先生に確認してもらうと、音が一致して
いた。とてもうれしかったことを今でも覚えている。

　何度もイメージトレーニングをして準備を整え、試験に挑んだ。しか
し、試験で音が一致せず、やり直すことになった。ペアの子は待ち時間
も練習に付き合ってくれた。その後、なんとか合格した。ペアの友だち
との絆も深まった。限られた時間でひたすら集中し、全力で練習するこ
との大切さを学んだ。

2. 初めての定期試験

　7月の末に受けた初めての定期試験は、専門分野の単位を落とすと留年になるという初めての感覚に緊張していた。高校のときとは違い、レポート課題があるなかで同時に試験勉強をするということにとまどいを感じた。初めてのレポートは時間がかかり、思うように試験勉強をすることができない。もう少し前からレポート課題をするべきだったと後悔した。

　また、今までのように友だちと一緒に勉強することもできず、1人で勉強しなければならない。私は高校生のとき、よく友だちと学校に残って勉強し、切磋琢磨していた。このような仲間の存在により、「がんばろう」という気持ちが出ていた。しかし、前期試験のときは、試験勉強しても周りに友だちはおらず、精神的にきついときがあった。そんなとき、大学の友だちと電話でお互いに悩みを共有し、話すことで刺激をもらい、焦りを感じるとともにやる気が出てきた。友だちと励まし合いながらなんとか試験まで突っ走り、無事終えることができた。

　今考えると、周りの仲間の存在は大きく、「つながる」ことの大切さを実感した。今までと同じように当たり前の生活ではなくなり、大学に行くことができなくなって、今まで以上に仲間の大切さを再確認できた。SNSの危険性が大きく取り上げられているが、「つながる」ことのできるSNSの偉大さにも気づいた。

これからの大学生活への期待や不安

　これからに期待することは、純粋に大学生活を味わいたい。対面授業は週2日で半日のみの演習授業だったので、まだ丸1日の大学生活を送ったことがない。また、友だちと食堂で一緒に食べたり、ゆっくりと過ごしたりしたことがない。そして、演習授業以外に座学で受けたことがほとんどないので、受ける日が楽しみである。先生方や先輩方との交流もまだないので、大学生活を送っていくなかで、どんどんかかわって

いきたい。まだ話したことのない友だちもたくさんいるので、本格的に大学が始まったらたくさんの人と話したい。

　一方、勉強面が不安である。1年生の前期の試験勉強は私にとって予想以上の勉強量だった。これから学年が上がっていくにつれて、だんだんと勉強量が増えてくると聞いたので、とても不安だ。授業の予習・復習を毎日必ずする必要がある。前期の授業では、これを怠っていた。また、2年生になると実習も始まり、今以上に忙しくなる。やはり不安はたくさんあるけれど、一つひとつのことを大切にしながら、乗り越えていこうと思う。いろいろな思いがあるが、そんなときは初心に戻り、自分の目の前のことを全力でこなしていきたい。

遠隔授業のメリット

　遠隔授業はデメリットばかりではない。私は遠隔授業ならではのメリットは3つあると考える。1つ目は、通学時間・通学費用を省くことができるという点だ。私は家から大学まで片道約2時間かかる。しかし遠隔授業の場合、通学時間がかからず、その時間をほかにあてることができる。2つ目は、授業が終わっても、授業内容のレジュメがずっと残っているので、何度も見直すことができること。前期試験前はレジュメが残っていたので、とても試験勉強がしやすかった。3つ目は、遠隔授業はパソコンの操作が多いため、機械に慣れることができること。また、要約やレポートの提出が多いため、自然と文字を打つスピードが早くなった。私は遠隔授業が始まるまで、パソコンとかかわってこなかったため、始まった当初はわからないことだらけだったが、今ではパソコンの使い方を習得し、よい機会になったと思っている。

　新型コロナウイルス感染の影響がどこまで続くのか予測がつかないなか、遠隔授業で学べるメリットを活かしながら、これからの大学生活を充実させていきたい。

待ちに待った学校がスタート
しかし３密制限で
いろいろやりづらい面も

東京都立青梅看護専門学校１年

小山 真広

「自分には関係ない」と思っていた昨年末

　2019年11月末、中国で初の新型コロナウイルス感染が確認。高校３年生はほとんど半日授業だった。あと３か月で卒業だと思いながら、「さびしい」と思う気持ちと、「あっという間だった」という入り混じった思いで毎日登校していた。

　この頃はこの感染症を軽くみており、どの程度恐ろしいものなのかも知らず、正直「自分には関係ない」と思っていた。学校では話題にもならず、母とニュースを見て「また中国で感染症がはやっているのか」と思った。

感染者が増加、高校の卒業式は縮小に

　2020年１月中旬、日本でも初感染が確認され、２月には感染者が増加し、クルーズ船「ダイヤモンド・プリンセス号」でのクラスターが起こり始めた。この感染症で死亡する人も現れ、次第に危機感を感じた。それ

からは毎日ニュースを見るようになった。クルーズ船内で隔離され、容易には動けない、家族のもとに帰れない、体調の悪化や死の恐怖など、不安を感じない人はいないだろうと思った。このとき改めて家族や周りの人の尊さや大切さに気がつくことができ、さらに誰かを失うつらさに心が痛んだことが何度もあった。

感染者数は増える一方で、高校の卒業式は、感染拡大防止対策として規模の縮小と時間短縮で行うことが決定した。3月中旬、保護者や来賓、在校生もいないなか、卒業生と教職員のみで行われ、非常にさびしく、卒業の実感も正直わかなかった。しかし、ニュースで卒業式が中止となった学校があることを知り、一生に一度の高校の卒業式ができたことがどれだけ幸せなことかと大変うれしく思った。

緊急事態宣言発令、学校は臨時休校となる

4月に看護学校への入学を控え、新しい環境で生活する心の準備をしていた矢先に、緊急事態宣言が発令されるとのことで入学式中止の通知が届いた。入学式のはずだった4月7日に、緊急事態宣言が正式に発令された。友だちもいなければ、どんな人が同級生になるのかわからないまま学校が臨時休校となり、不安や緊張がどんどん増していった。そんななか、家に分厚くて大量の教科書が届き、のちに課題を含む書類も送られてきて、本当にただただ不安のひと言。

私は学校が楽しみで、早く学校へ行きたかったので、新型コロナウイルス感染症が収束することを毎日祈るばかりだった。緊急事態宣言解除の予定がゴールデンウィーク明けとのことで、気持ちを切り替え、開講に向けて生活習慣の見直しや学校から指示のあった朝・夕の体温記録も怠らず、時には教科書を読み課題に取り組み、適度な運動も心がけた。いよいよ始まる学校を楽しみに思う一方、緊張感も抱いていたが、5月4日に緊急事態宣言の延長が決定し、休校も延長になり、すごく残念に思った。いろいろな感情があったが、2か月の遅れもあり、勉強への不

安はさらに増すばかりだった。

　5月中旬に緊急事態宣言発令の都道府県の範囲が縮小され、5月末には全国で解除となった。やっと学校に行けると思い、ワクワク、ドキドキしながら過ごした。

待ち望んでいた学校がスタート。しかし……

　6月1日から待ち望んでいた学校がついにスタートした。最初の2週間は、学年ごとに登校時間をずらして午前または午後のみの授業だった。通常使用する教室は席が近いため、大教室でソーシャルディスタンスを保っての授業だった。マスクは必ず着用、教室は窓を開けて換気、授業終わりには机や椅子の消毒が毎日の日課になっていた。授業中は隣の人や周りの人と意見交換をすることもあるが十分にはできず、大きな声を出さないなど制限があり、正直やりづらいと思うこともあった。

　6月下旬からは校内実習も始まり、看護師役と患者役との距離が近く、接触の可能性もあるため、マスクとメガネをつけ、適度に手指消毒を行い、細心の注意を払う必要があった。また、使用した物品も必ず消毒して元に戻した。細かいことに制限がある生活は今まで経験がなく、最初は意識をしなければできなかったが、徐々に慣れて、自然にできるようになった。

　7月中旬から通常教室での講義も始まり、隣どうしの席が近いため各席にパーティションが設置された。しかし、パーティションが前の人と重なり、後ろの座席の人はホワイトボードやプロジェクターが見えづらいなかで授業を受け、立ったり座ったりを繰り返しながらノートを書いている。私も実際に立って書くことがあるが、大変でつらいものがある。また、友だちをつくるにも3密制限があるため、席の近い人と毎日少しずつ話し、席の遠い人とはすれ違うときに挨拶をするくらいである。いまだに話せていない人もいるため、皆と早く仲良くなりたいが、今は仕方がなく、早く元に戻りたいと思った。学校にも慣れてはきたが、学校

行事（体育祭や学校祭の一般公開）の中止、2年生の戴帽式に出席することも今年はなくなってしまったのでとても残念で、悲しかった。

　私たち看護師になる人が感染しないように、また感染源とならないように日々気をつけながら生活をして学校に通っているが、1日も早く普通のコミュニケーションのとれる講義・実習をしたい。皆と近寄って思いっきり会話したり、技術の練習もしたい。

　このような事態が発生し、大変な思いをしている医療従事者に感謝するとともに、看護師という仕事にさらにやりがいを感じ、早く看護師になって1人でも多くの患者さんの命を救いたいと思った。新型コロナウイルス感染症の収束はまだ見えないけれど、早くこの事態が収まることを日々祈っている。

現場レポート

日々の暮らし

組織とコミュニティ

教育の現場では

私の「コロナ日記」

解説

コラム

"虚無感"を越えて

北海道医療大学看護福祉学部看護学科 4 年 保健師養成コース

古田 翔平

後輩が吐露した想い

　2020年某日、学内で新型コロナウイルスの感染者が出た。それに伴い、3年生のとある臨地実習が急遽中止になったという話を耳にした。病院側から、「大学が感染者の公表を行ったことで、患者さんが不安や疑念を感じることが予想される」ためということで、やむを得ず中止となったらしい。「学内でがんばってきたぶん、実習で実践できると思っていたのに……」。ある3年生の後輩はLINEでその無念さを伝えてくれた。私はただ、「つらいよな」と短く返すことしかできなかった。3年生の実習前の時期といえば、紙上事例でのアセスメント演習に、実技ではOSCEだ。私もそのときは講義の間の時間をみつけてはパソコンに向かい、アセスメント欄に文章を入力しては消してを繰り返していた。気がつけば夜の12時を回っていたなんてこともざらだった。当時の私は、「演習でできないことは実習でもできない」と思っていたからこそ、多少睡眠時間を削っても気持ちを保つことができたのかもしれない。1年前の自分を思い出しながら私は、この"……"という部分に託された、後輩の言葉にならない感情を想った。

　当然ながら感染した学生が悪いわけではない。そして、患者さんが不安や疑念をもたないようにと配慮した病院が悪いわけでもない。もし私がこの後輩の立場だったら、あのLINEメッセージの"……"の部分に

なんという言葉を綴っていただろうか。後輩も私も、お互いがスマートフォン越しに、ただ"虚無感"を感じるほかなかったのだ。

オンライン実習での学びと"虚無感"の正体

　かくいう私も、4年生として臨むはずだった実習2つがオンライン実習に振り替えられた。オンライン実習は、自宅で各自がテーマや事例について自己学習した後、オンラインでのグループ検討会で内容を深めるという方法で行われた。たびたび回線トラブルに陥りながらも、同じグループの学生にも助けられて約1か月の実習を終えた。複数の事例に対して、自身が看護師として行う看護について1日の行動計画を立てること、患者さんの個別性に合わせた看護手順を考えること、自宅で行う課題すべてが、臨地実習をしていた頃の自分を思い出させた。

　「もし、こういう情報が得られていれば、別なケアの方法のほうがいいかもしれない」「こういう場合だったらどうか」などと学生間で議論を重ねているうちに、私は、オンライン実習では得られない臨地実習での価値を実感した気がした。ケアを行ったときの患者さんの表情や言葉だけは、オンライン実習ではどうしてもわからないのだ。これはオンライン実習への否定ではない。"オンライン"なのだからそんなことは当たり前だし、それを前提として思考を重ね、あらゆる状況への看護を考えていくのがオンライン実習であることは重々承知している。しかし、それこそが当の後輩や私が感じた"虚無感"の正体かもしれないのだ。

　ケアを行ったときに得られる対象者の反応は"主観的情報"として、バイタルサインや身体観察から得られる"客観的情報"とともに、看護師が行った看護が対象者に与えた効果を判断するための重要な情報である。臨地実習では、自身が行った看護が、受け持った患者さんにどのような影響を与えたのかを知ることができる。介助されながらおいしそうに食事をとる姿、温かいタオルで背中を清拭されているときの気持ちよさそうな表情など、患者さんの変化を間近に感じることによって、看護

理論上の概念や科学的根拠といった自分のなかの"知識としてのケア"が、"看護としてのケア"になる瞬間が生まれる。私も臨地実習中に、幾度となくその瞬間を経験することができた。まさに「私は看護を学んでいるのだ」と実感した瞬間でもあった。

　しかしコロナ禍は、看護学生からその機会を根こそぎ奪ってしまった。当然ながら、患者さんは看護学生の実習のために存在しているわけではない。看護学生は"資格をもたない者"でありながらも、患者さんの同意と協力をいただきながら、現在病いを抱えているその人に向き合うことを許されている立場である。しかし、コロナ禍によって、患者さんと向き合いながら自身が行うケアの意味を学ぶ機会が減ってしまったということは、看護学生にとって大きなダメージでもあるのだ。

　後日、中止予定だった後輩たちの実習は、期間短縮のうえ実施されることになった。後輩たちが、制約を受けながらも、病棟で患者さんにとっての最良の看護を考える時間を得ることができたことに安堵した。この先も、看護職を志す学生が、実習という"尊い時間"を得ることができることを願ってやまない。

"虚無感"を乗り越えるための看護職としての"覚悟"

　北海道では2月下旬に、全国的には4月初旬に緊急事態宣言が発令され、外出や行事の自粛を求められていた日々から数か月が経った。"新しい生活様式"が提唱され、感染のリスクを抑えながら社会と経済を動かしていこうという動きに移りつつある。

　一方で、コロナ禍による経済への負の影響は甚大なものだったと実感する出来事も多く見聞きした。大学の所在地である石狩郡当別町でも、地元の飲食店を支援するクラウドファンディングが立ち上がり、商品のテイクアウトによる販売促進キャンペーンも行われていた。私もクラウドファンディングを通して、いつもお世話になっていた居酒屋さんに少額ながらも支援をしたが、つい先日、その店が閉店することになったと

いう連絡を、店主から直にいただいた。

　私は、この先の状況に応じては、臨地実習に赴く可能性のある学生であることから、「感染する、あるいは感染を拡げるリスクを高める行動をとらない」という内容の誓約書を大学と交わしている（例：飲み会をしない／カラオケやライブハウスに行かない／不特定多数の人と接するアルバイトをしない等）。そのため、感染対策が万全にされていると知っている店であっても、行くことをためらうことが増えた。一部の学生のなかには、地域経済を回すというスローガンとともに積極的に飲み会を開いている者がいるという話も聞いた。しかし、私がその行動をとることが正解だとは思えなかった。役割として「対面で生活の支援をしていくこと」を求められている人間として、自分を感染のリスクから守らない選択肢だけは選べなかったのだ。

　医療者であることを理由に、個人や施設、その家族までが不当な扱いを受けるケースが昨今の倫理的問題として指摘されている。このような状況は、医療を志す身としては断固容認できない。病いと人々の生活に向き合うすべての医療職のために、一刻も早く状況が是正されるべきだ。しかし、社会から「人々の健康を増進し、疾病を予防し、健康を回復し、苦痛を緩和する」ことを求められている看護職が、自他の感染リスクを高め得る行動を制限されることを"社会からの抑圧"と呼んではならないと考える。飲み会やその他の遊びを自粛したからといって感謝されるわけではないし、いわゆる"正義中毒者"のごとく、必要以上の行動制限を理不尽に要求してくる者もいる。しかし看護職として「人々の健康と生活を守る存在」であり続けるために、自律した行動をとることは、10年、そして100年先まで続く看護職への信頼につながるはずだ。

＊

　「看護の力を必要とするすべての人々に、看護職として質の高い看護を提供する」——"虚無感"に苛まれ、自身が看護を学ぶ意味を見失いそうになる今だからこそ、まだ出会っていない「誰か」のために看護を学び、技を磨く。私はそう覚悟を決めた。

現場レポート

日々の暮らし

組織とコミュニティ

教育の現場では

私の「コロナ日記」

解説

コラム

看護部教育担当者として
感じた研修等への影響

医療法人医誠会 看護研修センター 次長
高島 真美

　医療法人医誠会は、法人本部に看護教育部門を設置し、看護管理者・新人指導者の教育支援、法人所属施設における看護研究支援などを行う体制をとっている。私は、この部署に所属する看護教育専従次長である。

　2020年2月中旬頃より、新型コロナウイルスの影響により、大規模学術集会などの開催中止が散見されるようになった。この時点では、各施設での院内研修について、「会場への入室前後の手指衛生の実施」「参加者の渡航歴および発熱・感冒症状の有無の確認」「参加者のマスク着用徹底」などの対策をとれば実施可能と考えていた。私自身も、新卒看護師の教育担当者・実地指導者研修の講師・演習支援として県内外に位置する法人病院に出向いていた。

研修や会議が次々と中止に

　しかし、2月末には小中学校が一斉休校となり、「クラスター感染」が注目され始めたことを受けて、3月2〜9日に法人本部で開催予定であった職種横断的管理者研修が中止となった。また、法人本部の「公共交通手段を使って集合する研修や会議は3月14日までは控えたほうがよい」との判断を受けて、3月2日以降の法人病院での研修に講師とし

て出向くことは中止し、演習の事前準備にe-Learningを活用、研修当日にはweb会議システムを用いて法人病院の演習支援者の相談にリアルタイムで対応した。

さらに、3月10日に法人本部で開催予定であった看護部新人教育担当者の合同研修についても、複数の病院の看護師が集まるリスクを考慮し、自己学習に切り替えた。

対面に頼らない教育方法への変更

緊急事態宣言発令中は、2020年度上半期に予定していた各研修について「中止」あるいは「延期」の判断を行い、下半期の教育計画の修正をしていた。しかし、緊急事態宣言解除後、いったん減少した新型コロナウイルス感染者数が再び増加に転じ、冬季には季節性インフルエンザとの同時流行が懸念されるようになり、下半期にも従来の集合研修を実施することが困難であるとの見通しとなってきた。

そこで、下半期の教育計画は、集合研修を行うことのリスクと、研修を開催しないことによる影響を勘案しつつ、e-Learningの活用や、web会議システムを使用した少人数制のオンライン研修など、対面に頼らない教育方法に変更することとした。具体的には、下半期に実施予定であった看護部管理者研修について、研修内容を「e-Learning管理機能の活用」に変更し、医療情報部の協力を得ながら、Zoomを用いての少人数制での研修に切り替えた。

コロナ禍のなか、研修開催方法を対面からオンライン活用型にスムーズに移行できた要因として、当法人が新型コロナウイルス流行前から看護教育のIT化を進めていたことがある。例えば、2017年度よりe-Learningを導入し、院内研修の講義部分はe-Learningの自己学習に切り替え、職員が集合して行う研修はグループワークやシミュレーションなどに限定する方針にしていた。また、本部から遠方に位置する法人病院の看護研究支援の一環として、web会議システムによる面談を開始

していた。Web会議システムは、法人病院の代表者会議のために2019年9月より導入されていたものであったが、対面での会話や接触による新型コロナウイルス感染のリスクを避けるものとして非常に役立った。

今後に向けて

　新型コロナウイルス感染者を治療しない病院であっても、患者・職員が感染した部署およびその応援部署は疲弊が大きく、教育の優先順位が下がる傾向にある。しかし、看護の質の保証に必要な教育を先延ばしにすることはできない。特に、新型コロナウイルス感染症による実習受け入れ中止の影響を受けている、2021年度の新卒看護師およびその指導者に対する教育は喫緊の課題と考え、コロナ禍でも実施できるよう、オンラインを取り入れた教育準備に取り組んでいる。

'コロナ'が呼び起こした 新しい価値観と看護実践

神奈川県立保健福祉大学看護学科 准教授

田辺 けい子

● ●

医療崩壊に与しかねない臨地実習──困難とディレンマ

2020年3月、ほぼすべてと言ってよいほどの学術集会や研修会が、開催見送りや規模の大幅な縮小を余儀なくされていた。「クラスター」という言葉も日常的に耳にするようになり、この時点で、翌年度（2020年度）の臨地実習は、かなりの困難を伴うことが容易に想像できた。

その困難とは、主に次の3点に集約される。①看護実習の遂行、それ自体が「医療崩壊[*1]」を助長する恐れがあること、②感染から身を守る技術をもたない看護学生[*2]を医療現場に臨場させることが、実習生自身の感染リスクを高めるにとどまらず、院内感染拡大のリスクファクターとなりかねないこと、そして③臨地実習にソーシャルディスタンシングが'なじまない'こと[*3]である。

さらに、悩ましいのは、一つひとつの困難が別個のものではなく、それぞれが干渉し合って、さらに大きく複雑な「困難」を生み出していることである。

医療現場を担う次世代の看護者を育成するための臨地実習が、むしろ医療現場の崩壊に与しかねない現実に、大きな困難とディレンマを感

じ、今日に至っている。

‘コロナ’がもたらしたもの——身体技法・身体感覚の変容

　ところで、‘コロナ’の怖いところは、「人どうしの身体は一定以上の距離を離れていなければならない」という言説を生成し、人々の生活に確実に浸透させていったことである。むろん、感染防止対策としてなんら間違ってはいない。むしろ率先して遵守すべき行動規範である。しかし、これほどのパンデミックを経験したことのない私たちにとって、この言葉のインパクトは非常に大きかった。

　その証拠に、数か月前までは満員電車に乗っていても、それが普通で、なんとも思わなかったのに、今では、テレビコマーシャルや再放送のドラマを見ていると「（人どうしの距離が）近い！ 近い！」ととっさに思

---

*¹ 医療物資の不足もさることながら、2020年8月現在も解消することのない医療従事者のマンパワー不足と心身の疲弊など、医療現場の危機的状況は今なお続いている。

*² 実習生はいずれも国家資格をもたない、（個々の思いや情熱は別として、実践的には）ずぶの素人である。

*³ 助産学生の実習の様子を例にとるとわかりやすい。助産学生の場合、分娩の介助（赤ちゃんを取り上げる）を10例程度行うが、赤ちゃんが生まれるまでの十数時間、苦痛を和らげるために産婦の背中や腰をさすったり、手を握ったり、時には、深く大きな深呼吸を、産婦のごくごく近くで一緒に行い、いよいよ赤ちゃんが生まれるときには産道に手を当て、産婦と呼吸を合わせて、ゆっくりゆっくりと赤子が自然に出生するのを手助けする。はてさて、ソーシャルディスタンシングはどこに？ というほどの密接具合である。まさにテレビドラマで演じられる「お産婆さん」そのものである。しかも分娩室は狭い。産婦の汗ばんだ身体とあえぐ呼吸、産科医と指導助産師、助産学生、外回りの助産師、この4人は最低限でも必要な人数、……密集である。さらに、授乳室での授乳介助や産後の診察場面では、乳房や下半身がさらけ出され、羞恥を伴うことが多い。これを避けるがゆえ、扉やカーテンを閉め切った密閉状態をつくりやすい。

い、違和感や不快感を抱く。こうした今までにない新しい感覚が、わず
か数か月足らずの間に日本国中を覆い尽くした。「ウエ（上半身）だけ
ちゃんとしておけば、シタ（下半身）はテキトーでもバレない」という言
葉をよく耳にする。オンライン会議やリモートワークでは、ディスプレ
イ画面に映る部分を整えれば十分ということだ。この新しい感覚は、い
わば「新しい価値観」である。

　そもそも身体は「その人」そのものである。病むのも身体、痛むのも
身体、喜怒哀楽、自らの感情や思考を表現するのも身体、そして何より、
相手との関係性によって、物理的な距離をとったり詰めたりするという
ように、他者との関係（人間関係）は、身体の関係でもあった。

　しかし、先の例では、相手から見える部分だけをキレイに見せ、相手
の目に触れない・触れさせたくない部分は隠す。つまり、身体は「取り
繕ったり」「ウソをつける」ようになり、かつ、相手との関係性を一切斟
酌せず、皆おしなべて同じ距離（関係）を保つリモートワークによって、
これまでとは違う、人間関係の新しいありようが構築されつつも、身体
（「その人」そのもの）の本質は見極めにくくなった。

　ここでみたような新しい価値観は一例にすぎない。だが、「身体に刻
まれた記憶」として一人ひとりの心のうちに、そして社会全体に、深く
静かに残るだろう。

「身体に刻み込まれた記憶」と看護／助産のかたち

　2020年7月、朝日新聞に「訪問しない在宅医療」という見出しの記事
が掲載された[1]。長らく、東京・新宿歌舞伎町に近いエリアで在宅医療
に取り組み、今回の新型コロナウイルスの感染拡大では、多くの感染者
の対応に追われた1人の医師へのインタビュー記事である。

　《スタッフや自らの感染リスクを抱え、医療崩壊の危機に瀕しながらも、

そのときにできるベストをする、災害時の医療体制に近い感覚だった》と当時を振り返り、対面診療を半減して急場を乗り切ったという。この体験をもとに、在宅医療はもともと『行って支える』のが原則だが、ここから『セルフケアを遠隔で支える』『訪問しない在宅医療』に舵を切る思いをいっそう強くしたという。医師は、これまでの『（患者を）頼らせる、よらしめる』医療から、'コロナ'を経て新しい秩序を見出したと語った。

　このように'コロナ'の経験は、医療のあり方を（一端ではあるが）すでに変え始めている。では、看護や助産はどうだろうか。語弊を畏れずに言うならば、一朝一夕にはいかないというのが、私の考えである。医学が生身の身体のみを扱うのに対し、看護や助産はそれに加え、身体によって表現された、極めてあいまいな、人間の機微までもその対象に据えているからである。

　だが、'コロナ'を機に、人々の身体技法・身体の使い方が変化しつつある今、それぞれに新しい価値観をもった患者、看護者、そして両者が築く関係のありようはそれぞれに新しい。両者の関係性のなかに生まれる新たな看護や助産もまた、これまでと同じというわけにはいかない。

　ときに、「新しい生活様式」という言葉がある。生活を支援する看護や助産という営みにも、新しい様式が求められているのだ。看護や助産の対象が「新しい生活様式」に生きる人々だという当たり前のことを、いま改めて実感している。

＊

　最後に、COVID-19 対応に携わるすべての医療従事者に心からの敬意と感謝を申し上げます。

●引用文献
1）新型コロナ「訪問しない」在宅医療：新宿ヒロクリニック院長・英裕雄さん, 朝日新聞, 2020 年 7 月 9 日.

私の「コロナ日記」

新人は即戦力にならない。
それでも就職し、
感じた友人との距離

コロナ年のニューエンプロイー（仮名）

新人看護師1年目。大学卒業後、希望だった内科系部署に勤務。就職と同時に一人暮らしを始め、休みの時間は料理や映画鑑賞。いちばんの趣味である海外旅行ができる日を待ち望んでいる。

――2020年2月

　新型コロナウイルス感染がニュースで取り上げられるようになってきた。日本でクルーズ船「ダイヤモンド・プリンセス号」の乗客以外からも感染が発見され始めた頃、私はまだ看護師国家試験の直前だった。当時は、合格して大学病院に勤めた頃にはさすがにコロナの騒ぎはなくなるのかな、とぼんやりとしか考えていなかった。

――4月

　しかし、実際は看護師1年目の生活に大きな影響を受けた。まず、入職が2週間遅れた。就職した大学病院ではコロナの患者を受け入れており、その対応による多忙と、新人の入職による院内感染を防ぐ理由もあったのだろう。ただこの2週間の自宅待機に関しては、新人全員が同じであるため、それによる焦りなどはなく、ゆっくりと過ごした。

自宅待機が終了した翌日には病棟への出勤だった。出勤日当日に言われてとても驚いたのは、マスクの取り換えは3日に1回であったことだ。テレビニュースで見ていた病院のマスク不足を実際に体験し、コロナの影響が医療職になった自分にも及んでいることを感じ始めた。

例年は入職してから1週間ほど、病院の歴史や仕組み、感染対策などの集合研修が設けられているのだが、その状態が"密"にあたるとして、すべての集合研修がなくなった。配属先の病棟がプリセプターシップ制度を取り入れていたため、基礎的なことからすべてプリセプターの先輩に個人的に質問する必要があった。本来であれば集合研修で学んでいたことも、自分が先輩に質問しなかったがために、知るのが遅れたことが多々あった。採血の検体のラベルの違いや採る順番など、本来研修で使う予定だったレジュメを後々もらい、口頭で先輩から説明され実施した後に、学び直すことも少なくなかった。

同期との会食も禁止されているため、同期と学んだことを直接話して共有することはできない。コロナによって集合研修を受けられていない今年の新人のデメリットをだんだんと実感するようになっていったと同時に、その穴を埋めなくては、という焦燥感が生まれていた。

——5〜6月

配属された病棟もコロナ患者を受け入れていた。1年目の看護師が直接コロナ患者を受け持つことはなく、入職当初は安心もしていた。しかし、先輩方が日を追うごとに疲弊していくのを間近に感じた。特に幼い子どもをもつ先輩や、高齢者と同居する先輩が、コロナ患者を受け持ち続けることへの恐怖や不安を吐露する場面に幾度となく居合わせた。

救急で入院する患者が発熱していて、CTで肺炎像があれば、たとえ誤

嚥性だとしても結果が出るまではコロナ疑いとして特別な感染対策をする必要があった。6月頃には病棟で働く私たち全体に疲労感が漂っていた。

──7月〜

入職から4か月が経った今も、コロナ患者の受け持ちは2年目以降の看護師である。私は、空気感染対策が必要な患者を受け持つことはできても、コロナの患者は受け持てず、力になれないことにもどかしさも感じるようになってきている。医療者の一員としてカウントされるように、早く一人前になりたいと強く思う。

医療職と世間の価値観のギャップも感じるようになった。新社会人になってから楽しみにしていた「仕事終わりの飲み会」も一度もできていない。病院からも会食は禁止されているし、自分が院内感染の原因になりたくない。そして何より、免疫機能が低下している患者に多く触れる看護師は、より感染に注意しなくてはならないと認識しているため、食材の買い物以外は休日でも外出していない。

GW頃は緊急事態宣言下ということもあり、世間もいわゆる自粛ムードに包まれていた。しかし、7月になってからは高校時代や大学のサークル仲間から飲みの誘いが増えてきて、仲が良かった友人たちと自分との会食への意識の違いを強く感じた。いつまでこの複雑な思いが続くのだろうか。答えは出ない。

現場レポート

日々の暮らし

組織とコミュニティ

教育の現場では

私の「コロナ日記」

解　説

コラム

file # 088

あなたを診察し、
治療やケアにあたるのは、
疲弊した医療スタッフなのだ

むつき つゆこ（仮名）

看護師４年目、都内大規模病院勤務。セブンイレブンのアップルマンゴーにはまっている。

──2020年4月上旬

　緊急事態宣言が発令されたとき、私は呑気にテレビを見ながらご飯を食べていた。緊急事態宣言が出たところで、土日休みでもなく、在宅勤務もできない自分には明日も今日と変わらないだろうと思った。その日はいつもと同じようにご飯を食べて寝た。次の日から困ったことは、トイレットペーパーとティッシュが店からなくなったことだ。いつもより両方とも節約しなければならなくなった。

　1週間後くらいから、使い放題だった病院のマスクと防護服に使用制限が設けられた。あれよあれよという間に、１日１枚から３日に１枚に変更され、フェイスシールドは使用後に消毒するゴーグルになった。今まで、あれだけ院内感染予防に努めていたのに、あっという間に根拠があるのかないのか定かではない感染対策に変貌した。休憩室や食堂での職員間での会話は禁止され、私生活での外食も禁止になった。私生活での行動も統制され、戦時中かと思った。

そんなある日、自分にもCOVID-19に罹患した患者を担当する日が訪れた。患者は部屋の外からも聞こえてくるほどの咳をしていた。髪の毛が短いため、防護服の帽子から少しはみ出た。これなら髪を伸ばしてまとめたほうがしっかりと防護できると思ったので、髪を伸ばすことにした。病室に入る前はいよいよこのときが来たか……と意気込んだが、患者と接するときは冷静になれた。帰宅してからは、すぐにシャワーを浴びた。自分がウイルスを家に持ち帰っていることは確実だと思われた。

――4月下旬

　緊急事態宣言が発令されてからしばらくした後、急に病棟が忙しくなった。集中治療領域の病棟がCOVID-19重症患者の専用病棟にされたため、通常は一般病棟にいない重症患者を一般病棟で管理することになったのだ。日勤はスタッフの数が充実しているからよいものの、問題は患者十数人を看護師1人で担当している夜勤だった。

　担当患者のうち1～2人が重症患者だというだけで、精神が張り詰める。それが夜勤の16時間続くのだ。今までにないくらいのストレスを感じた。その後、救急領域以外の病棟でもCOVID-19患者を一定数受け入れることになったが、そのぶん他病棟が緊急入院の患者を受け入れることになり、忙しさは信じられないくらい増した。病棟看護師の残業は増え、病院の方針に恨みが募るくらい皆、疲弊していた。「自分は所詮使い捨ての看護師なのだ……」と何度も思った。

――6月

　連日報道される医療従事者の姿は、救急外来やICUなどで働く医師や看護師の姿だ。もちろん、その人たちは感染のリスクも高く、普段より

も忙しいなか働いていると思うが、それは他部署で働くスタッフも同じなのだ。医師や看護師だけではない、病院ではあげたらきりがないくらい、多くの職種が働いている。しかし世間で称賛される医療従事者とは、いわゆる、最前線で働くあのスタッフたちなのである。そんな報道の仕方にも辟易した。

　ある日の仕事の帰り道、居酒屋で楽しそうに大きな声で会話しているサラリーマンたちを見た。「なんで自分たちは私生活まで制限されているのに、あの人たちは感染のリスクも顧みずに笑っていられるのだろう……」と悲しくなった。自分で選んだ仕事だけど、納得がいかなかった。

　皆わかっていないのだ。自分がCOVID-19に罹患するかしないかの問題ではない。COVID-19以外の病気になり、医療機関を受診したとき、疲弊した医療従事者があなたを診察し、治療にあたるのだということを。スタッフはあなたの訴えに耳を傾けることもできず、あなたの苦しみを取り除くことができないかもしれない。実際にCOVID-19患者の対応に追われ、胸痛を訴えている患者のレントゲンを撮るのに2時間もかかったことがあった。そんな張り詰めた病棟で、あなたは入院して治療をするのだ。そんなことを先ほどのサラリーマンたちが心のどこかに留めてくれれば……と思った帰り道であった。

もうあの自粛期間中の生活には戻りたくない

南国 果実（仮名）

看護師3年目、都内病院勤務。体力だけは自信がある。夜勤明けも休みとしてカウントしており、ひと息つく間もなく活動している。趣味はお風呂に入ること。週に1回はどこかの銭湯や温泉施設に足を運び、開拓をしている。

——「もう世間は不倫で騒いでいる場合じゃない」

　新型コロナウイルスの存在を知ったのは確か2020年2月頃のこと。当時とある芸能人の不倫発覚のニュースが至るところで取り上げられているなか、突如「中国から来た原因不明の肺炎」としてやってきた。不倫問題と打って変わって瞬く間に新型コロナウイルスの話題がニュース番組や新聞で取り扱われるようになり、「もう世間は不倫で騒いでいる場合じゃないなあ」と感じたのをよく覚えている。

　それからというもの、新型コロナウイルスは驚異的なスピードで世界中に感染拡大し、医療崩壊を起こす国もあった。日本でもたった1人の感染者から始まったものだが、いつの間にか全国に広がっていた。重症化して亡くなる患者も多く、「ああ、なんだかまずい方向に世の中が進んでいっている気がする……」ぼんやりとそう感じた。

——プライベートを楽しみたいけれど……

　私が勤務している病院では、新型コロナウイルスの患者の入院を基本

的には受け入れない方針で運営していたが、それでも肺炎の症状があって入院した患者などに対しては、PCR検査の結果が出るまではその部屋を感染部屋として扱い、ガウンやゴーグルなど完全装備をして対応していた。近くの病院でクラスターが発生したことなどもあり、いつ自分が感染してもおかしくない状況であった。

　心なしかその時期は体調不良で欠勤するスタッフも多く、どことなく不安を抱えながら仕事をしていた。とはいうものの、私は何よりも自分の時間を楽しむことを優先したいと考えている人間だ。医療従事者らしからぬ行いであるが、3月中旬までは国内旅行をしたり、友人とご飯を食べに行ったりもして、普通にプライベートを楽しんでいた。そんななかで身を削って新型コロナウイルス感染者と向き合い看護をしている医療従事者のニュースを見たりすると、自分が情けない気持ちにもなった。

――休日は「おうち時間」を楽しむ

　4月7日、政府が緊急事態宣言を一部の都道府県に発出し、その約1週間後には全国に発令した。日に日に感染者数が増えていき、東京の感染者が突き抜けて多くなっていった。お茶の間に笑いを届けていた志村けんさんが新型コロナウイルスによって亡くなったことを知ったときは、「こんなにも簡単に人を殺してしまうのか」とウイルスの恐ろしさを再認識した。

　「さすがにもう呑気に遊んでいることはできないな。次に感染するのは、本当に自分かもしれない」3月の下旬あたりから徐々にそう思うようになった。世間では「ステイホーム」や「おうち時間」なんて言葉が謳われるようになり、それぞれが自宅での生活を楽しむ様子がSNSなどで発信されるようになった。私も休日になると普段は滅多にやらないス

イーツづくりをしたり、多くの飲食店がテイクアウトメニューを販売していたのでそれを買って食事を楽しんだり、アニメなどの動画を見て過ごしていた。

　マスクだけでなく、ホットケーキミックスまでもが品薄になったときは、「みんな考えていることは同じなんだなあ」と笑ってしまった。友人と会えなくなってしまったこと、大好きな旅行に行けなくなってしまったことはつらかったが、ひたすら自宅で過ごす休日も非日常感があってなかなかに楽しかった。しかし、家族がテレワークをしているなかで、私だけが電車を使って通勤をし、様々な患者ともかかわっているため、自宅にウイルスを持ち込むことだけはしないようにと常に気を引き締めていた。

──友人と会えるなら、「感染しても、まあ仕方ない」とまで
　　思っている自分がいる

　5月25日、緊急事態宣言が解除された。正直言うと、この日を待ち望んでいた。自宅で過ごす時間も楽しかったが、何よりも友人に会えないのがつらくて、もう限界であった。都内の新規感染者数が一桁という日も増えてきたし、「もうウイルスも終息に近づいているだろう」とだいぶ気が抜けていた。

　緊急事態宣言が解除され、1週間も経たないうちに早速友人に会いに行き、外食も楽しんだ。多少の罪悪感はあったが、2か月ぶりの友人との再会は非常に楽しくて、非常に心が潤った。自粛期間前であればそんなことは日常的で当たり前のことだったが、その当たり前がどれだけ幸せだったのかということに気づかされた。

　そして今、2020年10月。また徐々に感染者が増えていき、東京での

1日の感染者数は当たり前のように100人を超えている。しかし私の生活は変わっていない。新型コロナウイルスが流行する前の日常に、大方戻ってしまっている。身近に感染者がいないし、重症化する例もあまり聞かないし、そんな大量の感染者数を聞いても動じなくなっている。それに一度友人と会うことのすばらしさを知ってしまったら、もうあの自粛期間中の生活には戻りたくない。感染対策は行っているが「感染しても、まあ仕方ない」とまで思っている自分がいる。医療従事者として恥ずべきことなのに。

現場レポート

日々の暮らし

組織とコミュニティ

教育の現場では

私の「コロナ日記」

解説

コラム

file # 090

新型コロナウイルス感染症の経験により改めて思い知った看護の尊さと誇り

K. T.

公立O病院看護師長。「学び続ける看護師の育成」を目指し、臨床での看護教育を仲間と共に研鑽している。

──2020年4月9日「ゴールの見えない暗闇の中での看護」

今私たちは、初めての経験に混乱し、毎日毎日感染者が増えていくなか、自分たちが感染して病院の機能がストップしないよう試行錯誤を重ねている。不安を抱えながら看護師はみんな前を向いて、患者さんの前に立っている。怖くて逃げ出したくなってもおかしくないのに……。

先日、感染している患者さんが最期の時を迎えた。誰にも見守られることなく旅立つことを悲しみ、長い時間ベッドサイドに1人の看護師が付き添っていた。「師長さん、ごめんなさい。そばにいたらいけないと思ったけど、離れられなかった」と、その看護師が部署の師長に言ってきたとの話を聞き、私は感動して涙が出た。

私の尊敬するT.S.先生はよく、「看護師は未来人だ」と言ってくれる。「よくなる未来をどんなときも考え、患者さんを第一にケアをする」。本当にそうだなと感じた。私は看護師であることを今ほど誇らし

く感じたことはない。

──4月25日「感染対策を振り返り、再認識する看護師の価値」

　医療者は日々、「標準予防策」を認識し、行動する。しかし今振り返ると、なぜ手袋をつけるのか、なぜマスクやエプロンが必要なのか、私たち看護師は根拠を考えることを忘れ、形骸化していたように思う。

　新型コロナウイルスは、現在ワクチンや特効薬がなく、人間の免疫力だけでは打ち勝つことができず死に至ることがあるとても怖い感染症だ。感染経路が多岐にわたるため、直面する状況に応じて接触・飛沫・空気感染対策が必要になる。また、患者さんの状態や症状は個々に違い、マニュアル通りに行動するだけでは対処できない複雑な状況下のなかで看護を実践しなければならない。

　私は今回、経験したことのない未知の感染症への取り組みによって、看護師は「なぜ」「どのように」対応すれば安全なのか、目の前の患者さんの安楽のために「何ができる」のか、『知識や経験を踏まえ、目の前にある情報から判断し、行動できるのが看護師なんだなぁ』と改めて感じている。

──5月15日「看護師の喜びと大きな力」

　昨日Aさんは、人工呼吸器下で3週間以上経過し、目を開けていたが視線が合わない状態であり、脳へのダメージがあるのではと心配していた。しかし、今日ラウンドで訪問すると、Aさんはケアしている看護師さんと話していた！（実際は気管切開されているので、口を動かし何かを話している状態。）ビックリして、うれしくてラウンドに行った4人で窓ガラス越しに「Aさん」と大きく手を振ると、こちらを見てスッゴ

イ笑顔で手を振り返してくれた。

　患者さんの回復は私たち医療者の喜びと希望になる。重症者へのケアは患者さんとかかわる時間も長く、専門的な知識や技術は高い能力が求められる。決してあきらめず、ケアにあたってくれたスタッフのみんな、「本当にありがとう」。

───9月15日
「陽性者となった看護師。それでも未来を描く看護師の言葉」

　今回、当院では多くの医療スタッフが陽性者となり、院内の医療体制はひっ迫した状態となった。私の病棟の看護師2人はリスクの高い業務に就き、感染した。感染した看護師は、1週間ほど入院治療が必要な状態だった。

　その看護師が退院の前日、私に電話をかけてきた。彼女は、「仕事に復帰したら、私がコロナの病棟に行きます。私なら感染のリスクもないし、大丈夫だから」と言った。この時期に誰もが皆、この言葉を言えないと私は思う。彼女は、患者さんに対し最善のケアを提供するため、看護師として自分が何をするべきなのかと仲間への配慮をしてこう話したのではないか？看護師はどんなときも「誰かのために」行動できる優しさをもっている。このスタッフと共に仕事ができることをうれしく思うとともに、看護の価値を私は改めて感じている。

正しく恐れ、正しく対処し、
１日も早い穏やかな日常へつなぐ

若林 弘美

鹿児島県立大島病院看護師。休日は夫と果樹の手入れ、収穫に勤しみながら、定年後の生活を夢見ている。

――コロナ患者受け入れが始まり、感染病棟は一晩で陸の孤島に

　軽症の新型コロナウイルス感染症患者（以下、患者）の入院が決定したのは、新年度が始まり２週間が過ぎた日のことである。想定していたことではあったが、一気に院内が緊張に包まれた。受け入れ病棟の準備のため、一般科患者の病棟移動、ゾーニング、濃厚接触者のPCR検査準備と慌ただしい午後となった。

　翌日から、委託業者である基準寝具・清掃業者の感染病棟への出入りを中止した。宅配業者も荷物の搬入を病院裏口までとし、お弁当も総務課へ一括配達となった。看護補助者も他部署配置となり、感染病棟は一晩で陸の孤島となった。看護業務と看護補助者の業務兼ごみ回収業務を担う看護師数人を残し、他の日勤看護師は他部署応援とした。

　朝のミーティング後は、看護師全員で行う病棟清掃から１日が始まった。詰所・看護師休憩室・廊下・手すり・洗面所・トイレまで、皆でごみ袋を片手に清掃した。回収所までのごみの運搬、リネンの補充、ランドリーボックスへの運搬も看護師の業務であった。当初は理不尽な対応

現場レポート

日々の暮らし

組織とコミュニティ

教育の現場では

私の「コロナ日記」

解説

コラム

だと嘆いていた看護師たちも、いつの間にか「自給自足病棟だね」と笑えるようになっていた。

──周囲の心ない言葉に傷つく看護師、
　感染したことへの謝罪を口にする患者

　患者受け入れからしばらくの間は看護師個々が緊張状態にあり、「自分が感染しないか」「家族に感染させないか」と戦々恐々としている印象であった。自宅に帰ることを危惧する看護師のために準備された院内の宿泊施設はありがたかった。新型コロナウイルスの感染経路や個人防護具の着脱方法は周知していても、未知のウイルスに対する恐怖心を拭い去ることはできなかったのだと思う。幼稚園のママ友やご近所さんから心ない言葉を言われ、涙ぐんでいる看護師もいた。感染を恐れ、他部署への異動を申し出た看護師もいた。

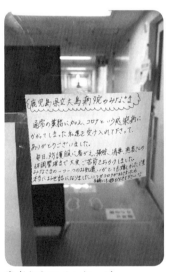

患者からのメッセージ

　そんななか、患者との接触を最小限にしながら観察できるようにと、院長が設置したSkypeは何よりも看護師の安心につながり、日頃の平静さを取り戻すのに一役買った。看護師は個室から出られない患者の衣類の洗濯や買い物代行をしながら、時々、看護師休憩室からコーヒーやお菓子・文庫本の差し入れを届けていた。Skypeを使い、笑いながら世間話をすることもあったが、患者の思いもよく聴いていた。患者は感染し

たことへの謝罪と、周囲の人に感染が拡がらなかったことを感謝する言葉をたびたび口にした。

——「恐怖に感染している」から「正しく恐れる」への転換

その頃の退院基準はPCR検査が陰性になるまでということもあり、皆で検査結果に息をのむ日々であった。毎回陽性結果を伝える主治医にはつらい仕事であったと思う。最近は無症状の感染症患者ならば感染確認から10日程度の入院で済むので、以前より患者の負担は少なくなったのではないかと考える。

新型コロナウイルス感染症が発見されてから9か月が過ぎようとしているが、いまだに感染者は罪人のように扱われ、感染者を受け入れる医療従事者は差別的な態度をとられることがある。この状況を「恐怖に感染している」と表現した有識者がおられたが、まさにその通りだと思う。最近では「正しく恐れる」と諭す言葉も聞かれるようになった。ワクチンや治療薬が開発されれば状況は改善するのかもしれないが、「誰でも感染する」ことを理解し、国が勧める「新しい生活様式」を守りつつ、お互いを思いやる心をもちたいものである。クラスター発生の起きたある島では、「お帰り。大変だったね」と退院してきた人を島民が迎え入れたと聞いた。なんとも心温まるエピソードである。すべての人がそのようにあってほしいと願うのは、無理なお話なのであろうか。

現場レポート

日々の暮らし

組織とコミュニティ

教育の現場では

私の「コロナ日記」

解説

コラム

file # 092

岩手県で初めての陽性者確認。
感染者「ゼロ」のプレッシャーから
解放されたような気がした

蟇澤 征子
ひるさわ

岩手医科大学附属病院がん化学療法看護認定看護師。趣味は登山だが、ここ数年はもっぱら
近所の公園を散歩するのが癒しの時間。

——様々な調整に四苦八苦

2019年末の中国湖北省武漢市における原因不明の重症肺炎は、年が明けると、「新型コロナウイルス」によることが判明した。そして、わが国でも、罹患者数が連日塗り替えられるという今日の状況に発展している。「ソーシャルディスタンス」「ステイホーム」「リモート」といった様々な新しい言葉も、今ではすっかり耳になじんでしまった。

2020年4月、新年度がスタートしたが、新入職者へのオリエンテーションや研修会などは、会場の変更や人数調整などにより日程が変更されたり、一部の研修は部署で行うなどの対応を余儀なくされた。さらに、コロナ禍のなかでも看護学生の臨地実習は受け入れており、4月は何かと現場の様々な調整に四苦八苦した。

現場レポート

日々の暮らし

組織とコミュニティ

教育の現場では

私の「コロナ日記」

解　説

コラム

──挨拶がわりの「とうとう出たね」

　長らく全国で唯一感染者が出ていなかった岩手県は、7月29日に初め
て陽性者が確認された。このニュースに、なんとなく、「ゼロ」のプレッ
シャーから解放されたような気持ちになったのを覚えている。

　仕事以外でも常にマスクを着用する生活が当たり前になり、車のナン
バーに目をやっては、「県外車ではないだろうな」と確認する自分がい
た。誰もが、ひそかに最初の感染者にだけはなりたくないという気持ち
だったと思う。

　1例目の感染者が出たというニュースは、私の周囲でも「とうとう出
たね」と挨拶がわりのように交わされた。岩手県知事は、「思いやりのあ
る行動と冷静な対応を」と県民に呼びかけた。はたして、効果はいかほ
どだったのか。

──入院患者の外出・外泊が原則禁止に

　私の部署は女性病棟で、高齢者や様々な病期の患者さんがおり、ター
ミナルステージの方も少なくない。当院では、4月の下旬より「入院患
者様の原則外出・外泊禁止」の通知が出された。ゴールデンウィークを
前にしていることもあり、患者さんに外出・外泊禁止への理解と協力を
お願いした。「数時間の外出もダメなの？」という声が聞かれたが、我慢
していただくしかなかった。

　「患者との面会を禁止する」ということが、患者・家族の双方にとっ
てどれだけ不安や大きな心理的負担になっているかということは承知し
ているが、県内で感染者が出たことを受けて、いっそう面会に関して神
経質にならざるを得ないなということが頭をよぎった。入院中の患者さ
んにとって、直接顔を見て話し相手になったり、励ましてくれる家族の

存在はとても大きいと思う。

　5月下旬、入院期間がすでに長期となっていたある患者さんは、入院当初は治療のない土日は外泊していたが、5月の連休前からはそれができなくなってしまった。治療効果が得られず予後が非常に厳しくなってきているなか、携帯電話の画面に映る子どもたちとおしゃべりしているのを見かけると、「コロナさえなかったら、もっと家族と過ごす時間があったのに」と悔やまれ、自宅退院のタイミングを逃してはいけないと強く思った。また、8月には、家族と面会できないことへの患者さんの怒りが大きくなり、看護師はその対応に追われた。病院での「面会」は、患者さんの精神面でとても重要な役割を担っているということを再認識した。

　患者さんは、回復が上向きな人もいれば、余命が週単位の人もいる。新型コロナウイルス感染症に関しては、多くの感染者が出ている地域からの面会には、どういうタイミングで許可し対応するか、医療者側として柔軟に個別対応をしていると思う。しかしコロナの状況がこのように長期に及んでくると、不満や不公平感を抱かせることがしばしば起こる。部署では、栄養士や薬剤師のほか、事務部門などからも参加してもらい、多職種による倫理カンファレンスを開催している。倫理的な問題をタイムリーに取り上げ、患者・家族の気持ちを大切にしながら、患者・家族にとっての最良な療養環境や治療の選択肢を考え、日々のケアに励んでいる今日この頃である。

コロナで変わった日常。
そして、これから

古澤 圭壱

東邦大学医療センター大森病院看護師。19年目、39歳。医療安全管理部に所属し、病院全体を組織横断的に活動している。最近の趣味はカメラ。休日は愛犬に癒しを求めている。

—— 「こっちは高齢者ばっかりやから、東京において」

　2020年1月末、WHOが国際的に懸念される公衆衛生上の緊急事態を宣言した。そのときはまだ、東京に患者が激増する日が来るとは思ってもいなかった。病院内では、私は直接的には新型コロナウイルスの対応にはかかわっていない。そのため、国や都の記者会見を見ながら、患者が増えてきたなと思っていた。

　そんななか、2月に実家で私用があったため、そろそろ帰省する準備をするために母親に電話をしたところ、母親から「東京はどない？ コロナの患者は入院してきてる？ こっちは高齢者ばっかりやから、東京において。東京から（コロナを）持ってきてもあかんからね。くれぐれも身体には気をつけるように。みんなによろしく」と言われた。母親へは「直接患者にかかわってるわけじゃないから、患者のことはわからんわ。今回は、帰らへんからね。そちらも身体に気をつけて」と話し、私が感染源になる可能性があるため、帰省はやめて都内にとどまった。

　その後、関西でも多くの感染者が増加し始めたときに、母親が「帰っ

現場レポート

日々の暮らし

組織とコミュニティ

教育の現場では

私の「コロナ日記」

解説

コラム

てこんで正解やったわ。これから先、お墓参りもテレビ電話やな」と言っていたことが現実になってきている。自分の年齢が上がるにつれ、親や親戚の年齢も上がってきている。親から「後期高齢者の仲間入りした」と言われたとき、「あと何回帰省できるかな。リモートを活用しながら帰省するようにしよう」と思った。

――街中だけでなく、医療施設からも衛生材料がなくなるなんて！

　病院で新型コロナウイルスの対応に関する情報が得られるのは、病院内の通達や会議からだけだった。

　街の人々に新型コロナウイルスの影響が出ていると感じたのは、毎朝の通勤電車であった。3月から徐々に通勤電車の人の列がなくなり、今まで座れなかったシートに乗車駅から降車駅まで座れた。本当にリモートワークで、通勤する人が減っているのだと実感した。

　花粉症でマスクが必要なのに、自宅近所の薬局からマスクがなくなったときは、正直愕然とした。花粉症だから出勤時には着用するし、家族も着用するからなどと枚数の計算をしてみると、明らかに1か月もたない。某総合通販サイトを閲覧すると6倍以上の値段になっていることにまた愕然としたが、必要なものだから買おうと自分に言い聞かせ、購入した。

　そんななか、病院のマスクやアルコールもなくなり始めたと聞かされた。ある施設では、上司から毎日早朝にマスク1枚支給され、汚染したときには上司が在庫状況の確認を行い、交換ということになっていると聞いた。医療施設の衛生材料がなくなるなんてことが起きるんだ、と驚いた。

現場レポート

日々の暮らし

組織とコミュニティ

教育の現場では

私の「コロナ日記」

解説

コラム

——会議はリモートで

　会議が対面ではなく、リモートで行われることが多くなった。交通手段を必要とせず、何か会議やイベントがある直前まで別のことが行えるという、利便性を感じられた。このときばかりは、新型コロナウイルスの影響はマイナスのことばかりではないなと思った。

　上司から「今までネット会議に否定的だった人たちがいたけど、今回の新型コロナウイルスでネット会議を迫られたんだよ。ネット会議ができないなんて、この時代ダメだと思うんだよ。たった数か月でリモートシステムというネットの時代が3年ぐらい進んだね」と言われた。今まで病院だけでなくいろいろなミーティングは対面で行われていたが、リモートシステムを導入し活用するまで、意外と簡単に事が進むもんだな、と改めて感心した。

——人に見られない桜、6月の入学式

　今年度の新入職者にはほとんど会っていない。会っていないというよりも、会う機会がなかった。研修がコンパクトになったり、分散したりしたことが原因だ。毎年、病院の前の桜が3月あたりから咲き始め、4月はじめには散ってしまう。今年は、新入職者がこの桜を十分に見ることなく、私たちも花見をすることなく散ってしまっているんじゃないかと思い、少しさびしくなった。

　通勤経路にある中学校の前を通る。中学生が通学しているか、していないかなんてほとんど考えたことがなかった。しかし、通勤電車のシートに座れるということは、必然的に学生も通学していないということになる。4月から「新型コロナウイルス感染症に係る新学期の対応について」というお知らせが出ているようで、5月いっぱいまで休校になって

いたようだ。

　6月のある日、その中学校の前を通って通勤していたら、「入学式」という大きな看板が出ていた。やっと中学生にも学校生活が始まるんだと思い、元の日常に戻りだしたのだと実感した。

──病棟スタッフに何かサポートできないか

　前述のように、私は直接新型コロナウイルスにはかかわっていない。そのため、直接かかわっているスタッフには頭が下がる思いだ。そこで、間接的ではあるが、直接新型コロナウイルスにかかわっているスタッフに、微力ながら何かサポートができないかと考えた。

　当院ではラピッドレスポンスチームの活動でもある「バイタルサインより患者の重症度が表されるシステム」を導入している。そのシステムを活用してもらうよう関連病棟に依頼したところ、病棟のスタッフから「もうそのシステム使ってるよ。患者の状態が悪くなるスピードが速いから、指標にしやすいんだよね」と言われ、間接的でも患者のためにスタッフのサポートができたと思い、うれしかった。システムの活用などをサポートするために上司たちも協力してくれたのは、本当に感謝でしかない。

　新しい生活様式を取り入れた、元の日常生活に戻るのには時間がかかりそうだが、これからも直接コロナにかかわっているスタッフのサポートを行っていきたい。

file # 094

体重増加や血糖上昇がみられた人、飲酒量が減り、よい療養生活が築けた人、患者さんは様々だ

水野 美華

京都大学大学院医学研究科/原内科クリニック勤務。糖尿病看護認定看護師。長年、患者さんに教えられ、支えられ看護に携わってきた私。そんな私の休日の過ごし方のモットーは、"やりたいこと以外はやらない"。

――医療物資が不足する環境下、知恵と工夫で乗り切るしかない

　私が所属する糖尿病専門クリニックには、コロナ感染要注意の持病をもつ患者さんが多く通院する。医療機関はコロナ対策の物品不足に悩まされた。当院だけでなく周囲の医療機関も消毒薬、マスクなどが不足する環境下で、知恵と工夫で乗り切るしかなかったのではないだろうか。自身のネットワークを活用し、各施設における対応策などの情報交換を頻繁に行えたのは、不幸中の幸いだった。

　近隣のドラッグストアの前には毎日夜明け前からマスクやティッシュを購入するための行列ができており、街中では目を疑うほど高額なマスク売りが店を出している光景もあったが、コロナに関する情報が交錯するなかでは致し方ないのかもしれないと思わされた。

現場レポート

日々の暮らし

組織とコミュニティ

教育の現場では

私の「コロナ日記」

解説

コラム

──**オンライン診療やスマホアプリなど患者さん対応の選択肢が増えた**

　当院の患者さんの様子といえば、マスコミで重症化リスクが高い疾患として"糖尿病"があげられることも多いことから、患者さん本人だけでなく患者さんのご家族も不安を抱え、通院や感染に対する相談を多く受けた。当院はタイミングよく、オンライン診療や在宅診療に着手していたので、患者さんに来院してもらう以外の方法で対応できた。コロナ禍における医療体制の選択肢が増えたし、今後も活用できるシステムであることを痛感した。また日頃から、血糖値、体重、血圧、運動量（歩数）などをスマートフォンアプリを活用してクラウド管理していたことで、患者さんの様子が把握でき、大いに役立った。

　通常通り定期受診に訪れた患者さんには、改めて糖尿病のシックデイや糖尿病と感染の関係について話すよい機会ととらえ、不安をぬぐいつつ説明したことは、よかったと思えた出来事の１つであった。

　在宅ワークが増えたり、外に出かけられないことで運動不足になり、体重増加、血糖上昇する患者さんが増えてしまった一方で、機会飲酒が減ったり時間があることで余裕をもった生活が送れるようになり、家の中で運動時間を十分確保できて、よい療養生活が築けている人まで、バラエティに富んだ患者さんの変化に驚かされている。

──**過酷な状況におかれている患者さんと医療従事者**

　仲間である医療関係者や周囲の人から、生々しい現状について情報をもらうこともあった。マスコミなどから入る情報とはかけ離れた過酷な状況におかれている患者さんがいることを知る機会となった。例えば、感染疑いのある患者さんが、高熱のまま、その頃に徹底されていた受診の目安「37.5℃以上の発熱が４日以上」経つのを待ち、管轄施設へ電話

連絡をするが何時間もつながらず、その後も言われるがままに、いくつもの医療機関で診察を受け、最終的にはコロナ感染が確定し、入院するに至ったという話を聞いた。しかし、窓口として指定された管轄機関も、生身の人間が対応できる仕事量をはるかに越えて尽力されていたことは容易に想像がつき、機能不全に陥っていたものと思う。

　仲間である医療従事者は日々感染リスクと向き合いながら、通常の入院患者のケアに加え、コロナ対策に追われる日々を送っている。どの医療機関の医療スタッフも相違なく、いまだに目まぐるしい状況下で職務を全うしている。なかには家族の待つ自宅に帰らず、職場と宿泊施設を行き来する日々を過ごしているという話も聞いている。改めて最前線で闘う医療スタッフに敬意を表したい。

——オンライン化になったことのメリットも

　コロナ禍における個人的な環境の変化としては、家族や友人、そして仕事関係も、オンライン中心のコミュニケーションとなったことである。思いのほか、対面よりも新鮮な感覚でやりとりできる点や、時間にむだがないことで、個人的には新たな社会参加スタイルが定着し、役立っている感もある。様々な研修会や講演会も、オンラインであるからこそ、遠隔地開催であっても、自宅や職場から参加できる。移動時間が省かれたぶん、これまでより多くの研修会などに参加できるようになった。その点ではメリットを感じている。

＊

　最前線で感染者対応をしているわけでもない私に、患者さんや患者さんのご家族から温かい言葉をかけてもらうことも多い。猛威を振るう感染症の終息を祈りつつ、私ができることにベストを尽くそうと思う。

現場レポート

日々の暮らし

組織とコミュニティ

教育の現場では

私の「コロナ日記」

解説

コラム

file # 095

歴史として語られる
看護師の働く美しい姿

山田 眞佐美

大阪国際がんセンター看護師長。専任教員として看護教育に11年間従事した後、臨床に戻り、看護師が辞めない職場づくりを目指してマネジメントに取り組んでいる。社交ダンス教師資格あり。立命館大学大学院テクノロジー・マネジメント研究科博士後期課程在籍中。

　　大阪国際がんセンターは大阪市の中央に位置する500床のがん専門病院である。大きな窓から広がる緑豊かな大阪城、悠然と連なる生駒山脈を一望できる景観は、まるで1枚の美しい絵画のように、がん患者さんの心を癒し、励ましている。しかし、もっと美しいのは、24時間365日、笑顔で患者さんに寄り添いケアを続ける看護師の働く姿である。

──全世界がコロナの恐怖におびえるなか、
**　粛々と働き続ける看護師たち**

　　2020年1月末より発生したCOVID-19の爆発的な大流行は、全世界を不安と恐怖に陥れた。人々の生活は一変し、街や駅から人が消えた。

　　大阪府に緊急事態宣言が発令されたのは4月7日。メディアは連日、感染者人数、死亡者数を発表し、全世界がコロナの恐怖におびえるなか、看護師たちは、いつものように当たり前に電車に乗って通勤し、粛々と働き続けた。がんの高度先進医療の提供を使命とする当センターにおい

て、手術も抗がん剤治療も放射線療法も、何一つ予定を変えることなく、看護師たちは感染への不安と闘いながらも仕事を続けたのである。

　この世間とのギャップ、わが身よりも他人を優先に行動する医療者の姿に、社会からいまだかつてない称賛が贈られている。しかし、誰よりも現場の責任者である私自身が、感謝と敬意を込めてスタッフを称賛したい。COVID-19が我々に再認識させてくれたのは、医療者としての使命、誇り、責任、すばらしい仲間と働ける喜び、感謝である。

──スタッフへの言葉

　患者さんや職員に感染症疑いが発生するたびに広がる不安。面会制限に伴い引き起こされる治療や生活上の諸問題。それらを１つずつ解決していくことが、病棟看護師長の責務である。組織と現場をつなぐ役割として、スタッフの思いを傾聴し、何度もディスカッションを重ねた。

　スタッフのストレスが強くなってきた頃、私はカンファレンスで次のような話をして、全員にメールを送信した。私は看護師の職場環境マネジメントとチームビルディングを研究テーマとしている。看護師の働きやすさは、物と情報をどうマネジメントするかに規定され、それは、職場の人間関係や勤務継続意思にも影響する[1]。交代勤務の職場において、全員がいっせいに情報を受け取ることは困難であるため、チームの意思決定をサポートする手段として、情報の伝達・共有にメールを活用しているのである。

　「10階なでしこ病棟の皆さまへ　いつもていねいな看護実践をありがとうございます。大変な社会情勢のなかでも、常に笑顔で患者さんの心に寄り添って、粛々と看護を継続されている皆さんのことを、とても誇りに思っています。感染者の報道が連日続いていますが、今

現場レポート

日々の暮らし

組織とコミュニティ

教育の現場では

私の「コロナ日記」

解説

コラム

の対策が2週間後に現れます。最優先していただきたいのは、まず自分自身とご家族の心身の健康です。力を合わせてこの局面を乗り越えていきましょう。」

──世界は一変しても、人が人に寄り添いケアする姿は変わらない

2020年を振り返ると、組織の危機と感じられる場面もいくつかあった。誰もが不安で先行きの見えないなか、感染症センターや他部署と連携した看護部のリーダーシップ、組織とスタッフをつなぐ看護師長間の連携・協力が、神のご加護を受けているが如く、患者と職員の安全を守り続けている。まさにマネジメントの見えない力である。

COVID-19により世界は一変した。変わらないのは、人が人に寄り添いケアする姿である。コロナウイルスの由来となった「太陽コロナ」が日食で陰った太陽の暗闇周囲を明るく輝かせているように、看護師の働く姿は本当に美しく輝き、笑顔は患者さんの希望の光となっている。

2020年は人類の歴史に残る年となる。私たちが今、まさに実践している看護こそが、歴史として後世に語り継がれるのである。

●引用文献
1) 山田眞佐美：看護管理者の安全衛生や職場改善への関心が看護師の作業環境・医療事故への不安・勤務継続意思に及ぼす影響，日本看護学会論文集 看護管理，p.156，2014.

他者を思いやる気持ちが
次へと進む力になる

松永 京子

看護師長、大学病院勤務。おうち時間は、色とりどりのバラやカサブランカなどの花を飾り、楽しんでいる。

———2020年3月1日

　今年1月、新型肺炎が感染拡大した武漢では、注意喚起を行っていた医師自身が感染したというニュースが流れていた。その後、日本でも新型コロナウイルスに関する情報が発信され始めた。各医療機関は、手探りで患者受け入れ準備を始め出した。当院でも患者受け入れ体制の検討が始まっている。医療者として、病棟管理を行う立場の私ができること、それはなんだろう？　まずは、新型コロナウイルスを知ること。

　スタッフと新型コロナウイルスに対する知識と具体的な感染対策方法などを共有することにしよう。そして、もしものときのために、早々にマニュアルを作成しよう。

———3月30日

　ある医療機関でクラスターが発生したというニュースが流れた。そこに具合の悪い患者さんがいたから、医療者は一生懸命に助けようとした結果では？　医療の原点だ。このウイルスは、どのような経路で人から人

へうつったのだろうか。注意すべきことはなんだろう。危険性は、どこの医療機関も同じだと思う。本当に大変ななか、公表してくださった医療機関のおかげで、多くの病院、国民が新型コロナウイルスの脅威を知ることができた。そして自分のこととして考えられるようになった。

──4月2日

　近隣の医療機関でクラスターが発生した。とうとう自分たちの町にも……という声が聞こえてくる。身近な出来事で、個々の不安や危機感が高まっている。これからは、この見えない敵と自分の気持ちとの闘いが始まるのだろう。どう折り合いをつけていけばよいのだろう。管理者として、どのようなサポートができるのだろう……と考えてしまう。

──4月7日

　4月5日夜、この未曾有の事態に、エリザベス女王から英国民に新型コロナウイルス感染拡大に対するメッセージが発表された。自宅滞在に協力してくれている人々へ、献身的に仕事を続けている人々へ、あらゆる立場の一人ひとりの行動に感謝が伝えられていた。

　医療者に対する心ない言葉が出始めている。時に言葉は脅威となり、不安を煽る。しかし、心のこもった言葉は、傷ついた心を回復させる力をもつ。そのメッセージに現実と向き合う気持ちと、次に進む勇気をもらうことができた。

──4月20日

　3月に発令された「3つの密を避けましょう」という3密。換気の悪い「密閉空間」、多数が集まる「密集場所」、間近で会話や発声をする「密

接場面」の3条件が重ならないよう工夫すること、特にクラスター防止が求められている。院内でも注意喚起のポスターが掲示されたり、椅子が間引かれたりしている。無言で食べる食事の味気なさ。コミュニケーションのとり方には、十分に気をつけようと思う。

──5月5日

このようなゴールデンウィークを過ごしたことがない。例年なら地域活動や学会準備などに当てていた時間。テレビを観る機会も増えた。知らなかった世界を知る。これもまたいい。ただ、受け身ばかりだと気力が出なくなっていく気がする。制約のない時間の使い方も考えておかなければ……メンタルサポートの必要性を強く感じる。

──5月15日

3密を守る行動、自宅と職場の行き来の生活。時折、先輩から野菜やお肉、時にはデザートの差し入れが届く。忘れてしまいそうな旬を感じさせてもらっている。臨床現場で働く者の大変さを知っている先輩。人には優しさや他者を思いやる気持ちがある。ウイルスにも思いやる気持ちがあれば、きっとうつさないはずなのに。人っていいなぁ。先輩への感謝が尽きない。

──5月29日

新型コロナウイルスの対応を続ける医療従事者に敬意と感謝を表す「ブルーインパルス、都心の空を飛ぶ！」とニュースが流れた。マスク、おうち時間、外出禁止等々、束縛だらけの日常。壁のない大空を一直線に飛ぶ飛行機に自由を感じ、見上げる空に未来への希望が見えているの

現場レポート

日々の暮らし

組織とコミュニティ

教育の現場では

私の「コロナ日記」

解説

コラム

ではないだろうか。

　そして、安全に配慮し、互いを信じ、チームで隊列に飛行する技術。医療現場にも相通ずるものがある。遠い町から見えるわけもないけれど、思わず空を見上げてしまった。気持ちが上向きになった。

──6月18日

　退職した先輩より、和紙でていねいに折られたアマビエが送られてきた。「アマビエ？」ネット情報では、疫病をおさめると言われる謎の妖怪らしい。

　いろいろな模様の和紙を見て、十人十色という言葉を思い出す。考え・好み・性質などが人によってそれぞれ違うこと。人もウイルスも同じだ。新しいウイルスとの闘い方は、ここ数か月の経験知から特徴を知り、決まっていくのだろう。人を知るのも十分に向き合うことが必要、そして時間がかかる。ウイルスも同じだと思う。長期戦だな。

　スタッフの手で1つの素敵な作品となったアマビエたち、みんなの安全と健康を願い、邪気が払えるように、換気のよいデイルームの窓側に飾った。心のこもった贈り物に感謝！

──6月20日

　多くの企業ができることをサポートしてくださっている。エプロン、マスク、アイガード等々。ある企業は、くつろぎグッズに感謝と応援のメッセージを添えて。多くの人の支援が患者さんのケアにつながっている。応援物資に感謝申し上げます。

file # 097

With Mask
——マスクに隠された顔の正体は？

A. Koga

JCHO熊本総合病院看護師。ポニーテールの10代、浅野温子の20代を経て、今は更年期に抗うチコちゃん。職場での階段使用と朝昼のラジオ体操をルーティーンに筋力低下防止に努める日々。

　昔、お世話になった方から3年日記を勧められ、4月開始の日記を書き始めて3冊目に突入した。その日記で、2020年を振り返ってみる。

　誰しもお正月は、「今年はどんな年になるだろうか…」と、様々な気持ちで迎える。大晦日にきれいな月を眺め、すばらしい初日の出を拝み、「東京2020も開催され、いろんなことで忙しくなりそうだなあ」と、期待と不安で新年を迎えた。特に今年は、『土竜打ち』と称したお家繁盛の祈願としての小正月行事で、子ども会のちびっ子たちからお謡いを上げてお祝いをしてもらっただけに、期待を寄せた年でもあった。

——2020年2月

　ダイヤモンド・プリンセス号内で新型コロナウイルス感染症の大規模な集団感染が発生した。この頃から私たちの生活は変わった。品薄になるマスクを1勤務1枚しか使用できない、会議の少人数化、皆が楽しみにしている宴席の自粛等々。長年お世話になった定年退職の方を送別することもできず、ネガティブなことばかりであった。

現場レポート

日々の暮らし

組織とコミュニティ

教育の現場では

私の「コロナ日記」

解説

コラム

───4月

　私は新人時代から30年お世話になった職場を去り、熊本へ単身赴任した。まったく知らない土地、長年勤務した職場とは違う風土、知っている人が皆無のなか、「まずは自分のこれまで培った知識と経験でできることから」という思いで勤務を開始した。日記には、日々コロナ関連の会議や業務のことが多く記されていたが、つらいことはなかった。しかし、とうとう『全国に緊急事態宣言』、帰省できないさびしい日が始まった。ところが、文明の利器「Skype様」のおかげで、家族と食事を一緒にとっているかのように会話でき、楽しい時間を過ごすことができた。誰かと食事をすることは、味がおいしく感じることができる大切なことだと実感した。

　新しい職場に少し慣れ、いろいろな職員とコミュニケーションがとれるようになった。そして、思いがけない発見があった。それは、マスクに隠された職員の顔を、私が勝手に想像していたことだ。今はマスクを着用することが常であるなか、マスクを不意に外されたとき、想像とは違う顔つきであるのに驚いた。「え！　こんなお顔だったの？　そうか！　私はマスク着用の顔しか知らない（笑）」と気づいた。それから私は、名札の写真をじっくり見るようになった。ただ、かなり昔の写真だったりするのだが……（笑）。

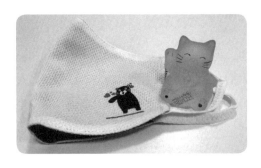

マスクはシミを隠したり都合がいいこともあるが、新人看護師は、不安な表情を表出することも、こちらから察知することも難しく、非言語

的コミュニケーションを難しくしているかもしれないと感じた。

──5月下旬

　緊急事態宣言が解除され、心待ちにした帰省の日が来た。前日から、遠足の前夜のように落ち着かず、また、家族や、久しぶりの帰省に気遣ってくださる職場の皆様のことを思うと、「絶対に事故できない」と、緊張して出発した。

　飲み物を買うため近所のコンビニに立ち寄った。改めて「いざ出発！」と車道に出ようとしたとき、「ギギギギー」と音がした。「え！ 段差もなかったし、人もいなかった」と、車を降りて確認すると、なんと！ 歩道のポールに車をぶつけていた。近所の派出所に立ち寄り、現場を見てもらい、壊れた部品を拾ってから、帰省した。

　翌週、管轄の市役所へ連絡し、○○万円の修理費を保険で処理し、きれいになったコンビニのポールをやっと見ることができたのは、1か月半後であった。しかし、その1週間後、すでにポールは傷ついてしまっていた。「私の修理費用を返してくれ～」と心の中で叫んだ。今では、知らないコンビニには車で立ち寄れなくなった。

＊

　十数年前から、5年に一度開催している高校時代の同窓会の幹事をしている。2021年1月2日は3回目となる会を予定していた。これまでに100人を超える参加があり、高校時代にタイムスリップしたように、みんな満面の笑みでたくさんおしゃべりをして再会を楽しみ、幸せな時間を過ごした。当然、今回の同窓会は見送る予定であるが、マスクなしで、大声で話し、笑える日が待ち遠しい。

現場レポート

日々の暮らし

組織とコミュニティ

教育の現場では

私の「コロナ日記」

解説

コラム

コロナ禍での産前産後には
助産師のケアがより重要になる

大月 亜矢

聖マリアンナ医科大学病院産科病棟助産師。主に助産師外来を担当。長男5歳、次男0歳（2020年6月出生）。

—— 2020年3月中旬〜下旬

　自分の居住地や職場周辺でも新型コロナウイルス感染が報告され始め、ようやく他人事ではないと認識し始めた。

　私は妊娠後期。感染リスクが高いとは言われていなかったが、免疫の低下や心肺機能の変化が影響する可能性がある。妊婦の感染報告数が少なく、用心するに越したことはないと認識していた。わが家には幼児もおり、自分自身も家族にも感染させるわけにはいかない、また、職場にも迷惑をかけるわけにはいかない、という思いがあった。

　当院の両親学級中止、全病棟での面会禁止が決まった。時間をかけた指導を期待していた方々から不安の声が聞かれ、心が痛んだ。そのぶん、健診で時間を割いて、質問への回答はもちろん、家族背景に沿った具体的なサポート策を多職種と連携して練った。

—— 4月上旬

　患者から「コロナに感染したらどうなりますか？」「どうすれば感染し

ませんか？」等の質問を受ける機会が増え、胎児を守りたいという強い思いに触れた。さらに、当院では立ち会い出産も禁止となった。師長は立ち会い出産をさせてあげたいと最後まで関係各部署に掛け合っていたが、安全面を優先し、苦渋の決断であった。大切な家族と共に誕生の瞬間を迎えるためになんとかがんばってこの状況に耐えてきた方も多く、面会禁止のときよりもショックは大きかったように思う。少しでも気分が晴れるよう、健診ではエコーで胎児の顔や様子を普段よりもさらにていねいに説明するよう努めた。出産経過も細かく説明し、夫と共にイメージトレーニングをするよう促した。すると徐々に「医師と助産師さんがいれば安心」「残念だけど仕方ない。産前にたっぷり夫とお産のイメージをしておいて、当日一緒にいなくてもがんばれるようにしておきます」といった声が聞かれるようになり、母の強さを感じた。

　また、自宅では子どもに衛生学的手洗いとうがいを教え、食事の前、トイレの後、帰宅後に必ず実施させた。

──4月下旬

　かかりつけ医（他院）に妊婦健診での夫の付き添い禁止と指示された。夫は一度も健診に同席できなかったが、エコー写真で胎児の成長を共有し、無事に誕生することを願った。エコーで胎児の成長過程を患者と家族で共有することは、愛着形成をはかるために重要だと改めて感じた。

──5月

　当院の新型コロナウイルス患者への対応をテレビで観た。私の想像のつかないほど多忙を極めているであろう病棟の同僚たちの働きを讃えると同時に、心から無事を祈った。

現場レポート

日々の暮らし

組織とコミュニティ

教育の現場では

私の「コロナ日記」

解説

コラム

出産まであと1か月……感染しない自信はまったくなかったが、手指消毒、外出自粛以外にできることはなく、ひたすら長男と自宅にこもった。その結果、体力は低下。出産や忙しい産後の生活を乗り切れるかどうかも心配だった。

——6月

　無事に他院で次男を出産した。このコロナ禍でも寄り添ってサポートしてくださった医師および助産師に心から感謝した。立ち会い出産できず不安だった方も多いと思うが、そのぶん全国の助産師は寄り添ってケアをしているだろう。この状況下ではよりいっそう、助産師のケアが患者の安心、安産につながると、自分も出産をして確信した。

　産後は授乳や育児手技の指導も不可欠だ。出産の疲労も残っているのに、待っているのは頻回授乳に抱っこ、それに加えて感染予防にも留意しなければならず、メンタルはより不安定になりやすいだろう。早期退院を促す施設も多く、この状況下では実家に里帰りできない方も多いと思われる。私自身も産後3日目に退院した。私ですら子どもの体重や授乳の経過に不安を抱いていたのだから、一般の褥婦のとまどいは相当なものだろう。退院後早期のフォローが褥婦の救いになると思う。

＊

　正直に言うと、大変な時期に妊娠したなと思った。妊婦でなければ、こんなにも不安を抱えることはなかったかもしれない。しかし、家族全員が新型コロナウイルスに感染することなく無事に出産を終えるというゴールに向かって一致団結することができ、絆は深まったと感じる。

　今回の経験を今後の助産師活動に活かせるよう、助産師として何かできることはないか模索しながら過ごしていこうと思う。

貴重な経験を、「看護を語れる場」のなかでつないでいく

井上 由美子

三井記念病院看護師。休日は料理や友人と温泉でリフレッシュ。

現場レポート

日々の暮らし

組織とコミュニティ

教育の現場では

私の「コロナ日記」

解説

コラム

　今回、新型コロナウイルス感染症（COVID-19）の対応について、組織内でも様々な課題が明らかになった。この先避けては通れない「ウイルスと共存・共生する時代」になったと実感している。そのような危機的状況のなかにおいて、感染教育は進歩し、それに伴い感染対策は明らかに整備されていることも感じている。

──25年前の地下鉄サリン事件を思い出す

　私は1995年3月20日の地下鉄サリン事件の際に、外科病棟で勤務していた。始業時間と同時に救急車のサイレンの音が鳴り響き、「救急カートを1階ロビーまで持参して応援に来てください」と院内放送があり、職場から救急カートと数人のスタッフで現場に向かった。

　外来の長椅子や床に患者が横たわり、駆けつけた職員がそれぞれの立場で対応にあたっていた。通常の外来患者は病院玄関の前で列をなして待ち、そこに救急車が患者を次々と搬送してきた。搬送された患者の呼吸状態の変化は、今回のCOVID-19と同様に早いスピードで悪化し、そ

の場で挿管して集中治療室に搬送される状況を目の当たりにした。運ばれてきた患者のうめき声、不安を訴える声が、ロビー全体に響き渡っていた。

　看護部長から「あなたの病棟で入院を受けてほしい」と指示が出され、多床室2部屋に14人分のベッドを準備した。入院された患者さんから、頭痛、眼痛、視界の狭まり、過呼吸発作などのため、病室から病棟全体に泣き叫ぶ声や不安を訴える声が聞こえたことを、今でも鮮明に思い起こすことができる。不安に全身が震える患者さんは、看護師が次の患者さんの対応に行こうとすると腕をつかむため、その場を離れられない状況だった。

　サリンの情報や薬剤情報が信州大学からファックスで届き、症状緩和の治療が開始されたが、異臭が病室や廊下に充満し、部屋から出られない看護師たちにも眼症状や頭痛、吐き気などが出現した。正しい情報が不足しているなかで、不安を感じながら看護にあたっていたことが思い起こされた。

──今回のCOVID-19流行で思うこと

　今回のCOVID-19はサリン事件の状況とは異なるが、様々な情報が連日連夜報道され、職員も漠然とした不安のなかで日々の業務を行っていたと思う。当院でも、疑似症例も含め多くの患者に対応している。現時点で院内感染を起こさずにいられるのは、平時からの備えと同時に、感染症専門医や感染管理認定看護師等による日々の職員教育や感染制御部の活動の成果だと思う。また、当院は2020年1月にJCI（国際医療機能評価）の更新審査を受けていたので、職員全体の手指衛生の遵守率が高く保てていたことも感染防止対策のうえでは重要だった。

多くのCOVID-19患者を先駆的に受け入れ、対応された医療機関の感染対策から、自分の組織が多くの学びを得たことも事実である。専用病床の立ち上げ時には、感染管理認定看護師の指導のもと、当該病棟の感染リンクナースが主体的に受け入れのシミュレーションを何回も行った。新任師長の「私たちの使命ですね」との心強い言葉に、看護の力を感じ、涙があふれる思いだった。

　トップマネジメントによる意思決定の重要さが職員を支える大事な支援であること、正しい情報をリアルタイムに、院内で起きている情報も職員全体に周知し不安を低減すること、働く環境の整備、感染教育を継続的に行うことが、次への重要なステップであると再認識した。今回の貴重な経験をつないでいけるように、「看護を語れる場」として、臨床の看護教育のなかで実践していきたいと思う。

現場レポート

日々の暮らし

組織とコミュニティ

教育の現場では

私の「コロナ日記」

解説

コラム

大切な仲間たちへ

——もう少しがんばりましょう。心も身体も 温かくして。

高橋 保子

特定非営利活動法人えがお 訪問看護ステーションあい 管理者。当ステーションのモットーは、各スタッフの個性を活かし、地域で唯一無二の存在であり続けること。コロナが収束したら、大好きな音楽ライブに行きたい。

　新型コロナウイルス感染症のニュースが世界中を駆け巡り、病院クラスターという言葉も日常的になってきた頃、訪問看護ステーションのあるべき姿を模索し、行動を決めた。

——2020年4月7日

　数週間前から考えていたチーム分け作戦を決行。緊急事態宣言が出された当日である。新型コロナウイルス感染症に罹患する可能性が高くなり、万が一、スタッフの誰かが感染した場合に、ステーションの閉鎖を余儀なくされ、ご利用者様すべての訪問が不可能になることをどうしても回避したいと思い、考えた作戦だ。

　もともと4部屋あるステーションの2部屋ずつを完全に区切り、各チームで使用した。マンションの1階に出入口が複数あったため、それぞれの玄関の確保もできた。トイレも2か所にあったのが功を奏し、机、ロッカー、カルテ、パソコン、電話、空気清浄機、医療物品の在庫の移動

等も持ち前のチームワークで素早く完了。手の空いているスタッフで、日常使いの冷蔵庫、電子レンジなども購入した。環境整備後に、全利用者120人をほぼ半分ずつに分け、さらにスタッフ総勢11人のうち、総務担当の1人を除き、こちらも2チームに分ける手はずもすべて整った。

——10月7日

あれから半年が過ぎた。緊張の連続。感染の恐怖と闘いながらの毎日。感染予防のための消毒薬、マスクやガウン、ゴーグルや手袋、たくさんの感染予防グッズを抱えて訪問に出かけるスタッフは、一人ひとりが、自分が今できる最善のことを惜しみなく提供してくれた。みんなの努力の結果、当訪問看護ステーションでは、幸いにも、ご利用者様も、看護師もいまだ感染した人はいない。

新型コロナウイルスとの闘いは続いている。そして、共存も踏まえた生活も目指している。

——大切な仲間たちへ

そういえば、2020年の幕開けは、みんなで一緒に近くのレストランでおいしいものを食べましたね。今はマスクもしているし、距離も遠いし、ミーティングだってみんなで輪になっても外向きに向かって話をしている。

でも、最近は大変ななかでも、みんな笑って過ごすことも増えてきました。もう少し、がんばりましょう。寒い冬に向けて暖かくして。心も温かくして。

現場レポート

日々の暮らし

組織とコミュニティ

教育の現場では

私の「コロナ日記」

解説

コラム

file # 101

新型コロナに揺れ動く私の心

松下 和子

看護師。香川県で就労継続支援B型なごみ工房、共同生活援助なごみハウス等と有料老人ホームあどいけを運営している。休日は海・山の自然に囲まれた地域で、仲間・家族と共にスローライフを楽しんでいる。

──孫が生まれ、幸せを感じていた2020年2・3月

　2月27日、新型コロナウイルス感染症が日本中に広がろうとしているさなか、長男の第1子が誕生した。私には3人目の孫だが、何人目でもうれしさは同じだ。その1か月後の私のSNSの記録には、「庭の花が咲き始め、緑が芽生える季節。疲れていても家族の顔を見るとがんばろうと力が湧いてくる。みんなのご飯がつくれる。仕事ができる。会えなくてもつながっている仲間、友だちがいる。この小さき子の泣き声を聞いて、匂いをかいで寝顔を見られる。この世の中だからこそ感じられる。仕事と家の往復だけだが、小さな幸せがいっぱいだ」と記してあった。この頃はまだ、そのありがたさや幸せを感じられる余裕があった。

──4月の緊急事態宣言、底知れない不安や焦りが…

　4月16日に全国に緊急事態宣言が出た。その翌日から、自分の思いや、日々感じ、考えたことを〈介護・福祉の現場から〉と題してSNS上で連載を始めた。そこには、3月末とは変わり、底知れない不安や焦りの感情が表れていた。その日、私たちの住む市で初の感染者が出たことが、その感情をさらに増強させていた。

現場レポート

日々の暮らし

組織とコミュニティ

教育の現場では

私の「コロナ日記」

解説

コラム

——地域の人々で情報共有し、助け合える仕組みづくりを模索

連日、首都圏の医療、介護現場のひっ迫した状況がインターネットやテレビのニュースで流れてくる。国や県からも山のように新型コロナ関連の事務連絡が送られてきた。しかし、感染者が出たら自分たちの事業所でどう対応していけばいいのか？ 備える物も人もいない私たちのような小さな事業所では対処不可能だと思った。私と同じような危機感を抱きながら仕事をしている経営者もいるはず。地域の人や同じ立場で奮闘している人に、みんな不安なんだと言える機会と、それぞれの地域の事業者で情報共有し、助け合える仕組みづくりが必要だと感じた。

どうにかこの思いを伝えたいと、市長の意見箱にも投書をした。市長からはすぐに返信をいただいた。内容をまとめると、「感染が広範囲に拡大している現状を踏まえ、市を超えた広域的な対策を講じる必要がある。状況が流動的ななか、様々な不安や心配を感じられていると思うが、県に対して施設の現状や要望事項を伝え、対応を求めていく」とのこと。市でも対応すべきことをしてくれているが、県の指示に従わないとできないということだった。市や県も大変なんだとわかってはいるが、自分のなかでは消化しきれないモヤモヤした気持ちが残った。

——不安や焦りに支配されたり、誰かの笑顔や支援でなごんだりの日々

そんな思いを自分なりの言葉で発信していると、当施設がお仕事をもらっている市内の企業からマスクをご寄付いただいた。また、農作業に行っている農家さんからは、「妻がマスクをつくったから皆にあげて。みんな元気に働きにきてよ」と手づくりマスクをいただいた（**図**）。そして、利用者さんたちは暑いなか一生懸命に農作業をしてくれている。

周囲の人の温かい心遣いや利用者さんのその姿が、張り詰めていた私

725

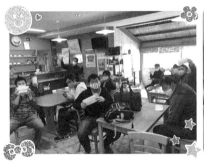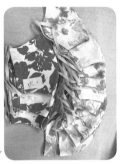

左：株式会社フクシンさんより、右：農家さんより

図　地域の支援者から寄贈いただいた手づくりマスク

の心の糸をふっと緩めて、「大丈夫、大丈夫」と言ってくれているように思えた。本当にありがたいという気持ちや、心が折れそうになっても、またがんばろうという気力を与えてくれた。

　しかし、5月8日の記録では、「誰かが策を講じてくれるのを待っているだけでいいのか？　何をどうしていくべきなのか。施設だけで取り組める問題でない。県、市、障がい者・高齢者施設が共に考えていくべきなのだが、話し合うすべも場もない」とまた自問している。この後も1人の人間として、経営者として、私の心は不安や焦りに支配されたり、誰かの笑顔や差し伸べてくれる温かい支援の手でなごんだりを繰り返しながら揺れ動いた。

　私には大切な利用者さんと家族を守る使命がある。心を平静に保ち、自分が今できることをやる。私たちには応援してくれている地域の支援者さんやスタッフがいる。彼らの温かい心や笑顔が、今もこれからも「大丈夫、大丈夫」と私に言ってくれるだろう。

帰省するのが憚られる状況下、入院した母のことを思う

髙見 紀子

北里大学病院看護部 家族支援専門看護師

　新年とともに、COVID-19のニュースを耳にすることが増えた。COVID-19関連のニュースは、感染者がECMOを装着したまま家族に会えずに旅立つ報道がされるなど衝撃的であった。あれから8か月が過ぎたが、収束はみられない状況が続いている。

　私は2020年4月より看護学部に1年間派遣されており、COVID-19の感染者や家族のケアはしていないため、本書の執筆のお話をいただいたとき、お断りしようと思った。連日、マスメディアは医療関係者を慰労するとともに、医療がひっ迫しているという報道をしており、尽力されている関係者に申し訳ない気がしたからである。編集者への返信時、入院している母のことを少しだけ綴った。その後、「娘の立場からの思いについて、ご執筆いただけませんか」とのお声がけをいただいた。

──2020年4月

　看護学部に幾日も出校していない状況で緊急事態宣言が出され、私は在宅勤務となった。このような状況下でも、限られた時間で、学部の先生方は遠隔での講義や実習の代替え演習に向けて準備を進められてい

現場レポート

日々の暮らし

組織とコミュニティ

教育の現場では

私の「コロナ日記」

解説

コラム

た。医療関係者の疲弊を報道されることが多いが、大学の基礎教育をはじめ、多くの教育現場でも同様だろうと思うと、頭が下がる思いであった。遠隔での講義や演習が開始され、新たな環境で新たな発見をする機会を得ている。

──6月中旬

　母が入院したと、姉から連絡がきた。母は長年リウマチを患っており、最近はリウマチに伴う多くの疾患を合併していて、胸水貯留のため入院したようだ。昨夏も同様の症状で入院していたが、退院後は社会資源を活用し、多くの方の支援を受けながら在宅療養をしていた。

　姉が近くに住んでおり、様々なことを引き受けてくれている。私は母の受診時には可能な限り帰省し付き添うようにしていたが、COVID-19の流行とともに、帰省も付き添いもかなわなくなった。今回の入院も、すぐにでも帰省して病院に会いに行きたい思いはあるが、電車と飛行機を乗り継ぎながらの道のりであるため、感染のリスクが高いことなど様々なことが頭の中で駆け巡り、帰省はしていない。

　家族の入院だけではなく、様々な事情を抱えながら、帰省することができずに過ごしている医療者は多いと思う。日頃から医療者は「自分は感染しない」という思いでケアにあたるが、一方では「自分が感染しているかもしれない」という高い意識をもって行動している。本当に帰省してもよいかよく考えたうえで、やむなく帰省する場合は細心の注意を払っているだろうが、関東近辺や主要都市から帰省した者にはとても厳しい状況であろうと痛切に思う。新型コロナウイルスの感染有無にかかわらず、心穏やかに過ごせないであろうと考えると、帰省も憚られる現状である。

入院中の母に「がんばってよ。そうしないと生きている間に会えないから」と電話で話したことがあった。母は、「これから先は、お互いに誰もが気をつけなければいけないので、何があっても仕方がないと思っている」と言った。これまでも帰省時には、こうやって話せることが最後になるかしれないという思いをもちながら飛行機に乗っていた。しかし、まさかこのような状況で会えない日々が来るとは想像していなかった。きっと新型コロナウイルスに感染した人も、その家族も、同じような思いではないかと思うと、心が揺れる。

──夏

　この夏、私は父が亡くなった年齢になった。父は私が高校生のときに突然倒れ、人工呼吸器を装着したが治療の効果なく、私たち家族と会話をすることもなく旅立った。新型コロナウイルスに感染した人のニュースを耳にするたびに、父が亡くなったときの状況と重なることがある。家族は胸が締め付けられ、張り裂けそうな感情であったことや、当たり前だった日常生活を送れることがどれだけ幸せなことなのかを思い出す。COVID-19は、私に家族の体験とともに、忘れていたことを思い出させてくれているように思う。患者家族へのケアについて、原点に立ち戻り、私に何ができるのかを考えていかなければならないと思っている。

　連日、COVID-19と熱中症についてのニュースを聞きながら、外出時は日傘をさして歩いているが、利用している食材の通販サイトでは、すでにおせち料理の案内が来ている。来年のお正月は、家族と共におせち料理を囲みたいが、難しい状況であろうと思いつつ、COVID-19が収束することを日々願いながら過ごしている。

file # 103

無慈悲な"ノー"との葛藤の日々

深井 喜代子

東京慈恵会医科大学医学部看護学科教授。岡山大学退職後、2019年度より現職。神経生理学者を経て高知女子大学で学び、臨床経験ののち、看護学教育に携わる。専門は生理学的手法を用いたケア技術のエビデンス探究。

──2020年4月10日 金曜日

このところすっかり意気消沈している自分に気づく。疲れ切って、ベッドに入ってもなかなか寝つけない。薄闇に天井を見やると、涙が自然にあふれてくる。こんな日がもう3日ぐらい続いている。悔い無き人生を締めくくるべく、緩やかにがんばろうと決めた矢先だというのに……。

3月に入ると、学内外を問わずメールの数が急増した。次々と着信する新たな情報とその更新情報に右往左往しながら過ぎる日々。卒業式・入学式は中止、学会も役員会議も然りだ。大人数が集う集会はことごとく取り止めとなっていった。当面、新学期を迎えた学生を登校禁止にする一方で、大学を挙げて急ピッチで遠隔授業の準備態勢に入った。三十路過ぎにIT化時代を迎えた世代とはいえ、対面式授業用に熟成してきた授業資料を短時間で遠隔式に創り変える作業はなかなかに面倒だ。ボタンと矢印、短いガイド文が延々と続くマニュアルに、初心者への配慮が足りないと、途中で迷子になる者が頻出する。その通報を受けて続々と

更新版が届き、また一からやり直す……、こういったことの繰り返しの毎日なのだ。

　この四半世紀の間に日本列島はいくつかの巨大地震に見舞われた。観測史上初めてという集中豪雨が毎年、各地を襲うようになった。自分の郷里も例外ではなかった。それでも被災地には、たまたま被災を免れた人たちが「明日は我が身」と大勢支援に駆けつけるという、相互に積極的に助け合う行動が国民に定着してきていた。ボランティア活動はカタストロフィからの復興の、潜在的だが無視できないエネルギー源になっていたはずだ。コロナ禍はそうした人間の順応性や社会性に、無慈悲に"ノー"を突き付けるのだ。4月に入ると医療崩壊という、未曾有の事態さえ起こりかけていた。

──6月12日 金曜日

　4月、緊急事態宣言が発令されたのを受け、看護学科では附属病院看護部の組織的支援に取り組んだ。支援活動は病棟での看護業務、新人看護師のメンタルフォロー、そして看護職者の子どもの保育の3本立てとし、全教員体制で展開した。子ども好きの私は迷わず保育支援に加わった。利用者は、コロナ患者を受け入れる病院勤務者という理由で施設から受け入れを断られた保護者と子どもたちだった。

　実習室を急遽改造して遊び場を設営し、周到かつ徹底した準備で臨んだ。手洗いやうがいは、どの子も驚くほど習慣づいていた。コロナ禍でも子どもたちはたくましく、遊びの創造者だった。遊び場の常連に3きょうだいがいて、末っ子はちっこいが自立心旺盛な3歳の女の子。他人はドアの外までだったトイレだが、そのうち中まで入れてくれるようになった。成人用の便器をせっせと拭いて器用に腰かけ、テキパキと用

現場レポート

日々の暮らし

組織とコミュニティ

教育の現場では

私の「コロナ日記」

解説

コラム

を足す様子をほめると、うれしそうに笑顔で応える。その懸命さに思わず泣きそうになったものだ。

　6月に入って感染患者の数は下げ止まり傾向となり、医療体制も少しずつ整ってきた。それを受け、3つの支援活動はひとまず休止することになった。遊び場が評価され、利用者数も増えてきていたので残念な気もしたが、潮時だったとも思う。本務と並行しての支援活動で、教員の疲労はピークに達していたからだ。最終日の今朝、菓子袋を差し出しながら、心からの感謝の意を伝え病棟に向かった母親（看護職）もいた。それぞれの親子に、家庭に、遊び場が本当に役立っていたことを実感した瞬間だった。

──10月7日 水曜日

　10月、後期に入ると徐々に対面授業が始まった。ただ、第2波のピークは過ぎたものの、患者数曲線は緩徐に下降しながら不気味な上下変動を繰り返していた。軽症患者や不顕性感染者が増加しているというが、再感染や長期化する後遺症の話を聞くと不安はぬぐえない。最近では、道行く人は誰もがマスクをつけ、消毒液のあるところでは順番待ちをしてでも手指消毒を実行する風景が日常化してきた。

　附属病院同様の万全の感染予防策下での臨地実習も許可された。先週から2週間の病棟実習を指導しているが、期間中、学内の学生・教員の動線に対しては徹底したゾーニングが行われた。今日は病棟実習を午前中で切り上げ、午後からは1年生の生物学実験の指導補助に入った。医学科と同じ実験内容が組まれていて、看護学生もPCR検査の理論と実際を学修する。残念なのは、こうした貴重な体験ができることの意義を学生が認識していないことだ。教員に至っては講義概要すら知らない。

黙々と双眼実体顕微鏡をのぞき込む学生たちを机間指導しながら、今日ふと気づいた。「今年は去年と違って私語もなく、皆とても真面目ですねぇ」。生物学主担の教授に声をかけると、意外な言葉が返ってきた。「実は今年は、医学科の学生もこれと同じ傾向なんですよ」。教授はこの理由を、不運にもコロナ禍時代に新入生となった彼らが強いられた、完全遠隔授業という異常な学習体験に因るものと解いた。そういえば彼らは、少人数でディスカッションするZoom演習にはよくコミットしていた。こうした現象はコロナ禍がなければ顕在化しなかったかもしれない。教育にしても研究にしても、コロナ禍で可視化された事実や体験を拾い集め、コロナ時代に適応する柔軟で強靭な方法論を創生していかなければならない。

現場レポート

日々の暮らし

組織とコミュニティ

教育の現場では

私の「コロナ日記」

解説

コラム

「新しい日常」で寛容な暮らしを

高畠 有理子

湘南医療大学保健医療学部看護学科准教授。笑いを忘れずに暮らしたい。好きな言葉は「生活」。

　地下鉄サリン事件では被害者の看護にあたった。東日本大震災では居間の揺れるテーブルの下で子どもと震えた。日々生きていると、世の中の重大ニュースから、それとは距離をおく家庭内の出来事も含めて「予期せぬ出来事」に遭遇することは少なくない。でも、今年のそれは地球規模。大きな波をザブンとかぶり、次の波を恐れながら「新しい日常」に向けて暮らし方を模索する日々が続く。

──2020年1月

　2020年のお正月。夏には東京オリンピックが開かれる。緊張感のある華やかな1年を予想していた。

　1月末。おかしなことが起きた。近所のドラッグストアで使い捨てマスクを箱で買おうとしたら、1つも手に入らない。急ぎ宅配でお世話になっているパルシステムのチラシで箱入りマスクを注文。それ以降のマスク注文は抽選になり、やがてはチラシにマスクが掲載されない事態に。使い捨ての不織布マスクが「貴重品」になるとは。

——2月

　横浜港に停泊しているクルーズ船の感染状況に不安が募る頃、父に心配な病気が判明した。確定診断までに何度も病院に行かなければならないが、得体の知れないウイルスには絶対に感染してほしくない。緊張の日々が続く。

——3月

　上の子の卒業式は延期、下の子は休校に。お祝いごとがあると両親や妹と共ににぎやかに過ごしてきたけれど、大人数で集まることによる感染リスクが心配で、卒業祝いは家族だけでささやかに行った。

　父は検査が続いたのち、確定診断を受けて手術が決まった。年度末や年度始めの病院はいろいろな意味で大変なのに、コロナのせいでさらに大変。そんなときに闘病する患者も大変。幸い父は体力があるので手術に耐え得ると思ったが、感染に対する心配は尽きない。

　おいしいものを食べに行くとか、散歩の帰りに喫茶店でお茶を飲むとか、当たり前にしていたことを控える日々。先の見通しが立たないままに例年より早めの桜の季節が過ぎていく。

——4月

　緊急事態宣言が出てから、家族で過ごすことが多くなり、食料品の購入量が増えた。感染リスクを抑えるため、買い物は比較的空いている昼食時間帯をねらい、回数を減らした。売り切れが目立ったのは、小麦粉、手洗い洗剤、トイレットペーパーやティッシュペーパー。人々の購買行動の変化に驚く。

　年明けから品薄だった使い捨ての不織布マスクは引き続き入手困難

で、予約注文では信じられないほどの高値に。しかもすぐには届かず、納品までに数週間。布マスクのつくり方がネット上に登場したので、自作を思い立つ。すぐに材料の調達に出かけたが、ガーゼは売り切れ。耳にかけるゴムも売り切れ。出遅れ感で途方に暮れて売り場をうろうろしていたら、長方形のタオルハンカチをみつけた。端だけ輪に縫い、そこに紐を通せばマスクにできる。感染防止効果があるのかないのか不明なタオルマスクを必死に縫うなかで、戦争中の物のない時代に工夫して暮らした人々を想像した。

　父の手術はおかげさまで無事に終了。入院の日も、手術の日も、付き添える家族は2人まで。入院中は感染防止のために面会禁止。過酷だ。患者さんが幼い場合など、想像するだけでつらい。そんななかで、入院時にいろいろな説明をしてくださった看護師のケアがすばらしくて、励まされた。看護は希望。受ける立場になると、なおさらそう思う。

＊

　医療者に対する称賛の声が届く一方、医療者やその家族に対する差別もみられるようになった。それぞれに正義があるのだろう。けれども差別は悲しいし、許されない。「予期せぬ出来事」に困惑することが避けられないのなら、せめて人とのつながりを緩やかに保ち、できる限り許し合いながら暮らしていきたい。

　「古い日常」にみられた自己や他者への厳しさや不寛容が「新しい日常」で消え去るとしたら、「新しい日常」は魅力的なものになるだろう。人にも自分にも優しく寛容な暮らしを。願いを込めて。

file # 105

人々が知恵と工夫を生み出せる
公衆衛生行政と看護を

吉田 千文

常磐大学特任教授、聖路加国際大学名誉教授。福岡県出身。千葉県内の小さな平屋の自宅で夫と二人暮らし。ハーブガーデンの手入れと川沿いのウォーキング、そして歴史の本を読むのが何より楽しみ。地域の人々と健康課題に取り組む活動を始めたいと考えている。

──元ラガーマンたちの動揺

　中国武漢のCOVID-19拡大の深刻さが連日報道されていた2020年2月5日、高校の同級生K君から、ラグビー部OB会メンバーたちにメールが配信された。「（店に）マスクがなくなっていてショックです。豪華客船の客が10人以上感染とのことです」。応答したI君たちのメール文面からは、元ラガーマンたちの危機感と、マスクが手に入らないことへの困惑と恐怖が伝わってきた。

　65歳を迎えた今、大手企業の要職を務めるなど社会的に成功している男たちだ。私は、彼らの動揺に驚き、感染予防の基本的知識をもたないのではないかと考え、元マネージャーとして次のメールを発信した。「マスクが売り切れとのこと。新型コロナウイルスは飛沫感染と接触感染で伝染します。結核のような空気感染ではないので、飛沫感染の予防には、口や鼻を覆って、唾や鼻汁を浴びないようにすればいいです。マスクはガーゼとゴムで簡単に自分でつくれますよ。接触感染の予防には、とにかく手洗いです、手首までしっかりと。手洗いできないなら、アルコー

ルを脱脂綿やティッシュに浸してビニール袋に入れて持ち歩き、手を拭くといいです。電車を降りたらその後に、人に会ったらその後に、とこまめに。みんなでがんばって乗り越えましょう」。すると、「すばらしいアドバイスありがとうございます。よくわかりました。乗り越えられそうです」とN君からすぐに返事が来た。その後、「マスクをつくりました！」と巨大なマスクをつけたK君の自撮り写真が配信された。

　メディアはマスク着用、手洗いの励行を呼びかけていたが、その理由を感染のメカニズムと関連させて説明していなかった。COVID-19の病態については、科学者たちが懸命に解明している最中だった。しかしそういったミクロレベルの医学的知識ではなく、生活の場では経路別感染予防策の原則さえ理解できれば、人々は知恵を絞って方法を工夫していける。介護用品の開発が不十分だった1980年代に訪問看護をしていたとき、私が驚き、感心し、敬服したのは、人々の賢さだった。介護は知恵と工夫で満ちていた。

——人々が結束してCOVID-19に対応するのに必要なこと

　臨床看護師4年目、大手術を前に心を閉ざした患者の看護に悩んでいたとき、アギュララとメズイックの危機モデルを学んだ。人は危機を回避する力をもっている。再び均衡状態を取り戻すには、「出来事に対する現実的な知覚」「適切な社会的支持」「適切な対処機制」の3つすべて必要なのだと。このモデルは看護の仕事ではもちろん、その後の私自身の人生において座右の銘のようになった。

　これは、今回の公衆衛生行政にも適用できるモデルだと思う。社会の人々が結束してCOVID-19に対応するのに必要なのは、①人々が感染について正しく現実的に知ること、②信頼できる相談窓口や支援者をみ

つけられること、そして③マスクや手洗いのような具体的な感染予防策を知ること、である。

——「濃厚接触」＝「濃厚な接吻」!?　看護職に求められる役割は

政府の対応が「まずい」と思った。一部の人たちが情報を握り、閉鎖された場で決定したやり方で公衆を操作・統制しようしている。福島第一原子力発電所事故時の危機対応と同じだ。人々への信頼をもとに、皆で状況を共有し、知恵を出し合っていくやり方はできないのだろうか。今のやり方では、いたずらに不安を駆り立て、人々の不満が高まるばかりだ。

看護職の果たす役割も重要だと思った。「濃厚接触」を「濃厚な接吻」と思い込んでいた夫は、その意味を知ると、思わず笑い出した私に、理解できる説明がなかったことを真剣に怒った。専門用語を翻訳し、生活の知恵や工夫につなげることができるレベルにすることこそ、看護職が力を発揮しなければならないことだ。

習慣を変えることの難しさは、指先だけで「洗った！」を主張し、「マスクは苦しい」と嫌がる夫との日々の格闘で痛感する。しかし、全国160万人以上の看護職がこうした活動を職場で、あるいは自身の生活のなかで行えば、人々の公衆衛生の意識は大きく向上し、安心できる社会の創造へ貢献できるはずである。

緊急事態宣言が出された頃には、接触感染と飛沫感染を視覚的に理解できる映像が放映されるようになり、生活のなかでの感染予防策が「３つの密」と標語化された。そして、制限された生活のなかで、社会的つながりを回復・創造し、困難やストレスを乗り越えていく人々の多様な活動が生まれてきた。人のもつ力はすばらしい、としみじみ思った。

現場レポート

日々の暮らし

組織とコミュニティ

教育の現場では

私の「コロナ日記」

解説

コラム

file # 106

コロナ禍の出版市場における
営業活動への影響

日本看護協会出版会 営業部

30〜50代の9人からなる精鋭部隊!? 書店や看護学校への販売促進、ホームページや広告での PR、在庫管理に至るまで、がんばる医療職者の方々に良書をお届けするために日々奮闘中!

　書店の休業、学術集会の中止、授業のオンライン化、教科書の電子化など、新型コロナウイルスの感染拡大は出版市場にも多大な影響を与えた。日本看護協会出版会営業部の活動から、特に医療系の出版市場に与えた影響を振り返る。

——2020年2月：話題は増えても、まだどこか他所ごとか

　この頃から、マスコミによる新型コロナウイルス（以下、コロナ）関連の報道が増えてきた。当社でもコロナやマスクの話題は増えてきたものの、この時点では、まだ自分たちの活動に大きな影響が出てくるとは思っていなかった。

——3月：徐々に影響が…

　3月になると、政府による一斉休校の要請を受け、全国でほとんどの学校が約1か月間休校となった。この頃から世の中が尋常ではない雰囲気になってきた気がする。徐々に休業する書店が出てきたのも同時期で

ある。看護学校や病院へ訪問営業している書店外商部では、出入りが規制されたため納品ができず、注文のあった商品を宅配便で届けているとの話を聞いた。

当社では対策会議を開き、情報収集や今後の販売促進活動について検討した。書店や看護学校に訪問ができないなか、どのような活動ができるのか。ホームページによるPR、SNSによるPR、動画を使ったPR、教科書や書籍の電子化など、様々な意見が出され、試行錯誤しながら活動を始めた。情報収集では、看護書を発行する出版社9社で構成している「看護書販売を考える会[*]」が重要な役割を果たした。勤務体制や書店の状況等、様々な情報共有ができる加盟社の存在は、初めて経験する事態のなか、とても心強く感じた。

3月下旬になると、当社も一部在宅勤務を開始した。

──4〜5月：緊急事態宣言発令！ 予想もしなかった事態に

4月7日、7都府県に緊急事態宣言が発令されると、休業を決める書店が増えてきた。4月8日に当社の書籍を常備している書店331店舗を調査したところ、休業は44店舗（13％）であった。4月16日には全国に緊急事態宣言が拡大され、4月末時点の調査では126店舗が休業（38％）と、実に4割近くが休業する事態となった。報道によると、一時、全国で1,400店舗以上の書店が臨時休業を強いられたとのことだった。

＊看護書販売を考える会（通称：看販会［かんぱんかい］）：看護書普及と情報交換をはかるとともに、看護界の発展に貢献することを目的とする任意団体。看護職に向けたSNSでの情報発信や、書店に向けた売り場づくりの提案等を行っている。加盟社は看護書を発行する出版社9社（医学書院/医歯薬出版/学研メディカル秀潤社/照林社/南江堂/日本看護協会出版会/文光堂/へるす出版/メディックメディア［50音順］2021年1月現在）。

現場レポート

日々の暮らし

組織とコミュニティ

教育の現場では

私の「コロナ日記」

解説

コラム

書店が休業すると、ネット書店での購入が増えてきた。ところが、書籍だけではなく日用品等でも同様の現象が起きたため、大手ECサイトでは物流がひっ迫し、生活必需品や衛生用品以外の入荷に制限がかかった。これにより、書籍は大手ECサイトで一時期購入ができない状態に陥った。それまでの日常では想像もできなかったことである。

　5月にかけて感染者数は増加し、この間、医療現場の過酷な状況が様々な形でメディアに取り上げられた。今もなお現場で闘っておられる医療職の皆様に、あらためて感謝を申し上げたい。

　この医療現場の多忙な状況や感染拡大防止の観点から、医学・看護系の学術集会や研修会は次々と中止が決まった。当社の調査では、2～6月に予定されていた催しのほとんどが中止を決定し、7月以降に予定されていたものも中止や延期を検討したり、web開催に切り替えるところが出てきた。これは出版社にとっても、会場で書籍を販売する書店にとっても、購入される参加者にとっても大きな問題だ。学術集会などでの展示販売は、学習意欲の高い方々が集う絶好のPRの場であり、売上も小さくないため書店にとっては販売の機会損失となった。参加者は自身が関心をもつ分野の出版物が出揃う場を失うことになった。その結果、当然のことながら版元である当社の売上も減少した。

　一方、新学期を迎えた看護系大学・専門学校（以下、看護学校）では、登校による感染のリスクを減らすため、オンライン授業が行われるようになった。当社の本も多くの看護学校で教科書として使っていただいているため、オンライン授業で使用する際の著作権の問題や、電子書籍の取り扱いに関する問い合わせを多くいただいた。看護学校の先生方も、急遽オンライン授業を行うことになり、試行錯誤で苦労されているようだった。病院での臨地実習もままならなくなり、先生も学生も、慌ただし

いなかでなんとかこの状況を乗り越えようとしているのが伝わってきた。

——6月以降：書店が営業を再開し、学術集会も徐々に開催へ

6月になると、5月25日の緊急事態宣言解除を受けて、営業を再開する書店が増えてきた。6月2日の当社の調査では、当社常備店331店舗中、休業はわずかに2店舗。しかし、約6割に当たる196店舗はまだ短縮営業だった。

この頃から、医療系出版社では新型コロナウイルスに関する書籍が発行されはじめ、雑誌の特集も組まれるようになってきた。

これ以降、世間的に、感染対策を実施しながらも、徐々に経済を回す雰囲気になっていく。書店もほぼ通常営業を再開し、学術集会や研修会もwebを活用しながら徐々に開催されるようになった。

——「Withコロナ」時代の医療系出版社のあり方：「書店ロス」現象を 支えに

今回の一連の出来事で筆者がいちばん印象的だったのは、書店が休業している間、「書店ロス」ともいえる現象が起きたことである。SNSでは、「書店が再開したらすぐに本を買いに行く」「書店には、ネット書店にはない本との出会いがある」などと、営業再開を望む声が多くみられた。また、書店にも直接、「本は生活必需品」として、早期の営業再開を望む声が多く届けられたようだ。これには出版社に勤める人間として、とても感動した。加えて、東京都が社会生活を維持するため、書店は休業要請の対象に含まれないと公表したことも印象的だった。

このたびの予期せぬ突然の書店の休業にあたり、多くの出版や書籍販売に携わる人たちが書店の存在意義やネット書店のあり方について考

現場レポート

日々の暮らし

組織とコミュニティ

教育の現場では

私の「コロナ日記」

解説

コラム

え、また世の中の多くの人たちも本に対する思いを新たにしたのではないだろうか。

　出版不況が叫ばれて久しく、また活字離れ、ネット書店の拡大、コンテンツの電子化、流通の効率化等、出版業界は様々な問題を抱えている。どの業界にもいえることだが、今回のコロナの感染拡大は、今後の市場や購買の動向をさらに見通せない状況にしている。我々医療系出版社としては、日々情報を収集し、質の高いコンテンツを生み出していくとともに、いかに顧客に届けていくか、試行錯誤を続けていくしかない。

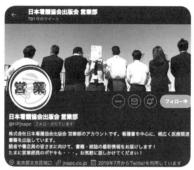

営業部 Twitter @HPjnapc
フォローお待ちしています！

新型コロナウイルス ナースたちの現場レポート

2021年3月10日　第1版 第1刷発行　　　　　　　　　　　　　　　　　　〈検印省略〉
2021年6月10日　第1版 第2刷発行

編　　　集——日本看護協会出版会編集部

発　　　行——株式会社 日本看護協会出版会

　　　　　　〒150-0001 東京都渋谷区神宮前 5-8-2 日本看護協会ビル 4 階

　　　　　　注文・問合せ / 書店窓口 / Tel.0436-23-3271 Fax.0436-23-3272

　　　　　　編集：Tel.03-5319-7171　Website https://www.jnapc.co.jp

デザイン——日本看護協会出版会編集部

印　　　刷——株式会社フクイン

多職種でコロナの危機と向き合う

編集◉梶原 絢子

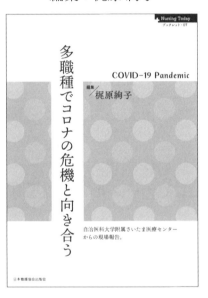

　歴史的な災禍をもたらしている新型コロナウイルス感染症。医療・看護におけるエビデンスがない中で、対応にあたる医療施設はこれまでいかにしてこの危機を乗り越えてきたのか。自治医科大学附属さいたま医療センターからの現場報告を紹介する。

　行政と地域・他の機関と連携しつつ重症度別の対応が求められる現場では、国の政策と患者の動向を注意深く捉え、フェーズを見極めなければならない。こうした危機に際し最も重要なことは、普段からの医療・看護の基盤として、多職種・多部門が連携し知恵を出し合うこと、そして各々の医療従事者の情報リテラシーやレジリエンスの力である。本書ではそれらの実例を取り上げる。

A5版・64頁・定価990円（本体900円＋税10%）ISBN978-4-8180-2283-6

日本看護協会出版会